Textbook
of
Pediatrics
for
Nursing

ナースの小児科学

改訂7版

編著

丸尾良浩
滋賀医科大学教授

森本昌史
京都府立医科大学教授

家原知子
京都府立医科大学教授

森岡一朗
日本大学教授

中外医学社

執筆者一覧 （執筆順）

窪 田　　満	国立成育医療研究センター総合診療部統括部長
長 野 伸 彦	日本大学医学部小児科学系小児科学分野准教授
森 岡 一 朗	日本大学医学部小児科学系小児科学分野主任教授
井 田 博 幸	学校法人慈恵大学理事
小谷野耕佑	香川大学医学部附属病院総合周産期母子医療センター講師
日 下　　隆	香川大学医学部小児科教授
永 瀬 裕 朗	神戸大学大学院医学研究科内科系講座小児科学分野特命教授
水 野 克 己	昭和大学医学部小児科学講座主任教授
三 善 陽 子	大阪樟蔭女子大学健康栄養学部健康栄養学科臨床栄養発育学研究室教授
中 野 貴 司	川崎医科大学小児科学教室特任教授
澤井ちひろ	滋賀医科大学小児科学講座小児発達支援学部門特任講師
酒 井 規 夫	医誠会国際総合病院遺伝子診療部部長
高 島 光 平	滋賀医科大学小児科学講座助教（救急・集中治療部兼任）
河 村 秀 樹	静岡県立こども病院臨床検査科科長
中 川 雅 生	京都きづ川病院顧問 / 小児科
吉 田 賢 弘	聖マリア病院小児科
濱 崎 祐 子	東邦大学医学部腎臓学講座教授
金　　成 彌	順天堂大学医学部小児科学講座
清 水 俊 明	順天堂大学大学院医学研究科特任教授
多 賀　　崇	滋賀医科大学小児科学講座病院教授
小豆澤敬幸	あず Baby & Kids クリニック院長
花 田 知 也	兵庫県立尼崎総合医療センター小児救急集中治療科医長
伊 藤 雄 介	兵庫県立尼崎総合医療センター小児救急集中治療科長
長谷川龍志	京都府立医科大学小児科学教室学内講師
鬼 形 和 道	島根大学医学部附属病院卒後臨床研修センター教授
森　　　潤	大阪市立総合医療センター小児代謝内分泌・腎臓内科部長
大曽根眞也	京都府立医科大学小児科学教室講師
石 原　　卓	奈良県立医科大学小児科講師
菱木はるか	帝京大学ちば総合医療センター小児科准教授
山 岸 敬 幸	東京都立小児総合医療センター院長
星 野　　直	千葉県こども病院診療部長
西 村　　陽	京都第一赤十字病院小児科・新生児科部長 / 京都府立医科大学小児科学教室客員教授
戸 澤 雄 紀	京都府立医科大学小児科学教室学内講師
八 木 龍 介	群馬大学大学院医学系研究科小児科学分野

羽 鳥 麗 子	群馬大学医学部附属病院地域医療研究・教育センター講師
時 田 万 英	国立成育医療研究センター小児内科系専門診療部消化器科
新 井 勝 大	国立成育医療研究センター小児内科系専門診療部消化器科診療部長
市 川 裕 太	兵庫県立丹波医療センター小児科医長
野 津 寛 大	神戸大学大学院医学研究科内科系講座小児科学分野教授
近 藤　　淳	加古川中央市民病院小児科医長
奥 村 能 城	済生会滋賀県病院救急集中治療科副部長
伊 藤 英 介	済生会滋賀県病院小児科部長
家 原 知 子	京都府立医科大学小児科学教室教授
和 田 敬 仁	ひだまりクリニック院長
和 田 和 子	大阪母子医療センター副院長
内 山　　温	東海大学医学部総合診療学系小児科学教授
丸 尾 良 浩	滋賀医科大学小児科学講座教授
松 井 克 之	滋賀県立総合病院小児内分泌代謝糖尿病科部長
森　　雅 亮	東京科学大学生涯免疫医療実装講座教授 / 聖マリアンナ医科大学リウマチ・膠原病・アレルギー内科教授
金 兼 弘 和	東京科学大学小児地域成育医療学講座教授
谷 田 け い	東京科学大学発生発達病態学分野
冨 板 美 奈 子	千葉県こども病院アレルギー・膠原病科部長
伊 藤 嘉 規	愛知医科大学医学部小児科学講座教授
齋 藤 昭 彦	新潟大学医学部小児科学教室教授
乾 あ や の	済生会横浜市東部病院小児肝臓消化器科専門部長
藤 澤 知 雄	済生会横浜市東部病院小児肝臓消化器科顧問
吉 原 重 美	獨協医科大学医学部小児科学名誉教授・特任教授 / 同病院アレルギーセンター長
小 林　　徹	国立成育医療研究センターデータサイエンス部門長
伊 吹 圭 二 郎	富山大学医学部小児科学教室講師
市 田 蕗 子	山王病院小児科部長
池 田 和 幸	京都府立医科大学小児科学教室講師
竹 内 大 二	東京女子医科大学医学部循環器小児・成人先天性心疾患科講師
土 屋 邦 彦	京都府立医科大学小児科学教室講師
本 山　　治	東邦大学医療センター佐倉病院小児科嘱託医師
森 本 昌 史	京都府立医科大学看護学科医学講座小児科学教授
千 代 延 友 裕	京都府立医科大学大学院医学研究科分子診断・治療医学講師
全　　有 耳	奈良教育大学特別支援教育研究センター副センター長 / 教授

改訂7版の序

　ナースの小児科学は，1993年の初版以来31年目を迎えます．前回の2015年改訂6版から今年で9年が経過しましたが，多くの看護師や教員の方々に支持され好評を得てきました．この9年間で医学は進歩し，社会的にも大きな変化がありました．新型コロナウイルス感染症の流行に伴い，看護の現場でも大きな変化が求められました．また大規模災害も続く中で，災害医療に対する意識も変化してきました．今回は，新しい時代に即した看護の知識を現場に生かせるよう，大幅に内容を見直しました．必ずや読者のニーズに即した小児看護学を学んでいただけると確信しています．

　小児の看護学のカバーするのは，これまでの急性期医療だけでなく，慢性疾患に対する看護や予防医学，発達障害などの社会医学的な分野にまで広がっています．子どもの健康な発育，幸せな生活，安心して受けられる医療を考える上で，子どもだけでなく家族を含めた子どもを取り巻く環境を良くするための看護学を目指すことが重要だと考えます．この9年間で，新興感染症や災害医療への対応だけでなく，新たな看護学的取り組みの必要性が増してきています．出生前診断，拡大新生児マススクリーニング，遺伝子治療，酵素補充療法，虐待，チャイルドデスレビュー，引きこもり，依存，貧困，移行期医療など新たな課題に対しても対応が求められています．

　本書は，小児看護に携わる方々が小児看護学にとどまらず，幅広い領域をカバーできるよう内容を充実させております．小児看護に必要な内容を基本的な事柄から最新の医療情報を含め包括的に取り上げています．小児の全人的医療にも役立つ，すべての領域を網羅した数少ないテキストとして，一人でも多くの看護学に従事する方々に読んでいただきたいと，筆者一同心から願う次第です．

2024年11月

丸尾良浩

初版の序

　小児医療の現場ではナースの果す役割が極めて大きい．とくに親の付添がない病棟では看護のみでなく介護役まで果さねばならないことが多い．未熟児医療などはナースの活躍なしでは医療も養育も考えられない．

　また小児は一般に成人と違って急変しやすく，また病勢の進行も速いが，回復も速い．これは急性疾患におけるのみでなく，慢性疾患においても急激な変化が起りうることを意味する．

　したがって日常看護にあたるナースは，単に看護するのみでなく，子どもに何か新しい徴候が起きていることを発見する親代りの役目まで引き受けざるを得ないことになる．

　そのため，日常看護にあたるナースは，小児疾患についてよく理解していなければ日常の看護においても，また急変した場合においても充分対応しきれないことになる．

　本書は小児病棟に勤務するナースが，小児疾患のみかた，考えかたについて学習し，理解できるように編集されたものである．まず子どものとり扱い，正常の成長と発育の理解から始まり，栄養，保健についてまとめてある．検査も小児では成人と違う点が多いのでとくにとりあげた．また小児の症候について，各症候からの考え方をまとめた．これは疾患編と表裏一体となって役に立つものである．最後に各小児疾患について記載してある．

　本書の著者はそれぞれわが国の医療の第一線で活躍し，指導的立場にある先生方である．内容はわかりやすく実際的にという編者の希望もほぼ叶えられたものと考えられる．

　本書が小児看護に当るナースの方々のために活用されることを願うものである．

1993 年 2 月

大国真彦

目　次

総　論

1　総　説
〈窪田　満〉

1　小児科学のミッション，ビジョン，バリュー … 2
2　子どもの成長と疾患の特徴 ………… 3
  A　発生と成長 …………………………… 3
  B　成長と発達 …………………………… 3
  C　好発年齢と性差 ……………………… 3
3　子どもの症候のとらえ方 …………… 5
4　子どもの病歴聴取と面接 …………… 8
  A　子どもの診察のマナー ……………… 8
  B　病歴聴取 ……………………………… 8
  C　看護の視点での面接 ………………… 8
  D　カルテに記載する内容 ……………… 10
5　子どもの身体診察 …………………… 12

  A　年齢，発達に応じた対応 …………… 12
  B　診察前の観察 ………………………… 12
  C　バイタルサイン ……………………… 12
  D　子どもの診察に特有なポイント …… 12
6　子どもにおける治療上の注意点 …… 16
7　インフォームドコンセント ……… 16
  A　定義と基準 …………………………… 16
  B　小児医療におけるインフォームドアセント
    ……………………………………………… 17
  C　倫理的考察 …………………………… 17
  D　特殊な状況でのアセント …………… 18
8　セカンドオピニオン ……………… 18

2　新生児
〈長野伸彦，森岡一朗〉

1　新生児とは ……………………………… 19
  A　用語 …………………………………… 19
  B　ハイリスク新生児 …………………… 21
2　新生児の生理的特徴 ………………… 22
  A　新生児の成熟度の評価 ……………… 22
  B　呼吸・循環の適応 …………………… 23
  C　体温調節 ……………………………… 25
  D　体水分量の変化 ……………………… 26

  E　腎機能・電解質 ……………………… 27
  F　免疫能 ………………………………… 28
  G　黄疸 …………………………………… 29
  H　酸素解離曲線 ………………………… 30
  I　消化管の運動機能・消化吸収機能の発達
    ……………………………………………… 30
  J　頭蓋変形 ……………………………… 31
3　正常新生児 …………………………… 32

ix

3 成　長

〈井田博幸〉

1　胎児の成長 ………………………… 36
　Ⓐ 胎生期の区分 ………………… 36
　Ⓑ 胎児発育に影響を及ぼす因子 ………… 36
　Ⓒ 胎児の発育評価 ……………… 38
　Ⓓ 出生時身体発育基準値による新生児の
　　 分類 ……………………………… 41
2　体重 …………………………………… 41
　Ⓐ 生理的体重減少 ……………… 41
　Ⓑ 体重変化 ……………………… 42
　Ⓒ 体重の年次変化 ……………… 42
　Ⓓ 体重の異常 …………………… 43
3　身長 …………………………………… 43
　Ⓐ 乳児の身長測定法 …………… 43
　Ⓑ 身長変化 ……………………… 43

　Ⓒ 身長の年次変化 ……………… 44
　Ⓓ 身長の異常 …………………… 44
4　頭囲 …………………………………… 45
　Ⓐ 頭囲の測定法 ………………… 45
　Ⓑ 頭囲変化の概要 ……………… 45
　Ⓒ 頭囲の異常 …………………… 45
5　胸囲 …………………………………… 46
　Ⓐ 胸囲の測定法 ………………… 46
　Ⓑ 胸囲変化 ……………………… 46
6　大泉門 ……………………………… 46
7　成長の評価 ………………………… 46
　Ⓐ 成長の評価の基準 …………… 46
　Ⓑ 成長曲線 ……………………… 47
　Ⓒ 体格指数 ……………………… 49

4 発　達

1　主要臓器の発達 …〈小谷野耕佑, 日下　隆〉54
　Ⓐ 一般型 ………………………… 54
　Ⓑ 神経型 ………………………… 55
　Ⓒ リンパ型 ……………………… 55
　Ⓓ 生殖器型 ……………………… 55
2　身体生理の発達 …………………… 56
　Ⓐ 心拍 …………………………… 56
　Ⓑ 呼吸 …………………………… 56
　Ⓒ 血圧 …………………………… 56
　Ⓓ 体温 …………………………… 57
　Ⓔ 腎機能と水分代謝 …………… 58
　Ⓕ 睡眠 …………………………… 58
3　運動機能の発達 …………………… 59
　Ⓐ 粗大運動の発達 ……………… 59
　Ⓑ 微細運動の発達 ……………… 59
4　精神（適応性, 言語, 社会性）の発達
　…………………………〈永瀬裕朗〉60

　Ⓐ 精神の発達 …………………… 60
　Ⓑ 認知の発達 …………………… 60
　Ⓒ 言語の発達 …………………… 61
　Ⓓ 社会性の発達 ………………… 62
　Ⓔ 情緒の発達 …………………… 62
5　免疫系の発達 ……………………… 62
　Ⓐ 胎児期の免疫発達 …………… 63
　Ⓑ 出生後の免疫発達 …………… 63
6　内分泌系の発達 …………………… 64
　Ⓐ 胎生期 – 新生児期の発達 …… 64
　Ⓑ 乳幼児期以降の発達 ………… 64
7　発達の評価法 ……………………… 65
　Ⓐ スクリーニング法 …………… 65
　Ⓑ 発達指数 ……………………… 65
　Ⓒ 知能指数 ……………………… 67

5 栄　養

〈水野克己〉

1 乳児期の栄養 ･････････････････････ 69
  Ⓐ 授乳期（0〜5，6か月児）の栄養 ･････ 70
  Ⓑ 離乳期の栄養（6〜18か月） ･･･････ 74
2 幼児期の栄養 ･････････････････････ 75
  Ⓐ 栄養の特徴 ･････････････････････ 75
  Ⓑ 栄養の問題 ･････････････････････ 75
3 学童期の栄養 ･････････････････････ 76
  Ⓐ 栄養の特徴 ･････････････････････ 76
  Ⓑ 栄養の問題 ･････････････････････ 76
4 思春期の栄養 ･････････････････････ 76
  Ⓐ 栄養の特徴 ･････････････････････ 76

  Ⓑ 栄養の問題 ･････････････････････ 77
5 日本人の食事摂取基準 ･･･････････ 77
  Ⓐ 「日本人の食事摂取基準 2020 年版」の
    考えかた・見かた ･････････････････ 77
  Ⓑ 活用の基本的考えかた ･･･････････ 81
  Ⓒ 主な栄養素の留意点 ･････････････ 81
6 食育 ･･･････････････････････････････ 82
  Ⓐ 食育とは ･･･････････････････････ 82
  Ⓑ 栄養教諭 ･･･････････････････････ 82
  Ⓒ 食育実践の推進 ･････････････････ 82

6 保　健

1 主な保健資料 ･･････････････〈三善陽子〉84
  Ⓐ 人口構成 ･･･････････････････････ 84
  Ⓑ 死亡統計 ･･･････････････････････ 85
  Ⓒ 小児の事故 ･････････････････････ 86
2 小児に関する法律と政策 ･････････ 87
  Ⓐ 民法改正による成年年齢の引き下げ ･･･ 87
  Ⓑ 国民の健康・福祉と医療 ･･･････････ 87
  Ⓒ わが国の母子保健行政のあゆみ ･･･････ 87
  Ⓓ 小児に関する法律 ･･･････････････ 88
  Ⓔ 小児保健対策 ･･･････････････････ 93
3 乳幼児健康診査 ･････････････････ 96
  Ⓐ 乳幼児健康診査 ･････････････････ 96
  Ⓑ 乳児健診 ･･･････････････････････ 96
  Ⓒ 幼児健診 ･･･････････････････････ 97
4 予防接種 ･･･････････････････〈中野貴司〉97
  Ⓐ 予防接種法の改正 ･･･････････････ 97
  Ⓑ 接種不適当者と接種要注意者 ･･･････ 99

  Ⓒ 予防接種の種類 ･････････････････ 102
  Ⓓ ワクチンの接種間隔 ･････････････ 107
5 学校保健 ･･･････････････････〈澤井ちひろ〉108
  Ⓐ 学校保健に関する法体系 ･････････ 108
  Ⓑ 学校保健の構造 ･････････････････ 109
  Ⓒ 学校保健の取り組み ･････････････ 111
  Ⓓ 特別な支援を必要とする児童生徒 ･････ 118
  Ⓔ これからの学校保健 ･････････････ 121
6 遺伝カウンセリング ･･･････〈酒井規夫〉121
7 子ども虐待 ･･･････････････〈高島光平〉122
  Ⓐ 子ども虐待 ･････････････････････ 122
  Ⓑ 子ども虐待の疫学 ･･･････････････ 122
  Ⓒ 子ども虐待の4類型 ･････････････ 122
  Ⓓ 子ども虐待の重大性 ･････････････ 123
  Ⓔ 子ども虐待を疑う ･･･････････････ 124
  Ⓕ 子ども虐待への対応 ･････････････ 124

7 検査の要諦 —改めて皆さんに認識してほしい— 〈河村秀樹〉

1 検査とは何か? ……………………… 127
2 各検査について大切なこと ……… 129
 A 身体計測 ………………………… 129
 B 採血 …………………………………… 130
 C 採尿 …………………………………… 133
 D 鼻咽頭ぬぐい液採取……………… 134

8 治　療

1 薬物療法 ………………〈中川雅生〉135
 A 小児の投薬量…………………… 135
 B 投薬・服薬指導 ………………… 135
 C 注射 …………………………………… 137
 D 副作用…………………………………… 137
2 輸液療法 ………〈吉田賢弘, 濱崎祐子〉139
 A 輸液療法の目的 ……………… 139
 B 輸液療法の実際 ……………… 139
 C 医原性低 Na 血症を発生させないための
  小児の輸液療法のコツ………… 141
3 食事療法 ………〈金　成彌, 清水俊明〉141
 A 小児の栄養管理………………… 142
 B 小児の病態別食事療法 ……… 145
4 輸血 …………………………〈多賀　崇〉147
 A 輸血医療の原則 ………………… 147
 B 輸血に関連する小児の特徴……… 148
 C 説明と同意……………………… 148
 D 輸血の適応と実施方法………… 148
 E 輸血による副作用（頻度）とその対応
  …………………………………………… 150
5 中毒 ……………………〈小豆澤敬幸〉151
 A タバコ誤飲………………………… 151
 B 医薬品 ………………………………… 152
 C アルコール含有品……………… 152
 D 家庭用品……………………………… 152
 E ハチ毒………………………………… 153
 F 一酸化炭素中毒………………… 153
 G 中毒物質誤飲への対応………… 154
6 心肺蘇生 …………〈花田知也, 伊藤雄介〉154
 A BLS の流れ ……………………… 156
 B CPR 手技の実際 ………………… 157

9 症候と鑑別診断

1 発熱 ……………………〈中野貴司〉159
 A 発熱の定義 ……………………… 159
 B 体温測定部位と方法……………… 160
 C 体温調節のメカニズムと発熱の機序 … 160
 D 発熱の功罪 ……………………… 161
 E 解熱薬の使用 …………………… 161
 F 発熱を呈する児の評価………… 162
 G 熱型の種類と特徴………………… 163
2 けいれん ………………〈長谷川龍志〉164
 A けいれんの種類………………… 164
 B けいれんの原因………………… 164
 C 問診とアセスメント ……………… 165
 D 緊急検査 ………………………… 166
 E けいれん発作時の初期対応………… 167
 F けいれん重積状態……………… 167
3 めまい, 失神, 意識障害 ……… 168
4 チアノーゼ ……………………… 171
 A チアノーゼの定義……………… 171
 B 臨床症状と病態………………… 171
 C チアノーゼの種類（中枢性・末梢性）… 172
5 脱水 …………………〈吉田賢弘, 濱崎祐子〉173
 A 小児の脱水の特徴………………… 173

|B| volume depletion と dehydration … 174

|C| 診断……………………………………… 174

|D| 治療方針 ……………………………… 175

6 全身倦怠感，不機嫌 ……………〈鬼形和道〉176

7 肥満，やせ ………………………〈森 潤〉178

|A| 肥満…………………………………… 178

|B| やせ…………………………………… 181

8 黄疸 …………………………………… 184

|A| 主な鑑別診断 ………………………… 185

9 発疹 ………………………………〈中野貴司〉186

|A| 発疹とは……………………………… 186

|B| 発疹の原因…………………………… 186

|C| 発疹の性状…………………………… 187

|D| 発疹を呈する児に対する評価 ……… 188

|E| 小児でしばしば認められる発疹 ……… 188

10 貧血 ……………………………〈大曽根眞也〉190

|A| 貧血とは……………………………… 190

|B| 原因…………………………………… 190

|C| 症状 …………………………………… 192

|D| 診断…………………………………… 192

11 出血傾向 …………………………〈石原 卓〉194

|A| はじめに……………………………… 194

|B| 出血傾向のチェックポイント，必要な検査

　　………………………………………… 195

|C| まとめ ………………………………… 196

12 リンパ節腫脹 ……………………〈菱木はるか〉196

|A| 定義 …………………………………… 196

|B| 病歴…………………………………… 196

|C| 鑑別診断 ……………………………… 196

|D| 診察のポイント ……………………… 197

|E| 各疾患の症状，身体所見など………… 197

|F| 検査 …………………………………… 199

|G| リンパ節生検の適応 …………………200

13 浮腫 ………………〈吉田賢弘，濱崎祐子〉200

|A| 浮腫の病態と身体所見……………… 200

|B| 浮腫を認める疾患…………………… 200

|C| 浮腫の治療…………………………… 201

14 胸痛 ………………………………〈山岸敬幸〉202

15 呼吸困難 …………………………〈星野 直〉204

|A| 呼吸困難とは………………………… 204

|B| 呼吸困難の評価……………………… 205

|C| 呼吸困難の鑑別 ……………………… 206

16 咳嗽，痰 …………………………………206

|A| 咳嗽と喀痰…………………………… 206

|B| 咳嗽の生じる機序 …………………… 207

|C| 咳嗽・喀痰の原因と分類 …………… 207

17 頭痛 ………………………………〈西村 陽〉208

|A| 概念 …………………………………… 208

|B| 聴取すべき病歴……………………… 209

|C| 身体所見 ……………………………… 210

|D| 検査所見 ……………………………… 210

|E| 鑑別診断 ……………………………… 210

|F| 治療 …………………………………… 211

18 運動障害 …………………………〈戸澤雄紀〉211

19 腹痛 ……………………〈八木龍介，羽鳥麗子〉213

20 悪心，嘔吐 ……………………………… 215

21 嚥下困難・障害 ………………………… 218

22 食思不振 …………………………〈鬼形和道〉221

23 便秘・下痢 ……………〈時田万英，新井勝大〉224

|A| 便 ……………………………………… 224

|B| 便秘…………………………………… 224

|C| 下痢…………………………………… 226

24 吐血・下血 ……………………………… 228

|A| 吐血…………………………………… 229

|B| 下血・血便…………………………… 231

25 腹部膨満，腹部腫瘤 …………………… 232

26 血尿，蛋白尿 ……………〈市川裕太，野津寛大〉234

|A| 血尿…………………………………… 234

|B| 蛋白尿………………………………… 236

27 尿量・排尿の異常…………〈近藤 淳，野津寛大〉238

|A| 尿量の異常をきたす疾患とその鑑別 … 238

|B| 排尿異常をきたす疾患とその鑑別 …… 241

28 月経異常 …………………………〈鬼形和道〉241

29 四肢痛 ……………………………〈戸澤雄紀〉245

30 発達の遅れ ……………………………… 246

10 救急トリアージ

〈奥村能城, 伊藤英介〉

1 **小児診療におけるトリアージの重要性** ······ 251
2 **トリアージの手順** ············ 251
　A 第一印象 ············ 251
　B 緊急度評価 ············ 255
　C バイタルサインの数値化と ABCDE
　　アプローチ ············ 256
　D 情報収集 ············ 260
まとめ ············ 261

11 院内感染対策

〈家原知子〉

1 **院内感染対策の意義** ············ 262
2 **感染対策の実際** ············ 262
　A 標準予防策 ············ 262
　B 感染経路別予防策 ············ 262

各　論

1 周産期の疾患

I. 出生前

1 **染色体と遺伝子** ············〈和田敬仁〉264
　A ヒトゲノムの構造 ············ 264
　B 染色体 ············ 266
　C 遺伝学的検査 ············ 266
2 **染色体異常症およびゲノム病** ············ 268
　A 常染色体の異数性 ············ 269
　B 染色体構造異常 ············ 271
　C ゲノム病: 微細欠失 / 重複症候群 ····· 272
　D 片親性ダイソミー ············ 273
　E ゲノムインプリンティング病 ············ 274
　F 性染色体 ············ 275
3 **環境因子による先天異常（薬剤，感染，など）**
　············〈和田和子〉276
　A 概念 ············ 276
　B 薬剤による先天異常 ············ 276
　C 感染による先天異常 ············ 276
4 **先天異常症候群** ············ 277
　A 概念 ············ 277

II. 新生児疾患

1 **低出生体重児** ···〈長野伸彦，森岡一朗〉278
2 **胎児発育不全** ············ 283

3 **新生児仮死** ············ 284
4 **呼吸器疾患** ············ 285
　A 呼吸窮迫症候群 ············ 285
　B 胎便吸引症候群 ············ 287
　C 新生児一過性多呼吸 ············ 288
　D 慢性肺疾患 ············ 290
5 **病的黄疸** ············ 292
6 **分娩外傷** ············ 294
7 **未熟児無呼吸発作** ············ 295
8 **未熟児動脈管開存症** ············〈内山　温〉296
9 **新生児遷延性肺高血圧症** ············ 297
10 **壊死性腸炎** ············ 298
11 **新生児メレナ** ············ 299
12 **多血症** ············ 300
13 **未熟児貧血** ············ 300
14 **頭蓋内出血** ············ 301
15 **脳室周囲白質軟化症** ············ 302
16 **低血糖** ············ 303
17 **低カルシウム血症** ············ 304
18 **新生児 TSS 様発疹症** ············ 304
19 **未熟児網膜症** ············ 305

2 先天性代謝異常症 〈丸尾良浩〉

1 **新生児マススクリーニング** ……………… 307
2 **アミノ酸代謝異常症** ……………………… 309
 A フェニルケトン尿症（PKU） ………… 309
 B メープルシロップ尿症 ………………… 309
 C ホモシスチン尿症 ……………………… 310
 D シスチン尿症 …………………………… 310
 E 尿素サイクル異常症 …………………… 310
3 **有機酸代謝異常症** ………………………… 310
 A メチルマロン酸血症 …………………… 311
 B プロピオン酸血症 ……………………… 311
 C イソ吉草酸血症 ………………………… 311
4 **脂肪酸代謝異常症** ………………………… 312
 A 中鎖アシル CoA 脱水素酵素（MCAD）
  欠損症 …………………………………… 312

 B 極長鎖アシル CoA 脱水素酵素（VLCAD）
  欠損症 …………………………………… 312
5 **糖代謝異常症** ……………………………… 312
 A 糖原病 …………………………………… 312
6 **ライソゾーム病** …………………………… 314
 A ムコ多糖症 ……………………………… 315
 B スフィンゴリピドーシス ……………… 315
7 **脂質代謝異常症** …………………………… 316
 A 家族性高脂血症 ………………………… 316
 B ペルオキシソーム病 …………………… 316
8 **その他** ……………………………………… 316
 A 銅代謝異常症 …………………………… 316
 B 核酸代謝異常症 ………………………… 317

3 代謝性疾患 〈松井克之〉

1 **糖尿病** ……………………………………… 318
2 **高インスリン血症** ………………………… 326
3 **ケトン性低血糖・アセトン血性嘔吐症** … 327
4 **脂質異常症** ………………………………… 327
5 **ビタミン関連疾患** ………………………… 328
6 **微量元素関連疾患** ………………………… 331
7 **電解質異常** ………………………………… 332
 Ⅰ. ナトリウムと水の異常
 A 総論 ……………………………………… 332

 B 低ナトリウム血症 ……………………… 332
 C 高ナトリウム血症 ……………………… 333
 Ⅱ. カリウムの異常
 A 総論 ……………………………………… 334
 B 低カリウム血症 ………………………… 334
 C 高カリウム血症 ………………………… 335
 Ⅲ. 酸塩基平衡の異常

4 内分泌疾患 〈丸尾良浩〉

1 **成長ホルモン分泌不全性低身長** ………… 337
2 **中枢性尿崩症** ……………………………… 338
3 **甲状腺機能低下症** ………………………… 340
 A 先天性甲状腺機能低下症 ……………… 340
 B 橋本病（慢性甲状腺炎） ……………… 341

4 **甲状腺機能亢進症** ………………………… 342
5 **新生児バセドウ病** ………………………… 342
6 **中枢性思春期早発症** ……………………… 343
7 **先天性副腎過形成症** ……………………… 344
8 **性分化疾患** ………………………………… 345

5 リウマチ性疾患・結合組織病

〈森　雅亮〉

1 若年性特発性関節炎（若年性関節リウマチ）
　……………………………………348

2 全身性エリテマトーデス……………352
3 若年性皮膚筋炎………………………355

6 免疫，アレルギー疾患

1 免疫不全…………〈金兼弘和，谷田けい〉359
　A 原発性免疫不全症と続発性免疫不全症
　………………………………………359
　B 原発性免疫不全症の診断と治療………359
　C 原発性免疫不全症各論………………362
2 アレルギー疾患………〈冨板美奈子〉366
Ⅰ．アレルギー疾患概論
　A アレルギーの定義……………………366
　B アレルギー反応の分類………………366
　C 炎症の分類……………………………367

　D アレルギー疾患の診断………………367
　E アレルギー疾患の治療………………368
　F アレルギー疾患の予後………………368
Ⅱ．疾患ごとの解説
　A 気管支喘息……………………………368
　B アナフィラキシー……………………375
　C 食物アレルギー………………………376
　D アトピー性皮膚炎……………………381
　E 薬物アレルギー………………………383

7 感染症

1 母子感染………………〈伊藤嘉規〉385
2 免疫不全における感染症………………385
3 感染症の予防及び感染症の患者に対する
　医療に関する法律……………………386
4 学校における伝染病……………………388
5 日本における感染症サーベイランス……388
6 ウイルス感染症…………………………390
Ⅰ．ウイルス感染症の特徴
Ⅱ．主なウイルス感染症
　A 麻疹（はしか）………………………392
　B 風疹……………………………………392
　C おたふくかぜ（流行性耳下腺炎）……393
　D 単純ヘルペスウイルス感染症………393
　E 水痘・帯状疱疹………………………394
　F Epstein-Barr ウイルス感染症………395
　G サイトメガロウイルス感染症………395
　H 突発性発疹……………………………396
　I 伝染性紅斑（りんご病）………………396

　J インフルエンザ………………………397
　K RS ウイルス感染症（急性細気管支炎）
　………………………………………397
　L ヒトメタニューモウイルス感染症……398
　M 新型コロナウイルス感染症（COVID-19）
　………………………………………398
　N ライノウイルス感染症………………399
　O アデノウイルス感染症………………399
　P 手足口病………………………………400
　Q ヘルパンギーナ………………………400
　R パレコウイルス感染症………………401
　S ロタウイルス感染症…………………401
　T ノロウイルス感染症…………………401
　U B 型肝炎………………………………402
　V C 型肝炎………………………………402
7 細菌感染症……………〈齋藤昭彦〉403
　A 溶血性連鎖球菌感染症（溶連菌感染症）
　………………………………………403

B	肺炎球菌感染症 ……………404	K インフルエンザ菌 b 型感染症………… 410
C	ブドウ球菌感染症…………405	L マイコプラズマ感染症 ……………… 410
D	結核 …………………406	M クラミジア感染症 ……………… 411
E	ジフテリア …………406	**8 真菌感染症** ……………… 411
F	破傷風…………………407	**9 リケッチア感染症** …………… 412
G	偽膜性大腸炎 …………407	**10 寄生虫症** ……………… 413
H	ボツリヌス感染症………408	A 蟯虫症 ……………… 413
I	大腸菌などの腸内細菌による感染症…408	B アニサキス症 ……………… 414
J	百日咳…………………409	C 頭シラミ ……………… 414

8 消化器疾患

〈清水俊明〉

1 口腔の疾患 ……………… 415	A 乳児肥厚性幽門狭窄症 ……………… 421
A 口腔カンジダ症（鵞口瘡）……… 415	B 胃炎，消化性潰瘍 ……………… 422
B ヘルペス歯肉口内炎 ……………… 415	C 胃軸捻転症 ……………… 423
C アフタ性口内炎 ……………… 415	**6 腸の疾患** ……………… 424
D ヘルパンギーナ ……………… 416	A 急性胃腸炎 ……………… 424
2 舌の疾患 ……………… 416	B 炎症性腸疾患
A 舌小帯短縮症 ……………… 416	（潰瘍性大腸炎，クローン病）………… 426
B 唾液腺粘液嚢胞 ……………… 416	C 虫垂炎 ……………… 428
3 顔面・頸部の疾患 ……………… 417	D 腸重積症 ……………… 429
A 唇裂・口蓋裂 ……………… 417	E 腸回転異常症 ……………… 430
B 正中頸嚢胞(瘻)・側頸嚢胞(瘻) ……… 417	F 先天性消化管閉鎖・狭窄 ……………… 431
4 食道の疾患 ……………… 418	G ヒルシュスプルング病 ……………… 432
A 先天性食道閉鎖症 ……………… 418	H 鎖肛 (直腸肛門形成異常) ………433
B 噴門狭窄症（アカラシア）……………… 419	I メッケル憩室 ……………… 434
C 胃食道逆流症 ……………… 419	J 消化管ポリープ ……………… 435
D 食道・胃内異物 ……………… 420	K 肛門周囲膿瘍 ……………… 435
5 胃の疾患 ……………… 421	

9 肝胆道・膵臓・腹膜疾患

〈乾あやの，藤澤知雄〉

1 肝臓の疾患 ……………… 436	F 先天性胆道拡張症 ……………… 438
A 黄疸 ……………… 436	G 先天性肝線維症 ……………… 439
B 新生児肝炎 ……………… 436	H 体質性黄疸（家族性黄疸）……………… 439
C シトリン欠損による新生児肝内胆汁	I 急性肝不全…………………… 439
うっ滞症………………………… 437	J 肝硬変，慢性肝不全 ……………… 441
D 胆道閉鎖症 ……………… 437	K ウイルス肝炎 ……………… 441
E 肝内胆汁うっ滞症候群………………438	〈A 型肝炎〉………………………… 443

〈B 型肝炎〉 ……………………444
〈C 型肝炎〉 ……………………446
〈D 型肝炎〉 ……………………446
〈E 型肝炎〉 ……………………447

2 膵臓の疾患 ……………………447
　A 急性膵炎 ……………………447
　B 膵嚢胞性線維症 ……………447

3 横隔膜の疾患 ………………447
　A 横隔膜ヘルニア ……………447
　　〈ボホダレック孔ヘルニア〉……448

〈食道裂孔ヘルニア〉 …………448
4 腹膜の疾患 …………………448
　A 急性腹膜炎 …………………448
　B 腸間膜リンパ節炎 …………448
　C ヘルニア ……………………448
　　〈臍ヘルニア〉 ………………448
　　〈臍帯ヘルニア〉 ……………449
　　〈腹壁破裂〉 …………………449
　　〈鼠径ヘルニア〉 ……………449

10 呼吸器疾患
〈吉原重美〉

1 気道疾患 ……………………450
　A 上気道炎 ……………………450
　B 急性扁桃炎 …………………451
　C 先天性喘鳴 …………………452
　D クループ症候群 ……………452
　E 急性気管支炎 ………………453
　F 急性細気管支炎 ……………453
　G 気道異物 ……………………454
2 肺実質の疾患 ………………456

　A ウイルス性肺炎 ……………456
　B 細菌性肺炎 …………………456
　C マイコプラズマ肺炎 ………457
　D クラミジア肺炎 ……………458
　E ニューモシスチス肺炎 ……458
　F 肺結核 ………………………459
3 胸膜・縦隔疾患 ……………460
　A 気胸, 縦隔気腫 ……………460
　B 膿胸, 胸膜炎 ………………461

11 循環器疾患

1 先天性心疾患 ………………463
　A 心室中隔欠損症 ……〈小林　徹〉463
　B 心房中隔欠損症 ……………464
　C 動脈管開存症 ………………465
　D 心内膜床欠損症 (心房心室中隔欠損症)
　　 ………………………………466
　E 肺動脈(弁)狭窄
　　　　〈伊吹圭二郎, 市田蕗子〉466
　F 大動脈(弁)狭窄 ……………467
　G 大動脈縮窄症 ………………468
　H アイゼンメンゲル症候群 …469
　I ファロー四徴症 ……………470
　J 完全大血管転位(換)症 …〈山岸敬幸〉471
　K 総(全)肺静脈還流異常症 …………472

　L 三尖弁閉鎖症 ………………473
　M 総動脈幹症 …………………474
　N エプスタイン病 ……………475
2 心膜・心筋・心内膜の疾患 …〈池田和幸〉476
　A 心筋症 ………………………476
　B 心筋炎 ………………………478
　C 心膜炎 ………………………479
　D 心臓腫瘍 ……………………480
　E 感染性心内膜炎 ……………480
3 不整脈 ………………〈竹内大二〉481
　A 心室期外収縮 ………………481
　B 上室頻拍 ……………………482
　C 心室頻拍 ……………………482
　D WPW 症候群 ………………484

目　次

E 房室ブロック ………………………485	4 **心不全** ………………………………488
F 脚ブロック ………………………485	5 **川崎病** ………………〈小林　徹〉490
G 心室細動 …………………………487	

12　血液疾患

1 **小児期の血液** ………〈大曽根眞也〉494
2 **赤血球の異常（貧血）** ………………495
　A 鉄欠乏性貧血 ……………………495
　B 溶血性貧血 ………………………496
　C 再生不良性貧血 …………………497
　D 巨赤芽球性貧血…………………498
3 **白血球の異常** ………………………499
　A 好中球減少症……………………499
　B 白血病……………………………499
　C 同種造血細胞移植 ………………502

4 **出血性疾患** ……………〈石原　卓〉502
　A 好発年齢における主な症状別の
　　小児期発症出血性疾患………………503
5 **リンパ節，網内系疾患** ………………506
　A リンパ節腫大……………………506
　B 悪性リンパ腫……………………507
　C 組織球増殖性疾患………………507
　　〈ランゲルハンス細胞組織球症〉………507
　　〈血球貪食性リンパ組織球症〉…………507

13　腫瘍性疾患

〈家原知子，土屋邦彦〉

1 **小児腫瘍性疾患の概要** ………………509
　A 小児がんの特徴…………………509
　B 小児がんの治療…………………510
　C 晩期合併症・緩和医療…………510
2 **主な小児腫瘍性疾患** ……………… 511
　A 神経芽腫 ………………………… 511
　B 腎芽腫（ウィルムス腫瘍）………513

　C 肝芽腫 ………………………… 514
　D 網膜芽細胞腫 …………………… 515
　E 横紋筋肉腫 ……………………… 516
　F ユーイング肉腫ファミリー腫瘍 … 517
　G 骨肉腫 …………………………… 518
　H 胚細胞腫瘍（脳・脊髄病変以外）…… 519
　I 脳腫瘍 …………………………… 519

14　腎，泌尿器系疾患

1 **糸球体疾患の臨床分類** ………〈本山　治〉522
　A 急性腎炎症候群…………………522
　B 慢性腎炎症候群…………………522
　C ネフローゼ症候群 ………………523
　D 急速進行性腎炎症候群 …………524
　E 持続性蛋白尿・血尿症候群 ……524
2 **一次性または原発性糸球体疾患** ……524
　A 溶連菌感染後急性糸球体腎炎 …524
　B IgA腎症………………………525

　C 膜性増殖性糸球体腎炎………………525
　D 膜性腎症…………………………526
　E 微小変化型ネフローゼ症候群 …………526
　F 巣状分節性糸球体硬化症 ………527
　G 半月体形成性糸球体腎炎 ………527
3 **全身疾患に伴う腎疾患** ………………527
　A 紫斑病性腎炎（IgA血管炎に伴う腎炎）
　　……………………………………527
　B ループス腎炎……………………528

xix

C 溶血性尿毒症症候群 ……………528

4 遺伝性腎炎 ………〈吉田賢弘，濱崎祐子〉529
  A アルポート症候群 …………………529
  B 良性家族性血尿 ……………………529

5 体位性蛋白尿 …………………………529

6 先天性腎尿路疾患 ……………………530
  A 低形成／異形成腎 …………………530
  B 膀胱尿管逆流症 ……………………530
  C 水腎症 ………………………………531

7 尿路感染症 ……………………………531

8 腎不全（急性，慢性）………………532
  A 腎不全とは …………………………532
  B 腎臓の働きと腎不全の病態 ………532
  C 腎不全の症状，検査データ ………533
  D 急性腎傷害（AKI）…………………533
  E 慢性腎臓病（CKD）…………………534

9 精巣，陰嚢の病気 ……………………535
  A 停留精巣 ……………………………535
  B 陰嚢水腫 ……………………………535

15 神経疾患

〈森本昌史〉

1 神経発生異常（神経系の先天異常）……536
  A 神経管閉鎖不全 ……………………536
  B ジュベール症候群および関連疾患 ……536
  C ダンディー・ウォーカー症候群 ……536
  D 大脳皮質形成異常 …………………537
  E 水頭症 ………………………………538

2 神経皮膚症候群 ………………………538
  A 神経線維腫症1型 …………………538
  B 結節性硬化症 ………………………538
  C スタージ・ウェーバー症候群 ……539

3 炎症性・免疫性神経疾患（先天感染症を含む）
  …………………………………………540
  A 細菌性髄膜炎 ………………………540
  B ウイルス性髄膜炎 …………………540
  C 結核性髄膜炎 ………………………541
  D 先天性サイトメガロウイルス感染症 …541
  E 急性散在性脳脊髄炎 ………………542

4 脳症および類縁疾患 …………………542
  A 急性脳症 ……………………………542
  B ミトコンドリア病 …………………543

5 脳性麻痺 ………………………………545

6 脳血管障害 ……………………………546
  A 脳梗塞 ………………………………546
  B もやもや病（ウィリス動脈輪閉塞症）…546

7 神経変性疾患 …………………………547
  A 脊髄小脳変性症 ……………………547
  B 遺伝性ジストニア …………………548
  C レット症候群 ………………………548
  D 先天性大脳白質形成不全症 ………549
  E 白質変性症（白質ジストロフィー）……549

8 てんかんおよびその他の発作性疾患 …551
  A てんかん総論 ………………………551
  B 中心・側頭部に棘波を示す自然終息性
    てんかん（中心・側頭部に棘波をもつ
    良性小児てんかん）………………554
  C 小児欠神てんかん …………………555
  D 乳児てんかん性スパズム症候群（旧分類の
    ウエスト症候群を包含する症候群）…555
  E ドラベ症候群 ………………………556
  F 熱性けいれん ………………………557
  G 憤怒けいれん ………………………557

目次

16 運動器疾患

〈千代延友裕〉

1 運動ニューロン疾患 ················ 558
　A 脊髄性筋萎縮症 ················ 558
2 末梢神経疾患 ···················· 559
　A 遺伝性運動感覚ニューロパチー ········ 559
　B ギラン・バレー症候群 ·············· 560
　C 慢性炎症性脱髄性多発ニューロパチー
　　　··························· 560
3 神経筋接合部疾患 ··············· 561
　A 重症筋無力症 ················· 561
4 筋疾患 ························ 562
Ⅰ. 筋ジストロフィー
　A デュシェンヌ型筋ジストロフィー ········ 562

　B ベッカー型筋ジストロフィー ·········· 563
　C 福山型先天性筋ジストロフィー ········ 564
　D その他の筋ジストロフィー ··········· 564
Ⅱ. 代謝性筋疾患
　A ポンペ病（糖原病Ⅱ型）·········· 565
　B マッカードル病（糖原病Ⅴ型）········· 565
Ⅲ. 先天性ミオパチー
Ⅳ. 筋強直症候群
　A 筋強直性ジストロフィー ············ 566
　B 先天性ミオトニー ··············· 567

17 精神疾患 〜心理的要因が関連する疾患などを含め〜

〈全　有耳〉

1 精神疾患 ······················ 568
　A 自閉スペクトラム症 ·············· 568
　B 注意欠如多動症 ··············· 570
　C チック症 ···················· 571
　D 抜毛症 ····················· 572
　E 神経性やせ症 ················· 573
　F 異食症 ····················· 574
　G 遺尿症 ····················· 575
　H 遺糞症 ····················· 576
　I 睡眠時随伴症 ················· 577
　　〈夜驚症（睡眠時驚愕症）〉 ········· 577
　　〈睡眠時遊行症（夢中遊行・夢遊病）〉··· 577

　　〈悪夢（悪夢障害）〉 ············· 578
　J 場面緘黙 ···················· 579
　K 反応性アタッチメント症および
　　脱抑制型対人交流症 ··········· 579
　L 心的外傷後ストレス症 ············ 580
2 心理的要因が関連する身体疾患（心身症）
　　··························· 581
　A 起立性調節障害 ··············· 581
　B 過換気症候群 ················· 582
3 心理的要因が関連する状態 ········· 583
　A 不登校··················· 583

和文索引 ······················· 585
欧文索引 ······················· 594

xxi

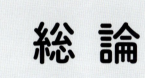

総論

総論

1 総説

1 小児科学のミッション，ビジョン，バリュー

　ミッション（Mission）は「使命」という意味で，「小児科学のミッション」は「小児科学が果たすべき使命」となる．つまり，「小児科学は何を目的にしているのか」，「小児科学は何のために社会に存在しているのか」を表すものがミッションとなる．様々な答えがあると思われるが，「子どもを守ること」が小児科学のミッションの一つであるということは間違いない．どのような状況にある子どもであっても，その子どもの代弁者になり（Advocate），その子どもの命を支え，子どもと家族を守るために小児科学は存在している．

　ビジョン（Vision）は「展望」という意味で，「小児科学のビジョン」といった場合には，「小児科学は将来的にどのようなありようを考えているか」，「この先小児科学はどのように発展することが理想か」を意味する．「ミッション」が大きく使命を掲げているのに対し，「ビジョン」を掲げる意味は，これからの小児科学のありようを共有し，すべての小児医療に係わる者が一つの理想を目指す道標になることである．

　日本小児科学会は，小児科医は「子どもの総合医」であると基本的姿勢を宣言し，その領域は広範囲で包括的であるとしている．さらに，「小児科専門医の医師像」として，「子どもの総合診療医」，「育児・健康支援者」，「子どもの代弁者」，「学識・研究者」，「医療のプロフェッショナル」の5つをあげている．これは目標となる小児科医のあるべき姿であると考えられ，非常に重要な小児科医のビジョンである．小児看護も同様であり，やはりその領域は広範囲で包括的である．「小児看護に係わる者」としてのあるべき姿を考えていかねばならない．

　バリュー（Value）は，ミッションやビジョンを実現するために，小児科学に係わる者の行動指針，価値のある行動を指す．これまでは，子どもの病気そのものに対応することと考えられてきたが，それだけではなく，子どもが病気になったことで生じる Well-being の変化をサポートするのが小児科学のバリュー，すなわち価値のある行動なのではないだろうか．子どもが病気になった際に，子どもだけ，ましてや病気だけ診ていても，子どもや御家族は幸せになれない．Well-being とは bio-psycho-social（身体的・精神的・社会的）に良好な状態にあることを意味する概念で，「持続する幸せ」を指す．子どもの病気は本人にも，家族にも身体的・精神的・社会的な影響を与えるが，それは不幸になるということではなく，違う形の幸せ（Well-being）に変化するのだということを，患者さんと御家族から教わることが多い．在宅で人工呼吸器を使っているような患者さんのお母さんが，楽しそうにその子との暮らしをお話しするとき，「新しいWell-being」が再構築されたのだと実感する．

　小児科学を学ぶことで疾患をしっかりと理解するのは当然であるが，それに加え，小児科学に係わる者は，患者さんや両親，兄弟の思いに共感を持って接し，子どもが病気になったことによ

る生活の変化，社会との関わりの変化にも対応することが求められている．疾患の理解のみならず，患者家族を統合的に理解することを基盤として，自分たちの力を結集し，新しいWell-beingの再構築をサポートするのが小児科学である．

2 子どもの成長と疾患の特徴

A 発生と成長

小児科学は，すでに出生前から始まっている．卵と精子から受精卵が完成されるが，この時期の環境の変化はきわめて胎児の器官形成に重要である．通常，心臓は発生45〜50日前後には各部の器官としての原型が完成し，その後8〜9か月にわたって成長を続ける．出生以後もこの成長過程は続き様々な変化を遂げる．Ⅰ．出生前期，Ⅱ．新生児，Ⅲ．乳児期，Ⅳ．幼児期，Ⅴ．学童期，Ⅵ．思春期と成長し，その後Ⅶ．青年期，Ⅷ．壮年期，Ⅸ．老年期と長い人生を歩んでいく．このなかでも胎児期〜乳幼児期の環境因子や疾病罹患が，その後の学童期〜青年期の疾病罹患傾向に影響するといわれている．例えば，低出生体重児と成人期の高血圧，2型糖尿病，脳卒中，虚血性心疾患などとの関連が知られている．

B 成長と発達

成長（growth） と **発達（development）** の違いについては，一般に成長は臓器の量的な発育であり，発達は質的な変化を意味している．各臓器によりそのスピードは異なるが，概ね20歳までは成長と発達が持続する．スキャモンScammonの臓器別発育曲線により，各臓器の発達の違いが理解できる 図1-1 ．

C 好発年齢と性差 表1-1, 2

小児疾患には好発年齢が存在し，成人疾患と同様に**性差**を認めることもある．好発年齢については，とくに思春期の少し前からバセドウBasedow病，全身性エリテマトーデス（SLE），潰瘍性大腸炎などが好発し，逆に気管支喘息は2〜3歳で発症してから徐々に減少し，思春期までには1/3〜1/4程度になる．小児がんの中で固形腫瘍は一部は胎児期から存在すると考えられ，生後1年以内に見つかることが多い．白血病は3〜4歳，脳腫瘍は4〜6歳前後が好発年齢である．ただ，表1-1 に示した年齢はあくまでもそういった傾向があるということであり，例外もある．年齢が好発年齢ではないからその疾患に罹患していないと判断することは避けねばならない．

性差に関してはその理由が不明なものも多いが，最近注目されている分野である．女児に多いものとして，膠原病（SLEなど），甲状腺疾患，心房中隔欠損，動脈管開存症，肺高血圧，鉄欠乏性貧血がある．気管支喘息は小児で男児，成人では女性に多い．

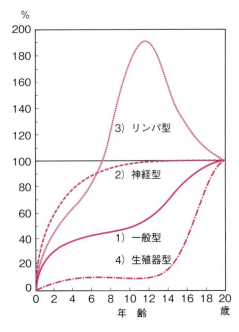

図1-1 各器官系の発育パターン
（Scammon による）
成人の重量を100%として表現
1) 一般型
　全身の大きさ，身体各種計測値（頭部，頸部を除く），呼吸器，消化器，腎，大動脈，脾，全身の筋・骨格，血液量
2) 神経型
　脳・脳膜・脊髄，視覚器，各種頭径
3) リンパ型
　胸腺，リンパ節，腸間リンパ組織
4) 生殖器型
　精巣，卵巣，精巣上体，子宮，前立腺，尿道，精嚢

表1-1 主な小児疾患の好発年齢

0歳	急性細気管支炎（3〜6か月），アトピー性皮膚炎（2〜6か月），点頭てんかん（3か月〜1歳），福山型先天性筋ジストロフィー（0〜8か月）
1歳	泣き入りひきつけ［憤怒けいれん］（6か月〜1歳半），腸重積（3〜9か月），川崎病（10か月），熱性けいれん（6か月〜4歳），網膜芽細胞腫，突発性発疹（8〜10か月），ライ Reye 症候群（1〜2歳）
2歳	重症筋無力症（眼筋型）（2歳と思春期），肝芽腫，血友病，てんかん（1〜3歳），手足口病（生後3か月〜5歳），気管支喘息（2〜5歳）
3歳	小脳腫瘍，ウィルムス Wilms 腫瘍，デュシェンヌ Duchenne 型筋ジストロフィー（1.5〜5歳），急性リンパ性白血病（3〜6歳）
4歳	ネフローゼ症候群（2〜6歳），総胆管拡張症（4歳），アセトン血性嘔吐症（2〜10歳）
5歳	特発性血小板減少性紫斑病（2〜9歳），血管性紫斑病（4〜7歳），上衣腫（脳腫瘍），もやもや病（5歳）
6〜9歳	1型糖尿病（5〜8歳と10〜15歳），チック（3〜13歳），マイコプラズマ肺炎，欠神てんかん，尿崩症（〜10歳），溶連菌感染後急性糸球体腎炎（5〜12歳），皮膚筋炎，急性虫垂炎
10〜12歳	リンゴ病（伝染性紅斑）（6〜12歳），十二指腸潰瘍，鉄欠乏性貧血，潰瘍性大腸炎，起立性調節障害（9〜14歳），肥大型心筋症，SLE，骨肉腫，ユーイング Ewing 肉腫，IgA 腎症

1 総説

表1-2 性差がみられる小児疾患

男児に多い疾患		女児に多い疾患	
チック	(3:1)	総胆管拡張症	(1:3)
ADHD	(4〜6:1)	胆道閉鎖	(2:3)
自閉スペクトラム症	(3〜4:1)	心室中隔欠損	(2:3)
ネフローゼ症候群	(2〜2.5:1)	心房中隔欠損	(1:2〜3)
肥厚性幽門狭窄	(4〜5:1)	皮膚筋炎	(2:3)
川崎病	(1.4:1)	バセドウ病	(1:4〜5)
気管支喘息小児期	(1.3〜1.6:1)	糖尿病	(1:2)
一次性尿崩症	(1.3:1)	ループス腎炎	(1:10)
		橋本病	(1:9)

3 子どもの症候のとらえ方

　まずはトアリアージの概念が重要である．2001年にカナダ救急医学会が発表したCanadian Paediatric Triage and Acuity Scale（P-CTAS）では，Pediatric Assessment Triangle（PAT）を用いて患児の概要を評価することを勧めている 図1-2．

　PATはAppearance（外観・見かけ），Work of Breathing（呼吸努力），Circulation to Skin

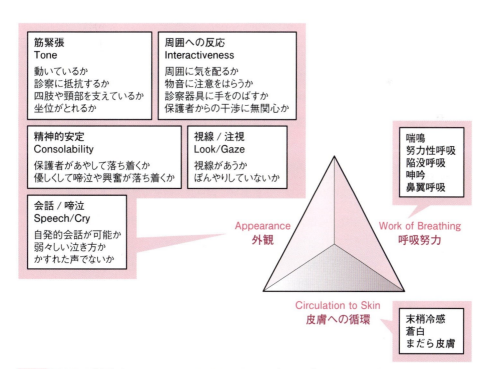

図1-2 PATの概要 〔Warren D, et al. CJEM. 2001; 3(4suppl): S1-27 より〕

（循環・皮膚色）で構成されている．3つの項目にはそれぞれ小項目が存在し，診察者はその小項目に異常があるかどうかを判断し，1つでも異常がある場合には，「PATの異常」としてトリアージレベルを上げて緊急に対応する必要があると判断する．

PATの優れている点は，道具を用いることなく評価できることである．つまり，看護師を含む医師以外の医療従事者がどこでも日常的に使える．PATにより，今まで「not doing well（なんとなく元気がない，様子が変である，具合が悪そうであるなど）」で表現されてきた患児の状態を具体的に表現することができるようになり，医療従事者間で緊急度を理解するための共通言語となる．救急外来を訪れる発熱患者の約1割が重篤な疾患を持つといわれており，逆にいうと9割が軽症なのが小児救急である．そのなかで，1割の重症患者を見逃さないようにするためには，PATによるトリアージは不可欠である．

重症度を把握したら，次に病歴聴取や身体診察から疾患を鑑別していく．表1-3 に代表的な症候と，それをきたす代表的な疾患名をあげる．ただ，繰り返しになるが，常に例外はある．その症候がない非典型的な病態も存在するため，思い込まず，重要な参考にするという姿勢が必要である．

表1-3 子どもの代表的な症候と疾患

症　候	代表的疾患
全身倦怠感	急性・慢性感染症，急性肝炎，心不全，起立性調節障害，不登校児，心因性反応，血液疾患，代謝疾患
発熱	髄膜炎，尿路・呼吸器感染症，突発性発疹，インフルエンザ，川崎病，膠原病，悪性疾患，不明熱（fever of unknown origin: FUO）
けいれん	頭蓋内出血，髄膜炎，低血糖，熱性けいれん，急性脳症，てんかん，脳腫瘍，電解質異常
発疹	ウイルス，細菌，マイコプラズマ感染症，伝染性軟属腫，膿痂疹，薬疹，スティーヴンス・ジョンソン Stevens-Johnson 症候群，多形滲出性紅斑，IgA血管炎，川崎病
悪心，嘔吐	新生児生理的嘔吐，脳腫瘍，頭蓋内出血，脳炎，髄膜炎，周期性嘔吐症，肥厚性幽門狭窄症，腸重積症
ショック	循環血液量減少性，心原性，敗血症性，アナフィラキシー，神経原性
咳嗽	上気道炎，感染性クループ，下気道炎，百日咳，気管支喘息，気道異物
チアノーゼ	肺性チアノーゼ，心性チアノーゼ，血色素異常（メトヘモグロビン血症），末梢性チアノーゼ
下痢，便秘	下痢：ウイルス性下痢（ロタウイルスなど），血便，膿血便（大腸菌，サルモネラ，赤痢感染症），慢性下痢症，炎症性腸疾患 便秘：一過性単純便秘，症候性便秘
吐血，下血	吐血：ビタミンK欠乏性出血性真性メレナ，逆流性食道炎，消化性潰瘍 下血：腸重積（イチゴゼリー様粘血便），細菌性下痢症，クローン Crohn 病，潰瘍性大腸炎，メッケル Meckel 憩室

症候	代表的疾患
腹部膨満	イレウス，ヒルシュスプルング Hirschsprung 病，神経芽細胞腫，ウィルムス腫瘍，肝芽腫，白血病，悪性リンパ腫，奇形腫，卵巣嚢腫，腹水，腹壁異常
肝・脾腫大	伝染性単核球症，新生児肝炎，総胆管嚢腫，悪性疾患，代謝性疾患，感染症，門脈圧亢進症
黄疸	新生児生理的黄疸，新生児溶血性疾患，体質性黄疸，母乳性黄疸，胆道閉鎖症
貧血	乳児期の生理的貧血，鉄欠乏性貧血，再生不良性貧血
腫瘤	頸部腫瘤：頸部リンパ節炎，EB ウイルス感染，風疹，化膿性リンパ節炎，組織球性壊死性リンパ節炎 腹部腫瘤：神経芽腫，腎芽細胞腫（ウィルムス腫瘍），水腎症，総胆管嚢腫，鼠径部腫瘤，外鼠径ヘルニア，陰嚢水腫
出血傾向	乳児ビタミン K 欠乏性出血症，血小板減少症，血管性紫斑病，血友病，播種性血管内凝固症候群（DIC），フォン・ヴィレブラント von Willebrand 病
浮腫	心不全，腎性浮腫，肝性浮腫，内分泌性浮腫，血管性紫斑病，硬性浮腫，川崎病，クインケ Quincke の浮腫
無尿，乏尿，多尿	乏尿：1 日の尿量が 250mL/m² 以下で，腎前性，腎性，腎後性に分類. 多尿：1 日の尿量が乳児では 400mL/kg 以上，原因として，尿崩症，糖尿病，心因性多尿
排尿異常	頻尿，多飲症，尿崩症，糖尿病，排尿困難，尿閉，尿失禁，排尿痛
脱水	軽症，中等症，重症. 高張性脱水（血清 Na＞150mEq/L），等張性脱水（130≦血清 Na≦150mEq/L） 低張性脱水（血清 Na＜130mEq/L）
肥満とやせ	症候性肥満（クッシング Cushing 症候群など），単純性肥満
疼痛	頭痛：血管性頭痛，緊張性頭痛，心因性頭痛，頭蓋内圧亢進，起立性調節障害，髄膜刺激症状 耳痛：中耳炎，咽頭痛 胸痛：心血管疾患，肺および胸膜疾患，筋・骨格疾患，筋肉痛，心因性胸痛，特発性胸痛 腹痛：アレルギー性紫斑病，急性胃腸炎，消化管閉塞，急性虫垂炎，卵巣嚢腫茎捻転，尿路感染症 関節痛：化膿性関節炎，膠原病類似疾患，若年性特発性関節炎，リウマチ熱 四肢痛：悪性腫瘍・血管血液疾患，白血病，骨疾患，成長痛
呼吸の異常	起坐呼吸，陥没呼吸，鼻翼呼吸，頭部前屈呼吸，奇異呼吸，シーソー呼吸，チェーン・ストークス Cheyne-Stokes 呼吸，ビオー Biot 呼吸，クスマウル Kussmaul 呼吸，呼吸延長，呻吟，肋間の陥没，喘鳴，過換気
脈拍の異常	頻脈，徐脈，不整脈，大・速脈，小・遅脈，奇脈，上肢動脈拍動の左右差，上下肢差
血圧の異常低値	低血圧，体質性低血圧，本態性低血圧，症候性低血圧，起立性調節障害

4 子どもの病歴聴取と面接

A 子どもの診察のマナー

　　診察室は，子どもが好みそうな内装で，明るく，温度調節が適切であることが望まれる．プライバシーを守るため，話し声，病気の説明，診断名が診察室外に聞こえないように，カーテンのみではなく，ドアを開け閉めできることが必要である．密閉感の強い部屋は，不安感を生じるので好ましくない．

　　小児には，白衣を脱いだり，エプロンをつけたり，玩具やキャラクターを置いたりすると親近感が湧く．看護師でも白衣は緊張感を与える．

　　表1-4 に身体診察までの手順を示す．

表1-4 **子どもの診察のマナー**

1. 名札を示しながら，親と子どもに自己紹介をする．子どもにも十分に敬意を払う．「○○科医師の××です」「看護師の△△です」「よろしくお願いします」
2. 患者氏名を確認する．「○○君ですね」
3. 着席を促す．「こちらへお掛けください」「○○君は，抱っこで座っても一人で座ってもいいですよ」
4. 病歴聴取の開始「本日はどうされましたか？」
5. できるだけ子どもとも会話をする．握手やハイタッチをしても良い．子ども自身から症状を聞くことで，保護者から小児の専門家としての信用も得られる．
6. 保護者との話が長くなりそうなときは，子どもに遊んでいてもらうように工夫する．
7. 主訴の選定や随伴症状の整理する．
8. 病歴聴取後に身体診察に移るが，緊急時などは病歴聴取と身体診察を同時に行う．

B 病歴聴取

　　単にカルテに書き込むだけではなく，医師・看護師と患者との間に"ラポール rapport（医師・看護師と患者との良好な信頼関係）"を樹立し，好ましい信頼関係の上で情報を聴取する．表1-5 に面接の手順を示す．

C 看護の視点での面接

　　看護の視点での面接は，病歴を聴取すること以上の深い意義を有する．これには3つの意義がある．

▶ **a. 診断的意義**

　　病歴聴取で聞き逃したこと，話しそびれたことをお伺いする機会となる．

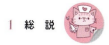

Ⅰ 総 説

表1-5 面接・診察の手順

1. 案内する「こちらへお掛けください」
2. 自己紹介「私は小児科ナースの……こちらは研修ナースの……です」
3. 信頼関係 "Rapport ラポール" をつくる「お話を聴かせてください」
4. 議題の設定「どの症状が一番気になりますか？ では……についてまずおたずねします」
5. 診察への招待「簡単な診察をしますので，このベッドに上がって横になってください」
6. （医師からの）仮の診断名の伝達
   「では，病状をお話ししましょう．今の状況で，最も考えられるのは……です．
    病気の特徴は……で，重症度は……緊急性は……です」
7. 検査（Dx）の相談，治療（Tx），教育（Ex），経過の予想，看護の説明（Nx）
   「確認するにはこの検査が必要です．このような治療が必要です．疾患の予後は良好とされています．
    こんなことに注意して看護します……」
8. 次回の診察予定，入院予約など「来週何曜日，何時の予約がとれています．食事抜きでおいでください．
   それまでこんなことに注意して観察してください」
9. 終了「今日はこれで終了です．検査結果と薬が出ています」

▶ **b. 治療的意義**

　　共感的な態度で，患者の訴えを "聴く" ということが時に治療になる．

▶ **c. 教育的意義**

　　質問の中で患者の気づきにつながり，教育的意義も出てくる．通常は開放型の質問と，閉鎖型の質問をたくみに組み合わせて質問する．

（ⅰ）開放型の質問 open-ended question

- 焦点を絞らない開放型の質問
  例：「今日はどういうことでいらっしゃいましたか」
- 焦点を絞った開放型の質問
  例：「……についてもう少し詳しく話を聴かせてください」

（ⅱ）閉鎖型の質問 closed question

- 「はい」または「いいえ」で答えられる．
  例：「嘔吐はありましたか？」 答え「いいえ」
- 誘導的な閉鎖型の質問
  例：「ペットは飼っていませんよね？」

（ⅲ）中立型の質問

　　質問者の意見や判断を入れずに，患者の話を促すようなたずね方である．
　　　例：「それで……どうなったんですか？」「ということは……ですか？」

（ⅳ）多項型の質問

　　いくつかの選択肢を与えるたずね方．答え方が十分にわかっていない時に用いる．
　　　例：「痛みはお腹の上の方ですか，真ん中あたりですか，それとも臍の下ですか？」

D カルテに記載する内容

▶a. 主訴

（ⅰ）主訴とは基本的に"1つ"

　"患者が最も心配している，気になっている，最も問題にしていること"である．自覚症状であったり，他覚症状であったり，時には症状が乏しい場合には"検査結果の異常値"であったりすることもある．例えばインフルエンザに罹患して，多彩な症状があっても，すべての症状を"主訴"にあげる必要はない．最も重篤な症状から分析していく．2つ以上の主訴があった場合，重み付けをして併記していく．通常，一番上に書いた主訴が一番重要である．

（ⅱ）間違った日常慣用句を患者が話した場合も患者の言葉で書く

　患者が医学的に正しい言葉を使うとは限らない．例えば"貧血で倒れた"は脳虚血であってHbの下がる貧血ではないし，"胃が痛い"は胃に限らず腹痛全般のことを指す．ただし，カルテには患者家族が話したとおりに記載し，注釈をつけるようにするとよい．また，患者家族が"風邪気味"と話した場合は，それが咳なのか，鼻汁なのか，発熱なのかなど，詳細に伺ってカルテに記載する．"風邪気味"との記載では，他の医療者が読んだ場合に症状がわからない．

（ⅲ）初診時は病名を主訴にしてはいけない

　"心不全の疑い"や"肺炎の疑い"は主訴ではなく診断名である．主訴は"動悸，息切れ"や"発熱，咳嗽"である．

▶b. 現病歴は LQQTSFA で

　病歴をできるだけ経時的にかつ整然とまとめるには，LQQTSFA を参考にする（Bates' Guide to Physical Examination and History Taking 参照）表1-6．この順に病歴を聴き，記載していけば必然的にその症状の特徴がつかめる．とくに重要なのは「T（Timing）」で，保護者は「ずっと咳が続いている」としか言わないが，「いつから」咳が始まり，朝昼晩のいつに多いのかなどの情報は，こちらから質問する必要がある．なお，話の流れの中で順番が変わることもあるが，電子カルテの場合，後から編集しやすいので，最終記載はこの順番にすると，他の医療者が読んでもわかりやすい．

表1-6 現病歴の必須 7 項目 LQQTSFA

L（Location）	：症状のある部位はどこか．
Q（Quality）	：どういう性質のものか．
Q（Quantity）	：症状はどの程度のひどさか．
T（Timing）	：いつから，どのくらい続く，どんな頻度で．
S（Sequence）*	：これまでの経過はどうか． 　徐々に増悪，寛解と増悪の繰り返し，徐々に軽減，など．

＊Setting（どんな状況で起こるか）でもよい．

F（Factors）	：増悪因子と寛解因子　何をすると悪化し，何をすると軽快するか．
A（Associated manifestations）**	：随伴症状

＊＊随伴症状は，各々についてあらためて LQQTSFA で考えていくとよい．

▶c. 通常の質問事項

どの患者についても現病歴の項で"必ず明らかにしておくべき"日常的な事項である．

① 食欲と食事摂取量
② 睡眠と寝起き
③ 排泄または便通，排尿
④ 仕事または登校，子どもなら遊びの状況，機嫌

この4つはいかなる状況でも質問する．食べて，寝て，遊んでいれば，子どもは重症ではない．一方で少しでも保護者が「いつもと違う」と言う場合は，重要なサインのことが多い．

▶d. 小児に特有な質問内容

成人にはまれであるが小児では必ず聴いておきたい特徴的な事項を 表1-7 に示す．問診票があればそれを活用する．また，母子健康手帳のチェックは必須である．

▶e. 保護者との信頼関係の構築

（i）母親への配慮

子どもが具合が悪いほど，母親は精神状態も身体的状態も通常とは異なり，不安も強く，疑い

表1-7 小児に特有な質問内容

1. 母の妊娠・分娩・出生歴
     母体の状況（妊娠中毒症，糖尿病，煙草・飲酒，感染症・HBV・HCV など），
     在胎週数，分娩様式，出生時体重，アプガー Apgar スコア，
     保育器・クベース収容・光線療法の有無
2. 発達歴
     体重増加，身体的発育，神経学的発達，社会性発達，言語発達
3. 成長歴
     母乳栄養か人工（ミルク）栄養か，二次性徴（月経発現など）
     成長曲線を必ず作成する
4. 既往歴・感染歴・予防接種歴
     過去の入院歴，アレルギー，予防接種歴
5. 家族歴，出生歴，生活歴
     先天性疾患の場合は広く聴取する，けいれんやアレルギーの家族歴
6. その他の重要な質問事項
     a. 体重の変化，増加・減少
     b. （女児の場合）月経開始など
     c. クラブ活動，習い事，TV 鑑賞時間，ゲームの時間
     d. 定期的に服用している薬，飲んだ薬
     e. 薬剤・食物に対するアレルギー歴
     f. 保育園や学校で流行している疾患，あるいは接触歴
     g. 最近の入院歴・渡航歴・外傷
     h. 登校状態，学業，成績など
     i. 家族構成，家族関係
     j. 家族内（家庭内）の疾病罹患傾向，ペット，住居環境

深く，落ち着きもなく，理解度も低い．看護師が母親の味方であるということを感じさせるように振る舞う．また，曖昧な答えしか返ってこない場合は，曖昧なままにしておくことも大切である．医療者の安易なアセスメントが誤解を生むことも多いし，曖昧さを追求してしまうと，親は責められていると感じることも多い．

（ii）日常生活の活動範囲の確認

疾患ではなく，日常生活に関して聴取する中で信頼関係が構築されることが多い．

- 風呂，着替え，トイレ，遊戯，移動，便通，食事，薬の服用，就寝・起床時間，TV を見ている時間，買い物のときの様子．

5 子どもの身体診察

A 年齢，発達に応じた対応

表1-8 に一般的な診察時の対応を示す．基本的な身体診察の順番は，視診→聴診→触診である．口腔内診察と耳鏡による鼓膜観察は啼泣することが多いので最後にする．

B 診察前の観察

診察室に入ってきた段階でまずよく観察する．診察室に入る前の待合室の様子も重要で，それに関しては看護師が把握していることも多く，患者が退室してから情報を共有するとよい．診察前の観察から得られる情報は非常に多く，発達障害などは椅子に座る前に想起することが可能である．顔色，泣き声，咳嗽の音，臭いなど，触らずに得られる情報は多い．また，PAT は重症度の判定のみではなく，全般的な患児の病状を把握するのに役に立つ．

C バイタルサイン

小児で重要なことは，年齢によって，バイタルサインの正常範囲が異なることである．とくに呼吸数と心拍数が全身状態の把握に重要である．

また，意識レベルの評価にはグラスゴー・コーマ・スケール Glasgow Coma Scale を用いる．年齢別の呼吸数，心拍数と，グラスゴー・コーマ・スケールを 表1-9 に示す．

D 子どもの診察に特有なポイント

表1-10 の内容をふまえて診察を進める．

I 総説

表1-8 子どもの診察の流れ

1. **新生児～乳児期**
   ① ベッドに寝かせる場合は，ベッドの縁に対して垂直に置く．平行に置くと転がり落ちる危険がある．
   ② 啼泣を止めるため，おしゃぶりを使うことがある．
   ③ 空腹で泣いている場合は，その後の処置などがない場合，口腔内の診察の後に，診察室で哺乳してもらってもよい．その後，聴診を行うこともある．
   ④ 脱衣の際に泣き出すことが多いので，診察者が衣類を脱がせながら診察する．
   ⑤ 大泉門を含め，全身をくまなく触る．皮疹も触らないと診断できない．
   ⑥ 手足が痛い場合は，「動かさない」ことが唯一の症状であることもある．

2. **乳幼児～学童**
   ① 診察する前に，自分の手や聴診器は温かくしておく．
   ② 誤嚥を防ぐため，飴などが口腔内にある場合，口から出してもらう．
   ③ 親に抱っこされて診察した方が良いか，一人で座った方が良いかは，保護者・本人と相談して決める．
   ④ この年齢の場合，マスクおよび着衣は親に脱がせてもらう．
   ⑤ 目の高さを同じにする．
   ⑥ おもちゃやキャラクターなどで気をそらすことが有効な場合もある（ディストラクション）．
   ⑦ 最初は保護者と仲良く話して安心させてから，柔らかな口調で，安心させるように本人に声をかけながら診察する．
   ⑧ 診察後に予防接種がある場合，「注射はしないよ」と言ってはいけない．何を行うのかを丁寧に説明し，「がんばろうね」と声かけをして，決して子どもに嘘をつかない．
   ⑨ 腹部触診は強く押しすぎず，痛いかどうかの問いへの答えよりも，患児の反応（顔をしかめる，手を払いのけるなど）をみて判断する．
   ⑩ 泣き出したら母の方を向いて抱いてもらう．母によるあやしが一番有効である．
   ⑪ どうしても泣き止まず，非啼泣時の診察を要する場合は，一度診察室から退出してもらい，保護者に説得してもらうと次に入ってきたときに上手に診察できることがある．
   ⑫ 診察終了後は必ず「上手にできたね」と褒める．

3. **思春期**
   ① 基本的に成人の診察と同様である（腹部診察で膝を曲げるなど）．
   ② 男女の関係なく，思春期患者の診察の際は，成人と同様，着衣のままで上手に診察を行う．
   ③ 重要な胸部聴診や視診など，医学的に必要な場合は，きちんと説明した上で，半裸になってもらうことを避けてはならない．
   ④ どのような場合も，個人の尊厳には十分に配慮した診察を心がける．
   ⑤ 思春期の患者の場合，診察の様子を親に見られたくないことがあり，親に診察室の外に出てもらうこともある．

子どもの身体診察

5

表1-9 バイタルサインとグラスゴー・コーマ・スケール

呼吸数（RR）	I 蘇生	II 緊急	III 準緊急	IV 準々緊急・非緊急	III 準緊急	II 緊急	I 蘇生
	>2SD	1〜2SD	<1SD	正常範囲	<1SD	1〜2SD	>2SD
0〜3 か月	<10	10〜20	20〜30	30〜60	60〜70	70〜80	>80
3〜6 か月	<10	10〜20	20〜30	30〜60	60〜70	70〜80	>80
6〜12 か月	<10	10〜17	17〜25	25〜45	45〜55	55〜60	>60
1〜3 歳	<10	10〜15	15〜20	20〜30	30〜35	35〜40	>40
6 歳	<8	8〜12	12〜16	16〜24	24〜28	28〜32	>32
10 歳	<8	8〜12	10〜14	14〜20	20〜24	24〜26	>26

心拍数（HR）	I 蘇生	II 緊急	III 準緊急	IV 準々緊急・非緊急	III 準緊急	II 緊急	I 蘇生
	>2SD	1〜2SD	<1SD	正常範囲	<1SD	1〜2SD	>2SD
0〜3 か月	<40	40〜65	65〜90	90〜180	180〜205	205〜230	>230
3〜6 か月	<40	40〜63	63〜80	80〜160	160〜180	180〜210	>210
6〜12 か月	<40	40〜60	60〜80	80〜140	140〜160	160〜180	>180
1〜3 歳	<40	40〜58	58〜75	75〜130	130〜145	145〜165	>165
6 歳	<40	40〜55	55〜70	70〜110	110〜125	125〜140	>140
12 歳	<30	30〜45	45〜60	60〜90	90〜105	105〜120	>120

Glasgow Coma Scale（GCS）	年長児・成人 Jennett, 1977		乳幼児改訂版 James, 1986	
開眼，発語，運動反応の程度によって各項目の合計点で評価する　最重症：3 点，最軽症：15 点	**E. 開眼（EYE OPENING）**			
	自発開眼	4	自発開眼	4
	声かけで開眼	3	声かけで開眼	3
	痛み刺激で開眼	2	痛み刺激で開眼	2
	開眼せず	1	開眼せず	1
	V. 言語（VERVAL RESPONSE）			
	見当識良好	5	機嫌よく喃語を喋る	5
	混乱した会話	4	不機嫌	4
	不適切な言葉	3	痛み刺激で泣く	3
	言葉にならない音声	2	痛み刺激でうめき声	2
	発生せず	1	声を出さない	1
	M. 運動（MOTOR RESPONSE）			
	命令に従う	6	正常な自発運動	6
	疼痛部位の認識可能	5	触れると逃避反応	5
	痛み刺激で逃避反応	4	痛み刺激で逃避反応	4
	異常な四肢の屈曲反応	3	異常な四肢の屈曲反応	3
	異常な四肢の伸展反応	2	異常な四肢の伸展反応	2
	動かさない	1	動かさない	1

最低収縮期血圧：1 歳未満>60mmHg，1 歳以上>70＋（2×年齢）mmHg
（Warren D, et al. CJEM. 2001; 3(4suppl): S1-27 より）

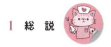

表1-10 子どもの診察に特有なポイント

体格	カウプ Kaup 指数，ローレル Rohrer 指数，やせ，肥満の判定（体重は毎回測定する）
姿勢・体位	frog position（floppy infant）
歩容	股関節脱臼の振り子歩行，小脳失調性歩行
立ち上がり方	ガワーズ Gowers 徴候（ジストロフィー）
大泉門	平坦，膨隆（髄膜炎，頭蓋内圧上昇，突発性発疹），陥没（脱水），早期閉鎖，閉鎖遅延（正常<1.6歳，ダウン Down 症候群，甲状腺機能低下，水頭症）
頭囲	大頭症，小頭症，水頭症 乳児期で身長 75cm 以内では＝（身長×0.5）＋10cm （＋3SD 以上は巨頭症，－3SD 以下は小頭症）
頭血腫	新生児の産瘤は骨縫合線を越え，頭血腫は骨縫合線を越えない
毛髪	灰白色（チェディアック Chédiak-東症候群），kinky hair（メンケス Menkes 病）
顔貌	ガーゴイリズム，染色体異常，アデノイド顔貌，ダウン症候群などの特有顔貌，顔面蝶形紅斑（SLE），皮疹（皮膚筋炎）
口腔	アフタ，コプリック Koplik 斑（麻疹），高口蓋（先天異常症候群），ヘルパンギーナ，鵞口瘡
顎	小顎症（ピエール・ロバン Pierre Robin 症候群）
舌	イチゴ舌（川崎病，溶連菌感染症），乳頭腫大，地図状舌，巨舌（ダウン症候群，ベックウィズ・ヴィーデマン Beckwith-Wiedemann 症候群）
眼裂・眼球	モンゴロイド眼裂，内眼角贅皮（ダウン症候群），落陽現象（核黄疸）， 白色瞳孔（水晶体後線維増殖症，網膜芽細胞腫）， 白内障（ダウン症候群，先天性風疹症候群，トキソプラズマ症など）， 水晶体脱臼（マルファン Marfan 症候群，ホモシスチン尿症）， カイザー・フライシャー Kayser-Fleischer 角膜輪（ウィルソン Wilson 病）， 小眼球症（先天性トキソプラズマ感染）
眼瞼浮腫	伝染性単核球症，クインケ Quincke の浮腫
眼底	Cherry red spot（テイ・サックス Tay-Sachs 病などのリピドーシス）
頸部形態	翼状頸（ヌーナン Noonan 症候群，ターナー Turner 症候群）， 短頸（ダウン症候群，ガーゴイリズム，ヌーナン症候群，クレチン症）
頸部腫瘤	筋性斜頸（胸鎖乳突筋の拘縮）
リンパ節腫大	川崎病，伝染性単核球症，化膿性リンパ節炎，虫歯，耳下腺炎，中耳炎，頭皮湿疹，悪性リンパ腫
脊柱	側弯（マルファン症候群，脳性麻痺），straight back 症候群
胸壁	楯状胸（ヌーナン症候群，ターナー症候群），漏斗胸（マルファン症候群）
腹部	可視的胃蠕動運動（幽門狭窄の胃拡大）
腫瘤触知	幽門狭窄のオリーブ大腫瘤，腸重積のソーセージ様腫瘤，肝腫大（乳幼児で 2～3cm は正常）
臍	臍ヘルニア
四肢末梢	毛細血管再充満時間（capillary refill time: CRT）（脱水症，循環不全）， ゴットロン Gottron 徴候（皮膚筋炎），ばち状指（チアノーゼ，慢性炎症性腸疾患，肺疾患，先天性など），末梢チアノーゼ（新生児では生理的でもある），硬性浮腫（川崎病），手掌紅斑（川崎病）
股関節	開排制限，クリック音，大腿皮膚溝の非対称（股関節脱臼）
陰嚢	水腫，停留精巣
下肢関節	X 脚，O 脚，内反足，外反足
皮膚	皮膚緊満度（skin turgor）（脱水症），柑皮症（手掌，顔面）， カフェ・オ・レ斑（直径 5mm 以上で 6 個以上あれば神経線維腫症 I 型）

6 子どもにおける治療上の注意点

　当然，疾患ごとに治療内容は異なるので，本書の各論を参考にしてほしい．ただし，共通する確認すべき事項があるので，治療前に 表1-11 の確認事項をチェックする．小児患者のバイタルサインは成人よりも変動が大きいので，単純な輸液療法であっても，バイタルサインのチェックは重要である．また，小児患者は疾病からの回復が早い一方，容易に感染に罹患しやすく，急変しやすいという特徴があるので，一時的に元気になったからといって安心してはならず，慎重に対応する方がよい．とくに新生児期は重症化しやすく，注意が必要である．

　小児患者に対する主な治療法を 表1-12 に示す．

表1-11 治療前の確認事項

- □ 1. 出生の背景，妊娠歴・出生歴
- □ 2. 発達歴・罹患傾向が重要である
- □ 3. 家族歴・遺伝性疾患の確認
- □ 4. 現在の生活環境・家族構成
- □ 5. 親または親権者のサポートの程度
- □ 6. 予防接種歴の把握
- □ 7. 発育・発達への影響
- □ 8. 易感染性の有無
- □ 9. 年齢・体重・体表面積

表1-12 治療法の種類

1. 生活指導，育児指導
2. 薬物療法
3. 輸液療法（経口補水液を含む），輸血療法
4. 栄養治療（経口・経管・経静脈）
5. 透析療法（血液・腹膜），血漿交換
6. 心理療法，カウンセリング
7. 緩和ケア，ターミナルケア
8. 移植（骨髄・臓器・皮膚・角膜など）
9. 放射線療法
10. 外科的治療（切除・形成など）
11. 再生医療・遺伝子治療

7 インフォームドコンセント

A 定義と基準

　インフォームドコンセント（informed consent: IC）とは「説明と同意」であるが，"情報を与えられた上で（患者が）行う同意"である．実際は"患者等が事前に充分な説明を受け理解し納得した上で行う自発的同意"である．一般的に治療法や薬の臨床試験の内容の説明上，義務として実施されている．第二次世界大戦中のナチスによる人体実験を裁くためのニュルンベルグ裁判が発端であるといわれている．この残虐な人体実験に対する反省から，人体を用いて試験を行う際に遵守すべき10項目の基本原則を定めた「ニュルンベルグ綱領」（1946年）が制定された．その後世界医師会はICの原則をいわゆる「ヘルシンキ宣言」に盛り込んだ（1964年） 表1-13 ．ICは個人が自分自身の意思で，研究や治験に参加することを表明する前方視的同意である．治験を含む薬の臨床試験では，"治験への参加を希望する患者あるいは治験への参加を打診された患者

表1-13 ヘルシンキ宣言の内容

医師を含む医療を行う者は，患者に対して
1. 患者の病名や症状
2. 治療または処置の内容
3. 治療のリスクや起こりうる副作用
4. 治療法や処置の成功率
5. 治療に必要な検査の目的および内容
6. 他に考えられる別の治療法および処置
7. 治療を受けなかった場合に予想される結果

などをわかりやすい言葉で説明し，それが充分に理解，納得，同意されなければならない．

が，治験担当医師または治験コーディネーターから治験の内容（意義，目的，方法，利益，危険性など）について，説明文書を用いたりして詳しい説明を受け，参加によるメリットとリスクについて充分に理解し納得した上で，自由意志により参加に同意すること"が必要である．

B 小児医療におけるインフォームドアセント

　小児集団への薬剤臨床試験では，小児被験者の両親や法的保護者，親権者に対する充分なICが当然義務化されている．一方で小児被験者から直接同意取得を行うことは，法律・規則で義務とされてはいないが，小児被験者からも臨床試験に参加するためのインフォームドアセント（informed assent: IA，法的規制を受けない同意）を可能な限り取得すべきであるとの考えが主流である．現在，IAは7歳以上が対象となると指導されており，多くの小児を対象とした臨床試験でアセント文書が作成されている．説明は年齢相当の言葉を用いて行うが，患児の理解力は，発達や基礎疾患によってまちまちであり，年齢で一概に区切ることはできない．重要なことは，**患児の成熟度に応じて**，わかりやすく説明を行い，研究の目的を理解してもらい，参加の拒否が保障されることを告げなくてはいけないということである．

　ICやIAを行う医療者は一般市民でも理解できる簡単な言葉を選んで説明しなくてはいけないし，医療者に有利な方向に誘導していないことが保障されなければならない．以上，小児の臨床研究では研究に先立ち両親からの文書による承諾書を，また可能なら子どもからのIAを得るべきであり，とくに思春期の子どもからの承諾を得ることは必須といっていい．

C 倫理的考察

　小児での医薬品臨床試験に携わる医師と院内倫理委員会 Institutional Review Board（IRB）は，いずれも参加する小児の安全性を守るための実務を確認する義務がある．この場合の倫理審査は，小児の生命医学倫理や精神的問題についての知識を持った者が行うべきである．

D 特殊な状況でのアセント

▶a. 不同意（ディセント）

両親や法的に成人と同等の成熟した未成年者は，いかなる時点でも，許可・コンセントを取り下げる権利がある．アセントを取得した子どもにも取り消す権利がある．

▶b. 障害児へのアセント

知的・身体的・情動的に障害がある子どもに関しては，研究への参加は充分に保護されるべきである．施設に入所している場合も同様に慎重に対処されるべきである．

▶c. 救急医療でのアセント

近年は救急の現場であったとしても，適切なIC/IAが必要との認識が増している．救命の現場だから不要ということはない．どのような状況でも口頭でもよいので必ず，IC/IAを取得し，カルテに記載しておくことが重要である．

8 セカンドオピニオン

患者および家族が，担当医とは別の医師から意見を聞くことをいう．この場合，担当医とは良好な関係を保ちながら行われる．

前述のICが行われた際に，患者にはセカンドオピニオンを選ぶ権利がある．とくに治療法に関しては，医師や施設（病院）によって考え方が異なる場合がある．選択肢が複数ある場合は，主治医以外の第三者から意見を聞くことは重要である．主治医はセカンドオピニオンの希望があった場合は迅速に診療情報をセカンドオピニオン先に供覧し，患者家族とともに，より良い医療を提供できるかどうかを話し合う必要がある．

過去，「自分のことが信じられないのなら，転院してくれ」と言った医師が存在していたかもしれない．しかし，今はそういう時代ではない．情報は常にオープンにして，専門家同士で共有し，何がその患者に対して最善の医療かを検討する時代になったと考える．対話と連携こそが新しい医療のキーワードである．

〈窪田　満〉

総論

2 | 新生児

1 新生児とは

新生児とは生後28日未満の児をいう．子宮内生活から子宮外生活に適応するための重要な時期である．

A 用語

▶**a. 母子保健統計に用いられる用語**

① 新生児期: 生後28日未満.

　早期新生児期: 生後7日未満.

　後期新生児期: 生後7日以後28日未満.

② 新生児死亡率: 1年間の出生1000に対する新生児期の死亡数.

　早期新生児死亡率: 出生1000に対する生後7日未満の新生児死亡数.

③ 周産期死亡率: 1年間の出産1000に対する死産数（妊娠22週以上）と早期新生児死亡数の合計.

④ 合計特殊出生率: 女性が出産可能な年齢を15〜49歳までとして，各年齢の出生率を足し合わせて，1人の女性が一生の間で出産する平均値として表した指標.

▶**b. 出生体重に基づく用語**

① 超低出生体重児: 低出生体重児の中でも出生体重が1000g未満の児.

② 極低出生体重児: 低出生体重児の中でも出生体重が1500g未満の児.

③ 低出生体重児: 出生体重が2500g未満の児.

④ 巨大児: 出生体重が4000g以上の児.

〈注〉「未熟児」という表現は慣用的に使用されているが，医学用語ではない.

▶**c. 在胎期間に基づく用語** 図1-3

在胎週数: 母親の最終月経の第1日から数えて満の週数で表される.

① 超早産児: 早産児の中でも在胎28週未満で出生した児.

② 早産児: 在胎22週以上37週未満で出生した児.

③ 正期産児: 在胎37週以上42週未満で出生した児.

④ 過期産児: 在胎42週以上で出生した児.

▶**d. 在胎期間別出生時体格値と関連する用語** 図1-4

　在胎期間別に出生した新生児の出生時点の体重や身長，頭囲を統計学的に処理したものを在胎期間別出生時体格基準値とよび，これをグラフ化したものが在胎期間別出生児体格基準（パーセ

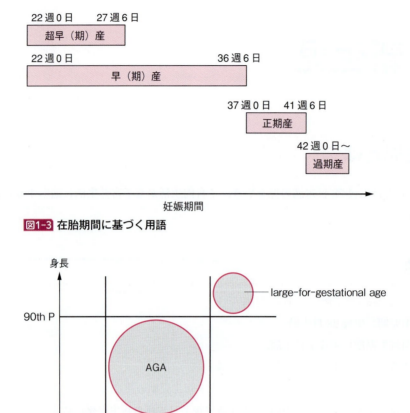

図1-3 在胎期間に基づく用語

図1-4 在胎期間別出生時体格値による分類

ンタイル）曲線である．2010年に厚生労働省科学研究班で作成されたものは，帝王切開分娩例を除いた対象からなり，在胎期間別出生時体格標準値として位置づけられている 図1-5 ．基準値あるいは標準値は，ある在胎期間で出生した新生児の体格についての偏りを評価し，それに基づいて新生児のリスクを予知することを主な目的としているが，最近では早産児の出生後の体重や身長，頭囲の推移を評価する目的にも利用されている．

① Small-for-gestational age（SGA）児：出生体重および出生時の身長がともに10パーセンタイル未満の児．

〈注〉Light-for-gestational age 児：出生体重のみが10パーセンタイル未満の児．

② Appropriate-for-gestational age（AGA）児：出生体重および出生時の身長がともに10パーセンタイル以上90パーセンタイル未満の児．

③ Large-for-gestational age 児：出生体重および出生時の身長がともに90パーセンタイル以上の児．

〈注〉Heavy-for-gestational age 児：出生体重が90パーセンタイル以上の児．

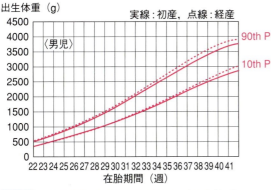
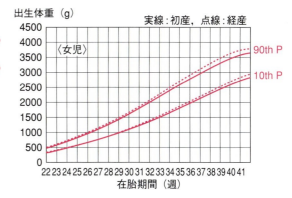

図1-5 在胎期間別出生時体格標準値（出生体重）

B ハイリスク新生児

　母体の合併症や妊娠・分娩経過，出生後の異常によって，新生児の死亡や合併症のリスクが高いと想定される新生児を**ハイリスク新生児**という．どのような問題が新生児のリスクにつながるかを認識し，その対応策を考えておくことは新生児医療において重要な点である 表1-14 ．

表1-14 ハイリスク新生児

1. 母体の異常と新生児のリスク
   ① 多胎妊娠：新生児仮死，双胎間輸血症候群，早産
   ② 帝王切開：新生児一過性多呼吸，sleeping baby
   ③ 妊娠高血圧症候群：低出生体重児（SGA 児）
   ④ 骨盤位分娩：分娩外傷（腕神経叢麻痺），新生児仮死
   ⑤ 前置胎盤：早産，新生児仮死，呼吸窮迫症候群
   ⑥ 胎児ジストレス：新生児仮死
   ⑦ 血液型不適合妊娠：新生児溶血性黄疸，免疫性胎児水腫
   ⑧ 胎児発育不全：SGA 児，染色体異常，先天異常
   ⑨ 早産：低出生体重，呼吸窮迫症候群，無呼吸
   ⑩ 前期破水：早産，子宮内感染（肺炎・敗血症）
   ⑪ 母体発熱：子宮内感染（肺炎・敗血症）
   ⑫ 糖尿病母体：巨大児（＋新生児仮死，分娩外傷），形態異常，先天性心疾患，低血糖，SGA 児
   ⑬ 羊水過多：上部消化管閉鎖，胎児水腫，脳の形成異常
   ⑭ 羊水過少：ポッター Potter 症候群，腎形成異常
   ⑮ 母体 SLE：新生児ループス
   ⑯ 母体特発性血小板減少性紫斑病：血小板減少
   ⑰ 母体バセドウ Basedow 病：新生児バセドウ病
   ⑱ 抗てんかん薬：薬物遮断症候群
   ⑲ 喫煙：SGA 児
   ⑳ アルコール：胎児性アルコール症候群

2. 出生後の徴候
   ① 呼吸窮迫
   ② 無呼吸
   ③ チアノーゼ
   ④ 心拍の異常（頻脈，徐脈）
   ⑤ 心雑音
   ⑥ 早発黄疸
   ⑦ 形態異常
   ⑧ けいれん
   ⑨ 体温の異常（高体温，低体温）
   ⑩ 哺乳不良・嘔吐・腹部膨満
   ⑪ なんとなく元気がない（not doing well）など

2 新生児の生理的特徴

A 新生児の成熟度の評価

　　新生児では在胎期間に応じて外表所見や神経学的所見が異なる．これを利用して出生した児の成熟度を評価する方法が，デュボビッツ Dubowitz スコアやニューバラード New Ballard スコア 図1-6 である．

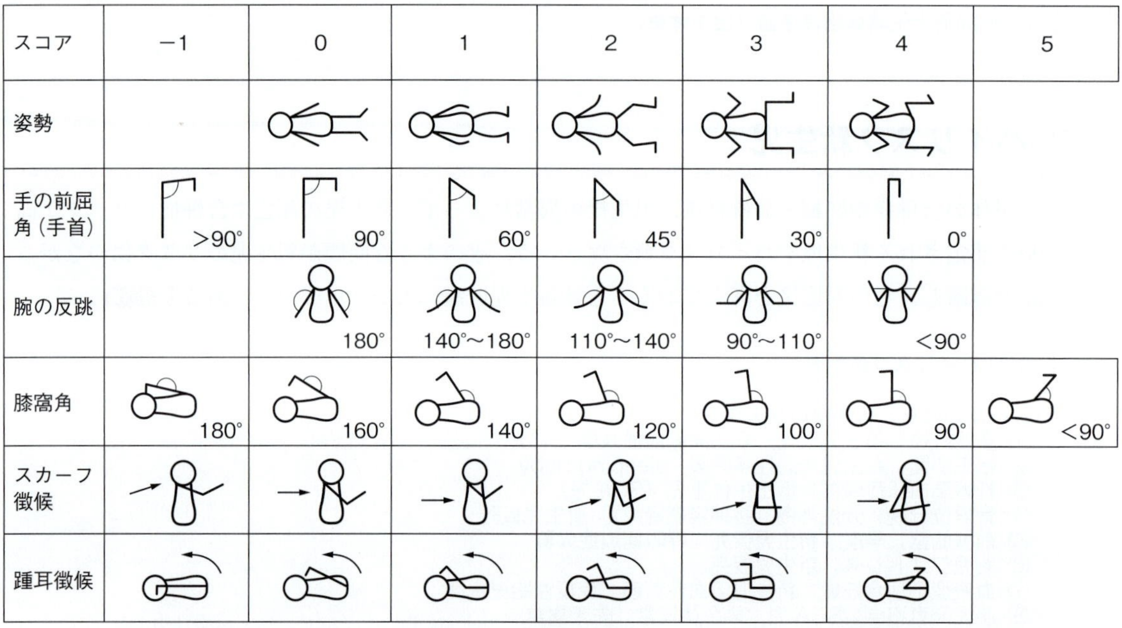

スコア	−1	0	1	2	3	4	5
姿勢							
手の前屈角（手首）	>90°	90°	60°	45°	30°	0°	
腕の反跳		180°	140°〜180°	110°〜140°	90°〜110°	<90°	
膝窩角	180°	160°	140°	120°	100°	90°	<90°
スカーフ徴候							
踵耳徴候							

皮膚	ねばねばする，もろい，透明	ゼラチン状，赤い，不透明	なめらか，ピンク：静脈が見える	表皮落屑または発疹：わずかな静脈	ひびわれ，蒼白い部分：静脈はまれ	羊皮紙様，深いひびわれ：静脈なし	皮革様，ひびわれ，しわ
うぶ毛	なし	まばら	豊富	うすい	無毛部	大部分が無毛	
足底表面	踵からつま先40〜50mm：−1<40mm：−2	>50mm，しわなし	かすかな赤いしるし	前部を横断しているしわのみ	しわ前2/3	足底全体のしわ	
乳房	見えない	わずかに認知できる	平らな乳房帯，芽なし	点状乳房帯，1〜2mm	隆起乳房帯，3〜4mm 芽	全体乳房帯，5〜10mm 芽	
眼/耳	眼瞼融合ゆるやか：−1しっかり：−2	眼瞼開いている：耳介平ら：折れたまま	わずかに曲った耳介：柔らかいゆっくりとした跳ね返り	よく曲った耳介：柔らかい即座の跳ね返り	形づくられて堅い，瞬時の跳ね返り	厚い軟骨，耳が堅い	
生殖器（男児）	陰嚢平ら，なめらか	陰嚢空，わずかなしわ	上管内の精巣，わずかなしわ	精巣下降，わずかなしわ	精巣下降，かなりのしわ	精巣下垂，深いしわ	
生殖器（女児）	陰核著明で，陰唇平ら	陰核著明で，小陰唇小さい	陰核著明で，小陰唇大きくなる	大陰唇，小陰唇等しく著明	大陰唇大きく，小陰唇小さい	大陰唇が陰核と小陰唇を覆う	

成熟度の評点

得点	週
−10	20
−5	22
0	24
5	26
10	28
15	30
20	32
25	34
30	36
35	38
40	40
45	42
50	44

図1-6 New Ballard スコア

B 呼吸・循環の適応

▶a. 呼吸の確立

　胎児期は臍帯と胎盤を介して酸素の供給と二酸化炭素の排泄が行われている．胎児肺は肺液で満たされており，肺でのガス交換は行われていない．分娩直後の最初の呼吸によって肺液の一部が排出されそのスペースに空気が入り込み，やがてその後の数回の呼吸に伴って肺液は血液やリンパに吸収され，空気に置き換わる．同時に胎児期には肺血管抵抗が高いために乏しかった肺血流量も劇的に増加し 図1-7 ，肺でのガス交換が始まることになる．また，呼吸の開始に伴って空気と接触する肺胞の表面は，**肺サーファクタント（表面活性物質）**によって速やかに覆われる．肺サーファクタントは肺胞の表面張力を減少させて虚脱することを防ぎ機能的残気量を維持する役割を担う．在胎週数が短い早産児ほど肺の構造も未熟で，また肺サーファクタントの産生も不十分なために強い呼吸困難やチアノーゼなど呼吸窮迫症状を示す（呼吸窮迫症候群 respiratory distress syndrome: RDS）．

　新生児期では呼吸確立後も呼吸は速い呼吸とゆっくりとした呼吸，短い呼吸停止などを繰り返す**周期性呼吸**パターンをとる．新生児の安静時呼吸数は60/分以下である．早産児では呼吸中枢が正期産児より未熟であり，しばしば20秒以上の呼吸停止や，あるいはそれ以下でもチアノーゼや心拍数が100/分以下の徐脈を伴う**無呼吸発作**を認める．また，新生児では低酸素血症や高二酸化炭素血症によって容易に呼吸が抑制されやすい．

　新生児の換気力学的特性は，①肺胞が未発達のため換気面積が少ない，②間質の水分含有量が多く，肺が広がりにくい，③気管が細く分泌物が多いために気道抵抗が高い，④横隔膜や呼吸筋が十分な発達を遂げておらず呼吸疲労が起こりやすい，⑤胸郭が柔らかく胸郭内の陰圧を作りにくい，などがあげられる．

　努力呼吸：新生児の呼吸回数は，60/分以上は多呼吸である．陥没呼吸は，肺のコンプライア

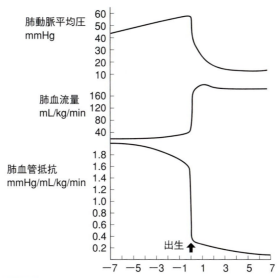

図1-7 出生前後の肺血管抵抗と肺血流量の変化

ンス低下を意味する．肋骨弓下・肋間・胸骨上窩のどこで陥没呼吸がみられるかが重要である．肋間に認めれば，肺実質や下気道病変が疑われる．胸骨上窩では，上気道病変，肋骨弓下では，肺実質や下気道病変が疑われる．呼気時に唸り声（呻吟）が聞こえると機能的残気量の低下を意味する．その他の努力呼吸としては，吸気時に鼻腔の拡大（鼻翼呼吸）と胸郭が上がった時に，お腹が下がる動きをしている（シーソー呼吸）がある．

▶ **b. 循環系の変化**

　胎児期では肺でのガス交換が行われないため，小児や成人とは異なる循環動態を示す．母体から供給された酸素や栄養は，胎盤を経て臍帯静脈から静脈管や卵円孔をシャントして左房・左心室から脳や心臓に供給される．二酸化炭素や排泄物を含む右心房⇒右心室への血流は，主肺動脈から動脈管を経て下行大動脈に入り，腸骨動脈から起始する2本の臍帯動脈を通じて胎盤へと循環する 図1-8 ．第一呼吸の開始に伴って肺血管抵抗は低下し，肺血流が増加することによって肺でのガス交換が始まるわけであるが，それに伴って卵円孔は閉鎖していく．また動脈管も酸素分圧の増加に反応して収縮して閉鎖に向かう．新生児に出生直後から呼吸障害があると，肺血管抵抗は低下しにくく，卵円孔や動脈管の閉鎖が遅延し，これらを介して静脈血が左心房や大動脈へと流れ酸素飽和度の高い動脈血と混合しチアノーゼが持続することになる（新生児遷延性肺高血圧症 persistent pulmonary hypertension of the newborn: PPHN）．

　新生児の心筋は成人とは異なり弾性に乏しく，心拍出量を維持するためには脈拍数を増やして対応せざるを得ない．そのため，安静時であっても新生児の心拍数は多く120／分程度である．

　新生児の循環の特徴として，①細胞内液量が少なく，細胞外液量，総水分量が多い，②体内水分量が多く，不感蒸泄量が多い，③出生後，胎児循環から新生児循環へ変化する，④心筋の予備

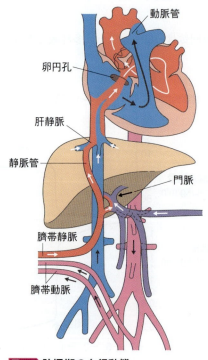

図1-8 胎児期の血行動態

表1-15 Apgar スコア

スコア	皮膚色 appearance	心拍数 pulse	刺激への反応 grimace	筋緊張 activity	呼吸 respiration
0	全身にチアノーゼ	なし	なし	なし	なし
1	四肢にチアノーゼ	100/分未満	顔をしかめる	四肢軽度屈曲	呼吸が不規則・泣きが弱い
2	全身がピンク色	100/分以上	泣く	自発運動良好	しっかり呼吸・強く泣く

能が小さい，⑤在胎週数や出生体重により，循環血液量，血圧，不感蒸泄が異なる，などがあげられる．

▶ **c. Apgar スコア** 表1-15

　出生直後の呼吸循環状態を評価する指標としてアプガー Apgar スコアがある．皮膚の色（Appearance），心拍数（Pulse），刺激に対する反応（Grimace），活動性（Activity），呼吸状態（Respiration）の5つの項目についてそれぞれ0～2点が与えられ，その合計点数を出生後1分と5分，10分で評価する（Apgar スコアの発案者は Virginia Apgar で，それぞれの評価項目は彼女の名になぞらえている）．Apgar スコア0～2（または3）点は重症新生児仮死，3（または4）～6（または7）点は軽度新生児仮死，7（または8）点以上は新生児仮死なしと判定される．とくに5分後の Apgar スコアが低い場合には神経学的予後が不良である可能性が高くなる．近年，低体温療法が普及し，低体温療法の適応基準に Apgar スコア10分値5点以下が含まれているため，蘇生を要した児では生後10分の Apgar スコアも評価を行うことが重要である．

C 体温調節

　新生児では乳幼児や年長児に比べてエネルギーの備蓄は少なく，また震えによる熱産生がないこともあって，低温環境下では容易に低体温となる．分娩後，新生児は子宮内環境に比べて低い温度環境にさらされるが，これに対して速やかに熱産生ができる褐色脂肪を備えてはいるものの，これにも限度がある．一方，必要以上に高い温度環境でもエネルギー消費量が増加する．したがって，最小限のエネルギー消費量で済むような適切な温度環境（中性温度環境あるいは不感温度という 図1-9）下で保育を行う必要がある．中性温度環境は，一般に未熟な児ほど高く，また出生後の日数を経るほど低い．

　熱喪失ルートには，輻射，対流，伝導，蒸発がある．冬季に室温が適切に維持されていても窓際に新生児を置くと輻射による熱喪失が起こる．同様に空気の流れが速い場所（出入り口や換気口に近い場所など）では対流によって，冷たいタオルやシーツの上では伝導によって熱喪失が起こる．また，水分が皮膚や気道から蒸発する場合にも熱が失われる．とくに出生後早期の未熟な児では皮膚の角化層が薄く水分が喪失しやすいため，通常，中性温度環境下の閉鎖式保育器

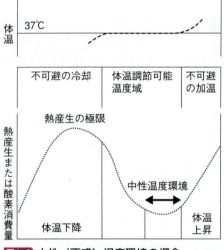
図1-9 中性（不感）温度環境の概念

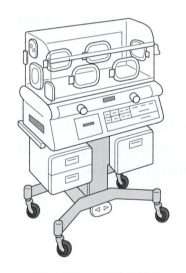
一般的な固定式の閉鎖式保育器

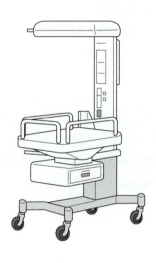
開放型保育器
（出生直後の処置に利用される）

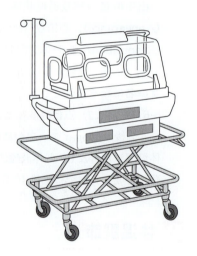
新生児の移動に用いられる閉鎖式保育器

図1-10 保育器の種類（www.jfmda.gr.jp/kikaku/13/index.html）

図1-10 に収容し，十分な加湿を与えることでこれを防ぐ．また，頻呼吸では加湿された酸素が与えられていないと気道から水分が多量に失われる．未熟な児であっても生後日数を経るにつれて次第に角化層が厚くなり，皮膚からの水分蒸発は低下する．

D 体水分量の変化

体水分（total body fluid: TBF）は，細胞外液（extracellular fluid: ECF）と細胞内液（intracellular fluid: ICF）から構成されている．胎児期早期ほど体重に占めるTBFの割合が高く，そ

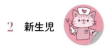

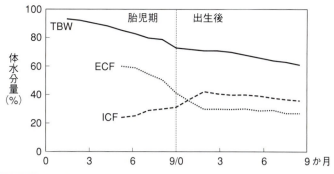

図1-11 体水分量の変化
（Brace RA. Fluid and Electrolyte Metabolism. In: Polin RA, et al. editors. Fetal and Neonatal Physiology. 3rd ed. Philadelphia: Saunders; 2004. p.1341）

の構成もECFがICFを大きく上回っている 図1-11．在胎24週の新生児ではTBFは体重の約90％であるが，その後，脂肪組織の増加に伴って次第に低下し在胎40週では約75％となる．出生後は脂肪組織のみならず除脂肪組織（筋肉や骨），器官や臓器の形成が盛んとなりTBFの割合が低下していくとともにICFがECFを上回るようになる．

新生児では出生後1週間の間に体重が最大10％程度減少する（生理的体重減少）が，これはECFの喪失によるものである．早産児では出生後10％以上の体重減少がみられることがしばしばあるが，ECFの喪失のみならず出生後の栄養摂取不足による体蛋白質の異化も加わっているためである．

E 腎機能・電解質

▶a. 糸球体濾過率 glomerular filtration rate（GFR）

尿が作られる最初の過程は，血漿が糸球体で濾過されるところから始まる．ネフロン形成は在胎35週で完成し，出生後数日で急速にGFRが増加するが，成人レベルに至るのは1歳あたりである．糸球体における濾過は，糸球体へと血漿を導く輸入血管と糸球体を循環して出ていく輸出血管の抵抗によって左右される．病的な新生児では血圧の低下や循環血漿量の低下により腎血流量が低下するため，GFRが影響を受けやすい．

最近，SGA児や早産児ではネフロン数の減少が知られており，成人期の血圧上昇との関連性が指摘されている．

▶b. 尿細管機能

出生後数日間はナトリウム（Na）摂取量が少なく，また尿細管からの再吸収能も未熟なためNaバランスは負に傾いている．未熟な児ほどこの程度は強く，Naバランスが正になるのにも日数を要する．尿の最大濃縮力は成人の約1/2であり，十分な水分摂取がないと脱水となるリスクが高い．尿の最大希釈力は成人と差はないが，最大希釈力に至るまでに時間を要するため，過剰輸液による心不全のリスクを伴う．その他，酸塩基平衡を維持する能力も低い．

▶ c. カルシウム（Ca）とリン（P）

　胎児では母体から胎盤を経由してCaが供給されているが，分娩に伴いその供給が途絶えてしまう．さらに，出生直後から十分量の乳汁を摂取することが困難なため，血清Caは低下傾向となる．通常は血清Caが低下する場合，副甲状腺ホルモン分泌が刺激され正常化に向かうが，早産児や新生児仮死を伴う新生児ではその反応性が鈍く，一過性の低Ca血症，高P血症を示す．

F 免疫能

　胎児は妊娠早期から免疫能を有するが，一般に子宮内は無菌的な環境であるため抗原刺激は受けず，免疫グロブリンは産生されにくい状況にある．また，細胞性免疫能も低く，感染に対する防御機構は十分でない．母体からはこのような免疫能の低さを補うべく妊娠後期には胎盤を経由して免疫グロブリンのIgGが供給されている．だが，母体由来のIgGも**出生後**次第に低下していく**図1-12**．子宮内で胎児が感染を受けると，胎児自身が免疫グロブリン**IgM**を産生する．IgMは胎盤を通過しないため，**臍帯血あるいは出生直後**の新生児の血液でIgMが上昇していれば子宮内で感染を受けた証となる．一方，出生直後の新生児の血液でIgMが上昇していなくても母子感染症と診断される症例も存在する．つまり，IgMが上昇していないからといって，必ずしも母子感染症が否定されるわけではないことに注意が必要である．

　母乳中には新生児の免疫能の低さを補完するための様々な感染防御因子が含まれており，母乳が人工乳に比べて優れている点の1つである．

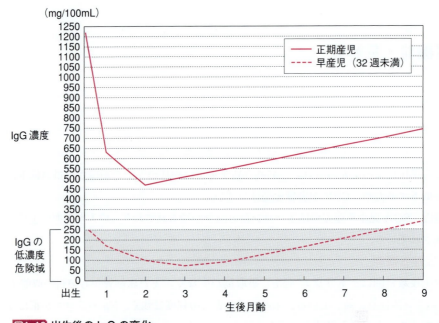

図1-12 出生後のIgGの変化
（Ballow M, et al. Pediatr Res. 1986; Mussi-Pinhata MM, et al. J Torp Pediatr. 1989）

G 黄疸

　一般に新生児でみられる黄疸は，日齢2～3頃からみられはじめ，日齢4～5頃にピークとなり，以後日齢7～10頃にまでに徐々に低下していく．新生児に黄疸が出現する理由には，①血球量が多い，②骨髄以外での造血がみられる，③半減期の短い胎児型ヘモグロビン〔ヘモグロビンF（HbF）〕からなる赤血球が多い〔HbFの半減期は90日，成人型Hb（HbA）の半減期は120日〕，④肝臓への取り込みが未熟，⑤水溶性の抱合型ビリルビン（直接ビリルビン）として体外に排泄する上で必要な肝グルクロン酸抱合能が低い，⑥腸管に排泄された黄疸の色素が腸管内でβ-グルクロニダーゼによってビリルビンとなり再吸収（腸肝循環）されやすいことがあげられる 図1-13．生後3日あたりから黄疸が出現し，とくに治療を必要としない場合を生理的黄疸という．

　黄疸の色素であるビリルビンは，血液中ではアルブミンと結合した状態（間接ビリルビン）で存在するが，低アルブミン血症や溶血などによってビリルビンが過剰に産生される場合，抗菌薬やインドメタシンなどの薬剤使用によりアルブミンとの結合が阻害される状況では，アルブミンと結合しないフリーの状態のビリルビン（アンバウンドビリルビン unbound bilirubin: UB）が増加する．UBは分子量が小さいため血液脳関門を通過しやすく，このような状況はビリルビン脳症（核黄疸）のリスクとなる．近年，超早産児の生存率が高くなったことに伴い，早産児ビリルビン脳症の存在が知られるようになってきた．

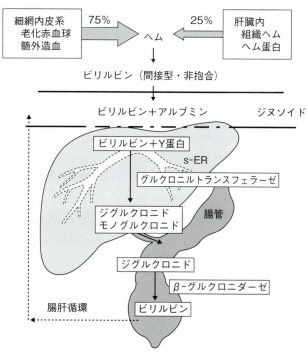

図1-13 新生児期のビリルビン代謝

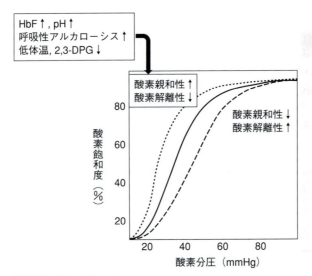

図1-14 酸素解離曲線

H 酸素解離曲線

　動脈血酸素分圧と酸素飽和度の関連性をグラフ化したものが酸素解離曲線である 図1-14．この解離曲線が右側へシフトする状況では，Hbと酸素の親和性が低く，組織へ酸素を放化しやすい．一方，左側へシフトする状況では，Hbと酸素の親和性が高く，組織に酸素を放出しにくい．胎児や新生児では酸素との親和性の高いHbFが多く含まれており，成人に比べて酸素解離曲線は左にシフトしている．HbFを含む赤血球は生後4〜5か月で数％まで低下する．

I 消化管の運動機能・消化吸収機能の発達

▶a. 運動機能

　吸啜・嚥下運動の発達は 表1-16 に示したように3つの時期に分類される．吸啜と嚥下運動が協調する哺乳運動は在胎34週以前では確立しておらず，直接授乳には誤嚥のリスクが伴う．
　成人では胃の蠕動運動は，食道の蠕動運動と独立して認められるのに対し，新生児では胃独自の運動が少なく食道の蠕動が胃に伝えられる．新生児では授乳の半分が胃から消失する時間は約30〜60分である．胃の内容量は新生児で30〜60mLである．新生児の下部食道括約筋の機能は未熟で胃食道逆流（gastroesophageal reflux: GER）が起こりやすい．そのため，しばしば溢乳や嘔吐が認められる．その対策として，中間排気や哺乳後30分程度上体挙上が行われる．

▶b. 消化管防御機構

　胎児期の小腸粘膜の防御機構は未熟であり，大きな分子量の物質も通過する．しかしその反面，このような防御機構の未熟性は，羊水中の成長因子やホルモンが通過しやすいことにもつながり，胎児期の消化管の発達に重要な意味を持つ．
　分泌型免疫グロブリンであるIgAは腸管の局所免疫の最前線で機能しているが，これに果たす

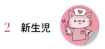

2 新生児

表1-16 吸啜・嚥下運動の発達

吸啜の効果	吸啜・嚥下運動	内容
栄養摂取に関係がない（non-nutritive sucking）	mouthing（口だけの運動）	在胎24週以後に認められ短いサイクルで口を動かす運動
栄養摂取に関連（nutritive sucking）	immature suck-swallow stage（未熟な吸啜・嚥下運動期）	哺乳をさせると呼吸を一時停止させ，短時間の吸啜運動が出現した後食道に嚥下するが，食道の蠕動運動は協調性がない
栄養摂取に関連（nutritive sucking）	mature suck-swallow stage（成熟した吸啜・嚥下運動期）	呼吸を停止することなく長時間にわたってリズミカルに吸啜し，乳汁は嚥下運動と協調した食道の蠕動運動により胃へと送られる（在胎34週未満では認められない）

表1-17 膵リパーゼの低活性を補う機序

酵素	解説
胃液中のリパーゼ	唾液腺および胃粘膜由来．在胎26週以前でも存在する．成人に比べて活性が高い．
母乳胆汁酸活性リパーゼ（bile salt stimulated lipase: BSSL）	母乳中に含まれている．わずかの胆汁酸の存在で中性脂肪を分解することができる．主に腸管内で作用する．加熱により活性が失われる．

初乳の役割は大きい．また，授乳による刺激や腸管細菌叢の形成も**分泌型IgA**産生の増加につながる．

▶ **c. 消化吸収機能**

胃酸分泌は出生後24時間には確立されるが，成人に比べて分泌刺激に対する反応が弱く成人レベルに達するのは4歳あたりである．新生児の蛋白質分解能は授乳に伴って出生後急速に増加する．

新生児では胆汁酸プールが少なく，また膵外分泌能が低いために脂肪の消化吸収には不利な点が多い．これを補うように唾液腺や胃粘膜からリパーゼが分泌される．さらに，母乳中の母乳胆汁酸活性リパーゼも重要な役割を担っている 表1-17．乳汁に含まれる乳糖の分解にはラクターゼが関与している．授乳の開始に伴い新生児では乳児期の2～4倍の活性を持つようになる．

J 頭蓋変形

新生児は，子宮内での約10か月間の生活を経て，出生という大きな変化を乗り越えて子宮外環境に適応する．この時，新生児の頭部は産道を通るため，頭蓋冠を形成する骨は骨化が完全でなく，各縫合，泉門が開存している．また，生後6か月までに頭蓋骨の成長の50％が達成されることや，生後9か月までに頭蓋内容量は出生時の2倍になることが知られており，生後早期の頭蓋

の成長はめざましい．つまり，新生児・乳児の頭蓋は，柔らかく，大きく成長する．そのため，初産や難産，分娩方法などの出生時の状況や，出生後早期の重力や睡眠中の体位，向き癖による影響を大きく受け，頭蓋は多面的な変形が起こる（位置的頭蓋変形症という）．また出生前においても，頭蓋骨縫合早期癒合症だけでなく，胎児は腹部骨盤内の臓器と押し合いながら子宮内で最大限に大きく成長しているため，胎位や多胎の有無などの子宮内の環境によっても頭蓋の変形は起きる．乳幼児突然死症候群（sudden infant death syndrome: SIDS）は，それまでの健康状態および既往歴からその死亡が予測できず，さらに死亡状況調査および剖検によってもその原因が同定されない，原則として1歳未満の児に発症する症候群のことである．主として睡眠中に発症し，うつ伏せ寝により SIDS の発症率が高いと報告されている．1999 年には日本でも厚生労働省が SIDS 対策として仰向け寝運動を推進し，その発症率の減少に努めた．その結果，日本での SIDS による死亡数は，1995 年の 526 人から 2021 年の 74 人に減少したが，位置的頭蓋変形症の乳幼児が増加した．近年，体位変換や枕を使用しても改善しない重度な位置的頭蓋変形症の乳児に対して，自費診療ではあるがヘルメット治療が行われている．

3 正常新生児

たとえ妊娠・分娩経過が順調であったとしても，新生児に出生後異常が出現する可能性は否定できないという認識を持って，出生後の変化をきめ細かく観察することが重要である．その一方で，母子間の愛着形成を促すための支援も忘れてはならない．

▶ a. 分娩室でのケア

Apgar スコアを評価し，新生児仮死がなく呼吸状態も安定していれば，温かく乾いたタオルで新生児に付着した羊水を拭き取り，児が覚醒している 30 分以内に分娩台で母親と早期接触を試みる 図1-15．この際，母子だけにせず分娩スタッフが児の状態を観察しながら行うこと（可能であればパルスオキシメータによる心拍数や酸素飽和度のモニタリングを行う）や，分娩室内の温度環境が適切かどうかを確認するなどの配慮が必要である．

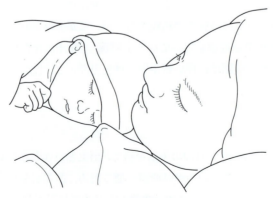

図1-15 分娩直後の早期皮膚接触
(early skin to skin contact)

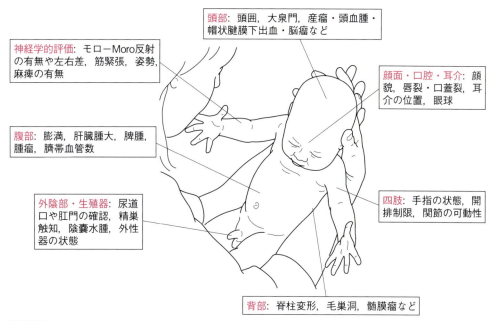

図1-16 バイタルサイン以外の診察のポイント

▶ b. 出生直後の新生児の診察と処置

新生児の診察は早期接触の前に速やかに行い，早期接触後にあらためて詳細な診察をする．出生体重，身長，頭囲，胸囲を測定する．これらの測定値が在胎週数相当であるのかどうかもチェックしておく．バイタルサインはできるだけ安静時にチェックし，呼吸数が60/分以上，あるいは心拍数が160/分以上ある場合には，十分な観察下におく．体温は，腋窩あるいは頸部で体温計を密着させて測定する．36.5〜37.5℃が正常範囲内である．バイタルサイン以外の診察項目および留意点については 図1-16 に示す．

▶ c. その後のケア

生後6〜12時間は胎内生活から子宮外生活の移行期であり，とくに注意を要する．表1-18 のような点があれば，なんらかの疾患を合併している可能性があり，適切な対応が必要となる．バイタルサインの測定は1日3回，退院まで継続する．体重測定は連日行う．頭囲や身長，胸囲測定は退院時診察と併せて行う．

通常黄疸は生後48時間以後に明らかとなってくる．経皮的ビリルビン濃度測定器や血清ビリルビン測定によって推移を測定し，生理的黄疸の域を超えていれば光療法などの治療を行う．

生後24時間あたりの授乳が安定した時期に ビタミン K_2 シロップ の投与を行う．また，退院時（生後5〜7日目）にも2回目の投与を行う．近年，とくに母乳栄養児では，退院後もビタミン K_2 シロップを生後3か月まで週に1回投与する13回法が主流となってきている．

退院前日には 新生児マススクリーニング検査 表1-19 を行う．近年，一部の地域ではスクリーニング疾患をさらに7種類増やすことが可能である拡大スクリーニング検査 表1-20 を実施している．

東京都では，2024年にこのうち，重症複合免疫不全症，B細胞欠損症，脊髄性筋萎縮症が従来の20疾患に加えて公費負担で検査可能となった．

表1-18 異常を疑わせる徴候

① 体温が不安定
② なんとなく元気がない（not doing well）
③ 活気がない，哺乳意欲がない
④ 皮膚色不良
⑤ 心拍数の異常・心雑音・不整脈，呼吸の異常やリズムの異常
⑥ 腹部膨満，胆汁性嘔吐
⑦ ぐったりしている，眠り続けている
⑧ 生後 48 時間以上胎便排泄がない
　（通常，生後 24 時間以内に初回の排泄がある）
⑨ 生後 24 時間以上排尿がない
　（通常，生後 12 時間以内に初回の排泄がある）
⑩ 生後 24 時間内の黄疸（早発黄疸）

表1-19 新生児マススクリーニングの対象疾患

フェニルケトン尿症	アミノ酸代謝異常	タンデムマス法
メープルシロップ尿症（楓糖尿症）	アミノ酸代謝異常	タンデムマス法
ホモシスチン尿症	アミノ酸代謝異常	タンデムマス法
シトルリン血症 1 型	アミノ酸代謝異常	タンデムマス法
アルギノコハク酸尿症	アミノ酸代謝異常	タンデムマス法
メチルマロン酸血症	有機酸代謝異常	タンデムマス法
プロピオン酸血症	有機酸代謝異常	タンデムマス法
イソ吉草酸血症	有機酸代謝異常	タンデムマス法
メチルクロトニルグリシン尿症	有機酸代謝異常	タンデムマス法
ヒドロキシメチルグルタル酸血症（HMG 血症）	有機酸代謝異常	タンデムマス法
複合カルボキシラーゼ欠損症	有機酸代謝異常	タンデムマス法
グルタル酸血症 1 型	有機酸代謝異常	タンデムマス法
中鎖アシル CoA 脱水素酵素欠損症（MCAD 欠損症）	脂肪酸代謝異常	タンデムマス法
極長鎖アシル CoA 脱水素酵素欠損症（VLCAD 欠損症）	脂肪酸代謝異常	タンデムマス法
三頭酵素 / 長鎖 3 ヒドロキシアシル CoA 脱水素酵素欠損症（TFP/LCHAD 欠損症）	脂肪酸代謝異常	タンデムマス法
カルニチンパルミトイルトランスフェラーゼ 1 欠損症	脂肪酸代謝異常	タンデムマス法
カルニチンパルミトイルトランスフェラーゼ 2 欠損症	脂肪酸代謝異常	タンデムマス法
ガラクトース血症	糖質代謝異常	従来法
先天性甲状腺機能低下症	内分泌疾患	従来法
先天性副腎過形成症	内分泌疾患	従来法

表1-20 東京都における拡大スクリーニング対象疾患一覧

	疾患	酵素活性測定対象：LC/MS/MS法	発生頻度
ライソゾーム病	ポンペ病	α-グルコシダーゼ	1：1.7万
	ファブリー病（男児のみ）	α-ガラクトシダーゼA	1：7千
	ムコ多糖症I型	α-L-イズロニダーゼ	1：10万
	ムコ多糖症II型	イズロン酸-2-スルファターゼ	1：5万
原発性免疫不全症	重症複合免疫不全症	TREC	1：5万
	B細胞欠損症	KREC	
小児神経疾患	脊髄性筋萎縮症	SMN1	1：2〜3万

〈長野伸彦，森岡一朗〉

総論

3 成 長

　小児の最大の特徴は成長・発達をすることである．成長とは「量的に mass として測定できるものが加齢とともに一定の規則に従って増加する過程」と定義され，身長，体重などがこれに該当する．発達とは「発育とともに学習により一定の規則に従って機能を獲得する過程」と定義され，精神発達，運動発達などがこれに該当する．発育とは成長，発達の互換的な用語として，あるいは両者を包括した概念として使用される．本稿では小児の成長について解説する．

1 胎児の成長

A 胎生期の区分

　受精から出生までを胎生期と定義する．そして胎生期は以下のように分類される 図1-17 ．
　・胚芽期：受精から2週まで
　・胎芽期：受精後3週から8週まで
　・胎児期：受精後9週から出生まで

B 胎児発育に影響を及ぼす因子

　胎児発育に影響を及ぼす因子は，一般的因子と病的因子に大別される 表1-21 ．一般因子とは必然的に胎児を取り巻く環境において発生するもので，性別，人種などが含まれる．病的因子とは母親自身あるいは子宮・胎盤の，または胎児自身のなんらかの問題を指し，染色体異常，子宮内感染症などが含まれる．胚芽期に問題が起こると胎内死が起こることが多い．胎芽期は器官形成に重要な時期なので，この時期に内因性・外因性の障害を受けると胎児に重大な問題が発生する．これを胎芽病とよぶ．サリドマイド奇形・先天性風疹症候群は胎芽病の代表的疾患である．器官形成が終了した時点での障害は胎児に小奇形・機能障害・発育遅延をきたす．これを胎児病とよぶ．先天梅毒は胎児病の代表的疾患である 図1-17 ．

表1-21 胎児発育に影響を及ぼす因子

1. 一般的因子	2. 病的因子
1) 児の遺伝子・体質的因子 　① 人種・民族 　② 性別 　③ 家系的体質（父母および同胞の体格） 2) 胎内環境因子 　① 母親の体格 　② 母親の年齢と出生順位 　③ 母親の妊娠中の栄養状態 　④ 母親の喫煙 　⑤ 物理的環境（標高，気候） 　⑥ 社会経済的条件	1) 児の本質的異常 　① 染色体異常 　② 先天異常症候群 　③ 先天性代謝異常 　④ 子宮内感染症 　⑤ 有害物質の子宮内曝露 2) 子宮内環境の異常 　① 母体の疾患 　② 妊娠合併症 　③ その他の原因による子宮胎盤系異常

（大関武彦，他，編．小児科学．第3版．東京：医学書院；2008. p.8）

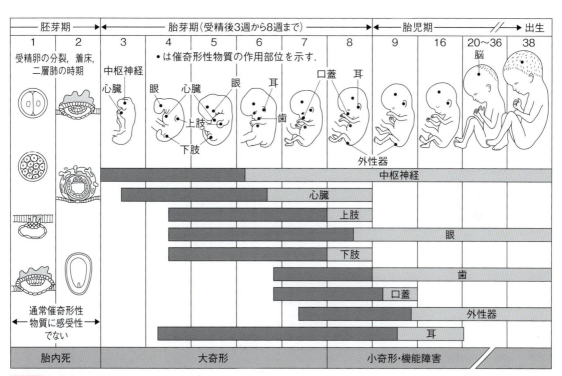

図1-17 胎児に障害を発生させる時期とその部位

■：催奇性物質の高感受性期，　□：催奇性物質の中感受性期

（森川昭廣，監修．標準小児科学．第7版．東京：医学書院；2009. p.4. より改変）

C 胎児の発育評価

胎児の発育を評価する基準には以下の2つがある.

▶a. 出生時体格基準値

在胎週数別の体重 表1-22, 23 ，身長 表1-24 の基準値が報告されている．在胎22週未満は流産として扱われるので在胎22週以降のデータが基準値として記載されている．在胎22週の新生児の体重は約400g，身長は約27cmである．その後，体重は在胎27週で約1000g，在胎31週で約1500g，在胎34週で約2000g，在胎36週で約2500gとなる．身長は在胎27週で約35cm，在胎31週で約40cm，在胎36週で約45cmとなる．この基準値は胎児の発育に影響を及ぼす因子のうち，最も重要な性差と分娩歴を加味した点で評価されているが，遺伝的要因として重要な両親の体格が考慮されていないことが今後の課題である．

表1-22 **在胎期間別出生体重標準値（男児）** (g)

| 週数 | パーセンタイル | | | | | | 標準偏差 | | | | | |
| | 初産 | | | 経産 | | | 初産 | | | 経産 | | |
	10	50	90	10	50	90	−1.5SD	0SD	1.5SD	−1.5SD	0SD	1.5SD
22	373	447	514	366	449	538	360	447	525	352	449	554
23	458	549	632	450	552	661	442	549	646	433	552	680
24	544	652	752	535	657	785	525	652	768	515	657	808
25	633	759	876	625	766	916	610	759	895	602	766	942
26	727	873	1008	721	883	1054	701	873	1030	694	883	1084
27	828	995	1150	823	1008	1201	798	995	1175	792	1008	1235
28	936	1126	1303	933	1142	1359	903	1126	1332	898	1142	1397
29	1052	1266	1467	1051	1285	1528	1014	1266	1500	1012	1285	1570
30	1176	1416	1642	1178	1438	1708	1133	1416	1680	1135	1438	1754
31	1307	1574	1828	1314	1602	1899	1259	1574	1869	1266	1602	1950
32	1445	1741	2022	1457	1774	2097	1393	1741	2069	1404	1774	2153
33	1590	1915	2225	1608	1952	2302	1533	1915	2276	1549	1952	2362
34	1741	2094	2430	1765	2137	2511	1678	2094	2486	1702	2137	2575
35	1896	2274	2636	1932	2328	2726	1829	2274	2696	1864	2328	2794
36	2055	2454	2839	2111	2528	2947	1986	2454	2903	2041	2528	3019
37	2220	2633	3037	2300	2730	3167	2148	2633	3105	2227	2730	3242
38	2383	2804	3223	2483	2919	3369	2312	2804	3294	2411	2919	3447
39	2536	2959	3389	2648	3085	3542	2465	2959	3463	2576	3085	3622
40	2672	3094	3533	2789	3226	3687	2601	3094	3610	2717	3226	3768
41	2792	3214	3660	2915	3350	3814	2723	3214	3738	2843	3350	3896

（各週数のうち，日数0のみ掲載した）
〔日本小児科学会新生児委員会報告「新しい在胎期間別出生時体格標準値」（修正版）より抜粋〕
（水口 雅，他，総編集．今日の小児治療指針 第16版．医学書院；2015. p.984より）

3 成 長

表1-23 在胎期間別出生体重標準値（女児）　　　　　　　　　　　　　　　　　　　　　　　　　　(g)

週数	パーセンタイル						標準偏差					
	初産			経産			初産			経産		
	10	50	90	10	50	90	−1.5SD	0SD	1.5SD	−1.5SD	0SD	1.5SD
22	329	401	479	349	427	501	317	401	492	335	427	514
23	412	503	600	423	518	608	397	503	617	406	518	624
24	497	607	724	499	610	719	479	607	745	479	610	737
25	585	714	853	579	709	836	564	714	877	557	709	857
26	677	828	988	668	817	965	653	828	1016	642	817	990
27	776	949	1133	766	937	1109	748	949	1165	737	937	1138
28	882	1079	1288	875	1070	1268	850	1079	1325	842	1070	1302
29	994	1217	1452	994	1215	1442	958	1217	1493	957	1215	1482
30	1112	1361	1622	1123	1371	1631	1071	1361	1668	1082	1371	1676
31	1235	1511	1800	1260	1537	1829	1189	1511	1850	1214	1537	1881
32	1364	1668	1983	1402	1708	2035	1313	1668	2037	1352	1708	2092
33	1501	1832	2172	1550	1883	2242	1445	1832	2231	1495	1883	2306
34	1646	2004	2368	1702	2062	2451	1586	2004	2431	1644	2062	2520
35	1801	2181	2567	1862	2246	2660	1737	2181	2634	1800	2246	2734
36	1964	2361	2765	2032	2435	2870	1897	2361	2834	1967	2435	2948
37	2131	2538	2956	2208	2624	3073	2062	2538	3027	2140	2624	3152
38	2298	2709	3134	2379	2802	3256	2229	2709	3207	2310	2802	3337
39	2453	2864	3292	2536	2961	3418	2385	2864	3367	2467	2961	3499
40	2589	2998	3429	2681	3107	3564	2521	2998	3504	2611	3107	3645
41	2707	3115	3547	2815	3242	3700	2640	3115	3623	2745	3242	3780

（各週数のうち，日数 0 のみ掲載した）
〔日本小児科学会新生児委員会報告「新しい在胎期間別出生時体格標準値」（修正版）より抜粋〕
（水口　雅，他，総編集．今日の小児治療指針 第 16 版．医学書院；2015．p.984 より）

　　　出生時体重 2500g 未満を低出生体重児，1500g 未満を極低出生体重児，1000g 未満を超低出生
体重児，4000g 以上を巨大児と定義する．また，在胎 37 週未満を早産児，42 週以上を過期産児
と定義する．後述するように在胎週数と体重との関係による分類もある．これらの関係を **図1-18**
に示す．

▶**b.　超音波断層検査による胎児推定体重**
　　　児頭大横径，頭部周囲長，体幹径，胸部周囲長，腹部周囲長，脊椎長，大腿骨長などをパラメー
ターにして胎児の体重が推察できる．最近の超音波断層装置には，推定式がプログラムされてお
り，算出は容易である．ただし，本法の精度はかなり改善されてはいるが，いまだ真の胎児発育
曲線とは認められていない．

表1-24 在胎期間別出生身長標準値 (cm)

週数	パーセンタイル 10	パーセンタイル 50	パーセンタイル 90	標準偏差 −1.5SD	標準偏差 0SD	標準偏差 1.5SD
22	25.0	27.2	29.2	24.6	27.2	29.6
23	26.3	28.6	30.7	25.9	28.6	31.1
24	27.6	30.1	32.3	27.2	30.1	32.6
25	29.0	31.6	33.8	28.6	31.6	34.2
26	30.5	33.2	35.5	30.0	33.2	35.8
27	32.1	34.8	37.0	31.6	34.8	37.4
28	33.7	36.3	38.6	33.2	36.3	39.0
29	35.1	37.8	40.1	34.6	37.8	40.5
30	36.5	39.2	41.7	36.0	39.2	42.1
31	37.8	40.6	43.2	37.3	40.6	43.7
32	38.9	41.8	44.6	38.4	41.8	45.0
33	39.9	43.0	45.7	39.4	43.0	46.2
34	40.9	44.1	46.8	40.4	44.1	47.3
35	42.0	45.1	47.9	41.4	45.1	48.3
36	43.1	46.2	48.9	42.6	46.2	49.3
37	44.4	47.2	49.8	43.8	47.2	50.2
38	45.4	48.1	50.5	45.0	48.1	50.9
39	46.3	48.8	51.1	45.9	48.8	51.5
40	47.1	49.4	51.7	46.7	49.4	52.0
41	47.6	49.9	52.2	47.2	49.9	52.5

(各週数のうち, 日数0のみ掲載した)
〔日本小児科学会新生児委員会報告「新しい在胎期間別出生時体格標準値」(修正版)より抜粋〕
(水口 雅, 他, 総編集. 今日の小児治療指針 第16版. 医学書院; 2015. p.985 より)

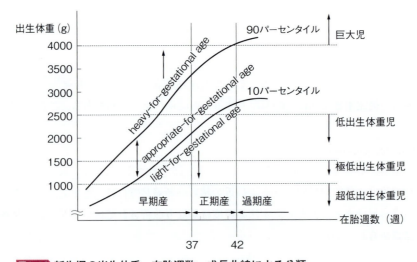

図1-18 新生児の出生体重・在胎週数・成長曲線による分類
(井田博幸. チャート小児科. 第4版. 東京: 医学評論社; 2006. p.130. より一部改変)

D 出生時身体発育基準値による新生児の分類

　新生児は上記の在胎週数による出生時体格基準値をもとに Appropriate-for-gestational age 児，Light-for-gestational age 児，Heavy-for-gestational age 児，Small-for-gestational age 児，Large-for-gestational age 児に分類される（ 図1-18 ， 表1-25 ）．Heavy-for-gestational age 児，Large-for-gestational age 児は耐糖能異常のある妊婦から出生することが多い．難産の場合が多く，また児は出生後の低血糖をきたしやすいので注意が必要である．Small-for-gestational age 児，Light-for-gestational age 児のうち，頭囲も小さい児は染色体異常，胎内感染や薬物服用により妊娠早期の胎児臓器の発達が障害されている可能性が高く，先天異常を合併することも多く予後が悪いことが多い（＝symmetrical 型）．Small-for-gestational age 児，Light-for-gestational age 児のうち，頭囲が正常の新生児（＝asymmetrical 型）は妊娠中期から末期の子宮胎盤機能不全による胎児の栄養不良や低酸素状態が原因のことが多く，妊娠高血圧症の妊婦の合併症として多い．Small-for-gestational age 児では出生後の低血糖，低体温，多血症，低カルシウム血症などを合併することが多く，注意が必要である．

表1-25 出生時身体発育基準値による分類

- Appropriate-for-gestational age 児
  体重が基準値の 10～90 パーセンタイルの範囲の児
- Light-for-gestational age 児
  身長は 10 パーセンタイルを超えるが，出生時の体重が基準値の 10 パーセンタイルを下回る児（わが国では身長が測定されていない場合もこれに含める）
- Heavy-for-gestational age 児
  出生時の体重が基準値の 90 パーセンタイルを上回る児
- Small-for-gestational age 児
  体重，身長ともに基準値の 10 パーセンタイルを下回る児
- Large-for-gestational age 児
  体重，身長ともに基準値の 90 パーセンタイルを上回る児

---

2 体重

A 生理的体重減少

　新生児は出生後，3～5 日頃に体重が一時的に減少する．その程度は出生体重の 5～10% であり，生後 7 日頃に出生体重に戻る．これを生理的体重減少とよぶ．この主な原因は生後の哺乳量や水分摂取量が少ないにもかかわらず，皮膚や肺からの水分発散量が多いことによる．完全母乳栄養児において体重減少が生理的範囲を超えたとき，あるいは生後 1 週間経過しても体重減少が続くときは母乳不足が最も考えられるので乳汁分泌の状況と新生児の状況を評価し，必要があれば人

工栄養の追加を考慮する.

B 体重変化

出生時の体重は約3kgである. 以降, 生後2か月の間は25〜30g/日, 生後3〜5か月の間は20〜25g/日, 生後6〜8か月の間は15〜20g/日, 生後9〜11か月の間は10〜15g/日の増加率である. また, **体重は生後4か月で出生時の2倍, 1歳で3倍, 2歳で4倍, 4歳で5倍となる** 表1-26 . 体重増加不良を認めた時は栄養方法や慢性疾患の有無などを評価する.

表1-26 **体重増加量と増加比率**
(1) 乳児期の1日あたりの体重増加量

月齢	0〜2か月	3〜5か月	6〜8か月	9〜11か月
1日体重増加量(g)	25〜30	20〜25	15〜20	10〜15

(2) 体重増加比率

年齢	出生時	4か月	1歳	2歳	4歳
出生時体重に対する比率(体重)	1(3kg)	2(6kg)	3(9kg)	4(12kg)	5(15kg)

C 体重の年次変化

日本人の体重は年次を経るに従って増加しており, 小児において肥満が進行しつつあることを示している 表1-27 . 食事, 運動などの環境整備についての方策が重要である.

表1-27 **体重の平均値の年次推移**

	男子の平均体重（kg）				女子の平均体重（kg）			
	幼5歳	小11歳	中14歳	高17歳	幼5歳	小11歳	中14歳	高17歳
1954	17.4	29.5	41.9	54.0	16.8	30.1	42.6	49.4
1964	18.0	31.8	47.0	57.1	17.5	33.3	46.1	51.0
1974	18.7	35.0	50.7	59.1	18.4	36.7	48.8	52.3
1984	19.1	36.4	52.8	61.5	18.7	37.7	49.7	52.7
1994	19.3	38.4	54.6	62.9	18.9	39.4	50.5	53.1
2004	19.1	39.0	55.2	63.5	18.7	39.6	50.7	53.5

（大関武彦, 他, 編. 小児科学. 第3版. 東京: 医学書院; 2008. p.14）

D 体重の異常

　乳児の体重の慢性的な増加不良は母乳不足や慢性心不全においてみられる．また，乳幼児の被虐待児でも慢性的な体重増加不良が認められる．急激な体重増加はネフローゼ症候群や急性心不全による水分貯留の際にみられる．急激な体重減少は乳児下痢症における重度の脱水，神経性食思不振症，小児糖尿病の急性期に認められる．

3 身長

A 乳児の身長測定法

　乳児用身長計の上に乳児を寝かせ，耳の穴と目を結んだ線が垂直になるようにして頭を固定板につける．看護師の1人が頭を固定し，もう1人が乳児の足を伸ばして両足の裏を移動板に押し当てて目盛りを読む 図1-19．

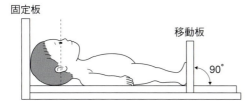

図1-19 乳児の身長測定法
（横井茂夫，他，編．みるみる小児看護．第5版．東京：医学評論社；2009. p.119. より改変）

B 身長変化

　出生時の身長は約50cmである．最初の1年間でその50%にあたる約25cm伸びる．すなわち，1歳で身長は出生時の1.5倍となる．そして4歳で約2倍，12歳で約3倍となる 表1-28．身長の伸び率は乳児期に最も顕著で思春期に向けて徐々に低下するが，思春期に入ると成長速度は急激なスパートを示す 図1-20．成長スパートの開始は，通常，男児11歳，女児9歳と女児が2年早い．これは二次性徴の発来，すなわち，性ホルモンの分泌のスパートが女児の方が早いことに起因する．乳幼児期の成長が著しい時期を第一次成長スパート，思春期のそれを第二次成長スパートとよぶ．

表1-28 身長増加比率

年齢	出生時	1歳	4歳	12歳
出生時身長に対する比率（身長）	1 (50cm)	1.5 (75cm)	2 (100cm)	3 (150cm)

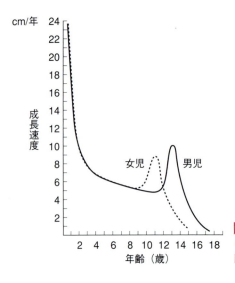

図1-20 成長速度の年齢および性別による差
(大関武彦, 他, 編. 小児科学. 第3版. 東京: 医学書院; 2008. p.14)

C 身長の年次変化

日本人の身長は 1954〜1984 年の 30 年間に著明に増加したが，それ以降はほぼ上限に達している 表1-29 .

表1-29 身長の平均値の年次推移

	男子の平均身長（cm）				女子の平均身長（cm）			
	幼 5歳	小 11歳	中 14歳	高 17歳	幼 5歳	小 11歳	中 14歳	高 17歳
1954	105.7	133.6	150.6	163.2	104.8	134.5	148.3	153.0
1964	108.5	138.2	157.7	166.4	107.4	140.0	152.3	154.7
1974	109.7	141.7	161.9	168.7	108.9	143.9	154.7	156.2
1984	110.6	143.2	163.6	170.2	109.8	145.4	156.2	157.6
1994	110.9	144.9	165.1	170.9	110.0	146.7	156.6	158.1
2004	110.9	145.1	165.3	170.8	110.0	146.9	156.7	157.9

(大関武彦, 他, 編. 小児科学. 第3版. 東京: 医学書院; 2008. p.14)

D 身長の異常

低身長をきたす疾患としては成長ホルモン分泌不全症，後天性甲状腺機能低下症，ターナー Turner 症候群などがある．これらの鑑別については成長の評価の項（46頁）で解説する．

4 頭囲

A 頭囲の測定法

頭囲は，後ろは後頭結節，前は上眼窩縁のすぐ上を通るようメジャーをあて測定する 図1-21．いつもメジャーを同じ位置にあてて測定することが重要である．

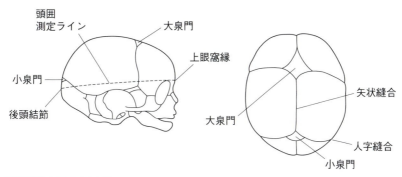

図1-21 頭囲の測定法
(横井茂夫，他，編．みるみる小児看護．第5版．東京：医学評論社；2009. p.120. より改変)

B 頭囲変化の概要

出生時の頭囲は約33cmであり，以降，急激に増加し6か月42cm，1歳46cm，以降5歳までは46＋年齢cmとなる．頭囲の発育は脳の発育を間接的に示し，乳児期にその発育は最も著しい．また，頭囲の異常は脳実質の異常や頭蓋骨縫合の異常を示唆するので臨床的有用性が高い．

C 頭囲の異常

＋3 SD以上を大頭症，－3 SD以下を小頭症と定義する．大頭症の原因として有名なのは水頭症，慢性硬膜下血腫，脳腫瘍，脳性巨人症（ソトスSotos症候群），軟骨無形成症，ティ-サックスTay-Sachs病，カナバンCanavan病などである．小頭症は脳実質が小さい場合と頭蓋骨早期癒合による狭頭症に大別されるが，大部分は脳実質障害である．その原因は染色体異常症，先天異常症候群，先天性代謝異常症などの一次性小頭症と胎内感染，胎内薬物障害，重症低酸素虚血性脳症後遺症，皮質形成異常などの二次性小頭症に分類される．

5 胸囲

A 胸囲の測定法

仰臥位で肩甲骨下端と乳頭を通るようにメジャーをあてて測定する．児に指示ができる場合は，呼気終了時の値を用いる．

B 胸囲変化

出生時の胸囲は約32cmであり胸囲＜頭囲だが，1歳で頭囲とほぼ同じ，すなわち，約46cmとなる．以降，胸囲＞頭囲となる．

6 大泉門

左右の前頭骨と頭頂骨に囲まれた菱形の部分を大泉門とよぶ 図1-21 ．通常，1歳6か月で閉鎖する．大泉門の異常は閉鎖時期の異常と性状の異常に大別される．早期の閉鎖は小頭症を，逆に閉鎖が遅すぎる場合は水頭症や骨の発育障害（くる病や甲状腺機能低下症など）を疑う．大泉門が膨隆している場合は脳圧亢進，すなわち髄膜炎，脳腫瘍，水頭症が疑われ，逆に陥没していれば脱水症が考えられる．

7 成長の評価

A 成長の評価の基準

成長の評価は以下の2つの方法が用いられる．
① 標準偏差（standard deviation: SD）：SDスコア法による評価は，検討する集団の資料が正規分布をするという条件下で意味を持つ．平均値の±2 SDが標準範囲である．
② パーセンタイル値：パーセンタイル値は，ある集団を均等に100等分しその何番目にあたるかを示す値である．すなわち，10パーセンタイルは100人中10番目，50パーセンタイルは100人中50番目（＝平均値）を意味する．一般に3〜97パーセンタイルを正常範囲とする．

母子手帳はパーセンタイル値を採用しており，身長の評価にはSDスコアを用いる場合が多い．−2 SDは2.3パーセンタイル，＋2 SDは97.7パーセンタイル，3パーセンタイルは−1.88 SD，97パーセンタイルは＋1.88 SDに相当する．一般的にSDスコアが−2 SD以下の場合を低身長，＋2 SD以上の場合を高身長と定義している．

B 成長曲線

　個人の年齢ごとの計測値をつないだ曲線を成長曲線とよぶ．平成12年度乳幼児身体発育調査報告書（厚生労働省）および平成12年度学校保健統計調査報告書（文部科学省）のデータをもとに作成された横断的標準身長・体重曲線を男女別に示す 図1-22 ．低身長の児を診たときには，この成長曲線と成長速度を記載することは鑑別診断に役立つ．低身長をきたす疾患における典型的な成長曲線を 図1-23 に示す．また，鑑別診断チャートを 図1-24 に示す．まず身体所見により骨系統疾患，染色体異常症，先天異常症候群，一部の内分泌疾患を除外する．ついで成長曲線を作成し，成長率（成長速度）を見る．成長率の低下が認められる場合は病的な状態が考慮されるので注意する．

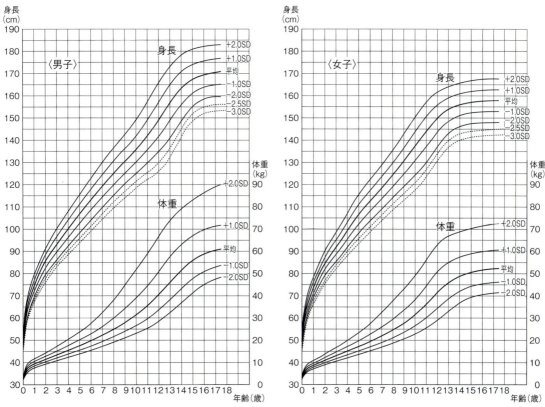

図1-22 横断的標準身長・体重曲線（0〜18歳）（2000年度乳幼児身体発育調査・学校保健統計調査）
本成長曲線は，LMS法を用いて各年齢の分布を正規分布に変換して作成した．そのためSD値はZ値を示す．
−2.5 SD，−3.0 SDは，小児慢性特定疾病の成長ホルモン治療開始基準を示す．
（日本小児内分泌学会，著者：加藤則子，磯島　豪，村田光範，他：Clin Pediatr Endocrinol. 2016; 25: 71-76 より）

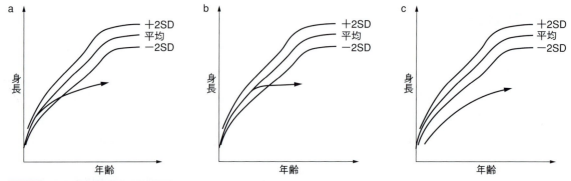

図1-23 各疾患の典型的な成長曲線
a: 成長ホルモン分泌不全症. ある年齢までは低身長は認めないが，徐々に低身長が目立ってくる．
b: 脳腫瘍，後天性甲状腺機能低下症. 身長の伸びが急に停止あるいは低下する．
c: ターナー症候群. 幼少時より低身長が存在し，加齢とともにその程度が顕著となる．
(井田博幸. チャート小児科. 第4版. 東京: 医学評論社; 2006. p.96. より一部改変)

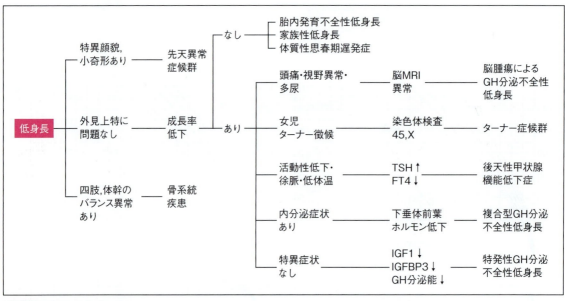

図1-24 低身長の鑑別診断
(富野康日己, 編. チャート内科診断学. 東京: 中外医学社; 2009)

C 体格指数

　体つきの特徴を表示するための指数で，体型や栄養状態を把握するために有用な指数である．わが国では以下の 3 つが臨床的によく用いられる．

① カウプ Kaup 指数：乳幼児の栄養状態の判定に使用される．月齢 3〜12 か月では正常域は 15〜18 である．18 以上は肥満傾向，15 未満はやせ傾向と判断される．

② ローレル Rohrer 指数：主に学童の肥満の判定に使用される．160 を超えた場合を肥満とすることが多い．

③ 肥満度：肥満を判定する時に用いられる．世界的には body mass index を肥満の判定に用いることが多いが，わが国では肥満度を用いることが多い．幼児期では 15% 以上を軽度肥満，30% 以上を高度肥満，学童期では 20% 以上 30% 未満を軽度肥満，30% 以上 50% 未満を中等度肥満，50% 以上を高度肥満とするのが一般的である．

　これらの算出方法を 表1-30 に示す．小児肥満の大多数は基礎疾患のない単純性肥満である．この場合，身長も増加するのが一般的である．これに対して続発性肥満の場合は体重が急激に増加するのに対して，身長の伸びが停止あるいは低下するのが特徴である．続発性肥満をきたす疾患としては，プラダー・ウィリ Prader-Willi 症候群，クッシング Cushing 症候群などがある．

　なお，頭囲・体重・身長の絶対値評価に使用するための男女別の頭囲のパーセンタイル値 表1-31,32 および男女別の体重・身長の標準値と標準偏差 表1-33,34 を示す．

表1-30 カウプ指数，ローレル指数，肥満度の算出方法

1. $\text{カウプ指数} = \dfrac{\text{体重(g)}}{(\text{身長(cm)})^2} \times 100$

2. $\text{ローレル指数} = \dfrac{\text{体重(g)}}{(\text{身長(cm)})^3} \times 10^4$

3. $\text{肥満度} = \dfrac{\text{実測体重} - \text{標準体重}^*}{\text{標準体重}^*} \times 100$

＊標準体重は，実測身長を標準身長とする年齢に相当する体重を用いるのが一般的である．

表1-31 頭囲のパーセンタイル値（男児）（平成12年一般調査・病院調査） (cm)

年・月・日齢	パーセンタイル値						
	3	10	25	50 中央値	75	90	97
出生時	31.2	31.9	32.7	33.5	34.3	35.1	35.8
30日	34.2	35.0	36.0	36.8	37.6	38.4	39.2
0年 1～2 月未満	35.3	36.2	37.2	38.0	38.8	39.6	40.4
2～3	37.0	38.0	39.0	39.8	40.7	41.4	42.2
3～4	38.5	39.5	40.5	41.3	42.2	42.9	43.7
4～5	39.8	40.7	41.5	42.3	43.2	43.9	44.7
5～6	40.5	41.5	42.2	43.1	43.9	44.7	45.4
6～7	41.1	42.1	42.8	43.7	44.5	45.3	46.1
7～8	41.7	42.6	43.4	44.3	45.1	45.9	46.7
8～9	42.3	43.2	44.0	44.9	45.7	46.5	47.3
9～10	42.7	43.6	44.4	45.3	46.2	46.9	47.7
10～11	43.1	43.9	44.7	45.7	46.5	47.3	48.1
11～12	43.4	44.2	45.1	46.0	46.9	47.7	48.5
1年 0～1 月未満	43.6	44.5	45.3	46.2	47.2	48.0	48.8
1～2	43.9	44.7	45.6	46.5	47.4	48.3	49.1
2～3	44.1	44.9	45.8	46.7	47.7	48.5	49.4
3～4	44.3	45.1	46.0	46.9	47.9	48.7	49.6
4～5	44.5	45.4	46.2	47.2	48.1	49.0	49.8
5～6	44.7	45.6	46.4	47.4	48.3	49.2	50.0
6～7	44.9	45.7	46.6	47.5	48.5	49.4	50.2
7～8	45.0	45.9	46.8	47.7	48.7	49.5	50.4
8～9	45.2	46.0	46.9	47.9	48.8	49.7	50.5
9～10	45.3	46.2	47.0	48.0	49.0	49.8	50.7
10～11	45.4	46.3	47.2	48.1	49.1	49.9	50.8
11～12	45.6	46.4	47.3	48.2	49.2	50.1	50.9
2年 0～6 月未満	46.0	46.8	47.6	48.6	49.5	50.4	51.2
6～12	46.5	47.4	48.2	49.1	50.1	50.9	51.7
3年 0～6 月未満	47.0	47.8	48.6	49.6	50.5	51.4	52.2
6～12	47.3	48.2	49.0	50.0	50.9	51.8	52.6
4年 0～6 月未満	47.7	48.5	49.4	50.4	51.3	52.2	53.0
6～12	48.0	48.9	49.7	50.7	51.7	52.5	53.4
5年 0～6 月未満	48.3	49.2	50.1	51.0	52.0	52.9	53.8
6～12	48.6	49.4	50.3	51.3	52.3	53.2	54.1
6年 0～6 月未満	48.8	49.7	50.6	51.6	52.6	53.5	54.4

（大関武彦，他，編．今日の小児治療指針．第14版．東京：医学書院；2006. p.831）

3 成 長

表1-32 頭囲のパーセンタイル値（女児）（平成12年一般調査・病院調査）　　　（cm）

年・月・日齢		3	10	25	50 中央値	75	90	97
出生時		30.4	31.3	32.2	33.0	33.8	34.6	35.3
30日		33.5	34.4	35.2	36.0	36.8	37.6	38.3
0年	1～2 月未満	34.8	35.6	36.3	37.1	37.9	38.7	39.4
	2～3	36.5	37.2	37.9	38.8	39.6	40.3	41.1
	3～4	37.8	38.5	39.3	40.1	40.9	41.6	42.4
	4～5	38.8	39.5	40.3	41.1	41.9	42.6	43.4
	5～6	39.6	40.3	41.1	41.9	42.7	43.5	44.2
	6～7	40.3	41.0	41.8	42.6	43.4	44.2	44.9
	7～8	40.8	41.5	42.3	43.1	44.0	44.7	45.4
	8～9	41.3	42.0	42.8	43.6	44.5	45.2	46.0
	9～10	41.6	42.4	43.1	44.0	44.9	45.7	46.4
	10～11	41.9	42.7	43.5	44.4	45.3	46.1	46.9
	11～12	42.2	43.0	43.8	44.7	45.6	46.5	47.3
1年	0～1 月未満	42.5	43.3	44.1	45.0	46.0	46.9	47.7
	1～2	42.8	43.6	44.5	45.4	46.4	47.2	48.1
	2～3	43.1	43.9	44.7	45.7	46.6	47.5	48.4
	3～4	43.3	44.1	44.9	45.9	46.9	47.8	48.6
	4～5	43.5	44.3	45.2	46.2	47.1	48.0	48.9
	5～6	43.6	44.5	45.4	46.4	47.3	48.2	49.1
	6～7	43.8	44.7	45.6	46.5	47.5	48.4	49.3
	7～8	43.9	44.8	45.7	46.7	47.7	48.6	49.4
	8～9	44.1	45.0	45.9	46.8	47.8	48.7	49.6
	9～10	44.3	45.1	46.0	47.0	48.0	48.8	49.7
	10～11	44.4	45.3	46.1	47.1	48.1	49.0	49.9
	11～12	44.5	45.4	46.2	47.2	48.2	49.1	50.0
2年	0～6 月未満	45.0	45.8	46.6	47.5	48.6	49.5	50.3
	6～12	45.6	46.4	47.2	48.1	49.1	50.0	50.9
3年	0～6 月未満	46.1	46.9	47.8	48.6	49.7	50.6	51.5
	6～12	46.6	47.4	48.2	49.1	50.2	51.1	52.0
4年	0～6 月未満	47.0	47.8	48.6	49.6	50.6	51.6	52.5
	6～12	47.3	48.2	49.0	49.9	51.0	52.0	52.9
5年	0～6 月未満	47.7	48.5	49.4	50.3	51.4	52.4	53.3
	6～12	48.0	48.8	49.7	50.6	51.7	52.7	53.7
6年	0～6 月未満	48.2	49.0	49.9	50.9	52.0	53.0	54.0

（大関武彦，他，編．今日の小児治療指針．第14版．東京：医学書院；2006. p.831）

7　成長の評価

表1-33 2000 年度標準身長・体重表（男）

暦年齢(歳・月)	標準身長 (cm)	標準体重 (kg)	暦年齢(歳・月)	標準身長 (cm)	標準体重 (kg)	暦年齢(歳・月)	標準身長 (cm)	標準体重 (kg)
0・0	49.0(2.1)	3.0(0.42)	6・0	113.3(4.8)	20.3(3.29)	12・0	149.1(7.6)	42.4(9.77)
0・1	53.9(2.5)	4.3(0.61)	6・1	113.9(4.8)	20.6(3.37)	12・1	149.7(7.7)	42.9(9.87)
0・2	58.0(2.7)	5.5(0.67)	6・2	114.4(4.8)	20.8(3.45)	12・2	150.4(7.8)	43.4(9.98)
0・3	61.1(2.9)	6.4(0.80)	6・3	115.0(4.9)	21.1(3.53)	12・3	151.0(7.8)	43.9(10.08)
0・4	64.0(2.8)	7.1(0.86)	6・4	115.6(4.9)	21.3(3.62)	12・4	151.6(7.9)	44.4(10.18)
0・5	66.4(2.6)	7.7(0.83)	6・5	116.1(4.9)	21.6(3.70)	12・5	152.3(8.0)	44.9(10.29)
0・6	67.9(2.5)	8.0(0.90)	6・6	116.7(5.0)	21.8(3.78)	12・6	152.9(8.1)	45.4(10.39)
0・7	68.9(2.4)	8.2(0.92)	6・7	117.2(5.0)	22.0(3.83)	12・7	153.5(8.0)	45.8(10.40)
0・8	70.1(2.5)	8.6(1.00)	6・8	117.7(5.0)	22.2(3.89)	12・8	154.1(8.0)	46.2(10.41)
0・9	71.8(2.5)	8.9(1.02)	6・9	118.2(5.0)	22.5(3.94)	12・9	154.7(8.0)	46.7(10.41)
0・10	72.9(2.6)	9.1(0.92)	6・10	118.6(5.0)	22.7(3.99)	12・10	155.3(7.9)	47.1(10.42)
0・11	73.8(2.6)	9.2(0.88)	6・11	119.1(5.0)	22.9(4.05)	12・11	155.9(7.9)	47.5(10.43)
1・0	74.9(2.6)	9.3(0.92)	7・0	119.6(5.1)	23.1(4.10)	13・0	156.5(7.9)	47.9(10.44)
1・1	75.9(2.5)	9.5(0.95)	7・1	120.1(5.1)	23.3(4.15)	13・1	157.0(7.8)	48.3(10.44)
1・2	77.0(2.6)	9.8(0.96)	7・2	120.6(5.1)	23.5(4.21)	13・2	157.6(7.8)	48.7(10.45)
1・3	78.0(2.6)	9.9(0.96)	7・3	121.1(5.1)	23.8(4.26)	13・3	158.2(7.8)	49.2(10.46)
1・4	78.9(2.8)	10.1(0.97)	7・4	121.5(5.1)	24.0(4.31)	13・4	158.8(7.8)	49.6(10.47)
1・5	79.8(3.4)	10.3(1.11)	7・5	122.0(5.1)	24.2(4.37)	13・5	159.4(7.7)	50.0(10.47)
1・6	80.5(3.4)	10.5(1.15)	7・6	122.5(5.1)	24.4(4.42)	13・6	160.0(7.7)	50.4(10.48)
1・7	81.3(3.0)	10.6(1.05)	7・7	123.0(5.2)	24.7(4.52)	13・7	160.5(7.6)	50.8(10.47)
1・8	82.3(3.0)	10.9(1.08)	7・8	123.4(5.2)	25.0(4.62)	13・8	160.9(7.5)	51.2(10.46)
1・9	83.5(3.6)	11.2(1.17)	7・9	123.9(5.2)	25.2(4.72)	13・9	161.4(7.4)	51.7(10.45)
1・10	84.4(3.3)	11.3(1.16)	7・10	124.4(5.2)	25.5(4.82)	13・10	161.8(7.3)	52.1(10.43)
1・11	85.0(2.8)	11.4(1.13)	7・11	124.8(5.3)	25.8(4.92)	13・11	162.3(7.2)	52.5(10.42)
2・0	85.5(3.0)	11.6(1.16)	8・0	125.3(5.3)	26.1(5.03)	14・0	162.8(7.1)	52.9(10.41)
2・1	86.0(3.1)	11.8(1.19)	8・1	125.8(5.3)	26.3(5.13)	14・1	163.2(7.0)	53.3(10.40)
2・2	86.5(3.2)	12.0(1.22)	8・2	126.2(5.3)	26.6(5.23)	14・2	163.7(6.9)	53.7(10.39)
2・3	87.0(3.3)	12.1(1.25)	8・3	126.7(5.4)	26.9(5.33)	14・3	164.1(6.8)	54.2(10.38)
2・4	87.7(3.3)	12.3(1.27)	8・4	127.2(5.4)	27.2(5.43)	14・4	164.6(6.7)	54.6(10.36)
2・5	88.4(3.3)	12.5(1.29)	8・5	127.6(5.4)	27.4(5.53)	14・5	165.0(6.6)	55.0(10.35)
2・6	89.2(3.3)	12.7(1.31)	8・6	128.1(5.5)	27.7(5.63)	14・6	165.5(6.5)	55.4(10.34)
2・7	89.9(3.3)	12.8(1.33)	8・7	128.6(5.5)	28.0(5.73)	14・7	165.8(6.4)	55.8(10.38)
2・8	90.6(3.3)	13.0(1.35)	8・8	129.0(5.5)	28.3(5.83)	14・8	166.0(6.4)	56.1(10.42)
2・9	91.3(3.3)	13.2(1.37)	8・9	129.5(5.5)	28.6(5.93)	14・9	166.3(6.3)	56.5(10.46)
2・10	91.9(3.4)	13.3(1.43)	8・10	129.9(5.5)	28.9(6.03)	14・10	166.5(6.3)	56.8(10.50)
2・11	92.5(3.5)	13.5(1.48)	8・11	130.4(5.6)	29.2(6.13)	14・11	166.8(6.2)	57.2(10.54)
3・0	93.2(3.6)	13.7(1.54)	9・0	130.9(5.6)	29.5(6.23)	15・0	167.1(6.2)	57.6(10.59)
3・1	93.8(3.6)	13.9(1.59)	9・1	131.3(5.6)	29.7(6.33)	15・1	167.3(6.1)	57.9(10.63)
3・2	94.4(3.7)	14.0(1.65)	9・2	131.8(5.6)	30.0(6.43)	15・2	167.6(6.1)	58.3(10.67)
3・3	95.0(3.8)	14.2(1.70)	9・3	132.2(5.7)	30.3(6.53)	15・3	167.8(6.0)	58.6(10.71)
3・4	95.6(3.8)	14.4(1.72)	9・4	132.7(5.7)	30.6(6.63)	15・4	168.1(6.0)	59.0(10.75)
3・5	96.2(3.8)	14.5(1.75)	9・5	133.1(5.7)	30.9(6.73)	15・5	168.3(5.9)	59.3(10.79)
3・6	96.8(3.8)	14.7(1.77)	9・6	133.6(5.7)	31.2(6.83)	15・6	168.6(5.9)	59.7(10.83)
3・7	97.3(3.8)	14.8(1.79)	9・7	134.1(5.8)	31.5(6.92)	15・7	168.7(5.9)	59.8(10.77)
3・8	97.9(3.8)	15.0(1.82)	9・8	134.5(5.8)	31.9(7.02)	15・8	168.9(5.9)	60.0(10.71)
3・9	98.5(3.8)	15.1(1.84)	9・9	135.0(5.8)	32.2(7.11)	15・9	169.0(5.8)	60.1(10.66)
3・10	99.1(3.9)	15.3(1.89)	9・10	135.4(5.9)	32.5(7.20)	15・10	169.1(5.9)	60.2(10.60)
3・11	99.7(4.0)	15.4(1.93)	9・11	135.9(5.9)	32.8(7.29)	15・11	169.2(5.8)	60.3(10.54)
4・0	100.4(4.1)	15.6(1.98)	10・0	136.4(5.9)	33.2(7.39)	16・0	169.4(5.8)	60.5(10.48)
4・1	101.0(4.1)	15.8(2.02)	10・1	136.8(6.0)	33.5(7.48)	16・1	169.5(5.8)	60.6(10.42)
4・2	101.6(4.2)	15.9(2.07)	10・2	137.3(6.0)	33.8(7.57)	16・2	169.6(5.8)	60.7(10.36)
4・3	102.2(4.3)	16.1(2.11)	10・3	137.7(6.0)	34.1(7.66)	16・3	169.7(5.8)	60.8(10.31)
4・4	102.7(4.3)	16.2(2.12)	10・4	138.2(6.1)	34.5(7.76)	16・4	169.9(5.8)	61.0(10.25)
4・5	103.1(4.2)	16.4(2.13)	10・5	138.6(6.1)	34.8(7.85)	16・5	170.0(5.8)	61.1(10.19)
4・6	103.6(4.2)	16.6(2.15)	10・6	139.1(6.1)	35.1(7.94)	16・6	170.1(5.8)	61.2(10.13)
4・7	104.0(4.2)	16.8(2.16)	10・7	139.6(6.2)	35.5(8.04)	16・7	170.2(5.8)	61.3(10.15)
4・8	104.5(4.1)	16.9(2.17)	10・8	140.1(6.3)	35.8(8.14)	16・8	170.2(5.8)	61.4(10.16)
4・9	104.9(4.1)	17.0(2.18)	10・9	140.7(6.4)	36.2(8.24)	16・9	170.3(5.8)	61.6(10.18)
4・10	105.5(4.2)	17.3(2.30)	10・10	141.2(6.5)	36.5(8.34)	16・10	170.3(5.8)	61.7(10.19)
4・11	106.0(4.3)	17.5(2.41)	10・11	141.7(6.6)	36.9(8.44)	16・11	170.4(5.8)	61.8(10.21)
5・0	106.6(4.4)	17.7(2.53)	11・0	142.2(6.6)	37.3(8.55)	17・0	170.5(5.8)	61.9(10.23)
5・1	107.2(4.4)	17.9(2.64)	11・1	142.7(6.7)	37.6(8.65)	17・1	170.5(5.8)	62.0(10.24)
5・2	107.7(4.5)	18.1(2.76)	11・2	143.2(6.8)	38.0(8.75)	17・2	170.6(5.8)	62.1(10.26)
5・3	108.3(4.6)	18.3(2.87)	11・3	143.8(6.9)	38.3(8.85)	17・3	170.6(5.8)	62.3(10.27)
5・4	108.9(4.6)	18.5(2.90)	11・4	144.3(7.0)	38.7(8.95)	17・4	170.7(5.8)	62.4(10.29)
5・5	109.4(4.6)	18.7(2.93)	11・5	144.8(7.1)	39.0(9.05)	17・5	170.7(5.8)	62.5(10.30)
5・6	110.0(4.7)	18.9(2.96)	11・6	145.3(7.1)	39.4(9.15)	17・6	170.8(5.8)	62.6(10.32)
5・7	110.5(4.7)	19.1(2.98)	11・7	145.9(7.2)	39.9(9.25)			
5・8	111.1(4.7)	19.3(3.01)	11・8	146.6(7.3)	40.4(9.36)			
5・9	111.6(4.7)	19.6(3.04)	11・9	147.2(7.4)	40.9(9.46)			
5・10	112.2(4.7)	19.8(3.12)	11・10	147.8(7.4)	41.4(9.56)			
5・11	112.7(4.8)	20.1(3.20)	11・11	148.5(7.5)	41.9(9.67)			

平成 12 年度乳幼児身体発育調査報告書（厚生労働省）および平成 12 年度学校保健統計調査報告書（文部科学省）のデータをもとに作成した.
（大関武彦, 他, 編. 今日の小児治療指針. 第 14 版. 東京: 医学書院; 2006. p.834）（ ）：標準偏差

3 成長

表1-34 2000年度標準身長・体重表（女）

暦年齢(歳・月)	標準身長 (cm)	標準体重 (kg)	暦年齢(歳・月)	標準身長 (cm)	標準体重 (kg)	暦年齢(歳・月)	標準身長 (cm)	標準体重 (kg)
0・0	48.4(2.1)	3.0(0.40)	6・0	112.3(4.4)	19.6(3.02)	12・0	149.6(6.3)	42.6(8.47)
0・1	53.2(2.2)	4.1(0.51)	6・1	112.9(4.5)	19.9(3.11)	12・1	150.0(6.2)	43.0(8.49)
0・2	57.1(2.4)	5.2(0.60)	6・2	113.5(4.6)	20.2(3.19)	12・2	150.4(6.2)	43.4(8.51)
0・3	60.2(2.3)	6.0(0.66)	6・3	114.1(4.6)	20.4(3.28)	12・3	150.9(6.1)	43.8(8.53)
0・4	62.6(3.0)	6.6(0.75)	6・4	114.6(4.7)	20.7(3.37)	12・4	151.3(6.1)	44.2(8.55)
0・5	64.4(3.3)	7.0(0.83)	6・5	115.2(4.8)	21.0(3.46)	12・5	151.7(6.0)	44.6(8.57)
0・6	66.2(2.7)	7.5(0.79)	6・6	115.8(4.9)	21.3(3.55)	12・6	152.1(5.9)	45.0(8.59)
0・7	67.4(2.5)	7.8(0.80)	6・7	116.3(4.9)	21.5(3.61)	12・7	152.4(5.9)	45.3(8.56)
0・8	68.8(2.5)	8.0(0.88)	6・8	116.8(4.9)	21.7(3.66)	12・8	152.6(5.8)	45.6(8.53)
0・9	70.2(2.5)	8.2(0.90)	6・9	117.3(4.9)	21.9(3.72)	12・9	152.9(5.8)	45.8(8.50)
0・10	71.2(2.5)	8.5(0.87)	6・10	117.8(5.0)	22.1(3.77)	12・10	153.1(5.8)	46.1(8.47)
0・11	72.0(2.5)	8.6(0.91)	6・11	118.3(5.0)	22.3(3.83)	12・11	153.4(5.7)	46.4(8.44)
1・0	73.1(2.7)	8.7(0.96)	7・0	118.8(5.0)	22.6(3.89)	13・0	153.6(5.7)	46.7(8.42)
1・1	74.4(2.8)	9.0(0.90)	7・1	119.2(5.0)	22.8(3.94)	13・1	153.9(5.6)	46.9(8.39)
1・2	75.4(2.8)	9.2(0.94)	7・2	119.7(5.0)	23.0(4.00)	13・2	154.1(5.6)	47.2(8.36)
1・3	76.5(3.0)	9.3(0.96)	7・3	120.2(5.1)	23.2(4.05)	13・3	154.4(5.5)	47.5(8.33)
1・4	77.7(2.9)	9.5(0.93)	7・4	120.7(5.1)	23.4(4.11)	13・4	154.6(5.5)	47.8(8.30)
1・5	78.4(2.7)	9.7(0.99)	7・5	121.2(5.1)	23.6(4.16)	13・5	154.9(5.4)	48.0(8.27)
1・6	79.4(2.8)	9.9(1.03)	7・6	121.7(5.1)	23.8(4.22)	13・6	155.1(5.4)	48.3(8.24)
1・7	80.6(2.7)	10.2(1.07)	7・7	122.2(5.2)	24.1(4.31)	13・7	155.2(5.4)	48.5(8.22)
1・8	81.4(2.6)	10.4(1.08)	7・8	122.7(5.2)	24.3(4.39)	13・8	155.4(5.4)	48.7(8.19)
1・9	82.1(2.8)	10.4(1.04)	7・9	123.2(5.2)	24.6(4.48)	13・9	155.5(5.4)	48.9(8.17)
1・10	83.1(3.2)	10.7(1.19)	7・10	123.6(5.3)	24.9(4.57)	13・10	155.7(5.4)	49.1(8.14)
1・11	83.9(3.0)	11.0(1.23)	7・11	124.1(5.3)	25.1(4.65)	13・11	155.8(5.4)	49.3(8.12)
2・0	84.5(2.8)	11.0(1.12)	8・0	124.6(5.4)	25.4(4.74)	14・0	156.0(5.4)	49.5(8.10)
2・1	85.0(2.9)	11.2(1.18)	8・1	125.1(5.4)	25.7(4.83)	14・1	156.1(5.3)	49.7(8.07)
2・2	85.4(3.0)	11.4(1.25)	8・2	125.6(5.4)	25.9(4.91)	14・2	156.2(5.3)	49.9(8.05)
2・3	85.9(3.1)	11.6(1.31)	8・3	126.1(5.5)	26.2(5.00)	14・3	156.4(5.3)	50.1(8.02)
2・4	86.6(3.2)	11.8(1.34)	8・4	126.5(5.5)	26.5(5.09)	14・4	156.5(5.3)	50.3(8.00)
2・5	87.3(3.3)	12.0(1.36)	8・5	127.0(5.5)	26.7(5.17)	14・5	156.7(5.3)	50.5(7.97)
2・6	88.0(3.4)	12.2(1.39)	8・6	127.5(5.6)	27.0(5.26)	14・6	156.8(5.3)	50.7(7.95)
2・7	88.6(3.4)	12.3(1.41)	8・7	128.0(5.6)	27.3(5.36)	14・7	156.8(5.3)	50.8(7.98)
2・8	89.3(3.5)	12.5(1.44)	8・8	128.5(5.6)	27.6(5.45)	14・8	156.9(5.3)	50.9(8.00)
2・9	90.0(3.6)	12.7(1.46)	8・9	129.0(5.7)	27.9(5.55)	14・9	156.9(5.3)	51.1(8.03)
2・10	90.7(3.7)	12.8(1.50)	8・10	129.5(5.8)	28.2(5.64)	14・10	157.0(5.3)	51.2(8.05)
2・11	91.4(3.8)	13.0(1.53)	8・11	130.0(5.8)	28.5(5.74)	14・11	157.0(5.3)	51.3(8.08)
3・0	92.1(3.9)	13.1(1.57)	9・0	130.5(5.9)	28.9(5.84)	15・0	157.1(5.3)	51.4(8.11)
3・1	92.7(3.9)	13.3(1.61)	9・1	131.0(5.9)	29.2(5.93)	15・1	157.1(5.3)	51.5(8.13)
3・2	93.4(4.0)	13.4(1.64)	9・2	131.5(6.0)	29.5(6.03)	15・2	157.1(5.2)	51.6(8.16)
3・3	94.1(4.1)	13.6(1.68)	9・3	132.0(6.0)	29.8(6.12)	15・3	157.2(5.2)	51.8(8.18)
3・4	94.6(4.0)	13.8(1.68)	9・4	132.5(6.1)	30.1(6.22)	15・4	157.2(5.2)	51.9(8.21)
3・5	95.2(4.0)	13.9(1.68)	9・5	133.0(6.1)	30.4(6.31)	15・5	157.3(5.2)	52.0(8.23)
3・6	95.7(3.9)	14.1(1.68)	9・6	133.5(6.2)	30.7(6.41)	15・6	157.3(5.2)	52.1(8.26)
3・7	96.2(3.8)	14.3(1.67)	9・7	134.1(6.2)	31.1(6.50)	15・7	157.3(5.2)	52.2(8.22)
3・8	96.8(3.8)	14.4(1.67)	9・8	134.6(6.3)	31.4(6.59)	15・8	157.4(5.2)	52.3(8.19)
3・9	97.3(3.7)	14.6(1.67)	9・9	135.2(6.3)	31.8(6.69)	15・9	157.4(5.2)	52.3(8.15)
3・10	98.0(3.9)	14.8(1.78)	9・10	135.8(6.4)	32.1(6.78)	15・10	157.4(5.2)	52.4(8.11)
3・11	98.7(4.0)	15.0(1.90)	9・11	136.3(6.4)	32.5(6.87)	15・11	157.5(5.2)	52.5(8.07)
4・0	99.4(4.2)	15.2(2.01)	10・0	136.9(6.5)	32.8(6.96)	16・0	157.5(5.2)	52.6(8.04)
4・1	100.0(4.3)	15.4(2.12)	10・1	137.5(6.5)	33.2(7.05)	16・1	157.5(5.2)	52.6(8.00)
4・2	100.7(4.5)	15.6(2.24)	10・2	138.0(6.6)	33.5(7.14)	16・2	157.6(5.2)	52.7(7.96)
4・3	101.4(4.6)	15.8(2.35)	10・3	138.6(6.6)	33.9(7.24)	16・3	157.6(5.2)	52.8(7.92)
4・4	102.0(4.5)	15.9(2.30)	10・4	139.2(6.7)	34.2(7.33)	16・4	157.6(5.2)	52.9(7.89)
4・5	102.5(4.4)	16.1(2.24)	10・5	139.7(6.7)	34.6(7.42)	16・5	157.7(5.2)	52.9(7.85)
4・6	103.1(4.3)	16.3(2.19)	10・6	140.3(6.8)	34.9(7.51)	16・6	157.7(5.2)	53.0(7.81)
4・7	103.7(4.1)	16.4(2.14)	10・7	140.9(6.8)	35.3(7.58)	16・7	157.7(5.2)	53.0(7.82)
4・8	104.2(4.0)	16.6(2.08)	10・8	141.4(6.8)	35.8(7.65)	16・8	157.8(5.2)	53.0(7.82)
4・9	104.8(3.9)	16.8(2.03)	10・9	142.0(6.8)	36.2(7.72)	16・9	157.8(5.2)	53.0(7.83)
4・10	105.3(4.0)	17.0(2.12)	10・10	142.6(6.8)	36.6(7.79)	16・10	157.8(5.2)	53.0(7.84)
4・11	105.7(4.1)	17.2(2.22)	10・11	143.1(6.7)	37.1(7.86)	16・11	157.9(5.2)	53.0(7.84)
5・0	106.2(4.2)	17.4(2.31)	11・0	143.7(6.7)	37.5(7.93)	17・0	157.9(5.2)	53.1(7.85)
5・1	106.7(4.2)	17.6(2.40)	11・1	144.3(6.7)	37.9(8.00)	17・1	157.9(5.2)	53.1(7.86)
5・2	107.1(4.3)	17.8(2.50)	11・2	144.8(6.7)	38.4(8.07)	17・2	158.0(5.2)	53.1(7.86)
5・3	107.6(4.4)	18.0(2.59)	11・3	145.4(6.7)	38.8(8.14)	17・3	158.0(5.2)	53.1(7.87)
5・4	108.1(4.4)	18.1(2.62)	11・4	146.0(6.7)	39.2(8.21)	17・4	158.0(5.2)	53.1(7.88)
5・5	108.6(4.3)	18.2(2.64)	11・5	146.5(6.7)	39.7(8.28)	17・5	158.1(5.2)	53.1(7.88)
5・6	109.1(4.3)	18.4(2.67)	11・6	147.1(6.7)	40.1(8.35)	17・6	158.1(5.3)	53.1(7.89)
5・7	109.6(4.3)	18.5(2.70)	11・7	147.5(6.6)	40.5(8.37)			
5・8	110.1(4.2)	18.6(2.72)	11・8	147.9(6.5)	40.9(8.39)			
5・9	110.6(4.2)	18.7(2.75)	11・9	148.4(6.5)	41.3(8.41)			
5・10	111.2(4.3)	19.0(2.84)	11・10	148.8(6.4)	41.7(8.43)			
5・11	111.8(4.3)	19.3(2.93)	11・11	149.2(6.4)	42.1(8.45)			

平成12年度乳幼児身体発育調査報告書（厚生労働省）および平成12年度学校保健統計調査報告書（文部科学省）のデータをもとに作成した．
（大関武彦, 他, 編. 今日の小児治療指針. 第14版. 東京: 医学書院; 2006. p.835）（ ）: 標準偏差

〈井田博幸〉

総論

4 発達

1 主要臓器の発達

　小児患者の年齢ごとの身体を知ることは，適切な医療を提供する上で重要である．身体の成長を理解する上で有用なスキャモン Scammon の臓器別成長曲線について概説する 図1-25．この曲線は，アメリカの人類学者 Richard Everingham Scammon（1883〜1952）により提唱された，人間の身体の主要臓器の成長を 4 つのカテゴリ ①一般型 ②神経型 ③リンパ型 ④生殖器型に分類して示すモデルである．出生後から成人となる過程での成長は，分類された型ごとに異なり，それぞれの特徴を知ることで，人体の成長の特徴を理解することができる．

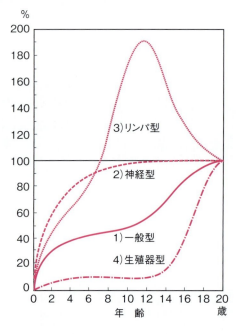

図1-25 各器官系の成長パターン
（Scammon による）
成人の重量を 100%として表現
1) 一般型
　全身の大きさ，身体各種計測値（頭部，頸部を除く），呼吸器，消化器，腎，大動脈，脾，全身の筋・骨格，血液量
2) 神経型
　脳・脳膜・脊髄，視覚器
3) リンパ型
　胸腺，リンパ節，腸間リンパ組織
4) 生殖器型
　精巣，卵巣，精巣上体，子宮，前立腺，尿道，精嚢

A 一般型

　一般型には筋骨格とともに呼吸器，消化器などの胸腹部の主要臓器が含まれ，出生後，成人に向けて 2 つの成長のピークがあり S 字状の曲線を描く．まず 3 歳頃にかけて最初のピークを迎える．この第 1 のピークでは，身長と体重が顕著に増加し，この時期の急速な運動機能発達を支える．その後いったん成長は緩やかとなるが，10 歳代になると第 2 のピークが現れる．この時期のスパートには性ホルモンが大きく関与しており，いわゆる思春期に相当する．思春期の成長は性

4 発 達

別によりその時期とパターンが異なっており，女性が早くスパートを迎え，男性はやや遅れてスパートが始まる．また，第2のピークは性ホルモンの関与により，後述する「生殖器型の成長」を伴う．

B 神経型

　神経型には脳や脊髄が含まれ，これらの成長は人間の発達において中心的な役割を果たす．生後早期から顕著な増加を見せ，幼児期にはほぼ100％の成長が達成される．この時期における神経型の成長ピークは，脳の重量と体積の急速な増加によって引き起こされ，乳幼児期の神経学的発達の土台を築く．10歳代に入ると成長曲線は緩やかになるものの，それまでに急速に成長した神経系が成熟することで，論理的思考や社会的スキルなど，より高度な機能が身につけられるようになる．

C リンパ型

　リンパ型は，他の3型と比較して一時期に成人を大きく越え，生後10年で成人のほぼ2倍に到達する独特な成長パターンを示す．リンパ型に含まれるリンパ節や胸腺の成長は，免疫機能の獲得と強く関連している．出生後，10歳代のはじめに向けての急速な増加は，様々な病原体に対する免疫応答を獲得するためである．その後，20歳にかけての減少は，身体がそれまでに獲得した免疫に基づいて効率的な免疫応答メカニズムを確立していく過程であると理解される．このリンパ型が急速に成長する時期に適切に予防接種を行うことで，対象となる感染症に対する免疫機能を獲得できる．

D 生殖器型

　生殖器型の成長曲線は，他の系と異なる特有のパターンを示す．出生後数年間は比較的緩やかな成長を遂げた後，思春期に入ると性ホルモンの増加とともに性腺の成熟が進み，成長に顕著な加速がみられる．女性では卵巣からの卵子の成熟と排卵周期が始まり，乳房の発達と月経周期が開始される．男性では精巣の体積が増加し，陰茎の成長，精子産生が始まり，これにより両性ともに生殖能力が獲得される．

　成人身体の完成に向けて，全身の臓器が成長していく．小児期に生じるその過程は，大きさの成長と機能の成熟が，その臓器の持つ役割ごとに合目的に進んでいく．

2 身体生理の発達

表1-35 小児の主なバイタルサイン（Nelson 一部改変による）

年　齢	心拍数（回／分）	呼吸数（回／分）	血圧（mmHg）
新生児	100〜150	40〜55	65〜 85/45〜55
3〜6か月	90〜120	30〜45	70〜 90/50〜65
1〜3歳	70〜110	20〜30	90〜105/55〜70
3〜6歳	60〜110	20〜25	95〜110/60〜75
6〜12歳	60〜 95	14〜22	100〜120/60〜75
12〜18歳	50〜105	16〜20	
成人	70前後	18回前後	120〜130/80〜85

A 心拍

　心臓には元来自律的に拍動する能力があるが，心拍数は脳の延髄にある心臓血管中枢により調整されている．心拍数は出生後とくに新生児期には100回／分を超えているが，年齢とともに減少し，成人になると70回／分程度となる．これは，低年齢時ほど身体の酸素必要量が多く，心臓の1回拍出量が少ないことに対応するための仕組みである．また，心拍数は年齢だけでなく，安静度，体温，心理状態など様々な要因による影響を強く受けている．

B 呼吸

　呼吸数も心拍数と同様に出生後年齢とともに徐々に減少していく．低年齢で呼吸回数が多い理由もまた心拍数と似通っており，酸素必要量の多さと1回の換気で肺が取り込める酸素の少なさを補うためである．呼吸数は脳の延髄－橋にある呼吸中枢により調整されているが，胎児期より拍動している心臓の調整と比較して，出生後に機能する呼吸の調整は，出生直後には未熟な状態にある．このため，呼吸中枢による呼吸回数の調整は成人と異なり極端となり，生理的に頻呼吸とごく短時間の呼吸休止を繰り返す周期性呼吸とよばれる新生児特有の呼吸パターンが認められることがある．

C 血圧

　血圧は，出生直後は低く，年齢とともに高くなる．血圧は心臓から拍出される血液の量と，血管の抵抗によって規定される．血圧の上昇は，成長に伴う体格および各臓器の大型化により，心臓からより遠い場所にある大きな臓器へより多くの血液を届ける必要が生じることに対応して，合目的に生じている．

D 体温

　発育に伴う必要エネルギーの多さに対応するため，小児期は基礎代謝率が高い．これにより，乳幼児，小児では，年少であるほど体温が高い傾向がある．年少であるほど基礎代謝率の高さにより熱産生が多い一方で，年少であるほど体重が小さいために熱容量が少なく，体重あたりの体表面積が広いために熱喪失が大きい．このように熱を貯留しにくく喪失しやすい性質に年少児ではとくに配慮が必要である．熱喪失経路は伝導，対流，輻射，蒸散の4つの経路がある．小児，とくに乳幼児では気温だけでなく，周辺の様々な物の温度，気流などに十分注意を払う必要がある．脳の視床下部にある体温調整中枢によって体温調整はなされている．体温を維持，上昇させるための熱産生は成人では振戦（shivering）とよばれる骨格筋の収縮によって主に成されている〔shivering thermogenesis（ふるえによる熱産生）〕．しかし，乳児期早期には振戦による熱産生はほぼみられず，褐色脂肪組織における化学的熱産生が行われている〔non-shivering thermogenesis（ふるえによらない熱産生）〕．図1-26．

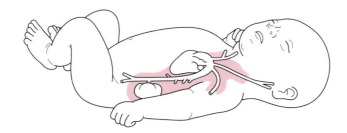

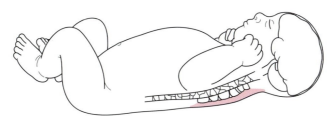

図1-26 褐色脂肪組織の分布（ピンク色）
(Gluckman PD, Heyman MA. Perinatal and Pediatric Pathophysiology. 1993. p.363, Fig. 8.5 より)

E 腎機能と水分代謝

表1-36 年齢別尿量と水分必要量 （mL/kg/日）

	乳児	幼児	学童	成人
尿量	90	50	40	20
水分必要量	150	100	80	50

表1-37 体水分量および細胞外液量 （体重の%）

	新生児	3〜6か月	1歳	成人
体水分量	80%	70%	60%	60%
細胞外液量	45%	30%	25%	20〜25%

　腎臓での尿生成において，尿希釈能（薄い尿を出す能力）は出生後早期から成人と同等である．一方，尿濃縮能（濃い尿を出す能力）は出生後早期には低く乳幼児期にかけて緩やかに高くなっていく．このため，生後早期には薄い尿しか排泄することができず，同じ量の溶質（様々な老廃物，塩など）を排出するのにより多い水が必要となるため尿量，水分必要量ともに多い．また，腎臓の能力を見る重要な指標の一つとしてGFR（糸球体濾過率）がある．これは腎臓が1分間にどれだけの血液を濾過できるかを示す数値である．出生直後の新生児ではGFRが成人の20〜30％程度しかない．このため，GFRが成人と同等になる1歳頃までの間は，代謝による老廃物，薬物など様々な物質を尿に排出するために，尿量，水分量に加えて時間も長く必要となる．

　体を構成する水の割合は，新生児で体重の約80％を占め，1歳頃までに漸減して成人と同様（60％）となる．体内での水の分布は，新生児期には細胞外液量の割合が細胞内液よりも多く，生後半年程度で逆転し，1歳頃には成人と同様の分布となる．また，小児期は年少であるほど不感蒸泄量が多い．これらも，成人と比べ小児，とくに1歳未満の乳児で水分必要量が多くなることの理由である．

F 睡眠

　出生後しばらく，昼夜にかかわらない数時間ごとの睡眠・覚醒のリズムが現れる．これを超日性リズム（ultradian rhythm）とよぶ．生後2か月を超えると日中の睡眠が減少し，夜間の睡眠が増加する．このように昼夜のリズムに同調した睡眠・覚醒リズムを概日性リズム（circadian rhythm）とよぶ．生後6か月頃には睡眠の夜間集中が顕著になるが，1歳頃までは午前，午後の2回の昼寝が残ることが多い．その後2歳頃までに午前の昼寝が消失し，午後の1回の昼寝が残る．昼寝は多くの場合5歳頃までにとられないようになる．年齢ごとの標準的な1日あたりの睡眠時間は3か月まで：14〜17時間，4〜11か月：12〜15時間，1〜2歳：11〜14時間，3〜5歳：10〜13時間，とされている．

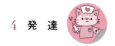

3 運動機能の発達

A 粗大運動の発達

　粗大運動は，身体の大きな筋肉，関節を使用した動作や活動のことである．歩く，走る，跳ぶ，登るなどの動作が含まれており，その発達は，運動能力獲得の根幹となり，身体を空間内で効果的に動かし，身体の姿勢をコントロールする基礎を形成する．粗大運動の発達は生後早期から始まり，首が座る，座位がとれる，つかまり立ちができる，つかまり移動ができる，自立ができる，自歩ができる，の順で進んでいく．

　　　3〜4か月：首が座る
　　　5〜6か月：寝がえり
　　　7〜8か月：座位がとれる
　　　9〜10か月：つかまり立ちができる　つかまり移動ができる
　　　12か月：自立できる
　　　〜15か月：独歩ができる
　　　18か月頃：手をつないで段差を越えられる　小走りができる
　　　2歳：一人で段差を越えられる　ジャンプができる
　　　〜4歳：段差を片足ずつで昇降できる

B 微細運動の発達

　微細運動は手指による精密な動作のことである．手を自身の口に入れ，眼でじっと見ることから，まず自身の手を認識し，その後手を使って物をつかむ，物を持ち替える，物をつまむ，スプーンなどの生活道具を使う，積み木を積める，筆記用具で描記ができる，と段階的に精密性の高い動作ができるようになっていく．微細運動の発達は基本的に眼による視覚と手指による運動の精密な協調を必要とし，粗大運動の発達を追いかけるように後から進む傾向にある．

　　　2か月：自分の手を口に入れて吸う
　　　3〜4か月：自分の手を注視する
　　　6〜7か月：物を触ろうと手を伸ばす　手でつかむ　持ち替える
　　　9〜10か月：小さな物をつまめる
　　　1歳：スプーン，クレヨンなどを使う
　　　2歳：積み木が積める
　　　4歳：丸が書ける

〈小谷野耕佑，日下　隆〉

4 精神（適応性，言語，社会性）の発達

A 精神の発達

　精神とは，大脳の高次機能が複合的に結びついた活動を意味する．認知，言語，情緒，社会性など様々な領域の能力から成り立っており，これらの活動は微細運動や聴覚，視覚などの感覚器の働きとも密接につながっている．精神発達とは，個人が周囲の環境に適応し，新しい課題を適切に認知して対処できる能力を身につけることを意味している．

B 認知の発達 表1-38, 39

　小児の認知機能は順序を追って段階的に発達していく．2歳頃までの子どもは，実際に触れる，見る，なめる，においをかぐなどの直接的な感覚刺激を通じて対象を把握する．この時期の認知機能は，粗大運動や微細運動の発達とも密接に関連している．4〜5か月になると首が座り，対象物をしっかりと見ることができるようになり，人を認識できるようになる．あやされると大きな声をあげて笑い，近くに人がいないと泣きだす．6〜7か月になるとしっかりと母親を認識できるようになり，人見知りが始まる．粗大運動機能の発達によってハイハイやつかまり立ちができるようになると母親への後追いが顕著になる．

　幼児期になると，言葉を通じて目の前にないものを想像できるようになる．2歳後半の子どもたちは，「ままごと遊び」などの「ごっこ遊び」を好むようになり，家族やテレビの主人公の動作を模倣する．模倣を盛んに行う2〜4歳頃に子どもの言語能力は急速に発達し，やがて同年齢の子どもとも会話ができるようになる．5〜6歳になると相手の気持ちを想像することができるようになる．「良い」，「かわいそう」などの抽象的な言葉の意味もわかるようになり，幼い段階ではある

表1-38 言葉の発達

少し喉音を出す．	1か月
クークー言う．笑う．人をみて声を出す．	4か月
玩具をみると声を出す．単子音節を言う．	7か月
一語を言う．まねる．	10か月
有意語（2語またはそれ以上）を言う．	1〜1歳6か月
2〜3語文，疑問文「なーに，これなに」を使用．	2〜2歳6か月
「〜が」，「〜は」などの格助詞の使用．	2歳6か月〜
名前を呼ぶと「はーい」と答える．	2歳6か月〜
「ぼく」，「わたし」，自分の名前が言える．	3歳〜
4〜6語文，嘘をつける．	4歳〜
受け身，使役文が可能，集団で話せる．	5歳〜
文字・言語の習得に向かう．	6歳〜

（前川喜平，青木継稔．今日の乳幼児健診マニュアル．2版．東京: 中外医学社; 1997. p.123 を参考に一部改変）

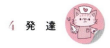

表1-39 子どもの社会性の発達

あやすと笑う．視線が合う．	1か月
あやすと声を出して応える．	3か月
大きな声で笑う．	4か月
抱かれると喜ぶ．鏡の自分に笑いかける．	5か月
母親の区別がつく．イナイイナイバーを喜ぶ．	6か月
人見知りをする．	7か月
自分の名前がわかる．「ダメ」に反応する．	8か月
母親の後を追う．「バイバイ」のまねをする．	10か月
「チョーダイ」というとおもちゃをくれる．	1歳〜
子ども同士でふざけあう．	2歳〜
ごっこ遊びをする．	2歳後半〜
友達とままごとができる．友達に好き嫌いができる．	3歳〜
かくれんぼで役割を理解する．	4歳〜
友達と競争をする．	5歳〜

が，概念的な理解が可能となる．また，鬼ごっこなどのルールのある遊びが可能となる．

　学童期では，いろいろな情報を組み合わせて対象物をより多面的・客観的に認識できるようになってくる．

　一般に知能検査は，4〜5歳頃から可能になるが，認知面での遅れは，注意深く観察すれば，3歳頃までには診断できる．また，中等度以上の遅れがある場合には，粗大運動を含めた発達全体が遅れていることが多い．

C 言語の発達 表1-38

　言語発達は認知機能の発達と密接に関連する．新生児期はおなかが減ると泣き，授乳の合間は眠っているという単純なリズムで生活していることが多い．生後2か月頃になると子どもはしきりと声を出すようになり，母親が声をかけるとその声に反応する．4〜5か月頃には，周囲の人があやすと声を出して笑うようになる．

　はっきり意味を持たない乳児の言葉を喃語とよんでいる．喃語は，最初は「あー」，「うー」という単調な音であるが，次第に音の種類が増えてくる．7〜8か月頃になると音や声のする方向を振り向き，欲しいものがあると「あーあー」と声を出すようになる．9〜10か月になると子どもは簡単な言葉を理解するようになる．「ちょうだい」，「だめ」という言葉に反応し，おもちゃを渡したり，出しかけた手を引っ込める．11〜12か月頃になると「バイバイ」と声をかけると，「バイバイ」と自分の手を動かすようになってくる．12か月頃になると欲しいものを指差し，絵本で，「アンパンマンはどーれ？」などと聞くとその絵を指で示すようになる．

　有意語の表出は，一般に言語理解より遅れる．12か月頃になると，言葉に抑揚がつき，「言葉を模倣しようとしている」様子が伺われるようになる．一般には，1歳2〜3か月頃に「マンマ」，「ブーブー」などの有意語が出現する．1歳6か月では，意味のある単語が2〜3語は認められ，

名前を呼ぶと振り向く．また，「パパにこれ渡してね」などの言いつけに従うことができるようになる．1歳6か月健診などでは，「有意語」の有無に注意をしているが，「言語表出」には個人差が大きい．この時期では言葉の理解ができていればほぼ問題はない．2歳では，言葉の数が増え，「パパ，カイシャ」のように言葉が2つつながるようになる．言葉による禁止や命令がわかるようになり，「ナーニ」，「コレナーニ」などの疑問文が出るようになる．2語文が出始めると，言葉の数は急速に増加する．2歳半では，名前を呼ぶと「ハイ」と手をあげるようになり，「おはよう」，「さようなら」などの挨拶ができるようになる．さらに「〜が」などの格助詞が使えるようになる．3歳になると，「お名前は？」と尋ねられると姓名を答えるようになる．赤，青などの色がわかり，「戦いごっこ」などのごっこ遊びができる．この頃になると「ボク」，「ワタシ」，「オレ」などの代名詞を使って，同年齢の子どもと簡単な会話ができるようになる．3歳で2語文が全く出ていない場合は，「言語発達の遅れ」と診断してよい．4歳になれば，自分が幼稚園で何をしたかなど過去の状況を話せるようになり，「○○ちゃんかわいそう」などのように自分が感じたことを言葉で表現できるようになる．**表1-38** に言葉の発達についてまとめた．

D 社会性の発達 **表1-39**

ヒトは集団（社会）の中で生活することが運命づけられている．社会の中で必要な知識や技能とともに対人関係における技術も身につけなくてはならない．社会性の発達には，子ども自身の要因とともに家族などの環境要因が影響する．子ども自身の要因としては，知的能力，身体的要因，気質，性格などが，環境要因としては養育者を中心とする家族の対応能力，育児への理解などがあげられる．子どもは，家族や近隣の人々との交わりの中で，社会に適応した行動様式を身につける必要がある．そうした行動様式を習慣化させていくことを「しつけ」とよんでいる．

E 情緒の発達

情緒は快−不快，喜び，怒り，悲しみ，恐れ，憎しみ，驚き，愛情，悩みなど主観的な経験に基づく感情である．乳幼児期には，興奮，快−不快などの未熟な状態が中心であるが，人との関わりを通じて，怒り，恐れ，愛情などのより複雑なものへと整理され，分化していく．

5 免疫系の発達

外界から侵入，あるいは体内に発生した自分と異なる物を認識し，これに適切に対応する能力が免疫能である．免疫系にはリゾチーム，補体，好中球，単球・マクロファージ，樹状細胞，NK細胞による非特異的な生体防御を担う自然免疫系と，B細胞およびT細胞が特異的な免疫反応を行う獲得免疫系がある．胎児期の免疫と関連する臓器は肝臓，脾臓，胸腺である．肝臓，脾臓はB細胞の分化と，胸腺はT細胞の分化と関連している．脾臓でのB細胞分化は出生まで発達していくが，肝臓の免疫機能は胎生20〜28週頃に最高となり，その後は退縮していく．

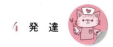

A 胎児期の免疫発達

▶a. 自然免疫系

補体は好中球やマクロファージなど貪食細胞の食機能や殺菌能を強めるが，その活性は胎児期を通して低い．新生児の末梢血中の単球・マクロファージの数は成人並みである一方，ウイルス感染防御に働く NK 細胞の活性は出生時でも低く，胎児はウイルス排除が十分にできず，感染が重症化したり慢性化する．

▶b. 獲得免疫系

液性免疫の中心である B 細胞は胎齢 11 週頃から脾臓に出現し始めるが，胎児期の B 細胞は，共同して働く T 細胞の機能が低いため IgG 産生能が低く胎児・新生児期には十分に機能していない．胎齢 3 か月頃から，胎盤を通じて母からの IgG が胎児に移行し始め，生後 7 か月頃から血液中の IgG は急速に増加する．これらの IgG は麻疹などの感染から新生児を守る働きを持っている．逆に，母親が甲状腺機能亢進症などの自己免疫疾患で自己抗体を持つ場合には，これらの抗体が児に移行し，一過性に母親と同じ症状を示すことがある．一方，IgA や IgM は母から胎児へと移行しない．これらの免疫グロブリンは原則として胎児期には産生されず，胎内感染があった場合には IgM のみが産生される．したがって，新生児期に IgM 値の上昇を認めた時には，胎内感染の存在が疑われる．また，早産児では，母から子への IgG の移行が不十分で，出生時の IgG 値が低値となっている．このため，麻疹ワクチンなどの早期接種が望まれる．

細胞免疫を担う T 細胞については，胎児期には制御性 T 細胞が細胞傷害性 T 細胞より優位であり，母体由来の抗原に対し，胎児が免疫寛容状態をつくるのに役立っていると考えられている．

B 出生後の免疫発達

出生後，母親由来の IgG は徐々に減少し，生後 4〜5 か月でほとんど消失する．その後，自分自身で IgG を産生するようになり，4〜6 歳頃には成人に近い値となる．したがって，麻疹などの弱毒生ワクチンの接種時期は母親由来の IgG がほぼ消失する時期に設定されている．IgM は，生後 6 か月頃に成人の半分程度となり，1 歳で成人と同程度となる．IgA は消化管粘膜や気道粘膜における局所免疫に重要な役割を持つが，新生児〜乳幼児期は低値である．そのため，母乳中の IgA が消化管の局所免疫に大きな役割を担っている．新生児期の補体値は成人の半分程度であるが，3〜6 か月で成人値に達する．新生児の多核球の機能については，遊走能は成人より低いが，他の機能はほぼ成人と同じといわれている．

これまで述べてきたように，胎児・新生児期においては免疫系が未完成で，そのことが，新生児が感染に罹患しやすく，重症化しやすいことと関連している．また，特殊な病原体による感染が新生児期にのみ認められる原因となっている．早産児では，さらに免疫系が未熟で，より感染に罹患しやすい．周産期における免疫系の特徴とそれに関連した問題点を 表1-40 にまとめた．

一方，これらの免疫系のいずれかの部分に遺伝的欠陥があると生体防御に様々な問題が生じる．このような状態は原発性免疫不全症とよばれている．

表1-40 周産期に認める免疫学的特徴とそれに伴う臨床上の問題点

周産期に認める免疫学的特徴		臨床上の問題点
妊娠末期に母親の免疫能が低下する.	→	子宮内・産道での感染増加.
経胎盤的に母から IgG 抗体を受ける.	→	自己抗体に関連した病態が発生する.
早産児では IgG 移行が不十分.	→	早産児では感染リスクが高まる.
IgM 抗体が乏しく補体系も未熟.	→	オプソニン活性, 自然免疫に問題がある.
サイトカイン産生能が未熟で単球の食機能も不十分である.	→	ウイルス, 真菌, 結核菌に抵抗が弱い.
NK 活性・T 細胞の細胞傷害能が不十分.	→	ウイルスに対する抵抗性が弱い.
好中球のプールが少なく機能が未熟.	→	食機能が不十分で細菌感染の頻度が高い.
分泌型 IgA が少ない.	→	食道や消化管粘膜の防御力が弱い.
初乳に IgA が多く含まれる.	→	人工栄養児では感染が多い.
特異抗原に対する抗体産生が未熟である.	→	能動免疫が行えない.

(早川　浩. 小児科. 臨時増刊号. 1996 を一部改変)

6 内分泌系の発達

　ヒトが成長, 発達していくためには内分泌系が重要な働きをしている. ホルモンは, 脳下垂体や甲状腺など体内の一定部分で産生された後に血流を介して運搬され, 標的臓器に作用する.

A 胎生期 – 新生児期の発達

　胎児期のホルモン動態は, 胎盤より分泌される胎盤ホルモンと経胎盤性に移行する母体ホルモンに大きく影響を受ける. 胎児の視床下部 – 下垂体系も胎生 20 週前後に形態的に完成し, 次第に胎児自身のホルモン生成や分泌が増加してくる. しかし, 胎児の発育はそのほとんどが胎盤由来のホルモンで調整されている. 新生児期は, 胎盤などに依存した生活から独立し, 1 つの個体となる移行期である. 出生直後には, 出生に伴うストレスによって血中 TSH, ACTH とも高値をとる. 成長ホルモン (GH) も視床下部の未熟性と関連して新生児期に一時的な高値を示す.

B 乳幼児期以降の発達

　乳幼児期から学童期にかけて, 甲状腺ホルモンなどの血液中の値は成人とほぼ同程度となる. しかし, テストステロンやエストロゲンなどの性ホルモンは成人に比べて著しく低値を示す. また, GH の夜間分泌も思春期に比べて低値である.

　思春期に入ると副腎性アンドロゲンと性ホルモンの分泌増加が認められる. これらの増加は, 視床下部のネガティブフィードバック機構の感受性が鈍くなり, 性腺刺激ホルモンの分泌が増加するためと考えられている. 性ホルモンと成長ホルモンの分泌増加により, 思春期では著しい身長の増加と骨成長が認められる.

4 発達

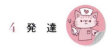

7 発達の評価法

　乳幼児健診などの場面で，子どもの発達を評価する機会が増えている．評価にあたっては，正常な子どもの発達を十分に理解していることが不可欠である．発達に遅れがあることに気づかないと適切な介入時期を逃してしまうことにつながる．逆に，過剰な診断をして，正常な発達を問題ありとしてしまうと家族に不要な心配を与えて，不適切な育児行動を招きかねない．また，評価は支援と組み合わせて考える必要がある．評価結果を正しく養育者に伝えるとともに，その評価結果から，子どもの発達を伸ばすためにどのような支援を用意していくべきかを説明しなくてはならない．発達の遅れについては，発達検査や知能検査で評価するが，早期療育の観点から幼児期に診断されることが増えている自閉スペクトラム症（autism spectrum disorder: ASD）については専用のスクリーニングツールが用いられている．評価は，本人および養育者からの問診と道具を使った課題テストを組み合わせて行う．言葉の能力が限られている乳幼児の発達評価では，養育者からの問診に基づくことが多い．話しやすい雰囲気の下で，養育者が感じている疑問や不安に耳を傾けることが大切である．行動観察と組み合わせて適切な評価を心がける必要がある．

A スクリーニング法

　発達検査とは，主に乳幼児や小学生の発達の度合いを調べ，養育に役立てるための心理検査である．乳幼児を対象とした簡便な発達スクリーニング検査として，遠城寺式，津守・稲毛式問診票スクリーニング法，KIDS，日本版デンバー式発達スクリーニング検査などがよく使われている．津守・稲毛式問診票は，本来，面接者が養育者と個人的に面接して使用されるものである．外来の待ち時間を利用して保護者に記載してもらう場合には，質問の意図が十分に理解されず，保護者の主観に左右されがちである．また，質問項目が実生活と合わない面があるため，同じ意味のことができるなら○として採点する必要がある．最近では，質問内容がより新しい KIDS や日本版デンバー式発達スクリーニング検査を用いることが多くなっている．自閉スペクトラム症のスクリーニングには M-CHAT，PARS-TR が用いられることが多い　表1-41　．

B 発達指数

　発達指数（developmental quotient: DQ）は，以下のように発達年齢と暦年齢から求めることができる．

　　　DQ＝（発達年齢／暦年齢）×100

　通常，4〜5歳頃までは認知面だけの発達を評価することは難しく，言語，微細運動，生活習慣行動などの発達全体を評価する．発達の状況を表す指標として DQ が用いられる．KIDS，津守・稲毛式問診票スクリーニング法などでも DQ 値を求めることは可能であるが，早産児など発達上

表1-41 発達検査によく用いられる検査

検査名	問診 / 課題テスト	年齢	所要時間	特徴
遠城寺式乳幼児分析的発達検査法	保護者からの問診課題を直接テストすることも可能	4歳8か月まで	15分	スクリーニングテスト，診察場面において，簡便に発達のプロフィールを知ることができる．
乳幼児精神発達質問紙（津守・稲毛式）	問診	7歳まで	20分	乳児，1〜3歳，3〜7歳の3種類がある．日常生活を運動，社会性，探索・操作，食事・生活習慣，言語の分野ごとに評価する．3歳までのDQが算出できる．
KIDS	保護者から問診	0歳1か月〜6歳11か月の乳幼児	10〜15分	質問内容が津守・稲毛式に比べて現在社会に合った設問になっている．
DENVER II デンバー発達判定法	問診と直接の観察	0〜6歳	30分	個人−社会，微細運動−適応，言語，粗大運動の4領域で評価する．各チェック項目について25%，50%，75%，90%の到達レベルが記載されてあり，暦年齢ごとの発達が知りやすい．
新版K式発達検査	問診と直接の観察	3か月〜成人まで	30分	乳児から就学前の子どもたちを評価するのに便利．わが国における幼児を対象とした標準発達検査と考えられる．
WPPSI™−III	直接	2歳6か月〜7歳3か月	30〜60分	2歳6か月〜3歳11か月では，4つの基本検査の実施から「全検査IQ（FSIQ）」「言語理解指標（VCI）」「知覚推理指標（PRI）」を，5検査の実施でさらに「語い総合得点（GLC）」を，4歳0か月〜7歳3か月では，7つの基本検査の実施からFSIQ，VCI，PRIを，10検査の実施でさらに「処理速度指標（PSI）」とGLCを算出できる．
WISC™−V	直接	5〜16歳11か月	60〜70分	全般的な知能，特定の認知領域の知的機能を表す主要指標，臨床的ニーズに基づいた様々なグループの認知能力を表す補助指標によって発達の特徴をつかむことができる．

4 発達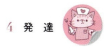

表1-41 つづき

検査名	問診/課題テスト	年齢	所要時間	特徴
K-ABC 心理・教育アセスメントバッテリー	直接	2歳6か月〜12歳11か月	30〜60分	Kaufman Assessment Battery for Children の略．学習課題別の評価に便利だが，IQは算出されない．
M-CHAT	親に対する質問紙	18か月〜2歳	5〜10分	社会的発達に関する16項目，ASD児にみられることのある独特の知覚反応や常同行動に関する4項目，言語理解に関する1項目と，2つのダミー項目の23項目で構成される．
PARS-TR	親に対する面接	3歳以上	全項目版：回答・評定（採点）90分程度，短縮版：回答・評定（採点）30〜45分程度	ASDの発達・行動症状について，その存否と程度を評定する57項目からなる検査．

のリスクを持つ子どもの評価法としては，行動観察を中心とした新版K式発達検査が推奨されている．新版K式発達検査は，問診と道具を使った客観テストの組み合わせで，姿勢・運動，認知・適応，言語・社会の下位項目に分けて評価できる．

C 知能指数

　知能を測定するための心理検査で，知能指数（intelligence quotient: IQ）で示す方法が代表的である．知能指数は発達指数と同じく「生活年齢と精神（知能）年齢の比」を基準とした方式で従来は算出されていた．この方式ではIQは精神年齢を生活年齢（暦年齢）で除した値に100をかけた値で示される（たとえば，暦年齢10歳の子どもが10歳の精神年齢を持っていればIQは100であり，7歳の精神年齢だと70になる）．現在では「同年齢」を基準とした方式が主に使われるようになり，わが国では，就学前（5〜6歳）からの評価としてはWISC™-V（Wechsler Intelligence Scale for Children-5th. ed. 対象5〜16歳）を用いることが多い．同じウェクスラー系の検査として乳幼児用に開発されたWPPSI™-Ⅲ（Wechsler Preschool and Primary Scale of Intelligence-3rd. ed.）検査もあるが，小中学校時代も継続して使用できるという点からは，WISC™-Vの方が実用的である．成人では，田中ビネー知能検査VやWAIS™-Ⅳ（Wechsler Adult Intelligence Scale-4th. ed）が使用されている．これらの「同年齢」を基準とした方式では，知能指数は標準得点で表され，平均値は100，標準偏差は15前後（ウェクスラー式は15，田中ビネー式は16など）で定義されている．ウェクスラー系の検査では，知能指数は平均100，標準偏差15の正規分布をとり，70は平均より2SD低い値となる．最もよく使われる精神疾患の分類体系の一つであるアメリカ精神医学会が作成する，精神疾患の診断・統計マニュアル（Dia-

表1-42 知的障害（DSM-IV-TR 診断基準）の定義と頻度

1. 定義
   A. 知的機能が有意に平均以下
      （およそ IQ 70 以下）
   B. 適応行動の欠陥または不全が以下に示す 2 つ以上の領域に認められる.
      コミュニケーション，身辺自立，家庭生活，社会・人間関係の技術，社会資源の
      利用，自己統制，実用的な読み書き計算の技術，仕事，レジャー，健康，安全
   C. 18 歳未満の発症
2. 精神遅滞のレベルとその頻度
軽度	IQ 50〜55 からおよそ 70 まで	(85〜90%)
中度	IQ 35〜40 からおよそ 50〜55 まで	(5〜10%)
重度	IQ 20〜25 からおよそ 35〜40 まで	(3〜4%)
最重度	IQ 20〜25 未満	(1〜2%)

〔髙橋三郎，大野 裕，染矢俊幸，訳. 精神疾患の診断・統計マニュアル 新訂版（DSM-IV-TR）. 医学書院; 2004 より作成〕

gnostic and Statistical Manual of Mental Disorders: DSM）では，第 4 版である DSM-IV では IQ 70 以下を精神遅滞とよび，70 から 85 までの場合は境界知能とよんでいた. さらに精神遅滞は最重度，重度，中度，軽度に分けられていた **表1-42**. 第 5 版である DSM-5 の診断基準からは名称が知的能力障害（知的発達症），2023 年改訂版の DSM-5-TR では知的発達症（知的能力障害）と変更になり IQ 値は削除されている. しかし，実際の書類作成時には，DSM-IV-TR 診断基準での重症度分類が使用されている.

〈永瀬裕朗〉

総論

5 栄 養

小児は日々発育しており発育に多くのエネルギーが必要である．適切なエネルギー・栄養素摂取が得られないと，発育は障害される．一般に生後の発育は乳児期，学童期，思春期に区分され，それぞれに発育および栄養学的特徴がある．以下に区分ごとに栄養の特徴と問題点について述べる．

1 乳児期の栄養

乳児期の栄養に関しては2007年に作成された「授乳・離乳の支援ガイド」が2019年3月に改定された．最新の知見や授乳・離乳を取り巻く社会環境等の変化をふまえ，「授乳・離乳の支援ガイド」改定に関する研究会において改定が行われた．このガイドでは，まず，授乳および離乳を通じた育児支援の視点を重視することの重要性があげられている．親子の個別性を尊重するとともに，近年ではインターネット等の様々な情報がある中で，慣れない授乳および離乳において生じる不安やトラブルに対し，母親らの気持ちや感情を受け止め，寄り添いを重視した支援を促進することが求められている．また，妊産婦や子どもにかかわる多機関，多職種の保健医療従事者が授乳および離乳に関する基本的事項を共有し，妊娠中から離乳の完了に至るまで，支援内容が異なることないよう一貫した支援を推進するよう記載されている．

改定の主なポイントを具体的に示す．

① 授乳・離乳を取り巻く最新の科学的知見等をふまえた適切な支援の充実：食物アレルギーの予防や母乳の利点等の乳幼児の栄養管理等に関する最新の知見をふまえた支援の在り方や，新たに流通する乳児用液体ミルクに関する情報の記載．

② 授乳開始から授乳リズムの確立時期の支援内容の充実：母親の不安に寄り添いつつ，母子の個別性に応じた支援により，授乳リズムを確立できるよう，子育て世代包括支援センター等を活用した継続的な支援や情報提供の記載．

③ 食物アレルギー予防に関する支援の充実：従来のガイドでは参考として記載していたものを，近年の食物アレルギー児の増加や科学的知見等をふまえ，アレルゲンとなりうる食品の適切な摂取時期の提示や，医師の診断に基づいた授乳および離乳の支援について新たな項目として記載．

④ 妊娠期からの授乳・離乳等に関する情報提供の在り方：妊婦健康診査や両親学級，3〜4か月健康診査等の母子保健事業等を活用し，授乳方法や離乳開始時期等，妊娠から離乳完了までの各時期に必要な情報を記載．

A 授乳期（0〜5，6か月児）の栄養

▶a. 母乳育児の推進

　出生後月齢5〜6か月までの栄養源は乳汁である．母乳は乳児にとって最適な栄養源で，乳児が欲しがる時に欲しがるだけ母乳を与えることで（自律哺乳），健康な乳児は順調に発育する．出産後1週間頃までの母乳は初乳といい，カロチノイドを多く含むため黄色調で，初乳には成熟乳に比べてたんぱく質，ラクトフェリン，リゾチームなどの抗菌物質，分泌型IgA，ヒトミルクオリゴ糖，細胞成分などが多く含まれている 表1-43 ．生後1〜2週間より成熟乳になり白色調になる．生後5〜6か月までの授乳量は約0.78L/日で，生後3か月頃までは約3時間ごとに1日7〜8回授乳する．ただ，生後数か月間は，1日10回以上の授乳になることもあり，欲しがる時に欲しがるだけ与えるよう伝えておく．生後2〜3か月になると吸い方にも変化がでてきて遊びのみをするようになり，生後4〜5か月になると授乳間隔にリズムがつくようになる．

　母乳は乳児にとって最適な栄養源であるが 表1-44 ，留意すべき点もある 表1-45 ．支援者はこのような点に注意しながら母乳育児を推進する．

▶b. 母乳を与えられない場合

　しかし母乳が与えられない場合もある．

① 母乳を全く与えられない場合

　児側因子：ガラクトース血症，長鎖脂肪酸代謝異常症（アミノ酸代謝異常症では多少の母乳を与えることはできることが多い）

　母親側因子としては感染症が多く，活動性結核，HIVまたはHTLV-1キャリアがある．また，がん治療や代謝拮抗薬などごく一部の薬剤では母乳育児を断念せざるを得ない場合もある．

表1-43 **母乳の初乳と成熟乳の比較**

100mL 中	初　乳	成熟乳
エネルギー（kcal）	60.0	62.6〜69.1*
たんぱく質（g）	1.84	0.99〜1.25*
脂　質（g）	2.68	3.17〜3.75*
糖（g）	7.13	7.53〜7.61*
乳　糖（g）	5.59	6.40〜6.62*
灰　分（g）	0.27	0.17〜0.2*
免疫グロブリン（IgA）（mg）	100〜200	50〜100
免疫グロブリン（IgG）（mg）	34	3〜5
ラクトフェリン（mg）	500〜700	100〜300
リゾチーム（mg）	9〜100	3〜300
白血球（cells）	$3×10^8$	$1×10^6〜4×10^7$

*：分娩後21〜365日の母乳
(Yamawaki N, et al. J Trace Elem Med Biol. 2005; 19: 171-81. 若林裕之，他．周産期．2004; 34: 1351-4 より改変)

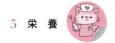

5 栄 養

表1-44 母乳育児の利点

乳児にとっての利点
1. 成分組成が乳児に最適である.
2. 感染防御因子を多く含む.
    分泌型 IgA（腸粘膜から分泌される抗体），補体（C3 はオプソニン作用を持つ），細胞成分（顆粒球，マクロファージ，リンパ球など），ラクトフェリン（抗菌作用，ビフィズス菌増殖作用），リゾチーム（細菌の細胞壁のムコ多糖を分解する酵素で，大腸菌やサルモネラ菌を溶解，殺菌する），ヒトミルクオリゴ糖（母乳栄養児の腸内細菌はビフィズス菌優位で，ビフィズス菌は腸管の免疫能を高める，また，病原菌が腸管上皮細胞に接着するのを防ぐ），ラクトペプチダーゼ（連鎖球菌の殺菌作用）などが母乳に含まれている.
3. 消化管成長促進作用がある.
    上皮成長因子，神経成長因子，インスリン，グルタミン，タウリンなど.
4. 中耳炎，胃腸炎，呼吸器疾患などの感染のリスクを下げる.
5. SIDS（乳幼児突然死症候群）の頻度を下げる.
6. アレルギーを起こさない.
7. 児の顎や歯の発達によい.
8. 清潔である.
9. 良好な母子関係を築く.
10. 将来の肥満・生活習慣病のリスクを下げる.

母親にとっての利点
1. 妊娠前の体重に早期に戻る.
2. 子宮の回復が早い.
3. 分娩後の出血を少なくし，月経周期を遅らせる.
4. 生活習慣病（2 型糖尿病，高血圧，脂質異常症），乳がん，子宮がん，産後うつのリスクを下げる.
5. 骨塩量が改善し，骨粗鬆症と骨折のリスクを下げる.
6. 簡便で，経済的である.

表1-45 母乳育児で留意すべきこと

1. **母乳不足**：哺乳時間が長い（30 分以上），授乳間隔が短い，体重の増えが悪い（乳児期初期で 20g 以下），不機嫌など．しかし，母乳不足を疑っても，安易に人工乳を足すのではなく，母乳分泌不良の原因を探り，対処する努力をまず行う．
2. **ビタミン K 欠乏**：ビタミン K 欠乏による出血傾向のために，乳児期初期に頭蓋内出血などの重篤な出血をきたす．出血予防のためにビタミン K の内服が行われており，出血は激減した．現在，ビタミン K_2 シロップが 13 回（出生後すぐ，分娩施設退院時，その後，生後 3 か月まで週 1 回）予防投与されている．とくに母子健康手帳についている便カラーコードを確認することで胆道閉鎖の早期発見につなげることが重要である（胆道閉鎖症のある児では，二次性乳児ビタミン K 欠乏性出血症で頭蓋内出血を起こすリスクが高まる）．
3. **ビタミン D 欠乏**：低出生体重児ではビタミン D 欠乏になりやすい．血清アルカリホスファターゼ値が高い場合は，活性型ビタミン D を補充することが一般的であったが，近年，活性型ビタミン D の前駆体物質であるビタミン D_3 が使用されることも少なくない．正期産児であっても，米国ではビタミン D_3 を 1 日 400IU 摂取するよう推奨されている．これには母子の少ない日光照射や不適切な食事で，母乳栄養児でのビタミン D 欠乏性くる病が問題になっていることも関係している．
4. **母乳性黄疸**：母乳中に含まれる物質によりビリルビンのグルクロン酸抱合が抑制され，間接ビリルビンが増加する．生後 1 か月でも黄疸が持続している場合もあるが，母乳を中止する必要はほとんどない．黄疸をきたす疾患の鑑別が必要である．

② **一時的に母乳を与えられない場合**：母親がある種の薬剤を使用する場合は，児への影響を鑑み一定期間は母乳を与えないようにする．一般的に半減期の5倍の時間が過ぎれば母乳に含まれる薬剤はほぼ消失するため，授乳できるようになる．その期間は搾乳して廃棄することとなる．

多くの薬の添付文書には「投薬中は授乳を中止させる」または「治療上の有効性が危険性を上回ると判断される場合にだけ投与する」と記載されており，これに従えば，薬を飲む母親の多くは授乳ができなくなる．しかし，世界保健機関（WHO）や米国では多くの薬剤は授乳中に使用しても差し支えないと記載されている．わが国では「国立成育医療研究センター妊娠と薬情報センター：授乳と薬について知りたい方へ」（http://www.ncchd.go.jp/kusuri/lactation/）には，授乳中に薬を使うにあたって知っておいてほしいこと，授乳中に安全に使用できると考えられる薬の一覧，授乳中の女性に適さないと考えられる薬の一覧，またQ&Aも載っている．医療者向けとしては，米国国立衛生研究所（NIH）のサイトでオンライン〔NIHでは授乳と薬剤に関するデータベース（LactMed）を作製しており，無料でだれでも検索できるようになっている〕で授乳の可否も判断できるようになっている．

母乳分泌が十分でない場合は，乳児用調製粉乳（育児用ミルク）を使うこととなる．育児用ミルクとは，牛乳を加工し母乳の組成にできるだけ近づけるように改良されたものである 表1-46．母乳育児が行えない母親はしばしば母乳育児ができないことに罪悪感を持つことがある．そのような母親には育児用ミルクでもスキンシップを大切にして愛情を持って育てれば問題がないことを理解させることが大切である．一方，安易に育児用ミルクに変更する母親には母乳育児の利点を理解させ母乳を続けるように支援することが必要である．近年，液体ミルクも利用できるようになった．液体ミルクを使用する際の注意点として，①高温下で保存しない，②賞味期限が切れていないか，容器に破損がないか確認する，③開封したらすぐに使用し，飲み残りは廃棄する，ことがあげられる．

▶c. 授乳についての問題点

平成27年度乳幼児栄養調査によると，授乳について困ったことがあると答えた割合は8割近くにのぼった．なかでも母乳が足りているかどうかわからない・母乳が不足ぎみ・母乳が出ないといった母乳量に関する悩みは少なくない．このような悩みを減らすためにも育児支援の充実が必要であり，多職種の医療者が授乳に関する基本的事項を共有し，支援内容が異なることの内容一貫した支援が求められている．

▶d. 低出生体重児の栄養

低出生体重児においても母乳が推奨される．ただし嚥下反応が確立していない34週未満や哺乳困難児ではチューブ栄養を行う．カンガルーマザーケア（注：母親の素肌の胸に裸の児を抱いて触れ合うケア）を行い，母親が児の抱っこに慣れてきて，児も呼吸補助が不要な状態になっていれば，直接乳房を含ませることも可能である．母親の不安が強いようなら，搾乳してから乳房を含ませることもある．極低出生体重児で母乳栄養の場合は，母乳で不足する栄養素を強化する"強化母乳（fortified human milk）"を経腸栄養100mL/kg/日に到達した頃から行う．母乳強化物（human milk fortifier, HMS-1, HMS-2）が使用されており，熱量，たんぱく質，カルシウムを補給できる．しかしビタミン類や鉄・亜鉛などは含まれていない．ビタミンも母乳では不足す

5 栄養

表1-46 母乳および人工乳の組成の比較

	母乳 （100g 中）	牛乳 （100g 中）	育児用ミルク	フォローアップ ミルク	低出生体重児用 調製粉乳
調乳濃度（%）			12.7〜13.5	13.6〜14	15〜16
エネルギー（kcal）	65	67	66〜68	64〜67	70〜82
たんぱく質（g）	1.1	3.3	1.5〜1.6	2〜2.1	2〜2.11
脂質（g）	3.6	3.8	3.5〜3.61	2.52〜3.02	2.67〜4.4
炭水化物（g）	7.2	4.8	7.1〜7.72	7.72〜8.47	8.07〜9.86
灰分（g）	0.2	0.7	0.27〜0.31	0.48〜0.57	0.38〜0.47
ビタミン A（μg）※	45	38	53〜58.5	45〜54.6	71〜300
ビタミン B$_1$（mg）	0.01	0.04	0.039〜0.08	0.04〜0.1	0.08〜0.3
ビタミン B$_2$（mg）	0.02	0.15	0.078〜0.11	0.098〜0.11	0.13〜0.3
ビタミン C（mg）	5	1	5.8〜7.8	7〜10.1	7〜32
ビタミン D（μg）	0.3	0.3	0.85〜1.2	0.59〜1.5	1.2〜9.5
ビタミン E（mg） （αトコフェロールとして）	0.4	0.1	0.51〜0.87	0.48〜0.92	1.07〜2.3
カルシウム（mg）	27	110	44〜51	85〜100	65〜81
マグネシウム（mg）	3	10	4.7〜5.9	6.8〜13	6.8〜8.3
ナトリウム（mg）	15	41	15〜19.5	27〜32	27〜33
カリウム（mg）	48	150	57〜66	85〜110	74〜98
リン（mg）	14	93	26〜28	48〜56	36.8〜49
鉄（mg）	0.04	Tr	0.78〜1	1〜1.33	0.8〜1.6
銅（μg）	30	10	40.6〜50	＊＊	50〜53
亜鉛（mg）	0.3	0.4	0.34〜0.41	＊＊	0.42〜0.54

＊＊: ほとんど含まれていない. ※: レチノール当量.
（七訂増補 日本食品標準成分表 2015年より）

1 乳児期の栄養

るので，ビタミン D，ビタミン E の補充を行う場合がある．貧血も起こしやすい．在胎32週以前に出生した低出生体重児では，生後1〜3か月頃（早期貧血）と，乳児期後半（後期貧血）に貧血が生じる．前者はエリスロポエチンの産生が悪いためで，正球性・正色素性貧血でエリスロポエチン治療を行う．後期貧血は鉄欠乏性貧血で鉄剤に反応する．早産児では生後1か月くらい経過すると亜鉛も欠乏しやすく，血清亜鉛濃度80μg/dLを目標に亜鉛を投与する．

　母親の母乳だけでは十分な量にならない場合やなんらかの理由で母乳を与えられないとき，極低出生体重児（出生体重1500g未満）では認定された母乳バンクから提供されるドナーミルクを利用することが推奨されている．なお，ドナーミルクから人工乳に変える時期は一般的に修正34週を目安としている．出生体重1500g以上で全身状態が安定した児であれば，母乳の不足分を低出生体重児用ミルク（商品名: 明治 LW，森永ドライミルク DP-P，グリコ アイクレオのグローエールミルク，ビーンスターク PM）を用いて補足することが一般的である．低出生体重児用ミルクは通常の育児用ミルクに比べて，たんぱく質，糖質，灰分が多く，脂質が少ない 表1-46．通常の育児用ミルクに切り替える時期は児の体重が2000〜2500gに達する頃である．

B 離乳期の栄養（6〜18か月）

　離乳食は生後5〜6か月から始まり，徐々に離乳食の回数や量を増やし，調理形態もすりつぶした状態から，少しずつ固くして，12〜18か月で離乳を完了することが「授乳・離乳の支援ガイド」で示されている 図1-27．生後9か月からのミルクとしてフォローアップミルクが市販されている 表1-46．フォローアップミルクは離乳期後半に欠乏しやすい成分であるたんぱく質，カルシウム，鉄を増強したものであるが，適切に離乳食を食べている場合は必ずしも必要ではない．また，母乳栄養児で離乳食を適切に食べている子どもでは，母乳をフォローアップミルクに切り替える必要はなく，母乳を続ける．世界保健機関（WHO）と国連児童基金（UNICEF）は離乳食

	離乳の開始 ━━━━━━━━━━━━━━━━━━━━━━→ 離乳の完了			
	以下に示す事項は，あくまでも目安であり，子どもの食欲や成長・発達の状況に応じて調整する．			
	離乳初期 生後5〜6か月頃	**離乳中期** 生後7〜8か月頃	**離乳後期** 生後9〜11か月頃	**離乳完了期** 生後12〜18か月頃
食べ方の目安	○子どもの様子をみながら1日1回1さじずつ始める． ○母乳や育児用ミルクは飲みたいだけ与える．	○1日2回食で食事のリズムをつけていく． ○いろいろな味や舌ざわりを楽しめるよう食品の種類を増やしていく．	○食事のリズムを大切に，1日3回食に進めていく． ○共食を通じて食の楽しい体験を積み重ねる．	○1日3回の食事リズムを大切に，生活リズムを整える． ○手づかみ食べにより，自分で食べる楽しみを増やす．
調理形態	なめらかにすりつぶした状態	舌でつぶせる固さ	歯ぐきでつぶせる固さ	歯ぐきで噛める固さ
1回当たりの目安量				
Ⅰ　穀類(g)	つぶしがゆから始める． すりつぶした野菜等も試してみる． 慣れてきたら，つぶした豆腐・白身魚・卵黄等を試してみる．）	全がゆ 50〜80	全がゆ 90〜軟飯80	軟飯90〜 ご飯80
Ⅱ　野菜・果物(g)		20〜30	30〜40	40〜50
Ⅲ　魚(g)		10〜15	15	15〜20
又は肉(g)		10〜15	15	15〜20
又は豆腐(g)		30〜40	45	50〜55
又は卵(個)		卵黄1〜 全卵1/3	全卵1/2	全卵1/2〜 2/3
又は乳製品(g)		50〜70	80	100
歯の萌出の目安		乳歯が生え始める．	1歳前後で前歯が8本生えそろう． 離乳完了期の後半頃に奥歯（第一乳臼歯）が生え始める．	
摂食機能の目安	口を閉じて取り込みや飲み込みが出来るようになる． 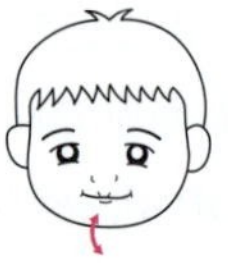	舌と上あごで潰していくことが出来るようになる． 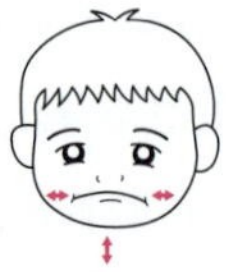	歯ぐきで潰すことが出来るようになる． 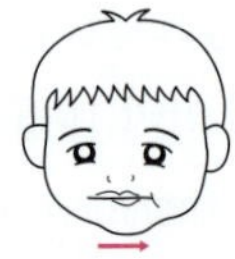	歯を使うようになる．

※衛生面に十分に配慮して食べやすく調理したものを与える

図1-27　離乳食の進め方の目安（厚生労働省ウェブサイト．「授乳・離乳の支援ガイド」改定に関する研究会，編．授乳・離乳の支援ガイド 2019年3月．p.34より）

5 栄 養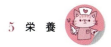

で母乳では不足する栄養素を補いながら，2歳かそれ以上まで母乳を与えるよう推奨している．母乳に含まれる免疫物質など生理活性物質は授乳している限り，児に与え続けられる．

2 幼児期の栄養

A 栄養の特徴

"三つ子の魂，百まで"の格言があるように，食習慣に関しても，幼児期に健全な食習慣を確立することは非常に重要である．幼児は3食だけでは栄養を必要量摂取することが困難であるので，おやつ（間食）が必要である．適切なおやつの回数と量は，1～2歳で1～2回（午後3時または午前10時と午後3時）で1日のエネルギーの10～15％（100～160kcal）を，3～5歳で1回（午後3時）に1日のエネルギーの15～20％（200～260kcal）が望ましい．

幼児期前半の消化吸収機能は未熟であるので，発達に合わせた食品や調理形態の食べ物を与えることが必要である．また，この時期は咀嚼機能を獲得し発達させる重要な時期で，年齢に応じた適切な大きさと固さの食べ物を与える．さらに，この時期は乳児期より運動が活発になる．活発な身体活動は筋肉や骨など体のあらゆる発達に欠かせない．たんぱく質，糖質，脂質，ビタミン，ミネラルなどの栄養素をバランスよく摂取することは活発な身体活動や成長に不可欠である．幼児ではカルシウム，鉄は摂取不足で，たんぱく質，脂質は摂取過剰傾向である（日本人の食事摂取基準2020年版と平成28年国民健康・栄養調査の比較より）．

B 栄養の問題

離乳初期には，個人差が大きく，与えたものをパクパク食べる子もいれば，口にいれても出してしまったり，口を開けない子もいる．あせらず，気長に毎日与えることが重要である．なにより家族がおいしく食べているところをみせることで，子どもも食べたいと要求するようになるのが好ましい．

平成27年度乳幼児栄養調査では食事で困っていることとして，"食べるのに時間がかかる"が3歳以上では30％以上，"偏食"は全年齢を通じて30％以上，そのほか，"むら食い""遊び食べ"が多くあった．以前多かった"よくかまない"は10年前に比べて減少していた．偏食が強い場合は，その要因を考えて改善する．さらに，調理方法や楽しい食事の演出などを工夫する．一般的に偏食とは長期にわたって特定の食品の好き嫌いが続いている状態を示し，2歳頃よりはじまりやすい．偏食のきっかけとしては，固さ・味付けが濃すぎるなど調理上の問題，不適切な育児態度，家族の偏食，不規則な食事時間，睡眠不足・遅い起床，間食の取りすぎや不規則な与え方，過去の不快な記憶などが考えられる．早寝早起きにより生活リズムを整え，外遊びを取り入れ，間食の与え方を見直すことで，空腹感を感じられるようにする．また，家族の偏食もなくすことも大切である．

平成27年度乳幼児栄養調査では　対象が子ども2～6歳と平成17年度調査と多少対象は異な

が，朝食を欠食する割合は 6.4% と減少していた．保護者においては 18.6% が欠食していた．朝食を必ず食べる子どもについて，子どもの起床時間をみると午前 6 時前がほとんどであり，また，就寝時間でみると午後 8 時前というのが 98% 近かった．家族全員の健康のために，早寝早起き・朝食摂食を含む規則正しい食生活，楽しい雰囲気での食事が大切である．

3 学童期の栄養

A 栄養の特徴

　小学校に入学すると学校給食が始まる．2018 年，2021 年に学校給食実施基準を改定しており，学校給食摂取基準は，食事摂取基準を参考に，「食事摂取基準を用いた食生活改善に資するエビデンスの構築に関する研究」の結果を勘案もとに，児童生徒の健康や食育の推進をはかるための望ましい栄養量を算出したものである．基準値設定に際しては，食事摂取基準の目標量または推奨量の 1/3 を目安として献立が提供されている．

　学校給食は第二次世界大戦後の食糧難時代に栄養改善を目的として定着したものであるが，飽食の時代である今日では，学童の食生活が不健全である実態から，適切な栄養補給に大きく貢献している．学校給食における食物アレルギー対応の指針も作られている．

B 栄養の問題

　子どもが自由に食事の方法や内容を選択する機会が増える．その結果，朝食欠食の増加，家庭での貧弱な食内容，コンビニエンスストア・ファーストフード利用の増加などにより脂肪過剰摂取，カルシウム・鉄の不足が問題になっている．社会性やコミュニケーション能力を培うために，できるだけ家族一緒の楽しい食事を心がけるべきである．

4 思春期の栄養

A 栄養の特徴

　エネルギーをはじめ各種栄養素の摂取量が人生で最も多い頃で，男性では 15〜17 歳，女性では 12〜14 歳が最も多くエネルギー・栄養素を必要とする（ただし，ビタミン D・E は成人が最大摂取量）．これは二次性徴発来に伴う急激な身体発育に使われるためである．女子の鉄摂取基準は月経の有無で異なり，"月経あり"で多くなる．骨塩量は小児期，とくに思春期に増加する 図1-28．成人になると骨密度はほとんど増加せず，高齢になると減少する．したがって，高齢期の骨粗鬆症を予防するためには，小児期に適切な栄養を摂取するとともに運動習慣をつけて，骨塩量を増強しておくことが大切である．

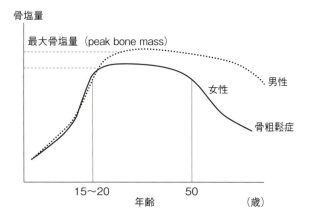

図1-28 骨塩量の経年変化

B 栄養の問題

　食事摂取基準と国民健康・栄養調査の平均摂取量を比較すると，現在の思春期の日本人の食事の特徴は，①エネルギー摂取は基準より低い，②脂肪エネルギー比が高い，③カルシウム，鉄の摂取不足，であるといえる．この傾向は思春期に限らず，ほぼ全年齢層でみられる．また，朝食欠食が思春期に急増する．朝食欠食は，他の望ましくない生活習慣（夜更かし，睡眠不足，夜食，朝起きが悪いなど）と関連があり，肥満児に多いことも指摘されている．さらに，孤食も小学校から年齢が上がるにつれ増加し，「食事を1人で食べる状況」がよくある高校生は，朝食で男子43.9%，女子42.9%，夕食で男子19.1%，女子で13.9%と非常に多い．幼稚園から思春期まで継続した食育が必要であり，保護者への教育も重要である．

5 日本人の食事摂取基準

A 「日本人の食事摂取基準2020年版」の考えかた・見かた

　「日本人の食事摂取基準」は5年ごとに改訂される．エネルギーでは推定エネルギー必要量，栄養素では5つの指標（推定平均必要量，推奨量，目安量，目標量，許容上限量）が示されている．それぞれの指数の概念図を 図1-29, 30 に示す．目標量は 図1-30 に示されていない．目標量とは，生活習慣病の一次予防を目的として，現在の日本人が当面の目標とすべき摂取量として策定されている．1歳以降では，脂質（脂肪エネルギー比20～30%），炭水化物（%エネルギー比50～65%），塩分等で目標量が提示されている．

　生後6か月乳児では母乳栄養素濃度と1日母乳摂取量（780mL）をかけて求めた「目安量」が示されている．6～11か月の乳児は離乳食を摂取している．この年齢の摂取基準は6か月未満の乳児および（または）1～2歳の値から外挿方法（ある年齢と性で示された値をもとに，体重や成長因子を考慮した計算式から求める方法）で求められている．幼児の摂取基準の多くは，成人の

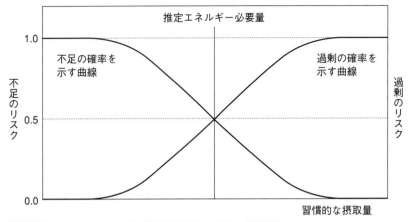

図1-29 推定エネルギー必要量を理解するための概念図
〔日本人の食事摂取基準（2010年版）〕
縦軸は，個人の場合は不足または過剰が生じる確率を，集団の場合は不足または過剰の者の割合を示す．

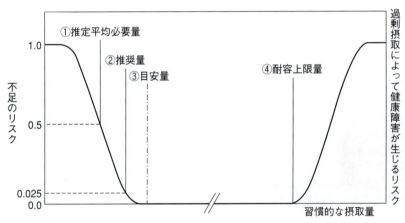

図1-30 食事摂取基準の各指標（推定平均必要量，推奨量，目安量，耐容上限量）を理解するための概念図〔日本人の食事摂取基準（2010年版）〕

縦軸は，個人の場合は不足または過剰によって健康障害が生じる確率を，集団の場合は不足状態にある者または過剰摂取によって健康障害を生じる者の割合を示す．不足の確率が推定平均必要量では 0.5（50％）あり，推奨量では 0.02～0.03（中間値として 0.025）（2～3％または 2.5％）あることを示す．

耐容上限量以上を摂取した場合には摂取過剰による健康障害が生じる潜在的なリスクが存在することを示す．そして，推奨量と耐容上限量とのあいだの摂取量では，不足のリスク，過剰摂取による健康障害が生じるリスクがともに 0（ゼロ）に近いことを示す．

目安量については，推定平均必要量ならびに推奨量と一定の関係をもたない．しかし，推奨量と目安量を同時に算定することが可能であれば，目安量は推奨量よりも大きい（図では右方）と考えられるため，参考として付記した．

目標量は，外の概念と方法によって決められるため，ここには図示できない．

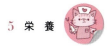

5 栄養

値と乳児の値を参照して，外挿方法で求められている．日本人の食事摂取基準2020年版から抜粋して，小児の推定エネルギー必要量，たんぱく質，ビタミンD，ビタミンK，カルシウム，鉄の推奨量（乳児は目安量）を 表1-47 に示す．

表1-47a たんぱく質の食事摂取基準（g/日）

年齢	男性 推定平均必要量	男性 推奨量	男性 目安量	女性 推定平均必要量	女性 推奨量	女性 目安量
0～5（月）	―	―	10	―	―	10
6～8（月）	―	―	15	―	―	15
9～11（月）	―	―	25	―	―	25
1～2（歳）	15	20	―	15	20	―
3～5（歳）	20	25	―	20	25	―
6～7（歳）	25	30	―	25	30	―
8～9（歳）	30	40	―	30	40	―
10～11（歳）	40	45	―	40	50	―
12～14（歳）	50	60	―	45	55	―
15～17（歳）	50	65	―	45	55	―

表1-47b ビタミンDの食事摂取基準（μg/日）

年齢	男性 目安量	男性 耐容上限量	女性 目安量	女性 耐容上限量
0～5（月）	5.0	25	5.0	25
6～11（月）	5.0	25	5.0	25
1～2（歳）	3.0	20	3.5	20
3～5（歳）	3.5	30	4.0	30
6～7（歳）	4.5	30	5.0	30
8～9（歳）	5.0	40	6.0	40
10～11（歳）	6.5	60	8.0	60
12～14（歳）	8.0	80	9.5	80
15～17（歳）	9.0	90	8.5	90
18～29（歳）	8.5	100	8.5	100
妊婦			8.5	―
授乳婦			8.5	―

表1-47c ビタミンKの食事摂取基準（μg/日）

年齢	男性 目安量	女性 目安量
0～5（月）	4	7
6～11（月）	7	7
1～2（歳）	50	60
3～5（歳）	60	70
6～7（歳）	80	90
8～9（歳）	90	110
10～11（歳）	110	140
12～14（歳）	140	170
15～17（歳）	160	150
18～29（歳）	150	150
妊婦		150
授乳婦		150

表1-47d カルシウムの食事摂取基準（mg/日）

年齢	男性				女性			
	推定平均必要量	推奨量	目安量	耐容上限量	推定平均必要量	推奨量	目安量	耐容上限量
0～5（月）	—	—	200	—	—	—	200	—
6～11（月）	—	—	250	—	—	—	250	—
1～2（歳）	350	450	—	—	350	400	—	—
3～5（歳）	500	600	—	—	450	550	—	—
6～7（歳）	500	600	—	—	450	550	—	—
8～9（歳）	550	650	—	—	600	750	—	—
10～11（歳）	600	700	—	—	600	750	—	—
12～14（歳）	850	1000	—	—	700	800	—	—
15～17（歳）	650	800	—	—	550	650	—	—
18～29（歳）	650	800	—	2500	550	650	—	2500
30～49（歳）	600	750	—	2500	550	650	—	2500
50～64（歳）	600	750	—	2500	550	650	—	2500
65～74（歳）	600	750	—	2500	550	650	—	2500
75 以上（歳）	600	700	—	2500	500	600	—	2500
妊 婦（付加量）					+0	+0	—	—
授乳婦（付加量）					+0	+0	—	—

表1-47e 鉄の食事摂取基準（mg/日）

年齢	男性				女性					
	推定平均必要量	推奨量	目安量	耐容上限量	月経なし		月経あり		目安量	耐容上限量
					推定平均必要量	推奨量	推定平均必要量	推奨量		
0～5（月）	—	—	0.5	—	—	—	—	—	0.5	—
6～11（月）	3.5	5.0	—	—	3.5	4.5	—	—	—	—
1～2（歳）	3.0	4.5	—	25	3.0	4.5	—	—	—	20
3～5（歳）	4.0	5.5	—	25	4.0	5.5	—	—	—	25
6～7（歳）	5.0	5.5	—	30	4.5	5.5	—	—	—	30
8～9（歳）	6.0	7.0	—	35	6.0	7.5	—	—	—	35
10～11（歳）	7.0	8.5	—	35	7.0	8.5	10.0	12.0	—	35
12～14（歳）	8.0	10.0	—	40	7.0	8.5	10.0	12.0	—	40
15～17（歳）	8.0	10.0	—	50	5.5	7.0	8.5	10.5	—	40
18～29（歳）	6.5	7.5	—	50	5.5	6.5	8.5	10.5	—	40
30～49（歳）	6.5	7.5	—	50	5.5	6.5	9.0	10.5	—	40
50～64（歳）	6.5	7.5	—	50	5.5	6.5	9.0	11.0	—	40
65～74（歳）	6.0	7.5	—	50	5.0	6.0	—	—	—	40
75 以上（歳）	6.0	7.0	—	50	5.0	6.0	—	—	—	40
妊 婦（付加量）							—	—	—	—
初期					+2.0	+2.5	—	—	—	—
中期・後期					+8.0	+9.5	—	—	—	—
授乳婦（付加量）					+2.0	+2.5	—	—	—	—

B 活用の基本的考えかた

食事摂取基準を活用する場合は，まず，食事摂取状況を評価して，その後 PDCA（plan, do, check, action）サイクルで計画や実施の内容を改善する．小児でのエネルギー摂取量の過不足の評価には，体重・身長の増加の変化を用いる．体重・身長の増加は成長曲線上に実測値をプロットして，基準値と比較することができる．

C 主な栄養素の留意点

▶a. たんぱく質

成長している小児は成人と異なり，たんぱく質維持必要量と成長に伴い蓄積されるたんぱく質蓄積量が必要であるため，体重あたりで比較すると成人に比べて多くのたんぱく質が必要である．

▶b. 脂肪

脂肪エネルギー比は母乳で約 50% と高いが，離乳期以降は減少し，1 歳以降は 20〜30% が目標量とされている．n-6 系および n-3 系脂肪酸の目安量が設定されている．近年，脂肪摂取過多が問題になっていることより，魚を摂取する習慣を身につけることが望ましい旨が記載されている．

▶c. 炭水化物

1 歳以上全年齢で，エネルギー比として 50〜65% が目標量とされている．近年，脂肪摂取過多が問題になっていることから，米飯を主食とする食事が望ましい．

▶d. ビタミン

- ビタミン D：乳児においてビタミン D 欠乏による**くる病**はまれではない．その要因として，母乳栄養，日照機会が少ないことがあげられている．日本人の食事摂取基準 2015 年版では，ビタミン D 目安量は母乳含有量から算定したものではなく，くる病予防の観点から設定されている．ビタミン D 欠乏によるくる病予防のために，適度な日光照射も必要である．

- ビタミン K：小児および成人ではビタミン K は通常の食事を摂取していると欠乏になることはない．しかし，ビタミン K は骨折予防効果があることから，潜在的な欠乏を回避できる摂取量が目安量として提示されている．乳児では，ビタミン K は胎盤を通過しにくい，母乳中含有量が少ない，腸内細菌による供給量が少ないなどから**新生児メレナ**（消化管出血）や約 1 か月後に起こる**特発性乳児ビタミン K 欠乏症**（頭蓋内出血）が報告されており，現在ビタミン K の経口投与が行われている．乳児のビタミン K 食事摂取基準は，ビタミン K 経口投与が行われていることを前提として，母乳濃度と授乳量から計算された値が示されている．

▶e. ミネラル

食事摂取基準と国民健康・栄養調査での実際の摂取量を比較すると，日本人小児ではカルシウムと鉄が摂取不足の傾向がある．ヨウ素は欠乏・過剰ともに**甲状腺機能低下**をきたす．わが国では，インスタント昆布だしの素などの摂取でヨウ素過剰摂取が問題になっている．とくに妊産婦のヨウ素過剰摂取で，胎児や新生児の甲状腺機能低下をきたす危険があることから，妊婦および授乳婦は間欠的なヨウ素摂取過剰にも注意する必要があることが付記されている．

6 食育

A 食育とは

　「さまざまな食に関する知識と食を選択する判断力を習得し、健全な食生活を実践できる人を育てる」と定義されている。平成17年に食育基本法が策定され、栄養教諭制度が発足し栄養教諭が小学校を中心として配属されるようになった。その背景には食に関する様々な問題、①肥満ややせの増加、②生活習慣病の増加、③食の海外への依存率の上昇、④栄養の偏り、⑤食文化継承の重要性、⑥食の大切さへの意識の薄れ、⑦食の安全上の問題などが近年大きくなり、健全な心身を培い、豊かな人間性を育むために食育の推進が喫緊の課題となっているためである。食育は家庭、地域、保育所、学校、地域自治体、国など様々な関係者が連携協力して推し進める必要がある。その中で、医療従事者は「健康・疾患と食」での啓発活動が求められている。

B 栄養教諭

　栄養教諭とは「学校における食育の推進に中核的な役割を担う」とされており、児童生徒の食生活の実態をふまえた「食に関する指導の全体計画」の作成や学校給食が食育の教材になるように献立を考えることなどを行っている。栄養教諭の配属は平成28年度は5765人であったが、年々増加して令和4年度時点で6843人となっている。各学校において、栄養教諭を中心として食に関する指導に係る計画が作成されたり、学校全体の継続的な取り組みが求められるなど多様な業務内容からみるとまだ十分とはいえない状況である。さらなる食育の推進、栄養教諭の増加が望まれる。また、小児の健全な育成に、医療従事者は食育推進のために積極的に栄養教諭に協力することが必要である。

C 食育実践の推進

　令和3年に第4次食育推進基本計画が発表され、令和8年度までに達成すべき目標が示されている。以下、子供の食育における保護者、教育関係者等の役割の記載を抜粋する。

　「我が国の未来を担う子供への食育の推進は、健全な心身と豊かな人間性を育んでいく基礎をなすものであり、子供の成長、発達に合わせた切れ目のない推進が重要である。そこで、父母その他の保護者や教育、保育に携わる関係者等の意識の向上を図るとともに、相互の密接な連携の下、家庭、学校、保育所、地域社会等の場で子供が楽しく食について学ぶことができるような取組が積極的になされるよう施策を講じる。子供への食育を推進する際には、健全な食習慣や食の安全についての理解を確立していく中で、食に関する感謝の念と理解、食品の安全及び健康な食生活に必要な栄養に関する知識、社会人として身に付けるべき食事の際の作法等、食に関する基礎の習得について配意する。また、社会環境

の変化や様々な生活様式等，食をめぐる状況の変化に伴い，健全な食生活を送ることが難しい子供の存在にも配慮し，多様な関係機関・団体が連携・協働した施策を講じる」

　食育を実践している学校では朝食欠食や給食の残飯率が著明に改善したと報告されている．また，個別には肥満児ややせの子どもは食生活が不健全な場合が多い．その子の食生活の問題を解析し，適切な対応を行うことが望まれる．小児の食生活の近年の問題点を含めて，家庭での食生活のチェックリストを 表1-48 に示す．また，バランスよい食事を摂取する簡単な指針として，食事バランスガイド 図1-31 が示されているので，食育実践に利用することができる．

表1-48 家庭での食育（チェックポイント10）

1. 朝ごはん，毎日食べている？
2. いろいろな食品，食べている？
　　5つの基本食品：主食，副菜，主菜，乳製品，果物（図1-31 参照）
3. 野菜，毎日食べている？
4. 脂肪，取りすぎていない？
5. お菓子，食べ過ぎていない？
6. 嫌いなものも食べている？
7. よく噛んで食べている？
8. 食べ物へ感謝している（「命」をいただきます）？
9. 一緒に食事の準備をしている？
10. 一緒に食べている（団欒）？

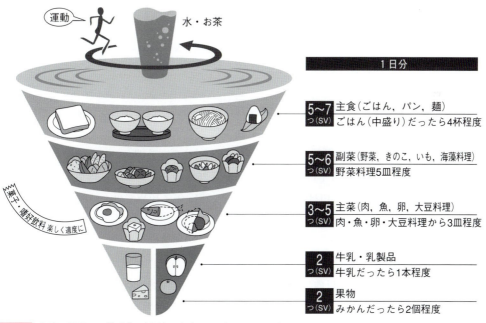

図1-31 食事バランスガイド（農林水産省ウェブサイトより）

〈水野克己〉

> 総 論

6 保 健

1 主な保健資料

A 人口構成

▶a. 人口動態調査

　厚生労働省の「人口動態調査」は，わが国の人口動態事象を把握し，人口および厚生労働行政施策の基礎資料を得ることを目的とする．出生，死亡，死産，婚姻，離婚の届書に基づいて，人口動態調査票が作成される．人口動態統計月報年計（概数）の概況は調査年の翌年6月頃に，人口動態統計（確定数）の概況は月報年計（概数）に修正を加えた確定数で翌年9月頃に，ホームページで公開される．

　令和5年（2023）人口動態統計（確定数）の概況によると，出生数は72万7288人で，前年の77万759人より4万3471人減少し，明治32年の人口動態調査開始以来最少となった．出生率（人口千対）は6.0で前年の6.3より低下し，合計特殊出生率（1人の女性が一生に産む子どもの人数に近い推計値）は1.20で前年の1.26より低下し，過去最低となった．このような近年の出生率の低下は，主に20歳代を中心とした若年者の未婚率の上昇による．婚姻件数は47万4741組，婚姻率（人口千対）は3.9で，離婚件数は18万3814組であった．一方，死亡数は157万6016人で，前年の156万9050人より6966人増加し，調査開始以来最多となった．死亡率（人口千対）は13.0で，前年の12.9より上昇した．この結果，出生数と死亡数の差である自然増減数は△84万8728人で，過去最大の減少となった．

▶b. 国勢調査

　総務省統計局の「国勢調査」は，わが国の人口・世帯の状況を明らかにするために実施されている．1920年（大正9年）をはじめとする10年ごとの大規模調査と，その中間年の5年ごとの簡易調査に大別される．総務省統計局のホームページで現在公開されている令和2年国勢調査の結果によると，2020年10月1日時点の人口は1億2615万人であった．1920年の第1回国勢調査時の5596万人以降日本の人口は増加してきたが，2015年に初めての人口減少となり，2020年も引き続き減少した．

▶c. 生命表

　厚生労働省が作成する「生命表」は，ある期間における死亡状況が今後変化しないと仮定したときに，各年齢の者が1年以内に死亡する確率や，平均してあと何年生きられるかという期待値などを，死亡率や平均余命などの指標によって表したものである．0歳の平均余命である「平均寿命」は，すべての年齢の死亡状況を集約したものとなっており，保健福祉水準を総合的に示す指標として広く活用されている．令和5年簡易生命表の概況によると，日本人の平均寿命は男性

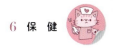

6 保健

81.09年，女性87.14年で，男女差は6.05年であった．

▶d．人口推計

総務省統計局が毎年10月1日現在で取りまとめる「**人口推計**」では，年齢別，男女別，都道府県別の人口が公開される．65歳以上人口，15～65歳人口，15歳未満人口の分布がわかるように図示した**人口ピラミッド**が示されている．

2023年（令和5年）10月1日現在の人口推計によると，15歳未満人口は1417万3千人で，前年に比べ32万9千人の減少となり，割合は0.2ポイント低下の11.4％で過去最低となった．15～64歳人口は7395万2千人で，前年に比べ25万6千人の減少となり，割合は59.5％で過去最低であった前年に比べ0.1ポイント上昇となった．一方，65歳以上人口は3622万7千人で，前年に比べ9千人の減少となったが，割合は0.1ポイント上昇の29.1％で過去最高となった．今後も高齢者を支える若い世代が減少し，日本社会は高齢化がいっそう進行すると予想される．

B 死亡統計

▶a．死因

死亡の統計データは，個人の死亡に関する情報としてだけではなく，社会状況を反映する指標となる．

令和5年（2023）人口動態統計（確定数）の概況によると，日本人の死亡総数に占める割合の第1位は悪性新生物＜腫瘍＞24.3％で，第2位 心疾患14.7％，第3位 老衰12.1％であった．

がん情報サービスが公開するがん統計の年次推移によると，がんの罹患数と死亡数は，人口の高齢化を主な要因として，ともに増加し続けている．高齢化の影響を除いた年齢調整率で見ると，がんの罹患は2010年前後まで増加しその後横ばい，死亡は1990年代半ばをピークに減少している．がんの生存率は，多くの部位で上昇傾向にある．

一方，小児の死因は成人と大きく異なる．新生児・乳幼児期は出生時からの状況に起因するものが含まれるが，それ以降は自殺，不慮の事故，悪性新生物の3つが主要な原因である．

▶b．乳児死亡

乳児死亡とは，生後1年未満の死亡であり，このうち4週（28日）未満の死亡を新生児死亡，1週（7日）未満の死亡を早期新生児死亡という．通常，出生1000件に対する比率（乳児死亡率）で評価される．乳児の死亡は，母体の健康状態・育児環境・医療水準などに影響されることから，乳児死亡率は地域や国家の医療水準・衛生環境・経済状態を含めた社会環境を反映する指標と考えられる．わが国の乳児死亡率は減少の一途をたどっている．

令和5年（2023）人口動態統計（確定数）の概況によると，乳児死亡率（出生千対）は1.8，新生児死亡率（出生千対）0.8と，いずれも世界でもトップクラスの水準を達成している．しかし都道府県別分布でみると，地域による格差が依然として存在する．

乳幼児突然死症候群（sudden infant death syndrome: SIDS）は，それまで元気な乳幼児が，主として睡眠中に突然死亡状態で発見される病気である．日本での発生数は減少傾向にあるものの，0歳の死亡原因の第4～5位を占め，2023年は48人の乳幼児がSIDSで亡くなった．生後2か月から6か月に多いとされるが，まれに1歳以上でも発症することがある．SIDSの原因はま

だわかっていないが，男児，早産児，低出生体重児，冬季，早朝から午前中に多いことや，うつぶせ寝や両親の喫煙，人工栄養児で多いことがわかっている．SIDS の予防方法は確立していないが，1 歳になるまでは寝かせる時はあおむけに寝かせる，できるだけ母乳で育てる，たばこをやめる，という 3 つのポイントを守ることにより，SIDS 発症率が低くなるというデータがある．こども家庭庁のホームページに，SIDS をより適切に診断するための乳幼児突然死症候群（SIDS）診断ガイドラインや，乳幼児突然死症候群（SIDS）診断のための問診・チェックリスト記入要領が公開されている．

▶c. 幼児死亡

わが国の幼児（1〜4 歳）の死亡率は年々低下している．死亡原因として 2023 年の死因順位の第 1 位は先天奇形，変形および染色体異常，第 2 位は悪性新生物（腫瘍），第 3 位は不慮の事故であった．不慮の事故は疾病を除く小児の主要な死因となっており，事故の発生を防ぐための啓蒙活動が重要である．

▶d. 学童期・思春期死亡

5 歳以降の小児期は，全年齢層を通じて最も死亡率の低い世代である．2023 年の死亡原因の第 1 位は，5〜9 歳 悪性新生物，10〜14 歳および 15 歳以降は自殺であった．近年，小中高生の自殺者数は増加しており，高校生が約 7 割を占めていた．子どもの自殺対策の強化が必要であり，こども家庭庁に司令塔として「自殺対策室」が設置された．

C 小児の事故

小児期は一生のうちで最も事故に遭遇しやすい年齢層で，事故による死亡者数も多い．不慮の事故は小児の死亡原因の上位を占めている．死亡の原因となる事故として，交通事故，窒息，溺水，転落，熱傷が重要である．わが国ではとくに 4 歳児以下の小児における窒息死と溺死の占める割合が先進国と比較して高く，その予防対策が急がれる．小児に事故が多い原因として，小児の生活する環境内での顕在危険（手の届く範囲内にあるナイフ，針，ストーブなど）と潜在危険（ドアのように通常は安全なものでも，場合によっては危険性を増す）の存在，また小児側の原因として小児自身の持つ肉体的・精神的未熟性と冒険への挑戦心があげられる．

医療現場では毎日，「こんな事故が起こるのか」とびっくりする傷害を受けた子どもたちの事例に遭遇するが，それらは単発で症例報告されることもほとんどない．その情報がないため予防策にはつながらず，漫然と同じ傷害が起こっている．重症度が高い傷害を繰り返さないためには，発生状況を詳細に記録することが不可欠である．そこで，日本小児科学会は 2008 年に日本小児科学会雑誌と学会ホームページに「Injury Alert（傷害速報）」の項目を設け，2011 年からは「類似事例」の掲載を開始した．

6 保 健

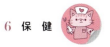

2 小児に関する法律と政策

A 民法改正による成年年齢の引き下げ

　明治時代から約140年間，日本での「成年年齢」は20歳と民法で定められていた．この民法が改正され，2022年4月1日から，成年年齢が20歳から18歳に変わった．近年，公職選挙法の選挙権年齢や憲法改正国民投票の投票権年齢を18歳と定めるなど，18歳，19歳の若者にも国政の重要な判断に参加してもらうための政策が進められてきた．こうした中で，市民生活に関する基本法である民法でも，18歳以上を大人として扱うのが適当ではないかという議論がなされ，成年年齢が18歳に引き下げられた．なお，世界的にも成年年齢を18歳とするのが主流となっている．民法が定めている成年年齢は，「一人で契約をすることができる年齢」という意味と，「父母の親権に服さなくなる年齢」という意味がある．成年に達すると，親の同意を得なくても，自分の意思で様々な契約ができるようになるということである．また，女性が結婚できる最低年齢は16歳から18歳に引き上げられ，結婚できるのは男女ともに18歳以上となった．一方，成年年齢が18歳になっても，飲酒や喫煙，競馬などの公営競技に関する年齢制限は，これまでと変わらず20歳である．健康面への影響や非行防止，青少年保護等の観点から，20歳という年齢が維持された．

B 国民の健康・福祉と医療

　国民の保健・福祉に関する行政の拡充刷新をはかるため，1938年（昭和13年）に厚生省が設置された．2001年（平成13年）には厚生省と労働省が統合編成され，厚生労働省が発足した．
　医療を受ける者の利益を保護し，良質かつ適切な医療を効率的に提供する体制を確保することで，国民の健康の保持に寄与することを目的として，1948年（昭和23年）に医療法が制定された．以後，医療計画の改定に合わせて医療法は幾度も改正されている．1961年には国民すべてが公的医療保険に加入するという国民皆保険制度がスタートした．

C わが国の母子保健行政のあゆみ

　小児の健康は母親の健康状態と密接な関連があることから，母子保健行政は様々な施策を打ち出し，時代背景に合わせて幾度も改正が行われてきた．高い乳児死亡率・妊産婦死亡率，妊婦の流産・早産・死産を背景に，1937年保健所法の制定，母子保護法の制定，1938年厚生省（現，厚生労働省）の設置，1942年妊産婦手帳制度（現，母子健康手帳）の開始，1947年児童福祉法の制定（1948年施行），予防接種法の制定・施行，1965年母子保健法の制定（1966年施行，児童福祉法から独立）が行われた．
　乳児死亡率・妊産婦死亡率は次第に改善したが，少子化・核家族化の進行・女性の社会進出による子どもを産み育てる環境の変化を背景に，1994年エンゼルプランの策定，1999年新エンゼルプランの策定，2000年「健やか親子21」の策定，2003年少子化社会対策基本法の制定・施行，

2004 年不妊治療への助成事業の創設，「少子化社会対策大綱」，「子ども・子育て応援プラン」の策定が行われた．

乳児死亡率・妊産婦死亡率は戦後急速に改善し，世界有数の低率国になった．一方で，晩婚化・晩産化，育児の孤立化など，妊産婦・乳幼児を取り巻く環境の変化を背景に，2012 年子ども・子育て支援法の制定（2015 年施行），2015 年「健やか親子（第 2 次）」（2015〜2024 年度）の策定が行われた．

児童虐待などの子どもや家庭を巡る問題が多様化・複雑化するなか，新たな子ども家庭福祉を構築することが喫緊の課題となり，2016 年児童福祉法等の一部改正，母子健康包括支援センターの全国展開を経て，2018 年「成育基本法（略称）」が成立，2022 年こども基本法が成立した．2023年 4 月 1 日「こども家庭庁」が内閣府の外局として発足と同時に，「こども基本法」が施行された．

D 小児に関する法律

▶a. 児童福祉法

厚生省（現，厚生労働省）に児童家庭局が 1947 年におかれ，児童福祉行政が取り扱われるようになった．同年，「児童福祉法」が制定され，1948 年より施行された．児童福祉法は，すべての児童が心身ともに健やかに育成されることを目的とし，また児童福祉の公的責任を明確にした特徴のある法律である．児童福祉法に基づき，各種の政策が行われる．近年の少子高齢化の進行，家庭や地域の子育て機能の低下，児童虐待などの社会変化をふまえて，児童福祉法は幾度も改正され，保育政策の見直し，児童自立支援，母子家庭施策の充実がはかられてきた．母親または父親の片方いずれかと，その子（児童）とからなる家庭（母子家庭，父子家庭）を，ひとり親家庭とよぶようになった．2001 年中央省庁再編で厚生省と労働省が統合されたのに伴い，厚生省児童家庭局と労働省女性局が統合され，児童福祉や児童虐待，少子化対策，男女共同参画，雇用問題などを所管するために，雇用均等・児童家庭局が厚生労働省に発足した．2017 年の組織改正により，働き方改革を進める雇用環境・均等局と子育て支援を担う子ども家庭局に分割され，同局は廃止された．

▶b. 児童憲章

児童福祉法の制定により，児童の基本的人権を尊重する気運が盛り上がった．1951 年（昭和 26年）5 月 5 日（こどもの日）に，すべての児童の幸福をはかるため，厚生省（現，厚生労働省）中央児童福祉審議会が中心となって，3 つの基本綱領，12 条の本文からなる「児童憲章」が制定された．これは法律ではなく，国民全体の総意によってつくられた社会的協定で，児童福祉行政の基本的な考え方を表している．国際連合では，1948 年の世界人権宣言をふまえ，1959 年に「児童権利宣言」が制定され，1989 年に世界中すべての子どもたちが持つ人権（権利）を定めた「子どもの権利条約（児童の権利に関する条約）」が採択された．

▶c. 母子保健法

乳児死亡・周産期死亡・妊産婦死亡などの母子保健の改善を目的に，1965 年（昭和 40 年）「母子保健法」が制定された．その結果，児童福祉法に基づいて行われていた母性と乳幼児の保健に

関する諸対策は，母子保健法に含まれることになった．また，十分な小児の保健管理は母子保健法だけでは実施できないため，他の法規でそれを補足している．幾度か改正されており，2017年（平成29年）の一部改正では「子育て世代包括支援センター」が設置され，2024年（令和6年）4月より「こども家庭センター」になった．2021年の一部改正では，産後ケア事業が市町村の努力義務とされた．母子保健法では総則において，第1条（目的），第2条（母性の尊重），第3条（乳幼児の健康の保持増進），第4条（母性及び保護者の努力）．第5条（国及び地方公共団体の責務）を規定している．

▶d. 成育基本法

「成育基本法」とは，正式名称を「成育過程にある者及びその保護者並びに妊産婦に対し必要な成育医療等を切れ目なく提供するための施策の総合的な推進に関する法律」という．2018年12月14日に公布され，2019年12月1日施行された．成育基本法は，成長過程にある子どもおよびその保護者，ならびに妊産婦に対して，必要な成育医療を切れ目なく提供するための施策を総合的に推進することを目的とする理念法である．子どもの健全な育成は国や市町村，関係機関の責務であることを明記し，保護者の支援を含め，教育，医療，福祉などの分野の連携を規定している．政府は「成育医療等基本方針」を策定し，必要な財政措置を行い閣議決定することや，基本方針の作成にあたっては厚生労働省内に医療従事者や有識者からなる「成育医療等協議会」を設置し，その意見を聴くこと等が規定されている．

▶e. こども基本法

成育基本法の附則に規定された新たな行政組織として，「こども家庭庁設置法案」が2022年に成立し，2023年4月「こども家庭庁」が設置された．また，設置法と同時に議員立法で「こども基本法」も成立し，子どもたちが日本国憲法および児童の権利条約の精神に則って健やかに成長できる政策の推進について理念を示した．

こども基本法は，日本国憲法および児童の権利に関する条約の精神に則り，次代の社会を担うすべてのこどもが，将来にわたって幸福な生活を送ることができる社会の実現を目指し，こども政策を総合的に推進することを目的としている．こども施策の基本理念のほか，こども大綱の策定やこども等の意見の反映などについて定めている．

こども施策は，以下の6つの基本理念をもとに行われる．

1. すべてのこどもは大切にされ，基本的な人権が守られ，差別されないこと．
2. すべてのこどもは，大事に育てられ，生活が守られ，愛され，保護される権利が守られ，平等に教育を受けられること．
3. 年齢や発達の程度により，自分に直接関係することに意見を言えたり，社会のさまざまな活動に参加できること．
4. すべてのこどもは年齢や発達の程度に応じて，意見が尊重され，こどもの今とこれからにとって最もよいことが優先して考えられること．
5. 子育ては家庭を基本としながら，そのサポートが十分に行われ，家庭で育つことが難しいこどもも，家庭と同様の環境が確保されること．
6. 家庭や子育てに夢を持ち，喜びを感じられる社会をつくること．

▶ f. こども大綱

2023年（令和5）年12月22日，こども基本法に基づき，こども政策を総合的に推進するため，政府全体のこども施策の基本的な方針等を定める「こども大綱」が閣議決定された.

▶ g. 地域保健法

戦後の地域保健活動を支えてきた「保健所法」が，疾病構造の変化などを背景に抜本的見直しが必要となり，1994年（平成6年）改正され，名称も「地域保健法」に改められ，1997年（平成9年）全面施行された. 感染症対策など広域にまたがる事務については都道府県が引き続き担う一方，老人保健や母子保健などは市町村の保健センターへ再編された. これに伴い母子保健法も改正され，3歳児検診などの基本的な母子保健サービスは市町村により提供されることになった.

少子高齢化の進展，共働き世帯や単身世帯の増加などライフスタイルの変化，国民の健康課題としての非感染性疾患対策の重要性の増大や食中毒事案の広域化など，地域保健を取り巻く状況は大きく変化してきた. 2011年（平成23年）3月11日に発生した東日本大震災における被災者の健康管理において様々な課題が表出したことなどをふまえ，2012年（平成24年）基本指針についての改正が行われた. 2020年から国内で感染拡大したコロナウイルス感染症2019においては，保健所の業務が逼迫した教訓をふまえ，2023年の改正では各保健所が「健康危機対処計画」を策定し，2024年度から運用を始めることとなった.

▶ h. 戸籍法

1871年（明治4年）制定されて以来たびたび改正され，第二次世界大戦後の1947年の民法改正による家制度廃止に伴い，全面改正して現行の「戸籍法」が制定された. 1947年（昭和22年）公布され，1948年1月1日施行された. 戸籍は，人の出生から死亡に至るまでの親族関係を登録公証するもので，日本国民について編製され，日本国籍を公証する唯一の制度である. 婚姻・離婚・出生・死亡に関する届出を定めている.

自分の情報を他人に知られたくないという意識が高まり，個人情報保護に関する法律が整備される中で，他人の戸籍謄本などを不正に取得する事件が発生した. そこで2008年（平成20年）戸籍法の改正が行われ，戸籍届出の際の本人確認などが法律上のルールになり，戸籍の証明書を取得する要件や手続きなどが厳しくなった. 2023年の改正（2024年度施行）では，戸籍に読み仮名が必須となり，戸籍の行政手続きの簡素化が定められた.

▶ i. 母体保護法

当初は「優生保護法」という名前で1948年（昭和23年）に施行された. しかし優生思想が障害者に対する差別となることから，母性の生命健康を保護することを目的として1996年（平成8年）「母体保護法」と名が改められ，不妊手術および人工妊娠中絶などを行うための条件が定められた. この法律で人工妊娠中絶とは，胎児が，母体外において，生命を保続することのできない時期に，人工的に，胎児およびその附属物を母体外に排出することをいう. 中絶可能な時期の基準は未熟児医療の進歩に伴い変更され，1991年（平成3年）1月からは満22週未満（妊娠21週6日まで）に改められた.

▶ j. 結核予防法（感染症法に統合）

結核の予防および結核患者に対する適正な医療の普及をはかることを目的に，1951年（昭和26年）「結核予防法」が制定され，健康診断，予防接種，結核患者の医療について定めた. 2007年

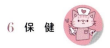

6 保健

（平成19年）4月1日から結核予防法は廃止され，「感染症法（正式名称：感染症の予防及び感染症の患者に対する医療に関する法律）」に統合された．BCG接種については予防接種法に定められた．

結核は二類感染症に分類される．乳幼児へのツベルクリン反応検査は廃止され，BCGワクチンのみ行うことになった．BCGワクチンの接種は，2005年（平成17年）までは4歳未満の児童を対象に行われていた．世界保健機関（WHO）の勧告などを受け，乳幼児の結核予防効果を高めることを目的として，平成17年に生後6か月までに引き下げられた．さらに，乳児期に接種するワクチンの数が増え，すべてのワクチンを接種できる十分な期間を設ける必要が生じたことから，2013年4月1日以降は生後1歳になる前まで（標準的な接種は生後5か月から8か月の間）に接種することと変更された．予防接種の詳細は，「総論6 保健-4 予防接種」の項を参照していただきたい．

▶ k．感染症法

わが国では感染症を取り巻く状況の激しい変化に対応するため，これまでの「伝染病予防法」，「性病予防法」，「後天性免疫不全症候群の予防に関する法律（エイズ予防法）」に替えて，1999年4月1日から「感染症法（正式名称：感染症の予防及び感染症の患者に対する医療に関する法律）」が施行された．

2002年11月から7月初旬にかけて東アジアを中心として世界各国に広がった「SARS（重症急性呼吸器症候群）」などの海外における感染症の発生，移動手段の発達に伴い，人や物資の移動が迅速，活発になること，保健医療を取り巻く環境の変化に対応するため，「感染症法」は2003年10月改正され，さらに2007年4月1日から「結核予防法」と統合された．

「感染症法」では，症状の重さや病原体の感染力などから，感染症を一類から五類の5種の感染症と指定感染症，新感染症の7種類に分類している．さらに2008年5月の改正により，新たに「新型インフルエンザ等感染症」が追加された．感染症の種類により医療機関の対処法も異なり，それぞれの危険度に対応した対策を可能としている．

新型コロナウイルス感染症（コロナウイルス感染症2019）は，2020年国内で初めて感染が確認された．当初は特性がわからなかったため，政令で二類扱いとされた．その後2021年2月の法改正で5つの類型に入らない「新型インフルエンザ等感染症」に位置づけられ，外出自粛要請など二類よりも厳しい措置がとれるほか，緊急事態宣言のような強い行動制限ができるようにした．2023年（令和5年）5月8日からは，季節性インフルエンザなどと同じ五類感染症に移行された．

▶ l．学校保健安全法

幼稚園・学校での児童生徒と学校職員の保健管理，保健教育について定めていた「学校保健法」が，2009年（平成21年）改正され「学校保健安全法」となった．児童生徒と職員の健康を保持増進することに加えて，学校における教育が安全な環境で行われるよう，学校安全についての事項が新たに定められた．2014年4月の改正により児童生徒の健康診断において必須項目から座高測定と寄生虫卵検査の削減と四肢の状態を追加するものとし，2016年4月1日から施行された．学校保健の詳細は，「総論6 保健-5 学校保健」の項を参照していただきたい．

▶m. 精神保健福祉法

　1950 年（昭和 25 年）に精神障害者への適切な医療および保護を主な目的とする「精神衛生法」が制定された．1987 年（昭和 62 年）に精神障害者の人権に配慮した適正な医療および保護の確保と精神障害者の社会復帰の促進をはかるため，「精神保健法」に改正された．1995 年（平成 7 年）に精神障害者の人権に配慮した適正な精神医療の確保や社会復帰の促進に，自立と社会参加の促進のための援助を加え，障害者福祉の要素を組み込み，法律名を「精神保健及び精神障害者福祉に関する法律」（通称：精神保健福祉法）とする改正が行われた．

▶n. 児童虐待防止法

　児童虐待の問題が顕在化かつ深刻化し，これに対応するために，2000 年（平成 12 年）「児童虐待の防止等に関する法律」（通称：児童虐待防止法）が公布され，これまで数回の改正が行われた．この法律において，保護者がその監護する児童（18 歳に満たない者）について行う行為（身体的虐待，性的虐待，ネグレクト，心理的虐待）として，児童虐待の定義が明文化された．学校，児童福祉施設，病院その他児童の福祉に業務上関係のある団体および学校の教職員，児童福祉施設の職員，医師，保健師，弁護士その他児童の福祉に職務上関係のある者は，児童虐待を発見しやすい立場にあることを自覚し，児童虐待の早期発見に努めなければならない．また，児童虐待を受けたと思われる児童を発見した者は，速やかにこれを市町村，都道府県の設置する福祉事務所もしくは児童相談所または児童委員を介して，市町村，都道府県の設置する福祉事務所もしくは児童相談所に通告しなければならないという，通告義務（守秘義務の適用除外も明記）が規定された．児童虐待防止法および児童福祉法は 2019 年 6 月に改正（2020 年 4 月施行）され，虐待を防止するために，親権者などによる体罰の禁止が明確化された．虐待の詳細は，「総論 6 保健-7 子ども虐待」の項を参照していただきたい．

▶o. 健康増進法

　1952 年（昭和 27 年）に制定された「栄養改善法」は 2002 年（平成 14 年）に廃止され，かわりに「健康増進法」が制定された．わが国の急速な高齢化の進展および疾病構造の変化に伴い，国民の健康増進の重要性が著しく増大していることから，国民の健康増進の総合的な推進に関して基本的な事項を定めるとともに，国民の栄養改善やその他の国民の健康増進をはかることを目的としている．

　健康増進法では，大きくは以下の 4 つが規定されている．

　　1. 国民の健康の増進の総合的な推進を図るための基本方針の策定
　　2. 都道府県，市町村における健康増進計画の策定
　　3. 健康診査の実施等に関する指針の策定
　　4. 国民健康・栄養調査の実施，保健指導，特定給食施設，受動喫煙の防止等

　望まない受動喫煙の防止をはかるため，2018 年 7 月 25 日に「健康増進法の一部を改正する法律」が公布された．受動喫煙を防止するための取り組みが強化され，多くの人が利用する施設等の区分に応じ，その利用者に対し，一定の場所以外での喫煙を禁止するとともに，施設等の管理権限者が講ずべき措置等について定められた．改正健康増進法は施設の区分により段階的に施行され，2020 年（令和 2 年）4 月 1 日に全面施行となった．違反した場合は，指導，勧告，命令等

6 保健

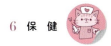

の対象となり，改善が見られない場合は罰則（過料）が適用されることとなった．

▶ p. 障害者総合支援法

　障害者が地域で安心して暮らせる社会を実現するために，身体障害，知的障害，精神障害といった障害の種類に関係なく，共通の仕組みによって共通のサービスが利用できるように障害者施策が一元化され，「障害者自立支援法」が2006年（平成18年）から施行された．施設・事業体系の再編，サービスの確保・提供責任の市町村への一元化，費用負担の見直しなどが行われ，障害児・障害者の福祉制度は大きく変化した．2013年（平成25年）4月から「障害者自立支援法」が「障害者の日常生活及び社会生活を総合的に支援するための法律（障害者総合支援法）」に改正・施行された．主な改正点は，基本理念が制定されたこと，支援対象となる障害者の定義が難病等の疾患のある人にも拡大したこと，障害区分の変更，重度訪問介護の対象者の拡大である．障害福祉サービスなど障害者総合支援法に基づく事業は，3年ごとに見直し改正すると定められている．障害者等の地域生活や就労の支援の強化等によって，障害者等の希望する生活を実現するため，2022年改正され，2024年4月から施行された．

E 小児保健対策

　現在行われている行政サービスとしての主な母子保健施策を以下に示す．

▶ a. 妊娠の届出と母子健康手帳の交付

　妊娠した者は，妊娠の届出（義務）をすることになっており（母子保健法第15条），市町村は，妊娠の届出をした者に対して母子健康手帳を交付する（同第16条）．妊娠の届出は，妊娠を行政的に把握し，妊婦から乳幼児へと一貫した母子保健対策を実施するための出発点として重要である．妊娠の届出により交付される母子健康手帳は，妊娠・出産・育児に関する母と子の一貫した健康記録であるとともに，妊娠・出産と乳幼児に関する行政情報，保健，育児情報を提供する重要な情報源である．

　2012年から胆道閉鎖症早期発見のための便色カードが綴じ込まれた．10年ごとに内容の見直しが行われ，2023年4月には，産後うつなどの心のケアや地域の相談窓口の案内，父親・家族が記載する欄の追加，デジタル化の推進などが変更された．母子健康手帳情報支援サイトでは，これまで紙の母子健康手帳に掲載されていた出産や育児などの情報を中心に，妊娠・出産・子育てに関するコンテンツを掲載している．また，近年は父親向けに「父子手帳」を発行する自治体も増えている．父親の育児参加や多様化する家族形態をふまえるべきという意見や，国民に浸透している母子手帳という名称を残すべきなどの意見があり，最終的に2023年4月の改定でも引き続き名称は「母子健康手帳」と決まった．

▶ b. 妊産婦と乳幼児の保健指導

　母子保健法の第10条で保健指導について，「市町村は，妊産婦若しくはその配偶者又は乳児若しくは幼児の保護者に対して，妊娠，出産又は育児に関し，必要な保健指導を行い，又は医師，歯科医師，助産師若しくは保健師について保健指導を受けることを勧奨しなければならない」と定めている．また，母子保健法第11条で新生児の訪問指導，第17条で妊産婦の訪問指導等，第19条で未熟児の訪問指導について定めている．

▶c. 先天性代謝異常検査（新生児マススクリーニング）

乳幼児期に発症し，放置すれば将来心身に重篤な障害を引き起こす可能性のある先天性の代謝疾患について，微量の血液を早期新生児から採取する**先天性代謝異常検査（新生児マススクリーニング）**が行われている．日本国内で出生した全新生児を対象とし，出生医療機関で生後5日から7日目の間に採血され，都道府県の検査機関で公費で検査が行われる．検査料は無料であるが，採血料と検体送料は自費で自己負担である．

わが国は，1977年10月よりアミノ酸代謝異常症〔フェニルケトン尿症，ホモシスチン尿症，メープルシロップ尿症，ヒスチジン血症（1993年中止）〕とガラクトース血症を対象とした新生児スクリーニングが国家事業として全国レベルでスタートした．続いて1979年に先天性甲状腺機能低下症，1989年に先天性副腎過形成症が追加され，6疾患を対象として行われていた．2014年より，従来の**ガスリーテスト**にかわって**タンデム質量分析計（タンデムマス）**が全国で導入され，従来のアミノ酸代謝異常症に加えて，尿素回路異常症，有機酸代謝異常症，脂肪酸代謝異常症が対象疾患に加わり，2018年から20疾患が対象になっている．また脊髄性筋萎縮症（SMA）と重症複合免疫不全症（SCID）が，拡大マススクリーニングとして自治体が行う公費検査とは別の扱いで実施されるようになってきた．そこで2024年（令和6年）からはモデル自治体からこども家庭庁へのデータ提供により，公費としての全国展開を目指して，新生児マススクリーニング検査に関する実証事業が開始された．

わが国のマススクリーニングの受検率は100%であり，精度管理体制，検査システム等，世界でトップレベルのスクリーニングが実施されている．

生後6か月の乳児の尿を用いた神経芽腫マススクリーニングが1984年から行われていたが，陽性例の中に予後良好な腫瘍が多く含まれていたことから，過剰診断が問題視されるようになった．2003年から厚生労働省の決定で休止となっている．先天性代謝異常症の詳細は，「各論2 先天性代謝異常症」を参照していただきたい．

▶d. B型肝炎母子感染防止事業

母子垂直感染による子どものHBVキャリア化を防ぐため，1985年（昭和60年）よりB型肝炎罹患妊婦（キャリア妊婦：HBe抗原・HBs抗原ともに陽性）から生まれた新生児に対して，高力価HBsヒト免疫グロブリン（HBIG）（2回）とB型肝炎ワクチン（以下HBワクチン）（3回）の接種が開始された．しかし，HBe抗原陰性・HBs抗原陽性妊婦から生まれた児も急性肝炎または劇症肝炎になりやすいことが判明し，1995年（平成7年）3月に改訂された．妊婦のHBs抗原検査のみが公費負担で行われ，その他の妊婦の検査および出生児の感染防止処置はすべて健康保険給付対象に移管された．同時に感染防止処置の対象となる児は，HBe抗原陰性・HBs抗原陽性妊婦からの出生児にまで拡大された．2013年（平成25年）末からは移行期間を経て，出生直後にHBグロブリンの筋肉注射とHBワクチンの皮下注射を行い，生後1か月と生後6か月にHBワクチンを皮下注射する方式に変更となった．接種時期が変更され，HBグロブリンの追加注射は原則として行わないことになった．

▶e. 低出生体重児の届出と未熟児養育医療

未熟児は正常の新生児と比べると生理的に未熟であり，疾病にもかかりやすく，その死亡率も高い．また心身に障害を残す可能性もあるため，速やかに適切な対処をすることが必要である．

6 保健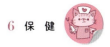

　そこで，体重が 2500g 未満の乳児が出生した場合には，**低出生体重児**として保護者はその乳児の所在地の市町村に届出をする必要がある（母子保健法 18 条）．この届出により訪問指導（同 19 条）や，適当な条件を満たす指定養育医療機関への入院指導が行われる．

　未熟児養育医療の給付は，出生体重が 2000g 以下，もしくは生活力が弱いなど未熟性が強い児が，指定養育医療機関において入院治療する場合に対象（同 20 条）とされるが，世帯の所得税額に応じて一部自己負担がある．

▶ f. 小児慢性特定疾病医療費助成制度

　小児慢性疾患のうち，小児がんなど特定の疾患については，その治療が長期間にわたり，医療費の負担も高額となる．このような疾患の治療の確立と普及をはかり，併せて患者家庭の負担軽減をはかるために，医療費の自己負担分を補助するものとして「**小児慢性特定疾患治療研究事業**」が 1974 年（昭和 49 年）開始された．児童福祉法の一部改正に伴い，2005 年（平成 17 年）よりこの事業は法律（児童福祉法）に基づく安定的な制度とされるとともに，保護者の年収に応じて患者の一部自己負担が発生することとなった．対象年齢は新規 18 歳未満（継続 20 歳未満）で，対象疾患は悪性新生物，慢性腎疾患，慢性呼吸器疾患，慢性心疾患，内分泌疾患，膠原病，糖尿病，先天性代謝異常，血友病等血液・免疫疾患，神経・筋疾患，慢性消化器疾患と，多岐に及んでいる．

　児童福祉法の改正に伴い 2015 年（平成 27 年）1 月 1 日から大幅な制度改正が行われ，「**小児慢性特定疾病**」へ呼称変更され，対象が拡大された．

▶ g. 難病法と指定難病

　難病対策として，特定疾患治療研究事業（医療費助成事業）の対象疾患の拡大に伴い，2014 年（平成 26 年）に「**難病の患者に対する医療等に関する法律（難病法）**」が成立し，2015 年に施行された．これによって，難病の患者に対する医療費助成に消費税などの財源が充てられることとなり，安定的な医療費助成の制度が確立することとなった．この法律の中では，医療費助成の対象とする疾患は新たに「**指定難病**」とよばれることとなった．

　難病は，①発病の機構が明らかでなく，②治療方法が確立していない，③希少な疾患であって，④長期の療養を必要とするもの，という 4 つの条件を必要としているが，指定難病にはさらに，⑤患者数が本邦において一定の人数（人口の約 0.1％程度）に達しないこと，⑥客観的な診断基準（またはそれに準ずるもの）が成立していること，という 2 条件が加わっている．

▶ h. 自立支援医療（育成医療）

　「**自立支援医療**」は，心身の障害を除去・軽減するための医療について医療費の自己負担額を軽減する公費負担医療制度で，精神通院医療，更生医療，育成医療，の 3 種類が含まれる．このうち「**育成医療**」は，身体に障害を有する児童で，その障害を除去・軽減する手術などの治療により確実に効果が期待できる者（18 歳未満）を対象とする．対象となる主な障害は，肢体不自由（関節拘縮→人工関節置換術など），視覚障害（白内障→水晶体摘出術），内部障害（心臓機能障害→弁置換術，ペースメーカー埋込術，腎臓機能障害→腎移植，人工透析など）である．

▶ i. 食育基本法

　子どもたちが健全な心と身体を培い，生きる力を身につけていくためには，何よりも「食」が重要であることから，2005 年（平成 17 年）に「**食育基本法**」が制定された．「**食育**」とは，国民一

2　小児に関する法律と政策

人一人が，生涯を通じた健全な食生活の実現，食文化の継承，健康の確保などがはかれるよう，自らの食について考える習慣や食に関する様々な知識と食を選択する判断力を楽しく身につけるための学習などの取り組みを指す．栄養教諭の配置促進が制度化され，毎年 6 月は「食育月間」，毎月 19 日は「食育の日」と定められた．食育基本法は，食育の推進に関する施策の実施を「国の責務」として定めている．2015 年に改正され，食育推進業務は内閣府から農林水産省へ移管された．

　食育推進基本計画は，食育基本法に基づき，食育の推進に関する施策の総合的かつ計画的な推進をはかるため，食育推進会議が作成し，施策についての基本的な方針や食育推進の目標等を定めるもので，5 年ごとに作成される．2021 年には第 4 次食育推進基本計画が公表された．

3　乳幼児健康診査

A　乳幼児健康診査

　母子保健法では，健康診査について 12 条（義務）と 13 条（任意）に規定している．12 条では，市町村は「1 歳 6 か月健診（満 1 歳 6 か月を超え満 2 歳に達しない幼児）」，「3 歳児健診（満 3 歳を超え満 4 歳に達しない幼児）」を実施しなければならないとしている．13 条では，市町村は必要に応じ，妊産婦または乳児もしくは幼児に対して，健康診査を行い，または健康診査を受けることを勧奨しなければならないと定めている．疾病の早期発見の機会として重要であると同時に，リスクのある児童への早期介入による疾病の発生予防としても重要な意味を持つ．

　また，乳児期（「3～6 か月頃」および「9～11 か月頃」）についても全国的に実施されている状況となっている．こうした中で，新たに「1 か月児」および「5 歳児」に対する健康診査の費用を助成することにより，出産後から就学前までの切れ目のない健康診査の実施体制を整備する事業が，令和 5 年度補正予算に盛り込まれた．1 か月児検診は出生早期の身体疾患等のスクリーニングを，5 歳児検診は発達障害等のスクリーニングを主な目的としている．

B　乳児健診

　わが国は乳幼児の生命と健康を守るために，国・都道府県・市町村がその責任において，その地域の全乳幼児を対象として各種の健康診査事業を実施する母子保健システムを築いてきた．**乳幼児健康診査（乳幼児健診）**は，乳幼児の発達段階に応じて一定時期を輪切りにしてスクリーニングするものである．また同時に，標準から遅れた児や健康問題を持つ児・障害を有する児などの早期発見，早期対応のための保健指導を行う重要な場となっている．これらのサービスが公平に行きわたるために，未受診者に対して未受診の理由を調査し，家庭訪問を手段として要観察者の追跡調査を実施するなどの積極的な支援も行っている．乳児健診は生後 1 か月，3～4 か月，6～7 か月，9～10 か月に行われ，公費で実施される公的健診と私費による私的健診がある．公的には，1 歳までの乳児期に 2 回以上の健診を市区町村が主体となって実施する．1 か月健診は出産した医療機関で母親の産後健診と一緒に行われることが多く，身体のチェックの他に，先天性代謝

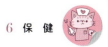

6 保健

異常の有無などをチェックし，頭蓋内出血の予防に大切なビタミン K_2 シロップの服用が行われる．

C 幼児健診

　1961年（昭和36年）以降は行政的に3歳児健診が実施され，さらに異常の早期発見や幼児保健指導の必要性から1977年（昭和52年）より1歳6か月児健診が加えられた．1990年（平成2年）から視聴覚検査も追加された．1994年（平成6年）の地域保健法の施行による地域保健施策の変化によって，1997年（平成9年）から乳幼児健診の実施主体が都道府県から市町村におろされ，1歳6か月児健診とあわせて3歳児健診が市町村の事業として位置づけられた．身体の発育・精神発達・斜視・難聴などの視聴覚言語・音声機能・歯科疾患を持った児童を早期に発見し，早期治療，早期療育を行うことを目的として実施される．栄養指導，育児指導など母親への指導も行われ，医師・歯科医師・心理士・保健師・栄養士・看護師など複数のスタッフにより施行される．

　1歳6か月児健診では，身体発育状況・栄養状態・脊柱および胸郭の疾病および異常の有無・皮膚の疾病の有無・歯および口腔の疾病および異常の有無（歯科検診）・四肢運動障害の有無・精神発達の状況・言語障害の有無・予防接種の実施状況・育児上問題となる事項・その他の疾病および異常の有無を調べる．

　3歳児健診では1歳6か月児の各項に加え，眼・耳，鼻および咽頭の疾病および異常の有無を調べ，試験紙法による検尿を行う．これらの健診で気になる子どもたちは，発達健診，特別経過観察健診，療育相談，離乳食講習会，育児学級，アレルギー相談，アレルギー健診などでフォローアップされ，とくに診断・治療を要すると考えられる子どもたちは専門の医療機関へ紹介される．

　5歳児健診で行う項目は，身体発育状況，栄養状態，精神発達の状況，言語障害の有無，育児上問題となる事項の確認（生活習慣の自立，社会性の発達，しつけ，食事，事故等），その他の疾病および異常の有無，の6つである．5歳児健診の特徴は，個人の成長や発達を診察するだけでなく，集団における立ち振る舞いを評価して，社会的な発達の状況を把握することにある．

〈三善陽子〉

4 予防接種

A 予防接種法の改正

▶ a. 予防接種，ワクチンとは？

　人類最初の**予防接種**は18世紀末の**エドワード・ジェンナー**による**種痘**までさかのぼるが，予防接種の歴史は私たちと**感染症**の闘いの歴史である．「**ワクチン**」とは，予防接種に用いる薬剤のことを指し，ワクチン投与によって予防できる感染症があることを私たちは知り，**天然痘**を予防するためのワクチンである種痘の発見以降，数多くのワクチンが開発，改良されてきた．

　ワクチンを接種すると，身体の**免疫**が刺激される．その結果，感染症を起こす病原体の攻撃か

ら免れる力が，私たちに与えられる．予防接種により獲得できる抵抗力は「能動免疫」といい，病原微生物を自らが跳ね返す力が身体に備わるのである．そしてその抵抗力は，当該病原体に対して特異的な防御力であるとともに，長期にわたって持続し，疾患予防のための心強い味方となる．

ワクチンは，病原体や毒素の毒性を弱めたり失わせて，あるいは病原体の遺伝子情報をもとに作製される．予防接種により，感染症に罹った時と似た免疫反応を前もって人為的に起こしておくと，いざ本物の病原体が侵入しようとする際には素早く防衛反応が働き，発病を予防することができるのである．

ただし，弱毒化あるいは不活化した病原体成分や病原体の遺伝子情報を身体に人為的に入れるわけであるから，副反応すなわち身体に好ましくない余分な作用が出現しないか注意する必要がある．

▶b. 予防接種法の制定〜1948年

わが国の予防接種に関する規定を定めた法律，すなわち「予防接種法」が初めて制定されたのは1948年であった．その頃は，今では制圧された感染症がまだ猛威をふるっていた頃で，天然痘，ジフテリア，腸チフス，コレラなどの疾患が予防接種法に定められた．当時の日本は，第二次世界大戦に敗戦した直後であった．これらの感染症（当時は「伝染病」とよばれた）が戦禍で荒廃した国全体に蔓延しており，社会全体を病気から徹底して防衛するためには，人の間で流行る病気を防ぐことが必須と考えられ，予防接種を行うことが国民に義務づけられた．すなわち，接種費用を個人が負担する必要はないが，自治体ごとに接種会場を設定して集団接種が行われた．そして，接種を受けないものは違反者として罰則を課するという強制的な制度であった．

▶c. 予防接種法の変遷

時代や社会情勢の推移とともに，予防接種法は何度か改定された．例えば，1976年には予防接種による健康被害救済制度が新しく導入された．個人ひいては社会を病気から守るための手段ではあるが，ワクチンの有する性格上接種後の副反応をゼロにすることはできない．当時は副反応問題が社会で大きく取り上げられるようになった時期でもあり，世論に応える形で本改定が実施された．

1994年にも，大きな改定が実施された．第一に，それまでの"受けなければならない"という「義務接種」から，"受けるように努める"という「勧奨接種」へと変更された．努力義務はあるが，接種に際して個人の意思が反映できるようになったわけである．第二には，それぞれ体質や体調の異なるすべての子どもたちに対して場所と日時を定めて一斉に実施されていた「集団接種」を，かかりつけ医師により個々人の体調を見定めて予診を尽くしたうえで「個別接種」を行うことが原則となった．また，予防接種による健康被害救済制度が充実されたこと，国民や予防接種担当者への適切な情報提供の推進による有効かつ安全な予防接種体制の整備が謳われたことも改定事項であった．現場での接種行為に関する解説書である「予防接種ガイドライン」の初版は，1994年の法改定時に予防接種体制の整備に役立てるように発行された．その後，改編や改訂を経て現在に至っている．

2013年4月の改定も大きな変革であった．先進諸国と比べて公的に接種するワクチンの種類が少ない，いわゆる"ワクチンギャップ"の解消を目指して幅広い見直しが実施された．「インフル

エンザ菌b型（Hib）感染症」，「小児の肺炎球菌感染症」，「ヒトパピローマウイルス感染症」が予防接種法で規定する対象疾病（いわゆる「定期接種」）として追加された．また，これまで実施してきた副反応報告制度を法律上に位置づけ，医療機関から厚生労働大臣への報告を義務化した．さらに，予防接種施策に関する評価・検討組織として，「予防接種・ワクチン分科会」と，「予防接種基本方針部会」，「副反応検討部会」，「研究開発及び生産・流通部会」の3つの部会が設置された．本改定では，予防接種の総合的な推進を図るための計画が策定され，その後も検討が継続されている．そして，2014年10月に「水痘」と「高齢者の肺炎球菌感染症」，2016年10月に「B型肝炎」，2020年10月に「ロタウイルス感染症」も定期接種に位置づけられた．時代とともに，感染症の流行状況や使用されるワクチンの種類は変遷する．予防接種法は，ワクチンを用いて私たちを感染症から守る目的で定められた法律であり，社会における疾病構造やワクチンの進歩によって，対象とする疾患も変化する．例えば，種痘のように今では用いられなくなったワクチンもある．種痘を中止することができたのは，種痘の普及により天然痘という病気を消滅させることができ，予防のためのワクチンを接種する必要がなくなったおかげなのである．

B 接種不適当者と接種要注意者

▶a. 接種前の予診

　接種担当医は，保護者や本人が予防接種の効果，副反応などを理解しているか問診し，必要に応じて追加説明を行う．そして，被接種者が「接種不適当者」や「接種要注意者」に該当しないかを判断するための情報も予診により聴取する．当日の体調，既往歴や基礎疾患，常用薬剤などについて尋ねるわけであるが，チェック項目に漏れがないように予診票を活用する．予診票の見本を 図1-32 に示した．予診票は前もって保護者や本人に記入してもらい，接種前にそれをもとに予診を行う．

　接種を受ける者の体温測定は，接種を行う施設で実施する．接種直前の健康状態を把握することが目的である．接種前診察については，通常は視診と聴診を実施する．万全にチェックしても健康被害の発生を完璧に避けることはできないであろうが，担当医は被接種者の体調を確認するために最大限の努力を行うことが求められる．例えば，37.5℃以上の体温は予防接種の場においては通常明らかな発熱と判断され，接種不適当者として接種は中止する．

　医師は予診と診察の結果，必要事項があれば予診票右側の医師記入欄 図1-32 に記載する．とくに「接種要注意者」への対応など接種の可否を判断する根拠となった事項については，記録に残しておくことが望ましい．

　そして，接種の可否について保護者（本人）に説明し，予診票下段医師記入欄の"接種できる"あるいは"見合わせた方がよい"を選択し，医師は直筆で署名する．ゴム印や印刷文字で記名した場合は押印する．その後保護者（本人）は，"接種に同意する"あるいは"接種に同意しない"のいずれかを選択し，自著署名する．医師が"接種できる"と判断し，保護者（本人）が"接種に同意する"場合に，ワクチンを接種する．

▶b. 接種不適当者

　「接種不適当者」は，接種を受けることが適当でない者である．表1-49 に記載した子どもたち

様式第二

[　　　　　　　　]予防接種予診票（乳幼児・小学生対象）

	診察前の体温	度　　　分

住　　　所	
受ける人の氏名	
保護者の氏名	

| | 男女 | 生年月日 | 平成・令和　　　年　　　月　　　日（満　　　歳　　　カ月） |

質　問　事　項	回　答　欄		医師記入欄
今日受ける予防接種について市町村から配られている説明書を読みましたか	はい	いいえ	
あなたのお子さんの発育歴についておたずねします 　出生体重（　　　　　）g　　　　　分娩時に異常がありましたか	あった	なかった	
出生後に異常がありましたか	あった	なかった	
乳児健診で異常があるといわれたことがありますか	ある	ない	
今日体に具合の悪いところがありますか 具体的な症状を書いてください（　　　　　　　　　　　　　　　）	はい	いいえ	
最近1カ月以内に病気にかかりましたか 　　病名（　　　　　　　　　　　　　　　　　　　　　　　）	はい	いいえ	
1カ月以内に家族や遊び仲間に麻しん、風しん、水痘、おたふくかぜなどの病気の方がいましたか（病名　　　　　　　　　　　　　　　　）	はい	いいえ	
生まれてから今までに家族など身のまわりに結核にかかった方がいましたか	はい	いいえ	
1カ月以内に予防接種を受けましたか 　　予防接種の種類（　　　　　　　　　　　　　　　　　）	はい	いいえ	
生まれてから今までに先天性異常、心臓、腎臓、肝臓、脳神経、免疫不全症その他の病気にかかり、医師の診察を受けていますか　病名（　　　　　　　）	はい	いいえ	
その病気を診てもらっている医師に今日の予防接種を受けてよいと言われましたか	はい	いいえ	
ひきつけ（けいれん）をおこしたことがありますか　　（　　　　）歳頃	はい	いいえ	
そのとき熱が出ましたか	はい	いいえ	
薬や食品で皮膚に発疹やじんましんが出たり、体の具合が悪くなったことがありますか	はい	いいえ	
近親者に先天性免疫不全と診断されている方はいますか	はい	いいえ	
これまでに予防接種を受けて具合が悪くなったことはありますか 　　予防接種の種類（　　　　　　　　　　　　　　　　　）	ある	ない	
近親者に予防接種を受けて具合が悪くなった人はいますか	はい	いいえ	
6カ月以内に輸血あるいはガンマグロブリンの注射を受けましたか	はい	いいえ	
今日の予防接種について質問がありますか	はい	いいえ	

医師記入欄
以上の問診及び診察の結果、今日の予防接種は（　実施できる・見合わせた方がよい　）と判断します。
保護者に対して、予防接種の効果、副反応及び予防接種健康被害救済制度について、説明をしました。
医師署名又は記名押印

医師の診察・説明を受け、予防接種の効果や目的、重篤な副反応の可能性、予防接種健康被害救済制度などについて理解した上で、接種することに　（　同意します・同意しません　）　※かっこの中のどちらかを○で囲んでください。
この予診票は、予防接種の安全性の確保を目的としています。このことを理解の上、本予診票が市町村に提出されることに同意します。

保護者自署

使用ワクチン名	接種量	実施場所・医師名・接種年月日
ワクチン名 Lot No. （注）有効期限が切れていないか要確認	※接種方法 　　　　　　　ml	実施場所　　　　　　　医師名 接種年月日　　　令和　　　年　　　月　　　日

注）ガンマグロブリンは、血液製剤の一種で、A型肝炎などの感染症の予防目的や重症の感染症の治療目的などで注射されることがあり、この注射を3〜6カ月以内に受けた方は、麻しんなどの予防接種の効果が十分に出ないことがあります。
※BCGの予防接種については「規定量をBCG用管針を用いて経皮接種」等と、5種混合ワクチン又は沈降15価肺炎球菌結合型ワクチンの接種については「皮下注射・筋肉内注射」の別を、それぞれ記載すること。

図1-32 予診票の見本
（厚生労働省健康局長通知「予防接種法第5条第1項の規定による予防接種の実施について」の一部改正について．令和6年3月29日．別添予診票様式第2）

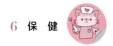

表1-49 接種不適当者
= 接種を受けることが適当でない者．これらの者に対しては接種を行わない．

- 明らかな発熱（通常 37.5℃以上）を呈している者
- 重篤な急性疾患に罹っていることが明らかな者
- 当該ワクチン液の成分により，アナフィラキシーを呈したことが明らかな者
- 生ワクチンについては，妊娠していることが明らかな者
- BCG については，ワクチン接種や外傷などによるケロイドが認められる者
- B 型肝炎では，母子感染予防目的で接種を受けた者
- ロタウイルスでは，腸重積症の既往がある者，先天性消化管障害のある者（治療完了者を除く），重症複合免疫不全症の所見が認められる者
- 高齢者肺炎球菌では，すでに接種済みの者
- その他，予防接種を行うことが不適当な状態にある者

〔公益財団法人予防接種リサーチセンター発行．予防接種ガイドライン（2023 年度版）より作成〕

表1-50 接種要注意者
= 接種判断に際して注意を要する者．接種時の健康状態や体質を勘案して接種の可否を判断する．

- 心臓血管系疾患，腎臓疾患，肝臓疾患，血液疾患，発育障害などの基礎疾患を有する者
- 過去に予防接種後 2 日以内に発熱のみられた者，または全身性発疹などアレルギーを疑う症状を呈したことがある者
- 過去にけいれんの既往がある者
- 過去に免疫不全と診断されている者，原発性免疫不全の家族歴がある者
- 当該ワクチン液の成分に対して，アレルギーを呈する可能性がある者
- バイアルのゴム栓に乾燥天然ゴム（ラテックス）が含まれている場合は，ラテックス過敏症のある者
- BCG では，結核患者との長期接触など感染の疑いがある者
- ロタウイルスでは，活動性胃腸疾患や下痢などのある者

〔公益財団法人予防接種リサーチセンター発行．予防接種ガイドライン（2023 年度版）より作成〕

に対しては，**接種は行ってはいけない**．

"**明らかな発熱**"とは**通常 37.5℃以上**を指すことは，すでに述べた．"**重篤な急性疾患**"の者には接種はできないが，"軽症"と判断すれば接種は可能である．"**ワクチン成分に対するアナフィラキシー**"は接種不適当者であるが，**すべてのアレルギー患者がこれに含まれるわけではない**．生ワクチン（後述）は，胎児への影響を考慮して，妊婦に対しては接種しない．**風しんワクチンは，接種後 2 か月間は避妊**を指導する．その他，接種対象者が予防接種を行うことが不適当な状態ではないか，個々のケースごとに接種医が判断する．

▶ **c. 接種要注意者**

「**接種要注意者**」は，**接種するかどうかの判断に注意を要する者**である 表1-50．この条件に該当する子どもたちへの接種に際しては，その時の**健康状態や体質を勘案して接種の可否を判断**する．

留意すべき点は，「接種要注意者」は"接種を差し控えたほうがよい者"ではない．例えば"基礎疾患を有する者"は，もし病気に罹れば重症化する可能性も高く，予防接種により病気から免れれば恩恵は大きい．すなわち「接種要注意者」とは，適切な判断に基づいて，可能であれば接種を勧めたい対象でもある．その一方で，基礎疾患のためにワクチンの副反応が起きるリスクが高かったり，ワクチンとは関係なくても接種後に体調不良になると思わぬ誤解をまねくこともある．予防接種によって期待される効果，副反応の可能性や注意事項を十分に説明して，確実な同意に基づいて接種することが大切である．

C 予防接種の種類

▶a. 定期接種と任意接種

予防接種法に規定された予防接種が，いわゆる"定期接種"である．接種対象年齢や接種回数が予防接種法やその実施細則により定められ，接種費用は自治体による公費負担で実施されている 表1-51 ．新型コロナワクチンは疾病の流行対策上，緊急の必要があるという理由で，特例の臨時接種として実施された．

予防接種法に定められた「定期接種」以外に，個人の希望により接種する「任意接種」がある．任意接種のワクチンとしては，おたふくかぜや A 型肝炎などがある．

小児に対するインフルエンザワクチンは任意接種である．一方，65 歳以上の高齢者に対するインフルエンザワクチンは，予防接種法で定められた定期接種ワクチンである．ただし高齢者へのインフルエンザワクチンは，個人の発病・重症化防止に主眼が置かれ，「努力義務」は課せられておらず，自らの意思と責任で希望する場合のみ接種を行う．この点で，定期接種の中でも B 類疾病に分類され，「勧奨接種」される A 類疾病の DPT や麻しんとは区別されている．

2024 年 10 月時点におけるわが国の定期接種について，その対象疾病や接種対象者などを 表1-52 に示した．なお，新型コロナワクチンは 2024 年度から高齢者に対する定期 B 類の接種となった．

▶b. ワクチンの種類（モダリティ）～生ワクチン，不活化ワクチン，mRNA ワクチンなど

モダリティ（modality）とは，医療分野でしばしば使われる用語であるが，一般的には「種類」や「タイプ」とよぶ方が理解しやすい．かつてワクチンは，大きく「生ワクチン」と「不活化ワクチン」に分類されていたが，新型コロナワクチンとして新しいモダリティの「メッセンジャーRNA（mRNA）ワクチン」や「ウイルスベクターワクチン」が広く使われるようになった 表1-53 ．

（ⅰ）生ワクチン

ワクチンの主成分は，病原性を弱めた生きた病原体である．接種により，自然感染と類似した機序で免疫がつき，比較的強固で長期間持続する免疫が付与できる．副反応として，当該疾患に似た症状の出ることがある．現行ワクチンでは，MR（麻しん・風しん混合），水痘，おたふくかぜ，BCG，ロタウイルスなどが生ワクチンである．

（ⅱ）不活化ワクチン

ワクチンの主成分は，病原体や毒素を不活性化したものである．免疫反応を起こす力は保ちつつ，病原性や感染力を失わせたものを成分として製造される．通常は複数回の接種が必要で，免疫を維持するために一定の間隔で追加接種が必要なワクチンが多い．

6 保健

4 予防接種

表1-51 予防接種の類型（定期接種・臨時接種・任意接種）

	定期接種		臨時接種			任意接種
分類の根拠	予防接種法第5条第1項（A類疾病）	予防接種法第5条第1項（B類疾病）	予防接種法第6条第1項	予防接種法第6条第2項	予防接種法第6条第3項	予防接種法に定められないもの
考え方	平時のまん延予防、あるいは重篤な疾患の予防（集団予防）	平時の個人の発病や重症化の予防（個人予防）	疾病のまん延予防上、緊急の必要あり	疾病のまん延予防上、緊急の必要あり	A類疾病のうち全国的かつ急速なまん延により国民の生命や健康に重大な影響を与える疾病のまん延予防上、緊急の必要あり ※新型インフルエンザ等感染症等を想定	希望する者が接種
実施主体	市町村長	市町村長	市町村長または都道府県知事 ※都道府県知事が市町村長に指示	市町村長または都道府県知事 ※厚生労働大臣が指示	市町村長または都道府県知事 ※厚生労働大臣が指示	医療機関
対象者の決定	政令	政令	都道府県知事	厚生労働大臣	厚生労働大臣	各添付文書参照
費用負担	地方交付税9割	地方交付税3割	（都道府県実施） 国 1/2 都道府県 1/2 （市町村実施） 国 1/3 都道府県 1/3 市町村 1/3	（都道府県実施） 国 1/2 都道府県 1/2 （市町村実施） 国 1/2 都道府県 1/4 市町村 1/4	全額を国が負担	全額自己負担（一部の自治体で公費助成あり）
自己負担	実費徴収可	実費徴収可	自己負担なし*	自己負担なし*	自己負担なし	全額自己負担
公的関与	勧奨：あり 努力義務：あり	勧奨：なし 努力義務：なし	（A類） 勧奨：あり** 努力義務：あり** （B類） 勧奨：あり** 努力義務：あり***	（A類） 勧奨：あり** 努力義務：あり** （B類） 勧奨：あり** 努力義務：あり***	勧奨：あり** 努力義務：あり**	なし

* B類疾病のうち当該疾病に罹った場合の病状の程度を考慮して厚生労働大臣が定めるものについては実費徴収可
** 政令で定めるものは除く
*** B類疾病のうち当該疾病に罹った場合の病状の程度を考慮して厚生労働大臣が定めるものについては努力義務なし／左記以外のB類疾病については、政令で定めるものは除く

(第44回厚生科学審議会予防接種ワクチン分科会（2023年2月22日）資料1より筆者作成)

表1-52 予防接種法による定期接種（2024 年 10 月現在）

区分	対象疾病	接種対象者（接種回数）	備考
定期接種 A 類疾病	ジフテリア・百日せき・破傷風・急性灰白髄炎（ポリオ）・インフルエンザ菌 b 型（Hib）感染症	第 1 期: 生後 2 か月以上 90 か月未満（4 回） 第 2 期【ジフテリア・破傷風のみ】: 11 歳以上 13 歳未満（1 回）	• 2012 年 9 月に経口生ポリオワクチン（OPV）から不活化ポリオワクチン（IPV）に変更 • 2012 年 11 月から四種混合ワクチン（DPT-IPV）を使用 • 2023 年 4 月から DPT-IPV の接種開始時期が生後 2 か月に前倒し（それまでは生後 3 か月） • 2024 年 4 月から五種混合ワクチン（DPT-IPV-Hib）を使用
	麻しん・風しん	第 1 期: 生後 12 か月以上 24 か月未満（1 回） 第 2 期: 5 歳以上 7 歳未満のうち就学前 1 年間（1 回） 第 5 期（風しん）: 1962 年 4 月 2 日〜1979 年 4 月 1 日生まれの男性で風しん抗体検査の結果が基準を満たす者（1 回）	• 2006 年から定期接種 2 回接種方式（第 1 期と第 2 期）を開始 • 2008 年 4 月〜2013 年 3 月の 5 年間，中学 1 年生（第 3 期）と高校 3 年生（第 4 期）相当年齢の者に対する補足的定期接種が実施された • 風しん第 5 期定期接種は，2019 年から時限措置として実施中
	日本脳炎	第 1 期: 生後 6 か月以上 90 か月未満（3 回） 第 2 期: 9 歳以上 13 歳未満（1 回）	• 2005 年 5 月〜2010 年 3 月の期間は積極的勧奨が差し控えられた • 2009 年から細胞培養ワクチン販売開始 • 積極的勧奨差し控えにともなう特例措置の規定あり
	結核（BCG）	1 歳未満（1 回）	• 2005 年以降ツベルクリン反応をせずに直接接種
	インフルエンザ菌 b 型（Hib）感染症	生後 2 か月以上 60 か月未満（4 回）	• 2010 年末から全国的な公費助成 • 2013 年 4 月定期接種化 • 2024 年 4 月からは五種混合ワクチン（DPT-IPV-Hib）が用いられるようになった
	小児の肺炎球菌感染症	生後 2 か月以上 60 か月未満（4 回）	• 2010 年末から全国的な公費助成 • 2013 年 4 月定期接種化 • 2013 年 11 月に 7 価ワクチンから 13 価ワクチンへ切り替え • 2024 年 4 月から 15 価ワクチン，10 月から 20 価ワクチンが使用されるようになった
	ヒトパピローマウイルス感染症	小学 6 年生〜高校 1 年生相当の女子（3 回） ＊9 価 HPV ワクチンで 15 歳未満に初回接種を開始する場合は，6 か月の間隔で 2 回の接種を行い完了	• 2010 年末から全国的な公費助成 • 2013 年 4 月定期接種化 • 2013 年 6 月〜2022 年 3 月の期間は積極的勧奨が差し控えられた • 積極的勧奨差し控えにともなう特例措置の規定あり • 2023 年 4 月から 9 価 HPV ワクチンを定期接種に使用

（次頁につづく）

6 保健

表1-52 つづき

区分	対象疾病	接種対象者（接種回数）	備考
定期接種A類疾病	水痘	生後12か月以上36か月未満（2回）	• 2014年10月定期接種化
	B型肝炎	1歳未満（3回）	• 2016年10月定期接種化
	ロタウイルス感染症	1価ワクチン：生後6週から24週0日まで（2回） 5価ワクチン：生後6週から32週0日まで（3回）	• 2020年10月定期接種化 • 初回接種は生後14週6日までの開始を推奨（1価・5価とも）
	痘そう	現在定期接種は実施していない	• 生物テロ等によりまん延の危険性が増大した場合，臨時の予防接種として実施する
定期接種B類疾病	インフルエンザ	①65歳以上の者（毎年1回） ②60歳以上65歳未満の慢性高度心・腎・呼吸器機能不全者等（毎年1回）	• 2001年定期接種化 • 2015年3価ワクチンから4価ワクチンに変更
	高齢者の肺炎球菌感染症	①65歳の者（1回） ②60歳以上65歳未満の慢性高度心・腎・呼吸器機能不全者等（1回）	• 2014年10月定期接種化 • 定期接種では23価ポリサッカライドワクチンを使用する
	COVID-19（新型コロナウイルス感染症）	①65歳以上の者（毎年1回） ②60歳以上65歳未満の慢性高度心・腎・呼吸器機能不全者等（毎年1回）	• 2021年2月17日から特例臨時接種として接種開始（2024年3月まで実施） • 2024年4月から定期B類疾病となった（10月接種開始）

（筆者作成）

4　予防接種

　かつては病原微生物そのものを不活性化して製造されていたが，昨今は純度を高める製造方法が用いられ，病原体のコンポーネントを精製したり（インフルエンザHAワクチン，無菌体型百日咳ワクチン），病原体由来の蛋白質を用いた組換え蛋白質ワクチン〔B型肝炎，不活化帯状疱疹，COVID-19ワクチン（武田社）〕やウイルス様粒子ワクチン（HPVワクチン）が増えた．破傷風やジフテリアを予防するワクチンは，細菌が産生する毒素を不活化して製造し，トキソイドとよばれる．

　不活化ワクチンには，アジュバントが添加されているワクチンも多い．アジュバント（adjuvant）とは，ラテン語のadjuvare（助ける）に由来する用語で，免疫反応を増強する目的の添加剤である．その機序として，①抗原物質を長く組織局所に留める，②投与局所に炎症を起こしマクロファージによる貪食や抗原提示を高める，③投与部位や所属リンパ節でT細胞やB細胞の活性化を強める，などの作用が考えられている．アルミニウム化合物はアジュバントとして以前から広

表1-53 ワクチンの種類（モダリティ）

種類	主成分	免疫が付与される機序と概要	国内のワクチン
生ワクチン	弱毒病原体	• 自然感染と類似した機序で免疫が付与され，比較的強固で長期間持続する免疫がつく． • 副反応として，当該疾患に似た症状の出ることがある．	MR（麻しん・風しん混合），水痘，おたふくかぜ，BCG，ロタウイルスなど
不活化ワクチン	不活性化された病原体や毒素	• 免疫反応を起こす力は保ち，病原性や感染力を失わせて製造する． • 複数回接種や追加接種が必要なワクチンが多い． • 純度を高める製造方法が用いられる（コンポーネント，組換え蛋白質，ウイルス様粒子ワクチンなど）． • アジュバントを含有するワクチンが多い．	B型肝炎，DPT-IPV-Hib（ジフテリア・百日咳・破傷風・不活化ポリオ・Hib混合），ポリオ，Hib，小児用肺炎球菌，成人用肺炎球菌，日本脳炎，HPV，インフルエンザHA，COVID-19（武田社）など
mRNAワクチン	mRNA（病原体蛋白質の遺伝情報）	• mRNAから遺伝情報が翻訳され病原体の蛋白質が発現，それに対する免疫応答が起きることで中和抗体や細胞性免疫が誘導される．	COVID-19（ファイザー社，モデルナ社，第一三共社）
ウイルスベクターワクチン	病原体の防御免疫誘導抗原をコードする遺伝情報を持つベクターウイルス	• 病原体情報をコードする遺伝子が組み込まれたベクターウイルスが個体に導入され，生体反応を起こす． • ベクターウイルス感染細胞や抗原提示細胞が免疫システムに認識され，病原体特異的な免疫応答が誘導される．	COVID-19（アストラゼネカ社） ＊ただし，現在国内では使用終了

（筆者作成）

く使用されており，B型肝炎，DPT-IPV-Hib（ジフテリア・百日咳・破傷風・不活化ポリオ・Hib混合），4価や9価のHPV，小児用肺炎球菌ワクチンなどに含有される．2価HPV，不活化帯状疱疹，COVID-19ワクチン（武田社製）には，近年開発された新しいアジュバントが添加され，より強度に免疫反応を増強すると考えられている．

（iii）mRNAワクチン

　ワクチンの主成分はmRNAである．病原体蛋白質の遺伝情報を投与するという点で，従来の生ワクチンや不活化ワクチンとは異なる新しいモダリティに分類される．mRNAがワクチンとして体内に投与されると，個体の細胞に取り込まれて遺伝情報が翻訳され病原体の蛋白質が発現する．それに対して免疫応答が起きることで中和抗体や細胞性免疫が誘導され，免疫が付与される．

　mRNAワクチンでは，投与されるmRNAが生体内で分解されないように，また，外来物を排

除する自然免疫が過剰に誘導されるのを抑えるために，様々な工夫が施されている．ファイザー社製，モデルナ社製，第一三共社製ともに COVID-19 ワクチンでは，mRNA を脂質ナノ粒子（lipid nanoparticle: LNP）に封入して投与するという方式をとり，病原体である SARS-CoV-2 のスパイク蛋白質を発現させ，それに対する免疫応答により予防効果を期待する．SARS-CoV-2 が感染して細胞内に侵入するためには，ヒト細胞上のアンジオテンシン変換酵素 2（ACE2）と結合することが必要であるが，ワクチンで誘導されたスパイク蛋白質に対する抗体は，SARS-CoV-2 の細胞内侵入を阻止すると考えられている．

（iv）ウイルスベクターワクチン

病原体の遺伝情報を投与するという点においては mRNA ワクチンと同様であるが，ベクターウイルスを用いて病原体の遺伝情報が投与される．

COVID-19 ワクチンであれば，SARS-CoV-2 のスパイク蛋白質など防御免疫誘導抗原をコードする遺伝子を，ベクターウイルスに組み込んで製造される．ベクターウイルス自体は，無毒性あるいは弱毒性のウイルスを改良して作成される．ベクターウイルスが個体に投与されると，自らの遺伝子を個体に導入することによって，生体反応を起こす．ベクターウイルス感染細胞や抗原提示細胞が免疫システムに認識され，病原体特異的な免疫応答が誘導される．ある意味では生ワクチンに似ているが，提示・認識されるのはベクターウイルスに組み込まれた病原体の防御免疫誘導抗原の情報である．アストラゼネカ社製の COVID-19 ワクチンでは，チンパンジーアデノウイルスをベクターウイルスとして用い，個体内では増殖しないよう工夫が施されている．本ワクチンは，2021 年 8 月から 2022 年 9 月までわが国でも使用された．海外で実用化されているエボラウイルスのワクチンもウイルスベクターワクチンである．

D　ワクチンの接種間隔

▶a. 注射する生ワクチン同士の場合

注射する生ワクチンを接種した場合，次の注射生ワクチン接種までは，接種日の翌日から起算して 27 日以上の間隔をあける．接種後は弱毒ワクチン株が体内で増殖するため，相互干渉を防止し，確実な免疫を付与するためである．

注射する生ワクチン同士以外では，異なるワクチンの接種間隔に制限はない．ワクチンの接種間隔に関する規定を 図1-33 に示した．

▶b. 同時接種

医師が必要と認めた場合は，2 種類以上の予防接種を同時に行うことができる．複数の病気に対する免疫を急いでつけたい場合などがこれに該当する．同時接種はわが国でも広く普及した．

同時接種の場合，2 種類のワクチンをあらかじめ 1 本の注射器に混合してはならず，別々の注射器で別々の部位に接種する．米国小児科学会では，「同じ腕や大腿に接種する場合は，局所反応がどちらのワクチンによるものであるかを鑑別するために，1 インチ（＝2.54cm）以上離れた部位に接種する」と勧告している．

▶c. 病気が治ってどれくらいすれば接種できる？

予防接種ガイドラインには"疾病罹患後に接種する際の間隔"について以下のように記載され

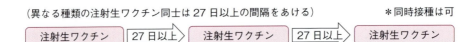
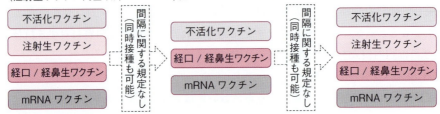

*同一のワクチンを複数回接種する場合は，各ワクチンごとの規定を順守する．

図1-33 異なるワクチンの接種間隔に関する規定（筆者作成）

ている．"麻しん，風しん，水痘及びおたふくかぜ等に罹患した場合には，全身状態の改善を待って接種する．医学的には，個体の免疫状態の回復を考え，麻しんに関しては治癒後4週間程度，その他（風しん，水痘及びおたふくかぜ等）の疾病については治癒後2～4週間程度の間隔をおいて接種する．その他のウイルス性疾患（突発性発疹，手足口病，伝染性紅斑など）に関しては，治癒後1～2週間の間隔をおいて接種する．しかし，いずれの場合も一般状態を主治医が判断し，対象疾病に対する予防接種のその時点での重要性を考慮し決定する"．

　疾病罹患後にワクチンを接種する場合の注意点は2つで，第1は疾病罹患による免疫反応の減弱によるワクチンの効果低下である．せっかく接種するワクチンは，できる限り最大限の効果を発揮してほしい．麻しん罹患後しばらくは宿主の免疫状態が低下するため，それが回復する4週間後以降に接種する方が効果は確実である．2番目の注意事項として，疾病に続発する合併症の起こる可能性がある期間中は，紛れ込み有害事象を防ぐ意味でワクチン接種を控えた方がよい場合がある．たとえワクチンによる直接の因果関係がなくても，その後のワクチン不信や誤解につながっては残念だからである．例えば溶連菌感染症の腎炎発症のおそれがある時期などはこれに該当し，回復直後に接種する場合はあらかじめ十分説明しておくことが望ましい．

〈中野貴司〉

5 学校保健

A 学校保健に関する法体系

　日本国憲法（1947年）第25条には生存権，第26条には教育を受ける権利が明記されており，すべての国民に対する公衆衛生の向上および増進，教育を受ける権利と義務教育に関する国の義務が述べられている．教育基本法（1947年，2006年全部改正）は，第1章第1条に，教育の目的として「教育は，人格の完成を目指し，平和で民主的な国家及び社会の形成者として必要な資質

を備えた心身ともに健康な国民の育成を期して行わなければならない」と記されている.

学校教育法（1947年）は，これらの日本国憲法や教育基本法に基づき，教育の基本理念や原則をふまえた学校教育制度の根幹となる法律である．第1条において学校とは「幼稚園，小学校，中学校，義務教育学校，高等学校，中等教育学校，特別支援学校，大学及び高等専門学校」と規定されている．第12条には「学校においては，別に法律で定めるところにより，幼児，児童，生徒及び学生並びに職員の健康の保持増進を図るため，健康診断を行い，その他その保健に必要な措置を講じなければならない」と記載されている．保健室の設置や養護教諭の配置が規定されており，学校保健法（1958年）にてその内容が示されてきた.

学校保健法は，2009年に学校保健安全法と改称し，大幅に改定された．改正のポイントは，保健管理の重要性として「学校保健計画の策定，学校環境衛生基準の制定，保健室の役割の明記，健康相談の実施，保健指導の充実，地域の医療機関との連携，学校感染症の取り組み」があげられる．また学校環境の安全性が強調され，「学校安全計画の策定，安全の確保，危険発生時の対応，地域の関係機関との連携」が明記された．第7条に保健室の役割として，健康診断，健康相談，保健指導，救急処置その他保健に関する措置を行うものと規定された．第8条に学校において健康相談を行うこと，第9条では養護教諭その他の職員は相互に連携して，児童生徒の心身の状況を把握し，健康上の問題があると必要な指導を行うとともに保護者に助言を行うと記されている.

これらの法体系に基づいて，学校は，子どもたちの発達に応じた体系的な学校教育が行われる場所であるとともに，児童生徒と教職員の心身の健康や安全な環境を保障するために，様々な取り組みが行われている.

B 学校保健の構造

学校保健とは，児童生徒および教職員の健康を保持増進するために，学校で行われる保健活動を示す．保健管理と保健教育から成り立ち，学校保健活動が円滑に効果的に行われるための保健組織活動がある.

▶a. 保健管理

保健管理は，救急処置や健康診断，疾病予防等を指し，児童生徒等を対象とする対人管理と，学校環境衛生管理を対象とする対物管理に分けられる.

（i）健康管理

教員が毎日の活動の中で実施する健康観察，保健指導を前提として行われる健康相談，健康診断，応急手当てなどの救急処置，疾病予防などの取り組みが含まれる.

（ii）保健指導

健康診断に基づく指導として，問題があった者への指導，精密検査の指示や生活管理の指導（事後措置）などがある．また養護教諭を中心に関係教職員の協力のもとで，健康相談や健康観察に基づく保健指導を実施する.

（iii）生活管理

健康生活の実践状況の把握や規制，学校生活の管理を行う．通学指導，学級編成，時間割編成，

休憩時間の過ごし方，精神保健などが含まれる．

（iv）学校環境衛生管理

学校保健安全法第6条の学校環境衛生基準に基づく．水質，照度，温度，湿度などを適切に管理して，児童生徒の健康を保持増進し，健康的で快適な学習環境のために行われる．学校設備，安全点検，衛生管理，飲料水管理などが含まれる．

▶b. 保健教育

保健教育は，学習を通じて児童生徒が自分や他者の健康課題を理解し，自発的な自己管理ができることを目指す．学習指導要領に基づいた教科における保健教育は，健康に関する基本的事項を系統的に理解し，適切な意思決定や行動選択ができることを目的としている．小学校3年生以降に体育科保健領域，中学校では保健体育科保健分野，高等学校では保健体育科「科目保健」において保健教育に関する授業が行われる．身体発育・発達，けがの応急処置や病気の予防，飲酒喫煙行為に関する内容に加えて，2020年以降は薬物乱用の具体例や心肺蘇生法，がんについて，精神疾患の予防や介入に関する項目が加わったことが特徴である．

特別活動における保健教育は学級活動，児童会活動，クラブ活動，学校行事にて，集団活動を通して主体的，実践的に行われる．総合的な学習の時間では教科の枠組みを越えて横断的，総合的に行われる．これらの活動を通して，健康で安全な生活を送るための知識を得る機会が定期的に持たれている．また熱中症や感冒など季節に応じた指導が行われる．新型コロナウイルス感染症の対策では，感染症の理解と予防行動に重点が置かれた．

▶c. 保健組織活動

（i）学校保健計画

学校保健安全法に基づいた学校保健目標を実施するため，学校保健計画の策定が定められている．学校保健計画は，保健管理，保健教育，保健組織活動を含んだ年度計画であり，「児童生徒等及び職員の健康診断」，「環境衛生検査」，「児童生徒等に対する指導」を含む必要がある．

（ii）学校の保健組織活動

学校保健組織の中心になるのは保健主事である．学校教育法で定められた保健主事は，学校保健と学校全体の活動に関する調整，学校保健計画の作成，学校保健組織活動の推進を管理する役割があり，教諭や養護教諭が充てられる．養護教諭は児童生徒の健康を保持増進する役割を担い，学校保健情報の把握，個人や集団を対象とした保健指導，救急処置，健康診断，学校環境衛生の実施，学校保健に関する組織活動，伝染病の予防，保健室の運営などを行う．

学校保健安全法において，都道府県教育委員会に学校保健技師を置くことが規定され，保健管理に関する学識経験者として医師，歯科医師，薬剤師が望ましい．学校には学校医，学校歯科医，学校薬剤師を置くものとされている．学校医は健康診断や健康相談，保健指導を行う．学校薬剤師は学校の環境衛生や薬品の管理，健康相談を行う．

学校保健委員会は，学校保健計画に位置づけられており，学校長の責任にて保健主事を中心に運営される．参加者は児童生徒，保護者，教職員，学校医，学校歯科医，学校薬剤師で構成され，関係機関の参加者を加えて学校保健に関する課題を話し合う．

保健組織活動は，現代の健康問題の多様化に合わせて，より組織的な展開が必要とされ，児童生徒による特別活動，スクールカウンセラーやスクールソーシャルワーカーを含めた教職員の参

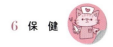

加，PTA 活動，地域住民活動などへの拡がりが重要となる．

C 学校保健の取り組み

▶a. 健康診断

学校での健康診断は学校教育法に規定されており，就学前健康診断，児童生徒の健康診断，教職員の健康診断の3つが実施されている．必要に応じて臨時健康診断が行われる．健康診断の目的は，疾病の早期発見とともに児童生徒の症状に応じた適切な指導と過不足のない制限を行い，健康な生活を送れるよう援助することにある．

児童生徒の**定期健康診断**は，学校保健安全法において毎学年6月30日までに行うと定められている．検査項目の様式は 図1-34 のとおりである．尿検査による腎疾患や糖尿病のスクリーニン

別紙様式1（用紙　日本工業規格A4縦型）

	小学生						中学生		
区分＼学年	1	2	3	4	5	6	1	2	3
学級									
番号									

児 童 生 徒 健 康 診 断 票（一般）

小・中学校用

氏名			性別	男	女	生年月日		年	月	日
学校の名称										
年齢		歳	歳	歳	歳	歳	歳	歳	歳	歳
年度										
身長（cm）		・	・	・	・	・	・	・	・	・
体重（kg）		・	・	・	・	・	・	・	・	・
栄養状態										
脊柱・胸郭・四肢										
視力	右	（ ）	（ ）	（ ）	（ ）	（ ）	（ ）	（ ）	（ ）	（ ）
	左	（ ）	（ ）	（ ）	（ ）	（ ）	（ ）	（ ）	（ ）	（ ）
眼の疾病及び異常										
聴力	右									
	左									
耳鼻咽頭疾患										
皮膚疾患										
結核	疾病及び異常									
	指導区分									
心臓	臨床医学的検査（心電図等）									
	疾病及び異常									
尿	蛋白第1次									
	糖第1次									
	その他の検査									
その他の疾病及び異常										
学校医	所見									
	月日	・	・	・	・	・	・	・	・	・
事後措置										
備考										

図1-34 2015年文部科学省・健康診断様式例

グ，心電図検査による心疾患のスクリーニングの意義が大きいとされている．色覚検査は 2002 年以降，必須項目ではなく任意とされているが，児童生徒が自身の色覚の特性を知り，色誤認をしやすい状況や注意すべき点を知ることは日常生活や進路選択に重要である．そのため 2014 年に文部科学省から保護者への色覚検査の周知と希望調査について通知された．2016 年 4 月以降の改正点として，四肢の状態が必須項目に入り，四肢の形態と発育，運動器の機能に注意することが規定された．一方で，座高と寄生虫卵の有無の検査は必須項目から削除された．

健康診断にあたっては正確な検査・診察を実施するともに，児童生徒のプライバシーや心情に配慮した環境整備が求められており，2021 年には脱衣を伴う検査の留意点が周知された．

▶b. 個別の保健指導

健康診断の結果は，21 日以内に児童生徒と保護者に通知することが定められている．学校医による指導助言に基づいて事後措置が行われる．医学的な事後措置として，①疾病がある者には学校生活における配慮，医療状況の把握，②疾病が疑われる者には受診の指示，③疾病がない者には予防や健康増進の取り組みの指導などが含まれる．また教育的な事後措置として学習や体育活動，特別活動の軽減，参加制限などがある．

学校生活管理指導表では，運動強度について指導区分が A（在宅医療や入院が必要），B（登校はできるが運動は不可），C（軽い運動は可），D（中等度の運動までは可），E（強い運動も可）まで 5 段階に分けられており，活動内容が例示されている．主治医の指示に基づいて生活管理が行われる．

健康診断は単年ごとに行われるが，経年変化が明確になるため，児童生徒の健康状態のアセスメントに有用である．身長・体重の成長曲線にて極端な体重変化や身長の伸びの変化に注目すると，食行動の問題やホルモンの異常，虐待環境など早期発見の端緒となる．

▶c. 健康状態調査

児童生徒の健康診断の結果は毎年集計され，学校保健の統計結果として文部科学省から公表されている．近年の特徴として，う歯の減少と裸眼視力の低下，アレルギー性疾患の増加があげられる 表1-54 ．このデータを保健教育や保健指導に活用することが有用である．

▶d. 感染症の対応

学校は児童生徒が集団生活を営むため，感染症が発生した場合は拡大しやすく，教育活動に大きな影響を及ぼす．そのため学校保健安全法では，出席停止や臨時休業が定められている．施行規則において学校感染症は第一種から第三種に規定されており，それぞれ出席停止期間の基準がある 表1-55 ．この期間は医師の指示に従って休養するとともに，周囲への感染予防を配慮する．

2019 年 12 月に中国の武漢市で新型コロナウイルス感染症の発生が確認され，世界的大流行（パンデミック）に至った．国内では 2020 年 2 月に指定感染症と定められ，第一種学校感染症の取り扱いとなり，日本政府からは臨時休校要請が行われた．4 月からは感染拡大による緊急事態宣言が繰り返され，三密（密閉空間，密集場所，密接場面）を避けるよう呼びかけられた．2020 年 5 月下旬から徐々に学校生活が再開されたが，手洗い励行，マスク着用，黙食などの新たな習慣が始まった．感染レベルの安定化に伴い，新型コロナウイルス感染症は，2023 年 5 月以降は第二種学校感染症に位置づけられている．

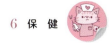

6 保健

表1-54 2022年度学校保健統計　主な疾病・異常等の推移（％）

区分		裸眼視力1.0未満の者	眼の疾病・異常	耳疾患	鼻・副鼻腔疾患	むし歯（う歯）	せき柱・胸郭・四肢の状態（注2）	アトピー性皮膚炎	ぜん息	心電図異常（注1）	蛋白検出の者
幼稚園	平成24年度	27.52	1.83	2.60	3.50	42.86	(0.18)	2.88	2.33	…	0.58
	29	24.48	1.60	2.25	2.86	35.45	0.16	2.09	1.80	…	0.97
	30	26.68	1.55	2.31	2.91	35.10	0.23	2.04	1.56	…	1.03
	令和元	26.06	1.92	2.57	3.21	31.16	0.16	2.31	1.83	…	1.02
	2	27.90	1.36	1.97	2.38	30.34	0.35	1.90	1.64	…	1.00
	3	24.81	1.48	2.00	2.96	26.49	0.17	1.75	1.48	…	0.66
	4	24.95	1.27	2.36	3.03	24.93	0.24	1.62	1.11	…	0.87
小学校	平成24年度	30.68	5.44	5.39	12.19	55.76	(0.36)	3.25	4.22	2.30	0.75
	29	32.46	5.68	6.24	12.84	47.06	1.16	3.26	3.87	2.39	0.87
	30	34.10	5.70	6.47	13.04	45.30	1.14	3.40	3.51	2.40	0.80
	令和元	34.57	5.60	6.32	11.81	44.82	1.13	3.33	3.37	2.42	1.03
	2	37.52	4.78	6.14	11.02	40.21	0.94	3.18	3.31	2.52	0.93
	3	36.87	5.13	6.76	11.87	39.04	0.79	3.20	3.27	2.50	0.87
	4	37.88	5.28	6.60	11.44	37.02	0.84	3.14	2.85	2.55	0.98
中学校	平成24年度	54.38	4.67	3.62	11.39	45.67	(0.80)	2.47	2.95	3.32	2.50
	29	56.33	5.66	4.48	11.27	37.32	2.41	2.66	2.71	3.40	3.18
	30	56.04	4.87	4.72	10.99	35.41	2.40	2.85	2.71	3.27	2.91
	令和元	57.47	5.38	4.71	12.10	34.00	2.12	2.87	2.60	3.27	3.35
	2	58.29	4.66	5.01	10.21	32.16	1.65	2.86	2.59	3.33	3.25
	3	60.66	4.84	4.89	10.06	30.38	1.72	2.95	2.31	3.07	2.80
	4	61.23	4.95	4.76	10.70	28.24	1.54	2.96	2.23	3.15	2.90
高等学校	平成24年度	64.47	3.70	1.88	8.63	57.60	(0.62)	2.07	1.91	3.02	2.67
	29	62.30	3.54	2.59	8.61	47.30	1.49	2.27	1.91	3.27	3.52
	30	67.23	3.94	2.45	9.85	45.36	1.40	2.58	1.78	3.34	2.94
	令和元	67.64	3.69	2.87	9.92	43.68	1.69	2.44	1.79	3.27	3.40
	2	63.17	3.56	2.47	6.88	41.66	1.19	2.44	1.75	3.30	3.19
	3	70.81	3.35	2.51	8.81	39.77	1.22	2.58	1.70	3.16	2.80
	4	71.56	3.58	2.25	8.51	38.30	1.12	2.68	1.71	3.03	2.83

注1：「心電図異常」については，6歳，12歳及び15歳のみ調査を実施している．
注2：「せき柱・胸郭・四肢の状態」については平成27年度までは「せき柱・胸郭」のみを調査．
■：過去最大（令和元年度までの値の比較）
■：過去最小（令和元年度までの値の比較）

表1-55 学校感染症と出席停止期間の基準　学校保健安全法施行規則第18, 19条（2023年5月時点）

	考え方	感染症の種類	出席停止期間の基準
第一種	感染症予防法の一類感染症及び二類感染症（結核を除く）	エボラ出血熱，クリミア・コンゴ出血熱，痘そう，南米出血熱，ペスト，マールブルグ病，ラッサ熱，急性灰白髄炎，ジフテリア，重症急性呼吸器症候群（病原体がコロナウイルス属SARSコロナウイルスであるものに限る），中東呼吸器症候群（病原体がベータコロナウイルス属MERSコロナウイルスであるものに限る），特定鳥インフルエンザ〔感染症の予防及び感染症患者に対する医療に関する法律（平成十年法律第百十四号）第六条第三項第六号に規定する特定鳥インフルエンザをいう〕	治癒するまで ※感染症の予防及び感染症の患者に対する医療に関する法律第六条第七項から九項までに規定する「新型インフルエンザ等感染症」，「指定感染症」及び「新感染症」は第一種の感染症と見なす．
第二種	空気感染または，飛沫感染する感染症で児童生徒の罹患が多く，学校において流行を広げる可能性の高いもの	インフルエンザ（特定鳥インフルエンザ及び新型インフルエンザを除く）	発症した後5日を経過し，かつ解熱後2日（幼児にあっては3日）を経過するまで
		百日咳	特有の咳が消失するまで，又は5日間の適正な抗菌薬療法による治療が終了するまで
		麻しん	解熱した後3日を経過するまで
		流行性耳下腺炎	耳下腺，顎下腺又は舌下腺の腫脹が発現した後5日を経過，かつ，全身状態が良好になるまで
		風しん	発しんが消失するまで
		水痘	全ての発しんがかさぶたになるまで
		咽頭結膜熱	主要症状が消退した後2日を経過するまで
		新型コロナウイルス感染症〔病原体がベータコロナウイルス属のコロナウイルス（令和二年一月に，中華人民共和国から世界保健機関に対して，人に伝染する能力を有することが新たに報告されたものに限る．）であるものに限る．〕	発症した後5日を経過し，かつ，症状が軽快した後1日を経過するまで
		結核	病状により学校医その他の医師において感染のおそれがないと認めるまで
		髄膜炎菌性髄膜炎	病状により学校医その他の医師において感染のおそれがないと認めるまで
第三種	学校において流行を広げる可能性があるもの	コレラ，細菌性赤痢，腸管出血性大腸菌感染症，腸チフス，パラチフス，流行性角結膜炎，急性出血性結膜炎	病状により学校医その他の医師において感染のおそれがないと認めるまで
	条件によっては出席停止の措置が考えられるもの	その他の感染症〔溶連菌感染症，A型肝炎，B型肝炎，手足口病，伝染性紅斑，ヘルパンギーナ，マイコプラズマ感染症，感染性胃腸炎など〕	学校で通常見られないような重大な流行が起こった場合に，その感染拡大を防ぐために，必要があるときに限り学校医の判断を聞き，校長が第三種の感染症として緊急的に措置を取ることができる．

▶e. 心の健康問題とその対応

（ⅰ）不登校

不登校は，「何らかの心理的，情緒的，身体的あるいは社会的要因・背景により登校しない，あるいはしたくともできない状況にあるため年間 30 日以上欠席した者で，病気や経済的な理由による場合を除く」と定義されている．

文部科学省の調査では（令和 4 年度児童生徒の問題行動・不登校等生徒指導上の諸課題に関する調査結果の概要），不登校の児童生徒数は過去最多の約 30 万人となっている 図1-35．小学生では 1.7％，中学生では 6.0％を占めており，半数以上は年間 90 日以上の長期欠席となっている．主たる要因として，学校（いじめ，友人関係，教職員との関係，学業不振など）20.3％，家庭（生活環境や親子関係）11.6％，本人（生活リズムや無気力・不安）63.2％があげられている．

起立性調節障害は，成長期の自律神経の不調により起立時の低血圧や頻脈を呈する．朝の起床困難と夜間入眠の遅れが生じやすく，不登校に合併することが多い．心理社会的要因が関連する身体症状であり，病態理解と心身両面からのアプローチが必要となる．

文部科学省では，2023 年 3 月に「誰一人取り残されない学びの保障に向けた不登校対策 COCOLO プラン」を発表した．不登校の児童生徒すべての学びの場を確保し，学びたいと思った時に学べる環境を整えること，不登校になる前に SOS を見逃さずに「チーム学校」で支援すること，学校を「みんなが安心して学べる」場所にすることを述べている．不登校の児童生徒数の激増とその背景が多岐にわたることにより，学校復帰のみを目標とするのではなく，個々のニーズに応じてフリースクールやオンラインの活用など，多様な学びの場，居場所の確保をうたったことが画期的である．

（ⅱ）いじめ

いじめ防止対策推進法（2013 年）では，いじめを「児童等に対して，一定の人的関係にある他の児童等が行う心理的又は物理的な影響を与える行為（インターネットを通じて行われるものを含む）であって，当該行為の対象となった児童等が心身の苦痛を感じているもの」と定義している．いじめが，当該児童生徒の教育を受ける権利を侵害し，心身の健全な成長と人格の形成に重

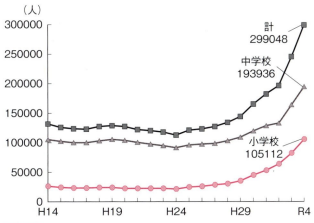

図1-35 不登校児童生徒数の推移

大な影響を与え，生命や身体に重大な危険を生じさせるおそれがあると述べており，いじめの防止のための基本方針の策定を義務づけた．

文部科学省の調査（令和4年度）では，小・中・高等学校・特別支援学校におけるいじめの認知件数は約68万件で，児童生徒1000人あたり53.3件の割合となり，学年別では小学2年生が最多であった．いじめの態様別では，小中学校では冷やかしやからかい，悪口などを言われるものが半数以上を占め，叩かれたり蹴られたりが続く．パソコンや携帯電話等で，ひぼう・中傷・嫌なことをされる件数が年ごとに増加している．

いじめの重大事態とは，いじめ防止対策推進法において，「いじめにより児童等の生命，心身又は財産に重大な被害が生じた疑いがある，もしくは相当の期間学校を欠席することを余儀なくされている疑いがある」と認めるときと規定されている．いじめの重大事態の調査に関するガイドライン（2017年）では，事実関係が確定した段階で対応を開始するのではなく，疑いが生じた段階で調査を開始しなければならないこと，被害児童生徒や保護者から重大事態に至ったと申立があったときは，発生したものとして報告・調査にあたると明記されている．調査の開始前には被害者と保護者に対して調査方針を説明し，調査結果の説明・公表にあたっては，被害者側の意向を確認することや個人情報保護条例に則って適切に行うことが求められる．調査結果をふまえて加害者に対して指導を行い，再発防止にあたることや，調査が十分でない場合や人選に疑義がある場合の再調査の必要性について述べられている．

（ⅲ）メンタルヘルス

児童思春期はメンタルヘルスの問題が増えてくる時期である．統合失調症，うつ病や双極性障害の気分障害，不安や強迫症状，摂食障害，いじめや虐待，性被害などのトラウマ障害，過量服薬や自殺企図，ゲーム依存など多岐にわたる．学校は児童生徒の表情や活気，出席状況や生活リズムの変化，成績低下，友人関係のトラブルや逸脱行為，自傷や焦燥感，食行動や体重の変化など，様々なサインに気づく場となる．

児童思春期の抑うつや気分障害は，苛立ちや不機嫌，倦怠感など非特異的な症状で現れやすい．医療との連携が必要であるが，家族の認識のずれや行動力の乏しさ，学校からの受診の提案の難しさ，児童思春期精神科医療の不足により容易ではない．児童生徒のメンタルヘルスの問題を担任だけが抱え込むと感情的な対応や孤立につながるため，チームとして管理職や養護教諭やスクールカウンセラー，スクールソーシャルワーカーなどが協働することが重要である．家庭基盤の弱さがある場合，本人の困り感に家族が対処することは難しいが，関係者は役割分担をしながら，本人と家族に対して持続可能な関わりを続けていく．

近年，国内では10歳代の死因の1位は自殺であり，小・中・高校生の自殺者は400人を超えて高止まりしている．2022年は過去最多の514人と報告された．原因は複合的であるが，自殺に追いつめられる子どもの心理として，孤立感，無価値感，強い怒り，苦しみが永遠に続くという絶望感，自殺以外の解決方法が思い浮かばなくなる心理的視野狭窄があげられる．TALKの原則は自殺兆候への対応であり，Tell（心配していることを言葉に出して伝える），Ask（死にたい気持ちについて率直に尋ねる），Listen（励ましや叱責ではなく子どもの気持ちを傾聴する），Keep safe（危険を感じたら子どもを一人にせず安全を確保する，周囲に援助を求める，自殺未遂は保護者に知らせて受診を促す）を示す．

学校でのメンタルヘルス教育において，精神疾患は誰でもかかる可能性があること示し，初期症状や対応，回復モデルについての基本的な理解を進める．これらの心理教育が偏見をぬぐい，SOSを出せる力につながる．また精神疾患を持つ人が児童生徒の身近にいる場合も多く，配慮が必要である．

▶f. 学校環境衛生と学校安全

（ⅰ）学校環境衛生活動

学校保健安全法第6条において，学校設置者は学校環境衛生基準（2009年文部科学省）に照らして，学校の適切な環境の維持に努めなければならないと述べられている．学校環境衛生活動は学校保健計画に位置づけられ，環境衛生検査として毎学年定期に実施される定期検査と必要時に行われる臨時検査，環境の維持・改善を図る日常点検がある図1-36．検査や点検の判定基準や検査項目，測定場所，回数や方法は学校環境衛生管理マニュアル（2018年文部科学省）に示されているが，適宜改訂があるため留意する．

（ⅱ）学校安全

学校保健安全法第26条において，学校設置者は児童生徒の安全の確保を図るため，事故，加害行為，災害等により児童生徒等に生ずる危険を防止し，危険発生時は適切に対処できるよう，施設，設備，管理運営体制の整備に講ずることを規定されている．

第27条には安全教育と安全管理からなる学校安全計画の策定が述べられている．安全教育は児童生徒が適切な意思決定や安全な行動を主体的に選択できるよう，応急手当や危険を予知して危害を回避する行動などの実践的な学習が有用である．安全管理は学校の施設設備の安全点検や研修，けがや事故事例を分析して安全指導を行う．2019年には熱中症対策が通知され，高温多湿時の活動中止などに積極的に取り組まれるようになった．

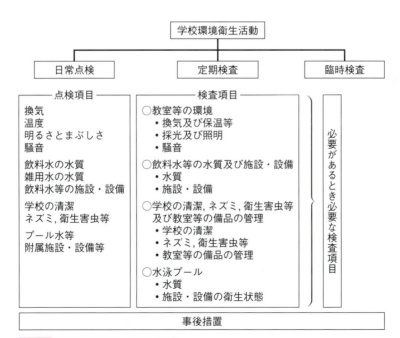

図1-36 学校環境衛生活動の概略

第 29 条には**危険等発生時対処要領（危機管理マニュアル）の作成**が義務づけられている．不審者侵入への防犯対策や，地震や津波，河川の氾濫などの自然災害への対応など様々な危機事象を想定して，教職員が円滑かつ的確な対応を図るものである．関係者に対する周知や訓練の実施，随時見直しが求められている．

学校給食や調理環境の衛生管理対策には，学校給食法第 9 条に基づく**学校給食衛生管理基準**（2009 年）が定められている．異物混入や食中毒の発生を防ぐため，食品の納入から配食に至る調理過程の衛生管理基準である．

▶g. 教職員の健康管理と労務管理

教職員は学校保健安全法第 15 条に基づき，健康診断を受けることが定められている．事後措置として健康診断に携わる医師が，健康の異常を認めた者に検査結果を総合して，職務内容や勤務の強度を考慮して指導区分を決定する．学校の設置者は，治療を指示して勤務を軽減する処置をとらなければならない．教職員は長時間労働，時間外対応，生徒指導や保護者対応，学校現場に期待される役割などの業務が多岐にわたり，メンタルヘルス不調が多いと報告されている．うつ病など精神疾患による病気休職・休暇取得者は増加しており，2022 年は合計 12000 人を超えた．全体の割合の 1.42％ を占めており，とくに 20 歳代の教員では 2％ を超えている．メンタルヘルス不調の未然防止，早期発見と適切な対応，職場復帰支援と再発防止を念頭においた健康管理と労務管理は喫緊の課題である．

D 特別な支援を必要とする児童生徒

▶a. 特別支援教育

発達障害児（者）の早期発見と支援を目的とした**発達障害者支援法**（2004 年）の施行と養護学校や特殊学級に在籍する児童の増加傾向をふまえ，文部科学省は 2007 年に「特別支援教育の推進について」を通知した．**特別支援教育**は，障害のある幼児児童生徒の自立や社会参加に向けた主体的な取組を支援するという視点に立ち，一人一人の教育的ニーズを把握し，その持てる力を高め，生活や学習上の困難を改善または克服するため，適切な指導および必要な支援を行うとされる．これまでの特殊教育の対象の障害だけでなく，知的な遅れのない発達障害も含めて，特別な支援を必要とする幼児児童生徒が在籍するすべての学校において実施されると示された．特別支援教育の体制の整備と必要な取組には，校内委員会の設置，実態把握，特別支援教育コーディネーターの指名，個別の教育支援計画の策定と活用，個別の指導計画の作成，教員の専門性の向上があげられている．従来の盲・聾・養護学校に区分されていた学校は特別支援学校に統合され，障害の種類と程度に応じて**特別支援学校，特別支援学級，通級による指導**が行われている 表1-56 ．

文部科学省が実施する小・中学校の「通常の学級に在籍する特別な教育的支援を必要とする児童生徒に関する調査」では該当する者が 6.3％（2002 年），6.5％（2012 年），8.8％（2022 年）と増加傾向にある．障害者差別解消法（2016 年）では社会で生じる障害者への障壁を取り除くための調整や変更に努める**合理的配慮**が求められている．学校では個々の児童生徒の困難さを理解し，特性や状況に応じた対応が必要とされる．

6 保 健

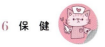

表1-56 特別支援教育の現状（文部科学省2020年5月1日現在）

	特別支援学校	小・中学校等 特別支援学級	小・中学校等 通級による指導
概要	障害の程度が比較的重い子供を対象として，専門性の高い教育を実施	障害の種別ごとの学級を編制し，子供一人一人に応じた教育を実施	大部分の授業を在籍する通常の学級で受けながら，一部の時間で障害に応じた特別な指導を実施
対象障害種と人数（※令和2年度）	視覚障害　（約5000人） 聴覚障害　（約7900人） 知的障害　（約133300人） 肢体不自由　（約30900人） 病弱・身体虚弱（約19200人） ※重複障害の場合はダブルカウントしている 合計：約144800人 （平成22年度の約1.2倍）	知的障害　（約138200人） 肢体不自由　（約4700人） 病弱・身体虚弱　（約4300人） 弱視　（約600人） 難聴　（約2000人） 言語障害　（約1500人） 自閉症・情緒障害（約151100人） 合計：約302500人 （平成22年度の約2.1倍）	言語障害　（約39700人） 自閉症　（約25600人） 情緒障害　（約19200人） 弱視　（約200人） 難聴　（約2200人） 学習障害　（約22400人） 注意欠陥多動性障害（約24700人） 肢体不自由　（約120人） 病弱・身体虚弱　（約50人） （※令和元年度現在） 合計：約134200人 （平成21年度の約2.5倍）
幼児児童生徒数（※令和2年度）	幼稚部：約1300人 小学部：約46300人 中学部：約30600人 高等部：約66600人｝義務教育段階の全児童生徒の0.8%	小学校：約218000人 中学校：約84400人｝義務教育段階の全児童生徒の3.1%	小学校：約116600人 中学校：約16800人｝義務教育段階の全児童生徒の1.4% 高等学校：約800人 （※令和元年度現在）
学級編制定数措置（公立）	【小・中】1学級6人 【高】1学級8人 ※重複障害の場合，1学級3人	1学級8人	【小・中】13人に1人の教員を措置 ※平成29年度から基礎定数化 【高】加配措置
教育課程	各教科等に加え，「自立活動」の指導を実施．障害の状態等に応じた弾力的な教育課程が編成可． ※知的障害者を教育する特別支援学校では，知的障害の特性等をふまえた教科を別に設けている．	基本的には，小学校・中学校の学習指導要領に沿って編成するが，実態に応じて，特別支援学校の学習指導要領を参考とした特別の教育課程が編成可．	通常の学級の教育課程に加え，またはその一部に替えた特別の教育課程を編成． 【小・中】週1～8コマ以内 【高】年間7単位以内
	それぞれの児童生徒について**個別の教育支援計画**（家庭，地域，医療，福祉，保健等の業務を行う関係機関との連携を図り，長期的な視点で教育的支援を行うための計画）と**個別の指導計画**（一人一人の教育的ニーズに応じた指導目標，内容，方法等をまとめた計画）を作成．		

▶**b．慢性疾患への対応**

（ⅰ）アレルギー

　　食物アレルギー・アナフィラキシー，気管支喘息やアトピー性皮膚炎などのアレルギー疾患を持つ児童生徒が，安心して学校生活を送ることができるよう，日本学校保健会は「学校のアレルギー疾患に対する取り組みガイドライン」を2019年に改訂した．アレルギー疾患には緊急時に医薬品を必要とするものがあり，内服薬やアナフィラキシーショックに対するアドレナリン自己注

射薬（**エピペン**®）がある．リスクのある児童生徒はエピペンを携帯して，皮膚粘膜症状が拡大したときや呼吸困難，喘鳴が発現したときに自己注射するが，できない場合はその場で教職員が行う必要がある．また救急救命士も事前に処方されている者に対してエピペンを使用できる．アレルギー疾患用の学校生活管理指導表を活用して，児童生徒の症状を把握した上で，緊急時の対応について日頃から準備しておくことが求められる．

（ii）糖尿病

糖尿病の児童生徒には，主治医の作成した学校生活管理指導表と「**糖尿病患児の治療・緊急連絡法等の連絡表**」をもとに対応する．学校生活に基本的に制限はないが，低血糖時の症状とその対処を関係者間で共有し，緊急時に適切な対応がとれるよう備えておく．糖尿病の自己管理は，食事に関する注意事項や補食（糖分）の摂り方，シックデイ（感染症に罹ったりして体調が悪い日でインスリンの作用が効きにくい）の対応，インスリン注射や血糖測定など多岐にわたる．学校では周囲への病気の説明や処置の場所の確保，見守りの有無などについて，主治医の指示と本人と保護者の意向を確認しながら配慮を要する．

（iii）慢性疾患への配慮

上記の他にも心疾患，腎疾患，神経疾患，悪性腫瘍，血液疾患，易感染状態など特別な支援を要する慢性疾患は多い．学童期はそれまで親主導であった健康管理を本人自身が行い始める時期である．皆と同じようにありたい思いが，疾病の否認や服薬や治療の中断，自己管理の放棄に至るリスクもある．医療者や家族，教職員の丁寧な働きかけにて，周囲の人の理解を得ながら，本人が病状を把握し，変化への気づきと初期対応ができることを目指す．これらの経験が本人の不安を軽減して自己効力感を育み，慢性疾患とともに主体的に生きることにつながる．

▶c. 障害児の健康と医療的ケア

医療の進歩と救命率の向上によって，多くの疾病や障害を持つ児童生徒が学校に通うようになり，**医療的ケア**（日常生活に必要な医療的な生活援助行為）の必要な児童生徒が増加している．学校における医療的ケアに関する実態調査結果（2022 年度文部科学省）によると総数 8361 人で，そのうち特別支援学校以外に在籍する者は 2130 人である．

従来，喀痰吸引や経管栄養は医学的判断と技術を必要とし，人体に危害を及ぼすおそれのある「医行為」とされており，医師や看護師の免許を持たない者が反復継続することは禁止されていた．しかしニーズの増多に伴い，2011 年の「社会福祉士及び介護福祉士法」の改正より，研修を修了した介護職員等が医療者の連携などの条件下で，医療的ケアをできるようになった．その流れを受けて，特別支援学校の教員も研修を受けて都道府県知事に認定されると，**認定特定行為業務従事者**として医療的ケアが可能となった．**特定行為**として実施できるものには，①口腔内の喀痰吸引，②鼻腔内の喀痰吸引，③気管カニューレ内の喀痰吸引，④胃ろうまたは腸ろうによる経管栄養，⑤経鼻経管栄養がある．

医療的ケア児の実態は多様であり，重症心身障害児だけでなく，在宅酸素療法，血糖値測定やインスリン注射，導尿なども含まれ，個々の状況やニーズに適した対応が求められる．2022 年の医療的ケア児の実態調査で，特別支援学校では 6 割の保護者が登下校に付き添っており，地域の小・中学校では学校生活に 2 割，登下校に 4 割の保護者が付き添っており，家族の負担が重いことが指摘されている．「**医療的ケア児及びその家族に対する支援に関する法律**」（2021 年）の趣旨

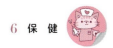

をふまえ，学校における医療的ケアの環境整備の充実を図るため，医療的ケア看護職員が校外学習や登下校時の送迎車両に同乗することも含め，自治体等による配置を支援されることになった．

E これからの学校保健

　現代の子どもたちを取り巻く環境は急速に変化している．ひとり親家庭やステップファミリーなど家族形態の変化，経済的困窮や被災に伴う危機的状況，養育機能不全など多くの課題がある．また個々の価値観において教育機会の選択肢，性の自己決定権や性別不合（性別違和），外国にルーツを持つ児童生徒などの多様性を包摂することが求められる．

　これからの学校保健には，健康的な生活習慣やメンタルヘルスが重視され，個別のニーズに合わせた支援体制の強化が求められる．テクノロジーの進化を活用した健康管理や，オンラインのサービスなどの普及が期待される．家族を含めた子どもの健康を育むために学校内にとどまらず多職種との協働，地域コミュニティを通じた持続可能な取り組みが期待される．

〈澤井ちひろ〉

6 遺伝カウンセリング

　「医療における遺伝学的検査・診断に関するガイドライン」（2022年改訂）に，「遺伝カウンセリングは，疾患の遺伝学的関与について，その**医学的影響，心理学的影響**および**家族への影響**を人々が理解し，それに適応していくことを助ける**プロセス**である」と記載されている．これは臨床遺伝学の進歩により，人の様々な疾患において遺伝要因が関与していることがわかってきたが，その関与の程度や関与の仕方についてはまだまだ不明なことも多く，また近年の遺伝学的検査の進歩は著しいがその解釈は簡単でないことが多いため，医療現場において専門的な遺伝カウンセリングは通常の医療とは違うアプローチであるというメッセージであり，それは心理カウンセリングとも違うものである．

　この遺伝カウンセリングは医療現場においては今は不可欠のものとなりつつあり，その背景としては，①がん医療におけるがんゲノム診療として，がん組織におけるがん関連遺伝子の変化に対する治療法の開発が進んだこと，遺伝性腫瘍に対して発症前診断による早期治療の考え方が広まってきたこと，②遺伝性疾患が多い希少難病に対する網羅的検査法が進歩し，難病法の制定により難病医療が進んだこと，③新型出生前診断（NIPT）をはじめとする出生前診断の技術が進歩し，また着床前診断の対象も広がってきたこと，④新生児マススクリーニングの対象疾患が2020年ごろから脊髄性筋萎縮症，重症複合免疫不全症，ライソゾーム病などに拡大してきていること，など臨床現場の多くの場面で遺伝学的検査の需要が高まり，遺伝カウンセリングの必要度も上がってきているためである．

　この遺伝カウンセリングを担当する専門家として，**臨床遺伝専門医**と非医師の**認定遺伝カウンセラー**が日本では日本人類遺伝学会と日本遺伝カウンセリング学会が認める資格制度があり，2024年2月現在，臨床遺伝専門医は1894名，非医師の認定遺伝カウンセラーは389名が承認さ

れているが，まだ十分とはいえない．認定遺伝カウンセラーは養成課程を持つ修士課程を卒業した後に受験資格が与えられ，その背景としては看護師など医療系大学の卒業生も多く，新たな職域とも考えられるため広く認識していただきたい．

〈酒井規夫〉

7 子ども虐待

A 子ども虐待

子ども虐待とは，保護者による 18 歳未満の子どもへの重大な権利侵害を指す．看護師をはじめ児童福祉に関わる医療者は，虐待の早期発見ならびに適切な対応が求められているが，その目的は犯人探しではない．子どもの心身の安全を守り，保護者に必要な支援を行って，家族を再統合することであり，家族機能不全に対する診療行為といえる．

本項では子ども虐待の一般的な知識と医療者としてとるべき行動について示す．

B 子ども虐待の疫学

本邦における子ども虐待の相談対応件数は増加傾向であり，2020 年度（令和 2 年度）以降は年間 20 万件を超えている．2022 年度（令和 4 年度）の類型別の集計では，心理的虐待が 59.1% と最も多く，身体的虐待（23.6%），ネグレクト（16.2%），性虐待（1.1%）が続く．明らかな虐待による死亡は年間 50 件程度であるが，その背後に何倍もの虐待に関連した死亡の存在が指摘されている．

C 子ども虐待の 4 類型

▶a. 心理的虐待

子どもに対する著しい暴言または著しく拒絶的な対応，子どもが同居する家庭内で配偶者などに対して暴力や児童に著しい心理的外傷を与える言動を行うこと．4 類型で最多であり，ドメスティックバイオレンス（domestic violence: DV）の目撃が含まれることが要因の一つである．

▶b. 身体的虐待

子どもの身体に外傷が生じるまたは生じるおそれのある暴行を加えること．
- **外表損傷**：挫傷，擦過傷，裂創など
- **熱傷**：タバコやアイロン，ヘアアイロンなどによる
- **骨折**：長幹骨の骨幹端骨折，肋骨骨折，頭蓋骨骨折など
- **乳幼児頭部外傷**（abusive head trauma in infants and children: AHT）：子どもの頭部に鈍的外力や激しい揺さぶりが意図的に加えられたことで頭蓋骨や頭蓋内に生じる損傷のこと．以前は乳幼児揺さぶられ症候群（shaken baby syndrome）といわれていたが，様々な受傷起

6 保　健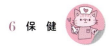

点を考慮して AHT が用いられている．事故による頭部損傷と比べて生命および神経学的予後が不良である．
- Medical child abuse いわゆる代理によるミュンヒハウゼン症候群を含む：子どもが保護者によって意図的に不必要で有害または有害になりうる医療的ケアを受けさせられている状態のこと．

など．

▶c. ネグレクト

子どもの心身の正常な発達を妨げるような著しい減食または長時間の放置，保護者以外の同居人による身体的虐待や心理的虐待などの放置，その他の保護者としての監護を著しく怠ること．
- 医療ネグレクト：乳幼児健診や予防接種を含む医療を受けさせないこと．
- 発育不全 (failure to thrive)：必要な栄養が足りておらず，乳幼児期の望ましい体重増加が得られていない状態のこと．
- 監督ネグレクト：子どもの安全を守るために必要な監視を怠ること．
- 愛情剥奪症候群：発達に必須な情緒的ケアを与えないこと．

など．

▶d. 性虐待

子どもに性的な行為をすること，性的な行為をさせること，子どもの発達段階を逸脱した性描写を刷り込むこと．子どもが性暴力と認識していないことや加害者の口止めなどにより，数多く潜在している可能性が指摘されている．

　法律上，4 類型は「保護者による行為」と定義されているため，兄弟や親戚が加害者のような事例は保護者によるネグレクトと扱われている．医療者は定義に囚われることなく，「子どもの安心・安全が脅かされることが起こっていないか」という視点で診療に臨む必要がある．

D 子ども虐待の重大性

　子ども虐待の重大性は，生命を危険に晒すような身体的な外傷にとどまらない．低栄養や愛情剥奪症候群などによる発育障害や，知的および運動面の発達障害も起こる．また，情動や衝動の調節不全による癲癇，注意力や集中力の散漫，対人関係の構築困難（他人を怒らせる行動ばかりとる，誰にでもベタベタと接する）といった心理面にも問題が生じることになる．これらの問題は成人になっても持続し，自分の子どもに対しても虐待をしてしまう「虐待の世代間連鎖」につながりうる．さらに，子ども時代の虐待をはじめとする逆境体験により，自分のことを無価値と捉えさせ，肥満や喫煙，過度の飲酒，薬物使用，自殺企図などの自傷的な行動をとるようになる．それにより，虚血性心疾患やがん，慢性閉塞性肺疾患，脳卒中などの罹患率が上昇し，寿命が短くなることも明らかになっている．

E 子ども虐待を疑う

子ども虐待は常に隠されているため，発見には疑うことが不可欠である．「児童虐待の防止等に関する法律」には，医療者の早期発見努力義務が明記されている．

虐待を疑うきっかけは多岐にわたり，子どもの発達の停滞や後退，保護者と離れることに対する過度な不安やひどい癇癪といった奇異な行動様式も手がかりとなる．しかし，異常を認識するためには年齢相当の正常を知る必要があるため，本書別項を参考にされたい．また，図1-37 に示すとおり，家庭内で起こる事故も発達段階によって異なるため，逸脱する場合には身体的虐待を疑わなければならない（逸脱していない場合にも監督ネグレクトの可能性がある）．

問診では，通常どおりの現病歴に加えて，表1-57 に示すポイントに沿って聴取する．

身体診察では，発育不全の検索のための身体計測や，皮膚を中心とした全身の診察を行う．被服部位や手背，足底，大腿内側，耳・鼻・咽喉頭・口腔内，陰部，臀部の挫傷や熱傷は身体的虐待を示唆する．多発性の損傷や新旧混在した損傷は虐待が継続して行われていたことを示し，パターン痕も手がかりとなる．パターン痕とは，身体に衝突した物体の形や衝突時に皮膚と物体との間にあった物の形を反映したものであり，平手打ち痕やつねり痕，棒などによる殴打で生じる二重条痕などがある．

なお，診療録は安全を担保するための根拠となるため，問診では可能な限り語られた言葉のまま記載し，身体診察では一つ一つの皮膚損傷の所見を詳細に記録し，写真に残すことが重要である．

問診で得た情報の信憑性への懸念や，問診と身体所見や重症度に不均衡が生じた際は，血液検査や単純 X 線撮影などにより虐待の検索を進める必要がある．

F 子ども虐待への対応

子ども虐待を疑った場合には，児童相談所または市町村の担当窓口に通告しなければならない．近年，院内虐待対応チーム（child protection team: CPT）が組織された医療機関も増加しており，CPT に相談することもできる．また，院外や職務外で虐待が疑われる子どもを発見した場合には，児童相談所虐待対応ダイヤル「189」という電話窓口がある．なお，「児童福祉法」ならびに「児童虐待の防止等に関する法律」では，通告は医療者だけでなく全国民の義務とされている．同時に，通告は守秘義務や個人情報保護法の違反にあたらないこと，結果的に虐待が否定された場合でも責任を問われないことが保証されている．通告後，関係する機関が連携，協議しながら，子どもと保護者に対して様々な支援が行われる．

6 保健

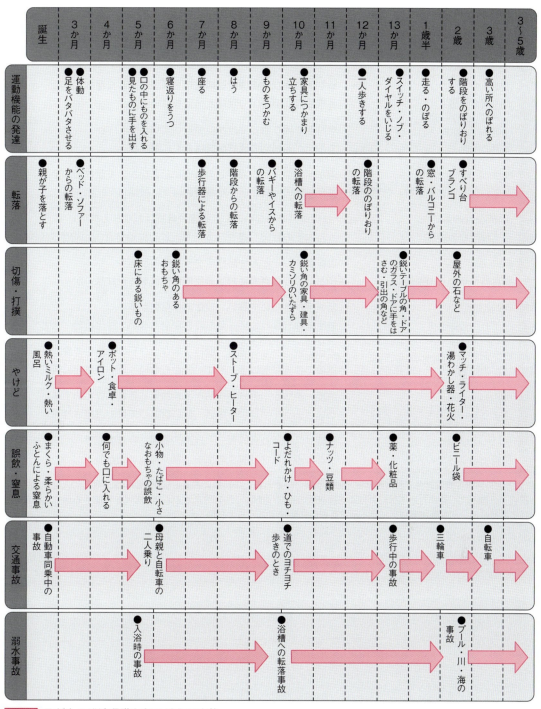

図1-37 子どもの発達段階と起こりうる事故
「母子保健事業のための事故防止指導マニュアル」〔平成16年度厚生労働科学研究費補助金子ども家庭総合研究事業 子どもの事故防止のための市町村活動マニュアルの開発に関する研究（主任研究者　田中哲郎 国立保健医療科学院生涯保健部長）より〕

表1-57 問診のポイント

C	care delay 受療行動の遅れ	損傷が生じてから受診までの時間軸に不自然なところがないか？
H	history 問診上の矛盾	語る人により受傷機序等の医学ヒストリーが異なっていないか？ 一貫性はあるか？　現症と合致しているか？
I	injury of past 損傷の既往	短時間で繰り返してけがで受診している. カルテが各科別の医療機関はとくに要注意.
L	lack of nursing ネグレクトによる事故・発育障害	何が・いつ・どこで・どのように起きたか，を語れるか？ 誰が一緒にいたか？　定期受診は？　検診は？
D	development 発達段階との矛盾	「はいはいをしない子に，挫傷や骨折は起こりえない」 •およその目安：寝返り5か月，はいはい9か月，始歩13か月
A	attitude 養育者・子どもの態度	養育者の，子どもや医療スタッフへの反応や， 子どもの，養育者に対する反応に気になる点はないか？
B	behavior 子どもの行動特性	緊張度がきわめて高い，攻撃的な言動が多い， 過度になれなれしい，落ち着きが全くない，性化行動　など
U	unexplainable けがの説明がない・できない	けがの説明がない場合，虐待／ネグレクトの両面を考慮， 話のできる年齢の子どもが"分からない"という場合，要注意
S	sibling きょうだいが加害したとの訴え	重度・複数か所のけがを幼小児が加えることはきわめて稀 幼いきょうだいがいる場合，言い訳として最も汎用される.
E	environment 環境上のリスクの存在	家族リスク：社会的孤立，経済的要因，複雑家庭等 子どものリスク：望まぬ出生，育てにくい子ども

〔厚生労働科学研究費補助金子ども家庭総合研究事業「子どもの心の診療に関する診療体制確保，専門的人材育成に関する研究」分担研究　虐待対応連携における医療機関の役割（予防，医学的アセスメントなど）に関する研究．主任研究者：奥山眞紀子．一般医療機関における子ども虐待初期対応ガイドより〕

〈高島光平〉

総論

7 検査の要諦
―改めて皆さんに認識してほしい―

検査を含めて患者の情報は，リレーのバトンに乗せられて運ばれるようなものであると私は思う．

赤，オレンジ，黄，緑，青，藍，紫の七色のバトン．オリンピックではせいぜい七つか八つのレーンしかない．医療機関ではどうだろうか．一瞬にして十や二十のファイル（これをバトンとする）がレーンも関係なく処置室にやってくる．色分けもされていない．

まず患者の属性をバトンの中に入れる．それを正確に第2走者(次部門)に運ぶ．第2走者は，例えば身体計測の情報を追加する．第3走者（次々部門）に渡すとき，渡す相手を間違えてはならない．当たり前だが，バトンを落としてはならない．バトンを渡された第3走者は，また違った種類のデータをバトンに乗せる．

第4走者（最終部門）へ渡るバトンには血液検査のデータ，超音波検査，X線検査のデータが入っているかもしれない．そのデータは確かにその色の患者のデータでなくてはならない．

最後にゴール（診察室）へ．

改めて考えると日常の業務では驚くべきことを実現させている．

バトンを間違えないという正確性，バトンの中に正しいデータを入れるという精確性，バトンを落とさないという安全性．

これを実現させている皆さんの努力を，感謝の意を表しつつ言葉にするのが私の責務と考えている．

1 検査とは何か？

検査としてまず頭に浮かぶのは，「血液検査」ではないかと思う．他にも「検査」と名がつくものは沢山ある．が，医療機関で行われる「検査」の中で「血液検査」が最も一般的ではないかと思う．そこで本稿では看護師が関わる部分で皆さんに留意してほしい部分に注目し，話を進めてみたい．

改めて「検査」という言葉を耳にした時，何が頭に浮かぶであろうか．

もしかすると「結果」では？ 多くの場合そうであるかもしれない．

私が「患者」として医療機関に受診した際，「検査」と言われれば「血液検査」か「超音波検査」，そして「X線検査」が頭に浮かぶ．その『結果』に一喜一憂する．よく見かける光景である．

皆さんは看護師として「検査」を提供する立場にある．そこで「提供する場面」を想像してほしい．

何が大切であろうか.

私が考えるのは, まず「安全に検査が行われること」である.

次に「正確な結果が得られること」と考える.

そして「正確に運ばれること」である.

忘れてならないのは本稿の対象となる患者が「小児であること」を考慮しなくてはならない.

「安全」とは何か?

患者に危害が加えられないことである.

それは何か? 以下に詳しく見てみよう.

1. 肉体的に危害が加えられないこと
2. 精神的に危害が加えられないこと
3. 情報に過誤がないこと（情報が守られていること）

▶a. 肉体的に危害が加えられないこと

医療機関での例えば"採血"は一般人が行えば"傷害"に該当するが, 以下の条件を満たしている場合は免責の対象となる.

① 治療を目的としていること
② 承認された方法で行われていること
③ 患者本人の承諾があること

皆さんが医療行為を行う際には, 時々上の事柄を思い浮かべてほしい.

▶b. 精神的に危害が加えられないこと

「肉体」の場合と同等と考えられるが, 患者の心の安寧にも気を配らなければならない. 肉体的には, 一部緊縛に近い状態かもしれないが, 精神的には配慮された状態でなくてはならない.

▶c. 情報に過誤がないこと（情報が守られていること）

「何のこと?」と思うかもしれない.「得られた結果は目の前の患者のものか?」日常の診療を振り返ってほしい.

「得られた結果は目の前の患者のものである」が保証されるのが重要である. そして, その結果が他者に漏れないことも同様に大切である. これは念押しである.

（i）患者の取り違えを防ぐ工夫が効果的にとられているだろうか?

患者の名前を本人に申告してもらっているだろうか?

（ii）行為者または患者が正しく選ばれているだろうか?

電子カルテで, 他の看護師が開いていた画面でオーダーしたことはないだろうか.「意図しないなりすまし」である.

他の患者の画面で, 当該患者のオーダーをしたことはないだろうか. 時々耳にする.

（iii）別の患者の採血管に血液を入れた

後で泣きついてくる病棟のなんと多いことか. 三点認証を怠ったばっかりに.

（番外編）個人情報保護の観点から

検査結果の印刷物が, 乱雑に置かれていないだろうか?

不用意に検査結果を口にしていないだろうか?

誰が見ているか, 耳をそばだてているかわからない.

7 検査の要諦—改めて皆さんに認識してほしい—

以上の項目に加え，小児の特性を理解した上で行わなくてはならない．これが成人と異なる課題となる．

（1）患者が検査の必要性を理解できないことが多い

理解できないとわかってはいても，温かい雰囲気で検査の説明をしておく，してみることが肝要である．

（2）患者が検査に伴う苦痛を受け止めきれない

タブレット端末，本などで気をそらす．チャイルドライフスペシャリストなどの専門職がいれば依頼できるのだが．スタッフ間で工夫することもできる．

（3）患者の横に誰かいることが多い

患児の理解を得ること，苦痛を和らげることへの協力をお願いする．

▶d．検査を行うにあたり考えておくべき事柄

「検査」を考える上で，必要なことは検査の「目的」を知ることである．これは全年齢についていえることである．しかし，小児と成人では体格も異なり，例えば採血であれば，成人では容易に採れるものでも，小児では難しいことは多い．年齢が下がれば下がるほどそうである．多くの治療を受けてきた児では血管が細く，脆弱になっていることもある．

可能であれば，事前にカルテをチェックし，「なぜこの検査をするのか，なぜこの項目が必要なのか」を認識しておくとよい．

採取できた血液量が少ないことも往々にしてある．必要量に達しない時を想定し，採血管の順番，達しなかった時の対処法も考えておくと患者，医療者ともに辛い思いをしなくて済む．

2 各検査について大切なこと

A 身体計測

多くの場合，外来受診のはじめに身体計測を行う．

患者の検査を行うとは言いつつ，まず「視る」という検査を行っている．大切なことは，計測を行いながら，患者の表情，顔色，四肢を含めた全身の観察を行うことである．

時に体表に傷・痣が複数見られることもある．虐待を疑い，対処につなげなくてはならない．

（i）身長測定

2歳頃までは臥位で行う．

2〜3歳になると立位で行えるようになる．必要があれば，真っ直ぐ立つように声をかける．顎を引き，真っ直ぐに前を見て，肩の高さ，臀部，そして踵が身長計に接していることを同伴者に確認を依頼する，ないし必要時には確認する．

（ii）体重測定

乳児期までは裸にし，臥位で測定する．その際，前述の全身観察が肝要である．

昨今は自動測定器も普及している．測定前に要点を簡潔に伝え，身長・体重も大切な検査情報であることを理解してもらうようにする．

B 採血

　繰り返しになるが，採血に際し，最も心がけるべきは「安全」，次いで「良好な検体採取」である．

▶a. 安全

　安全とは採血者，患者はもちろんだが，血液に接する可能性のある人たちを含めてのものである．

（i）患者の間違いがないことを確認する

　目の前の患者が採血予定の患者とは限らない．

　システムが揃っているならば「三点認証」を確実に行う．

　システムがない場合は，本人ないしは家族に「氏名」と「生年月日」を言ってもらい，「二要素認証」を行う．決して「誰それ」ですねと名前を言い，同意をもって本人確認としてはならない．

　入院患者ではリストバンドを装着しているから，システムが整備されている場合，通常の三点認証でよい．外来患者では患者ファイルのバーコードがキーになる．バーコードが本人に装着されていないため，手間ではあるが前述の「二要素認証」が必要となる．

（ii）手袋の装着

　採血者は患者ごとに両手の手袋を交換しなければならない．また装着前，患者ごとに手指消毒も行う必要がある．手袋の装着・交換は針刺し等の血液曝露による感染の可能性，採血者の手を介する感染可能性を減らすためである．

　患者もしくは採血者にラテックスアレルギーがあるないし可能性がある場合にはラテックスフリーの手袋を使用しなければならない．最近はラテックス手袋自体を見る機会がなくなったが，まだ販売されている．いつもと違う施設では注意しなくてはならない．

（iii）安全な血管穿刺（神経損傷の回避も含め）

　深部の血管以外は通常20°以下の角度で十分穿刺可能である．角度が大きいと深部の神経を傷つける危険性が増す．なるべく浅い角度で針を進める．角度が大きくならないようくれぐれも注意する．

　穿刺の前には深呼吸をし，ゆったりと血管を探すとよい．中指と示指の二本の指でやさしく叩くと見えやすくなる．

　寒い季節や患者の肌が冷たい時には，少し採血予定部位とその遠位を温めると血管が認めやすくなる．

　2回穿刺しても採血ができない場合は，他の採血者と交代するか，医師に連絡するべきである．

　穿刺回数の増加は患者に苦痛を与える上に，神経損傷など合併症の危険性を高める．穿刺回数を最小限に留める対応をとる必要がある．

　なお循環不全では血管穿刺が非常に難しくなることを覚えておかなくてはならない．循環不全は様々な原因で起こりうる．

　恥ずかしながら私自身の経験を記す．10年以上前になる．私が手術を行っている最中に無理な姿勢が故で心房細動発作を起こしたことがある．私の張りのある血管ですら血管穿刺が難しくなっていた．生まれて初めての肉体的虚脱であった．偶然居合わせた循環器科医師に，何度目か

のトライで血管確保をしてもらった．心カテでお疲れのところに大変な苦労をおかけした．小児循環器科の名手といわれている医師でも穿刺にこんな困難を伴う．推して知るべしである．

（iv）血管迷走神経反射の予防と対処

血管迷走神経反射は失神を生じる病態のひとつである．一過性の脳虚血が起こることで意識障害を生じたものである．

失神を起こす病態の3大要因は「心血管性失神（不整脈，心筋梗塞など）」，「起立性失神（貧血，出血，脱水など）」，そして「神経調節性失神」である．血管迷走神経反射は「神経調節性失神」に含まれる．

不安，恐怖，疼痛などによって引き起こされる．

交感神経の抑制と副交感神経の緊張を生じ，血圧の低下，脈拍の低下を起こす．それに引き続き，冷汗，蒼白，めまい，嘔気，眼前暗黒感が起こり，失神へと至る．

採血スペースには処置用ベッドを常置し，臥位，できれば頭低位等の対処を可能にしておく．既往のある患者ではあらかじめ処置用ベッドに臥床してもらい，採血を行うと患者，採血者ともに安心であろう．

採血だけでなく，X線検査時などにも起こることがある．医療機関で働く職員はひと通りの知識を持ち，対処できるようにする必要がある．

▶b．良好な検体採取

採血手技や検体処理法で，検査データに影響が出ることを知ることが大切である．

採血データへの影響として，

 ① 凝固して検査不可となる
 ② カリウムが高値になる
 ③ 溶血のため検査値に誤差が生じる
 ④ 食事，服薬の影響
 ⑤ 採血管選択ミスで検査が無効になる

などがある．

採血手技や検体処理法は大きくふたつに分けることができる．

（i）採血管の準備段階

 ① 正しい採血管を用意したか？
 ② 使用期限を過ぎたものを用意していないか？

この過程では可能であれば，デジタルの力を借りるのがよい．電子カルテのオーダリングシステムと採血管準備システムを接続し，デジタル化を進めると人手と時間の節約にもなる．そしてミスがない．「人は誰でも間違える」存在である．「人の目で確認する場面を減らす」のが理想的である．

その力を借りることができない場合は，急がずゆっくり指差呼称を行い，確認をすべきである．ダブルチェックはある程度有効ではあるが，過信してはならない．ダブルチェックでは「四つの目で見ていないことも多いと思うべし」である．すり抜けた事例は山のようにある．

（ⅱ）採血時

《やってはいけない編》

① 血管が見えづらいからといって駆血帯は強く締めすぎない．何事も愛護的に
- 強く締めすぎると，末梢側に出血斑，うっ血を生じることがある．
- 筋組織からカリウムが放出され，血中カリウムが高くなる．

② 採血管を外す前に駆血帯を外してはいけない

採血管内の血液が血管内に逆流することがある．そもそも静脈内の圧は低いが，駆血すると駆血部より末端側の血管内の圧は高くなる．駆血帯を外すと圧が逆転し逆流の可能性が生じる．

③ 溶血を避ける
- 皮膚の消毒液が十分乾燥するのを待つ．
- 23G より細い針は使用しない．
- 気泡が混入しないようにする．
- 採血管の規定量の血液を採取するよう努める．

④ 点滴をしている側の腕から採血しない

思わずやってしまうことである．とくに病棟で起こりやすい．

⑤ 有痛側四肢での採血
- 痛みの増強の可能性．
- 感染，血腫，重度のアトピー性皮膚炎のある部位での採血は避ける．

《知っていると助かる編》

① 採血量

少量しか採血できなかったら検査室へ相談することを徹底する．指示医に報告する前に検査室へ相談する方が正しい対処が可能となることが多い．

② 採血後の処理
- 4〜5 回ゆっくりと転倒混和する（生化学の採血管内面には凝固促進剤が塗布されているので，転倒混和が必要．お忘れなく）．
- 温度管理が必要な採血管はないか？
- 血液が足りないからといって，他の採血管から移してはならない．

③「翼状針採血では最初に凝固採血管は避ける」説について

ダミー採血管を用いることで，「翼状針のルアー部分の空気が入る分だけ，規定量採血できない」ことが回避できるなら．順番は問わない．ただ凝固検査用採血管では血清用採血管より採血量が正確でなくてはならない．凝固用検体を最初に採取することで，凝固検査の検体不足を避けることができる．

利点と欠点を考え，施設ごとに検体採取の順番を決めておくことが大切である．

▶c. 採血が終わった．ここで忘れてはいけない

（ⅰ）採血後はゆっくり 5 回以上転倒攪拌する

生化学採血管には凝固促進剤が内側壁にコーティングされている．凝固促進剤を混和するために必要な作業である．

（ⅱ）採血後は速やかに検査室へ

4時間以内に分析できるように．

▶ **d. 採血室の安全・清潔**

改めて，採血を行っている場所とその周辺を見回してみよう．

（ⅰ）採血後の注射針

専用容器に捨てられるようになっているだろうか．再確認しよう．

針で一杯になる前に針廃棄用容器は処分されなくてはならない．針を押し込もうとして，針刺し事故が起きる．防がなくてならないし，防ぐことができる．

（ⅱ）廃棄物容器

感染性廃棄物と非感染性廃棄物ははっきり区別して廃棄するようになっているだろうか．例えば廃棄容器は明瞭に認識できるだろうか．

その容器は足踏み開閉式だろうか．手で開け閉めするのは，事故のもと，感染の原因である．

（ⅲ）空間

そもそも採血を含む処置業務を提供する空間は，すっきりしているだろうか？

物が乱雑に置かれている場は「危険」である．「整理」，「整頓」，「清潔」が基本である．必要以上の物を置いてはならない．「あったら便利はなくても平気」である．

引き出しの中はどうだろうか．「もったいない」からと注射針の入っていた箱を，整理用に再利用していないだろうか．段ボール箱が床に直置きになっていないだろうか．紙はカビの温床である．

（ⅳ）動線の見直し

皆さんは日々忙しく働いている．次々に検査がオーダーされる．

現場では人が交錯する．肘と肘が接するほどだ．「あーっ，忙しい！」と愚痴りたくなる．密集，密接は「ミスの温床」である．片付けなくてはならない．

多くは動線に問題がある．改善できないだろうかと考えてみよう．責任者に提案してみよう．「巧遅より拙速」がよい．まず動いてPDCAを廻してみよう．

（ⅴ）血液検体の運搬

検体をどのように運んでいるだろうか．

まさか検体を患者ごとに輪ゴムで巻いて，検査室に持っていくことはないとは思うが．床に落とせば血液が飛び散る．患者名は丸見えである．

しっかりした不透明な容器に入れて運べば，落としても安全で，患者情報も守られる．

C 採尿

尿検査は血液検査と同様に日常行われる重要な検査である．得られる情報は非常に多い．自排尿を採取する限りは非侵襲的である．

成人では中間尿を採取するように依頼すれば足りる．しかし，小児患者では中間尿採取は難しい．尿培養検査が必要な場合は指示医に導尿をすべきかどうか判断を仰ぐのが適切である．

次回受診時に早朝尿採取の指示がある場合は，どのように採取し，どのように持ってきてもら

うかを確実にしなくてはならない．看護師が説明するのか，医師がするのか，受付がするのか，しっかりと，内容とともに決めておかなくてはならない．

D 鼻咽頭ぬぐい液採取

新型コロナウイルス感染拡大を契機に注目された．

重要な点は「安全」である．病原体への曝露リスクに対して適切な感染防御対策を行った上で採取を行わなくてはならない．

具体的な採取方法には採取キットの添付文書を参照のこと．厚生労働省のホームページでも紹介されている．

〈河村秀樹〉

総論

8 治療

1 薬物療法

A 小児の投薬量

　小児に対する薬物の投与量は，年齢・体の大きさ，疾患とその重症度，投与法により異なる．すなわち，臓器の発達や体格，疾病が臓器に与える影響，投与経路を考慮して決定される．年齢の小さい小児ほど臓器の発達や機能が未熟であるので，薬物の**吸収・代謝**，体での**分布**と**排泄**（**薬物動態**という）はその影響を大きく受ける．例えば，新生児や乳幼児では消化管からの吸収は成人より遅いが，皮膚が薄いので皮膚からの吸収は成人より速く，血中濃度が高くなりやすい．また細胞外液の比率が高いため水溶性薬剤の分布容積が大きく，成人に比べ血中濃度は上がりにくい．一方，腎血流量は成人より少なく糸球体濾過率も低いため，腎臓からの排泄は遅くなる．

　小児の投与量の目安として，年齢を用いる方法と体重や体表面積を用いる方法がある 表1-58 ．

表1-58 小児薬用量の算定法

年齢による算定	ヤング Young の式 {小児の年齢 /（小児の年齢＋12）} ×成人量 アウグスベルガー Augsberger の式 {（小児の年齢×4＋20)/100} ×成人量						
体重による算定	クラーク Clark の式 （小児の体重 / 成人の標準体重）×成人量						
体表面積による算定	フォンハルナック von Harnack の換算表						
	3か月	6か月	1歳	3歳	7.5歳	12歳	成人
	1/6	1/5	1/4	1/3	1/2	2/3	1

B 投薬・服薬指導

　薬剤の選択は，基本的には疾患に対する有効性・安全性のエビデンスに基づき決定される．しかし，小児の場合，年齢により投与法や薬物の形（剤形）を考慮する必要がある．原則として経口投与を選択するが，経口摂取ができない場合や吸収されない場合には非経口投与を行う．

　看護師は，安全に正確に与薬する責任を負うので，事前に，①投与する小児か，②指示された薬剤か，③指示された薬剤量か，④指示された投与経路か，⑤指示された投与時間か，の5項目

について確認しておかなければならない.

▶a. 経口投与

乳幼児ではシロップ剤や散剤が選択される. 味や量など服薬のしやすさに対する工夫が必要となる. 錠剤やカプセル剤は誤嚥の危険性があるのと投与量の細かな調整ができないので, これらの剤形の嚥下が可能でしかも過量投与とならない年齢の小児に投与する.

▶b. 非経口投与

投与法として, 注射, 経皮, 直腸内, 吸入, 点鼻, 点眼, 点耳, 舌下, 髄腔（あるいは脳室）内などがあり, これらに応じた剤形の薬剤を用いる.

▶c. 服薬指導

小児の服薬指導の目的は, 薬物をいかに正しく上手に服用させるかにある. 薬物治療の必要性が理解できる小児に直接指導する場合にはできるだけ理解しやすい言葉で服薬の意義を伝え, 安心して内服治療ができる環境を整えることが大切である. 家庭で乳幼児に服薬をさせる立場の保護者に指導する場合には, 誤投薬や怠薬が生じないよう指導法に工夫が必要である.

（ i ）乳児の場合

シロップ剤は哺乳（食）前にそのまま服薬させる. 散剤は, 少量であれば上あごや頬の裏側に付着させた後, 哺乳をさせる. 量が多く, そのまま服薬できない場合は少量の単シロップか水に溶解し服薬させる. 乳首内にシロップ剤や水に溶解した散剤を入れて, 吸啜反射を利用して投与することができるが, うまくいかないときはスポイトや注射器を利用し嚥下できる量をゆっくり注入する. ハチミツは乳児ボツリヌス症の危険があるので用いない. 主食となるミルクに混ぜることはミルク嫌いの原因となりうるので, やむを得ない場合を除き原則的には行わない.

（ ii ）幼児の場合

シロップ剤に関しては乳児と同じ指導をする. 散剤は基本的にはそのまま食後（あるいは食直前でもよい）に内服させるが, 苦味が強い場合にはチョコレート味のシロップ, ココア, コンデンスミルクやジャム, 乳脂肪の多いアイスクリーム, 服薬補助ゼリーなどと混ぜるかシャーベット化して服薬させる. 薬を飲み残すことがないよう1回で食べきれる量にする. グレープフルーツジュースはマクロライド系抗菌薬やカルシウム拮抗薬, 抗真菌薬などの医薬品との相互作用に注意が必要となるので, 飲用の可否について薬剤師や医師に確認する. 5歳くらいになると固形物の嚥下が可能になるので, オブラートや空カプセルを利用してもよい. 理解が得られる年齢であれば服薬の必要性をしっかり説明し, 服薬シールを用いるなどで服薬の確認と服薬継続の動機付けを行う. いずれの年齢でも, 服薬時には笑顔で接し, うまく服薬できた時には褒めて自信を持たせることが大切である.

内服薬以外で指導が必要になるのは外用薬の使用である. 坐薬は経口摂取ができない場合によく選択される. 直腸内に便塊があると薬物の吸収が遅れたり, 肛門の刺激によって排便が誘発され入れた坐薬が排出されることがあるので排便後に挿入する. 坐薬の先に潤滑剤をつけ, 太くなった方から挿入するよう指導する. 解熱薬と制吐薬, あるいは抗けいれん薬の坐薬を同時に使用する場合には, 先に制吐薬か抗けいれん薬を使用し30分以上あけて解熱薬を使用する. 軟膏やクリームを外皮に塗布する場合には, 可能であれば皮膚を洗浄するなど, 汚れを落としてから使用する. 点眼薬は刺激にならないよう室温に戻してから使用する. 雑菌の混入を防ぐため, 容器

先端が睫毛や眼瞼などに触れないようにする．2種類以上の薬を点眼する場合は，効果を持たせるために5〜10分間隔をあける．点耳薬を滴下した後は5分ほどそのままの体位を維持し，薬の流出を防ぐ．

C 注射

注射には皮内，皮下，筋肉内，血管内，その他の注射法がある．痛みを伴う短所はあるが，確実に薬物を投与できるのが利点である．

▶ **a. 皮内注射**

ツベルクリン反応やアレルギー検査で行われる．表皮と真皮の間に薬液を注入するが，乳幼児は皮膚が薄いので皮下への注入にならないよう注意する．

▶ **b. 皮下注射**

予防接種，インスリン等の治療薬投与などによく用いられる．皮下組織をつまみ上げ針を刺入する．すばやく抜針し，穿刺部位を軽くマッサージする．持続効果を目的とするインスリンなどは軽く押さえるだけでよい．

▶ **c. 筋肉内注射**

小児では筋短縮（拘縮）などの合併症をきたすことがあるので，ホルモン剤や筋注用免疫グロブリン等の一部の薬物投与を除き原則的には行わない．

▶ **d. 血管内注射**

静脈内注射と動脈内注射がある．静脈内注射は短時間に多量の薬物を投与することが可能で，効果の出現が早く，重症患者によく用いられる．抗がん剤や血液製剤のように静脈内以外に与薬経路がない薬剤や，造影剤，検査試薬の注入にも利用される．薬物の効果を維持したいときや血中濃度を調節したいときには点滴による持続投与が用いられる．

動脈内注射は造影検査や一部の薬物の投与に用いられる．

▶ **e. その他**

その他の注射には，髄腔内注射，脳室内注射，救急蘇生時の心内注射などがある．

D 副作用

副作用とは，薬物を投与したときに生じる作用のうち，治療効果以外の作用で，とくに体に不都合なものをいう．主なものは，悪心，嘔吐，下痢などの消化器症状，薬疹，気管支喘息などのアレルギー反応，けいれんなどの神経障害，血球減少などの造血障害，肝障害や腎障害などがある．アナフィラキシー反応やスティーヴンス・ジョンソン Stevens-Johnson 症候群など致死的となる重篤なものもある．母体に投与された薬物の副作用として新生児に障害が生じることがある．サリドマイドや抗てんかん薬，ワルファリンなどである．主な副作用を 表1-59 に示す．

表1-59 医薬品とその副作用

	医薬品	主な副作用
妊婦への投薬による副作用	サリドマイド	サリドマイド奇形（あざらし肢症）
	性ホルモン	性器の形態異常
	ワルファリン	ワルファリン胎児症候群
	フェニトイン	胎児ヒダントイン症候群
産婦への投薬による副作用	抗てんかん薬，精神神経用薬，催眠・鎮痛薬など	新生児薬物離脱症候群
小児への投薬による副作用	解熱鎮痛消炎薬　ピリン系　フェナセチン　サリチル酸　アスピリン，ジクロフェナク，　メフェナム酸など　インドメタシン	ピリン過敏症，無顆粒球症　メトヘモグロビン血症　喘息発作，肝障害　ライ Reye 症候群 出血性大腸炎
	抗けいれん薬　バルプロ酸　フェニトイン	 肝障害，高アンモニア血症に伴う脳症　全身性エリテマトーデス様症状，スティーヴンス・　ジョンソン症候群，眼振，歯肉肥厚など
	鎮咳去痰薬　テオフィリン　リン酸コデイン	 けいれん，消化管障害　便秘，呼吸抑制
	抗ヒスタミン薬	眠気，けいれん，粘膜乾燥
	強心薬　ジギタリス	 不整脈，消化器症状
	利尿薬　フロセミド　スピロノラクトン	 電解質異常（低カリウム血症など）　高カリウム血症
	抗菌薬　セフェム系　テトラサイクリン 　クロラムフェニコール　アミノ配糖体　マクロライド系	 腎障害　黄色歯芽，ファンコーニ Fanconi 症候群様症状，　日光過敏　再生不良性貧血，新生児の灰白症候群　第VIII脳神経障害　心電図異常（QT 延長）
	副腎皮質ステロイドホルモン薬	肥満，高血圧，白内障，緑内障，多毛，糖尿病，　易感染性，消化性潰瘍，成長障害など
	蛋白同化ホルモン薬	肝障害
	抗がん剤	脱毛，無顆粒球症など

〈中川雅生〉

8 治 療

2 輸液療法

A 輸液療法の目的

輸液療法は以下の目的によりなされる.

① 脱水症に対する治療（下痢，嘔吐などによる体液喪失を補充する）.

② 経口摂取不能の患児に対して，体液の恒常性を保つ.

③ 電解質異常（低 Na 血症，高 Na 血症，低 K 血症，低 Ca 血症など）の補正.

上記の中で，小児の日常診療で行われる輸液療法の多くは脱水症に対してであるため，以下，小児の脱水症に対しての輸液療法について記述する〔小児の脱水症の特徴については，本書の，「総論 9 症候と鑑別診断-5 脱水」（173 頁）を参照されたい〕.

B 輸液療法の実際

脱水に対して，輸液療法を行う際には，

① 初期輸液または急速初期輸液

② 維持輸液

の 2 つを明確に区別する必要がある.

初期輸液は，「患児が喪失した体液量を回復させ，循環不全を改善するために 1〜4 時間程度で急速に水および電解質を補充すること」（急速初期輸液）を目的とする. 一方，維持輸液は，「水・電解質の経口摂取が十分でない患者に対して必要量を補うための輸液」と定義される. 入院を要するような中等度以上の脱水症の多くでは初期輸液に引き続き，維持輸液が行われるが，この 2 つの輸液の違いをはっきりと理解することが安全な輸液療法の実施に欠かせない.

▶a. 初期輸液

短期間で進行した脱水で失われる体液は主に細胞外液（長期間にわたり体液を喪失する場合には，細胞外液：細胞内液＝1：1 となる）であるので，水とともに比較的高い濃度の Na の補充を行う必要がある. 細胞外液の喪失が著しければ等張液（例: 生理食塩水，乳酸・酢酸加リンゲル液，重炭酸加リンゲル液など）を用いる. 重症でない脱水症にはソリタ T1 号（Na 濃度 90mEq/L）を用いることもある. 表1-60 に初期輸液に用いられる代表的輸液製剤を記す.

輸液の速度は 10〜20mL/kg/時間で行い，通常 2〜4 時間程度を要する. 初期輸液に用いる製剤は K を含まない製剤を使用する. 初期輸液製剤には生理的食塩水（0.9%NaCl 溶液），アルカリ加細胞外液型輸液製剤，ソリタ T1 号などがあるが，それぞれ 表1-61 に示すような利点，欠点がある. 初期輸液によって喪失量（体重減少量あるいは理学所見から予測可能）の少なくとも 1/2 程度を十分に補充することが重要である.

また，ショックを呈するような重症脱水患者に対して，これまでは生理食塩水や等張晶質液 20mL/kg 程度を治療開始時にボーラス投与していたが，近年の臨床研究で循環障害，呼吸困難，意識障害の少なくとも 1 つ以上を伴う重症感染症の児に対して 20〜40mL/kg の生理食塩水のボー

表1-60 初期輸液，維持輸液に使用する代表的な製剤一覧

区分		Na	K	Cl	Ca	塩基	糖質	熱量	pH	浸透圧比
		mEq/L					g/L(mmol/L)	kcal/L		
細胞外液	生理食塩水	154	0	154					4.5〜8.0	1
	ラクテック	130	4	109	3	28 (Lac)			6.0〜7.5	1
	ヴィーンF	130	4	109	3	28 (Ace)			6.5〜7.5	1
	ヴィーンD	130	4	109	3	28 (Ace)	G50	200	4.0〜6.5	2
	ビカーボン	135	4	113	3	25 (HCO₃)			6.8〜7.8	0.9〜1.0
開始液 （1号液）	ソルデム1	90	0	70		20 (Lac)	G26	104	4.5〜7.0	1
	ソリタT1	90	0	70		20 (Lac)	G26	104	3.5〜6.5	1
脱水 補給液	ソルデム2	77.5	30	59		48.5 (Lac)	G14.5	58	4.5〜7.0	1
	ソリタT2	84	20	66		20 (Lac)	G32	128	3.5〜6.5	1
維持液 （3号液）	ソルデム3	50	20	50		20 (Lac)	G27	108	4.5〜7.0	0.9
	ソルデム3A	35	20	35		20 (Lac)	G43	172	5.0〜6.5	1
	ソリタT3	35	20	35		20 (Lac)	G43	172	3.5〜6.5	1
	ソルデム3AG	35	20	35		20 (Lac)	G75	300	5.0〜6.5	2
	ソリタT3G	35	20	35		20 (Lac)	G75	300	3.5〜6.5	2

表1-61 初期輸液製剤の利点と欠点

	利点	欠点
生理食塩水	安価	Na濃度は生理的Na濃度より高い アルカリを含まない 糖を含まない
細胞外液	細胞外液に近似 アルカリを含む （とくに重炭酸液は生理的）	糖濃度が比較的低い 自由水を含まない
ソリタT1号	低張液だがNa濃度は高い 自由水を含む	Na濃度は等張液と比べやや低い

ラス投与を行うとボーラス投与を行わなかった群に比べて48時間後，および4週間後の死亡率が上昇することが明らかとなったため，①末梢冷感，②毛細血管再充満時間（CRT）が3秒以上，③頻脈かつ脈拍微弱の3項目のうち1項目以上を満たすような循環障害を認める児についても上記の輸液速度による治療を行うようになっている．

▶b. 維持輸液

これまで維持輸液製剤は，ソリタ（ソルデム）T3号に代表される低張液を基本としてきた．生体が自由水（溶質を含まない水）を生理的に必要としていることから，維持輸液が低張液であることが妥当と考えられてきた．従来の維持輸液の基本（ソリタ式）は以下のようである．

8 治療

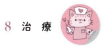

① 用いる製剤は3号液（Na 35mEq/L，K 20mEq/L 程度）を基本とする．
② 1日投与水分量は 表1-62 に記すホリディ・セガール Holliday & Segar の式から体重ごとに換算する．
③ 血清 Na 濃度＜130mEq/L の低張性脱水症の場合は，3号液による維持輸液の前に2号液（Na 84mEq/L，K 20mEq/L）を用いる．

ただ，近年低張液の漫然とした使用により，医原性低 Na 血症の発症が報告されており，海外のガイドラインでは3号液の使用を禁じる勧告が出されている．

表1-62 Holliday & Segar の式

体重	1日の必要熱量（kcal）および水分量（mL）
10kg 以下	100×体重（kg）
10〜20kg	1000+50×（体重（kg）−10）
20kg 以上	1500+20×（体重（kg）−20）

C 医原性低 Na 血症を発生させないための小児の輸液療法のコツ

① 初期輸液を十分に行う．
② 医原性低 Na 血症は，肺疾患（とくに細気管支炎，気管支喘息），頭蓋内疾患，発熱性疾患，痛み刺激などによる ADH 過剰分泌（非浸透圧性 ADH 分泌刺激）がその主要因と考えられている．こうした疾患の場合，維持輸液量は Holliday & Segar の式より計算される投与量の約 2/3 を目安に決定する．
③ 等張液かソリタ T2 製剤を利用する（海外のガイドラインでは基本的に等張液を維持輸液に使用する．ソリタ T2 製剤の使用については意見が定まっていないが，有益という研究結果もある）．
④ 頻回の臨床評価および電解質チェックを行った上でその後の投与量や輸液製剤の変更を検討する．等張液の場合は必要に応じて K およびブドウ糖を追加する．

以上の基本事項をふまえ，治療者が患児の脱水症の病態をよく理解した上で輸液療法を行うことが重要である．

〈吉田賢弘，濱崎祐子〉

3 食事療法

疾患の治療の基本は安静・保温・栄養であり，いかなる疾患でも薬物療法と同様に食事療法が

重要である．先天性代謝異常症のような食事療法が治療の主体である疾患もある．また慢性疾患・悪性疾患ではしばしば栄養不良を合併する．

　各疾患に最適な栄養状態を維持することは，早期回復，合併症の予防や減少に役立ち，良好な予後をもたらす．また，重症疾患は栄養不良の予防と管理が必要不可欠である．医師など他の医療従事者と密接に関わりながら看護が栄養管理において果たす役割は大きい．したがって，合併症・栄養不良の徴候や予防，管理を含めた栄養管理の幅広い知識を持つことが重要である．

A 小児の栄養管理

　小児の最大の特徴は「成長・発達・未熟性」である．栄養管理をする上で成長・発達に必要な栄養素を十分に与えることが重要である．しかし，栄養摂取量は臓器や消化吸収能の未熟性のため安全域が狭い．したがって，栄養必要量を年齢・性別・体格・活動性・疾患・重症度によって算出する．そして管理目標を健常児の成長・発達とし定期的に評価していく．また離乳食などの発達に合わせた適切な栄養法・環境を考慮する必要がある．このように小児の栄養管理には将来的に健全な成長発達を視野に入れた，長期的観点からのきめ細かな配慮が求められる．

▶a. 小児の栄養評価

（i）主観的包括的評価 subjective global assessment（SGA）

　問診項目と病歴からなる患児の記録と身体症状から構成されており，患児の栄養状態を実施者が主観的に評価する．3歳以上の児に対して有効．

（ii）客観的栄養評価 objective data assessment（ODA）

　身体計測や血液生化学検査，尿生化学検査，免疫能，機能検査など種々の検査データに基づいて患児の栄養状態を客観的に評価する 表1-63, 64 ．

（iii）臨床症状による評価

　微量元素・ビタミン・電解質の不足などによる特徴的な症状を評価する 表1-65 ．

▶b. 小児の栄養必要量

（i）エネルギー必要量

　① 小児の食事摂取基準：2020年版日本人の食事摂取基準において定められた推定エネルギー必要量．年齢と身体活動レベル，性別から設定されている．

　② 推定エネルギー必要量からの算出

年齢	（kcal/kg/日）
早産児	100〜120
0〜1歳	90〜120
1〜7歳	75〜90
7〜14歳	65〜75

　③ 間接カロリメトリー法による測定（この方法には測定装置が必要であるため装置のない施設では実施できない）．

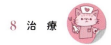

8 治療

表1-63 客観的栄養評価の理学的評価項目

1. 身長と体重による評価
    ① 発育基準値との比較
    ② 体重・年齢比
    ③ 身長・年齢比
    ④ 体重・身長比
    ⑤ 通常時体重比
    ⑥ 体重減少率
2. 皮下脂肪厚による評価
    ① 上腕三頭筋皮下脂肪厚（TSF）
    ② 肩甲骨下部皮下脂肪厚
3. 上腕周囲長による評価
    上腕筋囲（上腕周囲長－3.14×TSF）
4. 頭囲や胸囲による評価

表1-64 客観的栄養評価の生化学的評価項目

	評価項目
蛋白代謝の指標	総蛋白 アルブミン rapid turnover protein（RTP） 　トランスサイレチン 　レチノール結合蛋白 　トランスフェリン クレアチニン身長係数 尿中 3-メチルヒスチジン 窒素バランス
脂質代謝の指標	総コレステロール トリグリセリド 遊離脂肪酸
糖代謝の指標	血糖 グルコヘモグロビン（HbA1c）
免疫能の指標	総リンパ球数（TCL） 遅延型皮膚過敏反応（DCH）

表1-65 微量元素欠乏の要因と症状

微量元素	欠乏の要因	欠乏症状
鉄	早産児，牛乳貧血，思春期女子，スポーツなど	顔色不良，食欲低下，体重増加不良，不定愁訴，注意力散漫，無力，味覚異常
亜鉛	低出生体重児の乳児期，スポーツ選手，低亜鉛濃度母乳栄養，偏食，慢性下痢，慢性炎症性腸疾患，糖尿病，ネフローゼ症候群，肝硬変	開口部（口周囲，臀部，眼周囲）や指関節の皮膚炎，カンジダ皮膚炎，体重増加不良，低身長，味覚異常，脱毛，易感染性
ヨウ素	ヨウ素含有量が少ない経腸栄養剤の長期使用	発達遅滞，甲状腺腫，便秘，体重増加不良
セレン	セレン含有量が少ない経腸栄養剤の長期使用，静脈栄養でのセレン補充なし	心筋症，易感染性，爪白色化，下肢筋肉痛，大赤血球症

（ii）たんぱく質の必要量

① 必要量は年齢・性別から日本人の食事摂取基準により設定．
② アミノ酸代謝機能が未熟であるため過剰投与や必須アミノ酸不足に気をつける．
③ 未熟な腎機能・肝機能であるため過剰なたんぱく負荷を避け，窒素利用効率を高める必要がある．非たんぱくエネルギー/窒素比を 150〜250kcal/g-N とする．

（iii）脂質の必要量

① 必要量は日本人の食事摂取基準によって設定.

② 飽和脂肪酸：一価不飽和脂肪酸：多価不飽和脂肪酸＝3：4：3

③ n-3 系脂肪酸：n-6 系脂肪酸＝1：4

④ 必須脂肪酸の欠乏に注意する.

（iv）炭水化物の必要量

総エネルギー量からたんぱく質と脂質によるエネルギー投与量の不足分を炭水化物で補う. およそ総エネルギー量の 50〜70% 程度が目安となる.

（v）電解質の必要量

必要量は日本人の食事摂取基準によって設定（成人用の経腸栄養剤では小児の必要量を充足しないので注意する）.

（vi）水分の必要量

年齢	水分量（mL/kg/日）
新生児	80〜100
乳児	100〜120
1〜3 歳	80〜100
4〜6 歳	60〜80
学童	60〜80

▶c. 小児の栄養投与方法

大きくは経腸栄養法と経静脈栄養法に分けられる. 経静脈栄養法は経腸栄養法が不可能な場合に選択する. 経腸栄養法は経口栄養法と経管栄養法がある.

（i）経腸栄養ルートの選択

基本的には咀嚼・嚥下が可能であれば経口栄養法, 不可能であれば経管栄養法を選択する. さらに栄養管理期間によっては以下の方法を選択する.

栄養管理期間
4 週間未満: 経鼻経腸ルート
（経鼻胃管, 経鼻十二指腸チューブ, 経鼻空腸チューブなど）
4 週間以上: 胃瘻, 空腸瘻

（ii）経口栄養法

病院において供給される食事は治療食として総称し, 大きく常食（一般食）, 特別食に分類される.

• 常食: 全身の栄養状態を改善し自然治癒力を増強する食事. 適正なエネルギー量を有し各種栄養素が過不足なく含まれている. 性別・年齢別に設定され, 離乳食・小児食・学齢児童食・普通食に分類されている.

• 特別食: 病態に合うように特別に調整した食事. 表1-66 に例を示す.

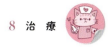

8 治療

表1-66 院内約束食事箋の例

	食種	
特別加算食	エネルギーコントロール食	糖尿病，心疾患，高度肥満症，鉄欠乏性貧血，脂質異常症，肝疾患，高度尿酸血症
	たんぱく質コントロール食	腎疾患，肝疾患
	エネルギーたんぱく質コントロール食	糖尿病性腎症
	肥満症食	高度肥満症，糖尿病，心疾患，脂質異常症，肝疾患，妊娠中毒症
	脂肪コントロール食	膵疾患
	分粥食	胃潰瘍，十二指腸潰瘍，侵襲の大きな消化管手術
	分粥食ハーフ食	侵襲の大きな消化管手術
	加熱・無菌食	無菌室入室時
	透析食	透析施行中
	経腸栄養濃厚流動食	該当病名
	クローン病食	クローン Crohn 病，潰瘍性大腸炎
	注腸検査食・潜血食	注腸検査・潜血検査
	乳児食	特殊ミルク
非特別加算食	嚥下訓練食	嚥下障害
	エネルギーコントロール食	耐糖能異常，高血圧，軽度肥満症
	乳児食・離乳食	普通食・治療乳
	経口栄養濃厚流動食	経口摂取・経管栄養
	アレルギー食	食物アレルギー

(iii) 経管栄養法

患児の状況によって経鼻胃管，経鼻十二指腸チューブ，経鼻経腸チューブ，胃瘻，空腸瘻のいずれかを選択する．経管栄養法ではチューブの破損・閉塞，胃食道逆流症などの消化管関連の合併症や高血糖，低リン血症，ダンピング症候群などの代謝性合併症，皮膚異常，嚥下性肺炎などの合併症に気をつける．栄養には消化態栄養剤（成分栄養剤），半消化態栄養剤（低残渣食），調整乳・治療乳・特殊ミルクを使用する．

B 小児の病態別食事療法 表1-67

食事療法が必須な病態は各種の消化器疾患，循環器疾患，肺疾患，腎疾患，代謝性疾患，内分泌疾患，アレルギー疾患，血液疾患などがある．なかでも乳児期早期からの食事療法が必須の先天性代謝異常症には，**特殊治療ミルク**が市販されている．

表1-67 病態別食

	病態	食事内容の原則
消化器疾患	炎症性消化器疾患	
	潰瘍性大腸炎	重症: 絶食（短期間）
		中等症以下: 低残渣食もしくは普通食
	クローン病	急性期: 成分栄養剤
		寛解期: 低脂肪・低残渣食
	胃十二指腸潰瘍	無刺激食
	肝炎	急性期: たんぱく制限食
		回復期: 高たんぱく食
	慢性肝不全	たんぱく制限食
	胆汁うっ滞症	中鎖脂肪ミルク，脂溶性ビタミン補給
	嚢胞性線維症	高カロリー・高たんぱく食，塩分・脂溶性ビタミン補給，中鎖脂肪ミルク
	遷延性下痢症	軽症: カゼイン加水分解乳
		中等症以上: 成分栄養剤
	乳糖不耐症	乳糖除去乳
循環器疾患	心不全	低塩分食，低ナトリウムミルク
腎疾患	急性腎炎（急性期）	低塩分食・低たんぱく食・水分制限
	ネフローゼ症候群	低塩分食・高たんぱく食・高カロリー食
	腎不全・透析	低塩分食・低たんぱく食・高カロリー食，水分制限・カリウム制限食
代謝性疾患	糖尿病	血糖値に合わせたカロリー制限食
	高脂血症	病型に合わせたカロリー・脂質制限食
	単純性肥満	カロリー制限食
	先天性代謝異常症	
	アミノ酸代謝異常症	
	フェニルケトン尿症	低フェニルアラニン食，特殊ミルク
	メープルシロップ尿症	分岐アミノ酸制限食，特殊ミルク
	ホモシスチン尿症	低メチオニン高シスチン食，特殊ミルク
	チロシン血症	低フェニルアラニン低チロシン食，特殊ミルク
	シトルリン血症	低たんぱく食，特殊ミルク
	アルギニノコハク酸尿症	低たんぱく食，特殊ミルク，必須アミノ酸補充
	有機酸代謝異常症	
	メチルマロン酸血症	スレオニン・バリン・イソロイシン・メチオニン制限食，特殊ミルク，ビタミン補充
	プロピオン酸血症	メチルマロン酸血症と同様
	グルタル酸血症1型	高カロリー食，自然たんぱく制限，特殊ミルク
	脂肪酸代謝異常症	
	長鎖脂肪酸代謝異常症	長鎖脂肪酸制限食（低脂肪食・中鎖脂肪ミルク），飢餓回避
	中鎖・短鎖脂肪酸代謝異常症	たんぱく制限・脂質制限食（中鎖脂肪ミルクは使用しない），飢餓回避

表1-67 つづき

	病態	食事内容の原則
代謝性疾患	糖代謝異常	
	ガラクトース血症	ガラクトース制限食，母乳・新生児ミルク，牛乳禁止，特殊ミルク
	肝型糖原病	乳糖・ショ糖除去食，果糖制限食，コーンスターチによる食事補給，特殊ミルク
	電解質代謝異常	
	特発性高カルシウム血症	低カルシウム食，特殊ミルク
	プリン体代謝異常	プリン体制限食
	銅代謝異常	
	ウィルソン Wilson 病	銅含有食制限
	周期性嘔吐症	低脂質・高糖質食
アレルギー疾患	食物アレルギー	アレルゲン除去・代替食
血液疾患	鉄欠乏性貧血	高鉄分食
内分泌疾患	副腎皮質機能不全	低カリウム・高ナトリウム食，特殊ミルク
	副甲状腺機能低下症	低リン・低カリウム食，特殊ミルク
	偽性副甲状腺機能低下症	低リン・低カリウム食，特殊ミルク
中枢神経疾患	難治性てんかん	ケトン食，特殊ミルク

〈金　成彌，清水俊明〉

4 輸血

　輸血医療は現代医療にとっては不可欠であり，その範囲も単なる血液成分の欠乏もしくは機能異常のための補充療法から，自己もしくは同種の細胞を使った積極的な輸血療法まで至っている．一方，B 型肝炎や C 型肝炎，HIV 感染などの従来の輸血感染症についてはほぼ解決されたといえるが，ヒトパルボウイルス B19 やプリオンなどの感染が問題視されるようになってきている．

A 輸血医療の原則

① 輸血は補充療法であり，根治的治療ではないこと．
② ヒト血液すなわち同種の細胞を入れることは臓器移植にほかならない医療行為であること．
③ 必要な血液成分のみを使用すること（成分輸血）が原則であること．
④ 実際の治療にあたっては治療目標（臨床症状・検査値）を設定し，補充量と補充間隔を決め，さらに臨床症状・検査値から有効性を評価すること．
⑤ 輸血を安全に行うためには実施管理体制の整備，輸血実施手順書を遵守すること．

すなわち，輸血とは本来患者自身が持っている止血能を含む，造血能力が回復するまでの手段であり，**得られるメリットとリスクを勘案して実施**する必要がある．

B 輸血に関連する小児の特徴

① 小児の体重あたりの循環血液量は，成人より多い．新生児期は失血に対する心臓循環の反応が悪い，したがって，失血に対してより早いタイミングでの輸血が必要である．

② 新生児期は貧血を是正しようとする造血反応が悪い．

③ 新生児の胎児型ヘモグロビン HbF は，組織への酸素供給が悪い．

④ 1 歳未満では母親由来の移行抗体があることや血清中の抗 A 抗体や抗 B 抗体の産生が不十分であることから，ABO 血液型はオモテ試験だけで判定する．Rho(D)型や不規則抗体の判定は成人と同様に行う．

⑤ 体温調節機能が不十分であり（とくに新生児），冷たい血液製剤の輸血によって低体温になりやすい．また輸血によって電解質異常をきたしやすい．

C 説明と同意

患者またはその家族が理解できる言葉で，輸血療法に関わる以下の項目を十分に説明し，同意を得た上で同意書を作成し，一部は患者（未成年の小児の場合は代諾者）に渡し，一部は診療録に添付しておく（電子カルテにおいては適切に保管しておく）．

＜説明と同意の必要な項目＞

　　① 輸血療法の必要性

　　② 使用する血液製剤の種類と使用量

　　③ 輸血に伴うリスク

　　④ 医薬品副作用被害救済制度・生物由来製品感染等被害救済制度と給付の条件

　　⑤ 自己輸血の選択肢

　　⑥ 感染症検査と検体保管

　　⑦ 投与記録の保管と遡及調査時の使用

　　⑧ その他，輸血療法の注意点

D 輸血の適応と実施方法

輸血の適応は，**厚生労働省「輸血療法の実施に関する指針」（令和 2 年 3 月一部改正）を遵守**する．日本輸血・細胞治療学会のホームページの指針 / ガイドライン（http://yuketsu.jstmct.or.jp/guidelines/）に掲載されている．同指針 / ガイドラインには，科学的根拠に基づいた小児輸血のガイドラインも掲載されており，とくに新生児や乳児に対する指針が記載されている．年長小児に対する血液製剤の投与基準は，日本国内では十分なコンセンサスが得られていないが，おおむね成人の基準を当てはめることができる．

▶a. 濃厚赤血球製剤の適正使用

すべての小児は，出生後数週間で生理的な要因により赤血球が減少し貧血を呈することがある．早産児では，循環血液量が少なく，より早期に，かつ強く現れる．この貧血の原因は多くの要因があるが，採血などによる失血と貧血に対するエリスロポエチンへの相対的な反応性低下による影響もある．それ以外にも新生児・小児は多様な病態を示すため個々の症例に応じた配慮が必要である．

（i）使用指針

① 急性期を過ぎ，状態が安定している児

通常，Hb 7g/dL の場合に輸血を考慮する．

② 慢性的な酸素依存症の児

通常，Hb 11g/dL の場合に輸血を考慮する．

③ 生後 24 時間の新生児，もしくは集中治療を受けている新生児

通常，Hb 12g/dL の場合に輸血を考慮する．なお，短期間での失血量が全血液量の 10％を超えた場合は，患児の状態に応じて，輸血を考慮する．

（ii）投与方法

① 使用血液

採血後 2 週間未満の赤血球液を使用する．

② 投与量と速度

- うっ血性心不全が認められない低出生体重児：1 回の輸血量は 10～20mL/kg とし，1～2mL/kg/時間の速度で輸血する．ただし，輸血速度についてはこれ以外の速度（2mL/kg/時間以上）での検討は十分に行われていない．
- うっ血性心不全が認められる低出生体重児：心不全の程度に応じて別途考慮する．

▶b. 血小板濃厚液の適正使用

新生児・小児への血小板濃厚液の投与の基準は，以下の指針を参考するが，様々な臨床状況を勘案する必要があり，個々の症例により投与の基準を考慮する必要がある．体重の少ない早産児で，とくに生後数日以内である場合，凝固障害がある場合は，より高い血小板数を維持することを推奨する．

（i）使用指針

① 状態が安定した児で，出血症状がない場合は，血小板数が 2～3 万/μL より少ない場合に，血小板輸血を考慮する．

② 状態が安定してはいない新生児で出血症状のない場合，新生児同種免疫性血小板減少症（neonatal alloimmune thrombocytopenia: NAIT）の場合は，血小板数が 3 万/μL より少ない場合に，血小板輸血を考慮する．

③ 生後 1 週間以内の極低出生体重児の場合，出血症状を認める新生児の場合，侵襲的処置を行う場合には，血小板数を 5 万/μL 以上に維持する．

④ 臨床的に不安定な場合，播種性血管内凝固の場合，大手術を受ける場合，大量出血，輸血を受ける場合は，血小板数を 5～10 万/μL に維持する．

⑤ 体外式膜型人工肺（extracorporeal membrane oxygenation: ECMO）を使用している場合

は，血小板数を 10 万/μL 以上に維持する．

▶c. 新鮮凍結血漿の適正使用

（ⅰ）使用指針

① 凝固因子の補充：ビタミン K の投与にもかかわらず，PT および / または APTT の著明な延長があり，出血症状を認めるか侵襲的処置を行う場合．

② 循環血液量の 1/2 を超える赤血球液輸血時．

③ アップショー・シュールマン Upshaw-Schulman 症候群（先天性血栓性血小板減少性紫斑病）

（ⅱ）投与方法

①と②に対しては，10〜20mL/kg 以上を必要に応じて 12〜24 時間ごとに繰り返し投与する．

③に関しては 10mL/kg 以上を 2〜3 週間ごとに繰り返し投与する．

（ⅲ）その他

新生児多血症に対する部分交換輸血には，従来，新鮮凍結血漿が使用されてきたが，ほとんどの場合は生理食塩液で代替可能である．

E 輸血による副作用（頻度）とその対応

▶a. 免疫学的副作用

（ⅰ）溶血性副作用（軽症 1/1000 回，重症 1/1 万回）

主に赤血球との相性が悪い場合に赤血球が破壊されて起こる．輸血後 1〜2 週間に赤褐色尿，貧血，黄疸をきたす．

（ⅱ）非溶血性副作用

① アレルギー反応

皮疹やかゆみ，目や唇のむくみといった皮膚症状や発熱（1/10 回〜1/100 回）．重篤な場合はショック症状 1/1 万回）．皮膚症状には抗ヒスタミン薬，ステロイド薬などで，発熱にはアセトアミノフェンで対応する．ショックの場合はアドレナリンを投与する．

② 輸血後移植片対宿主病，GVHD（1/1 万回）

血液製剤中のリンパ球が患者を異物と認識して攻撃する症状．皮膚，肺，消化管が障害される．現在は予防法が発達しているのでほとんど報告はない．

③ 呼吸不全（輸血関連急性肺障害，TRALI）（1/5000 回から 1/1 万回）

輸血後数時間以内に非心原性の急激な肺水腫をきたし呼吸困難を呈する．ステロイド薬の投与を行う．

▶b. 感染症（1/1 万回から 1/100 万回以下）

検査や対策方法が進みきわめてまれにはなっている．

（ⅰ）細菌感染症

カンピロバクター，病原性大腸菌による敗血症（1/1 万回〜1/10 万回）．

（ⅱ）ウイルス感染症

A，B，C，E 型肝炎，HIV 感染（1/100 万回未満），パルボウイルス B19 感染，サイトメガロウイルス感染など．

8 治療

（ⅲ）その他

マラリア，狂牛病など．

▶c. その他

（ⅰ）循環過負荷（TACO）

輸血により，循環系・心臓に負荷がかかった状態．輸血の中止や利尿薬投与などで対応する．

（ⅱ）鉄過剰症

頻回輸血により赤血球に含まれる鉄分が体内にとりこまれ，不必要な鉄を対外排出できなくなった状態．鉄は，肝臓や心臓などに沈着し臓器障害をきたす．鉄キレート剤などで治療する場合がある．

（ⅲ）輸血後感染症検査

今日輸血用血液製剤は様々な感染症対策が講じられ，輸血後感染症は大幅に減少した．この状況をふまえて，HBV，HCV，HIV の輸血後感染症検査に関する対応について日本輸血・細胞治療学会は，①患者の負担，医療者の負担，費用対効果の面から考えても，輸血された患者全例に実施すべき検査ではない，②基礎疾患や治療（免疫抑制薬など）で免疫抑制状態の患者，患者の現在の病態の重篤度・緊急度から輸血後感染症が成立した場合にとりうる治療方法が限定されたり，治療法が変更される可能性がある患者は担当医の判断で実施してもよいとしている．

〈多賀　崇〉

5 中毒

中毒とは，化学物質や自然界に存在する物質を吸い込んだり，皮膚や眼，または口や鼻などの粘膜に接触した時に生じる有害反応をいう．2022 年に日本中毒情報センターによる中毒 110 番への問い合わせ件数では化粧品，タバコ，洗剤などの家庭用品によるものが 54.5％，医薬用医薬品が 24.9％，一般用医薬品が 11.6％であった．曝露経路は経口が 89％，経皮が 9％と大半を占めた．5 歳以下の小児における問い合わせが他の年齢層に比べて多く，とくに生後 6 か月～2 歳の乳幼児の誤飲に関するものが多い．

A タバコ誤飲

日本中毒情報センターへの問い合わせでは，5 歳以下の児（とくに 6 か月～2 歳での報告が最多）ではタバコ誤飲が最多となることが多く，タバコ誤飲に関する専用電話を設置して対応している．近年，加熱式タバコに関する相談件数が増加し，2017 年以降は加熱式タバコに関する相談件数が紙巻きタバコに関する相談件数を上回り，2022 年には約 7 割を占めた．

紙巻きタバコ，加熱式タバコともにタバコ 1 本あたり 10～20mg 程度のニコチンが含まれている．小児の経口摂取による致死量は 10～20mg とされ，1 本でも十分致死量となりうる．

タバコの箱に書かれているニコチン量はフィルターを通した主流煙に含まれている量であるので，実際の含有量とは異なることに注意が必要である．

誤飲した場合，初期症状（誤飲後約15〜60分）として刺激・興奮作用，後期症状（誤飲後60分〜4時間）で抑制作用が起きる．

経口摂取すると嘔吐が誘発されるため，実際に吸収されるニコチン量は少なくなるとされる．また，ニコチンは塩基性であり，胃内の酸性環境下では吸収されにくいとされる．

ニコチンに対する拮抗薬や解毒薬はないため，気道確保，呼吸・循環の管理が中心となる．

水や牛乳を飲ませる行為は胃酸を薄めたり，タバコを腸管へ送り込むことになるので行わない方が望ましい．

B 医薬品

医薬品・医薬部外品の誤飲は薬を取り出すことができるようになる1〜3歳児に多く見られる．医薬品は形状など小児の注意を引きやすいため，手の届かないところに配置するなどの対策が必要である．"One pill can kill a child" とよばれる成人用1錠でも小児が誤飲すると死に至ることがある三環系抗うつ薬やCa拮抗薬，経口血糖降下薬，サリチル酸，オピオイドなどにはとくに注意を払う．

ここでは，小児において安全性と効果から市販薬にも配合されているアセトアミノフェンについて述べる．アセトアミノフェン単独で肝障害をきたす可能性のある摂取量は小児では200mg/kg以上とされる．アセトアミノフェン200mg/kg以下の摂取で無症状の場合は経過観察を行う．アセトアミノフェンを過量摂取して1時間以内であれば胃洗浄と活性炭，緩下剤の投与が推奨される．

C アルコール含有品

新型コロナウイルス感染症流行で，エタノール含有手指消毒薬や消毒用エタノールの使用が増えた影響なのか，日本中毒情報センターの2020年年次報告では，消毒用エタノール誤飲に関する問い合わせが大きく増加した．

エタノール中毒の原因として，酒類，エタノール含有手指消毒薬の誤飲などがある．60分以内に大半が吸収されるので胃洗浄は無効であり，活性炭には吸着されない．

症状としては中枢神経抑制によって，意識低下，血圧低下，低体温が起こる．さらにエタノールによる糖新生抑制から低血糖が起こるが，小児では肝臓のグリコーゲン貯蔵が少なく，重篤になりやすい．さらにエタノール代謝産物であるケトン体，乳酸が蓄積するため，アニオンギャップが開大する代謝性アシドーシスを呈する．治療は特異的なものはなく，気道確保と呼吸・循環の安定を図る．輸液（とくに糖液を含んだもの），保温も必要となる．

D 家庭用品

身近な家庭用品として使用されている有機溶剤には，曝露されると中枢神経障害をきたすことが知られている．有機溶剤の体内への取り込みは経皮，粘膜からの吸入が主であるが，小児によ

る誤飲など経口摂取もある．有機溶剤を経口摂取した場合，誤嚥による化学性肺炎を起こす可能性があるため，催吐や胃洗浄は禁忌である．

ここでは家庭で用いられる有機溶剤として灯油について述べる．

灯油はトルエン，キシレンなどの芳香族炭化水素を含み，家庭での使用量が増える秋から春にかけて誤飲が増える．経口摂取した場合，悪心・嘔吐，下痢をきたすが吐物に灯油臭がある．灯油は胃内に停滞していると中毒症状を起こしにくいが誤嚥した場合には化学性肺炎を引き起こし，しばしば致死的である．このため，催吐や胃洗浄は禁忌である．治療は対症療法であり，呼吸・循環の安定に努める．無症状で6時間経過すれば心配がないことが多い．

近年，パック型洗剤による誤飲が増えている．水溶性フィルムに包んだ1回使い切りタイプの製品が子どもの興味を惹くため，小児での事故が多数報告されている．水溶性パックを口に入れていて破れた，などのパック型洗剤に起因する事故が多くなっている．従来の液体や粉末の洗剤では舐めた程度の事故が圧倒的に多かったが，パック型ではある程度の量を誤飲してしまう可能性がある．成分として界面活性剤が含まれており，皮膚・粘膜刺激作用がある．誤飲した場合には牛乳または水を飲ませて経過観察を行う．

E ハチ毒

アナフィラキシーショックによる死亡で最も多い原因はハチ刺傷である．スズメバチとアシナガバチで死亡例の70%を占める．ハチ毒に含まれるホスホリパーゼやヒアルロニダーゼ，Antigen 5といった酵素類が抗原となり，アナフィラキシー症状を引き起こす．局所反応としては刺傷部位に硬結，発赤，腫脹，疼痛を生じ，数日間程度で軽快するがハチ刺傷の0.3〜3%がアナフィラキシーを起こすとされる．アナフィラキシーを起こす児では同種または近縁のハチに刺された既往のある方が多い．刺傷後，数分で全身に蕁麻疹が出現し30分以内にアナフィラキシーショックに至る．治療としては局所反応のみであればステロイド軟膏などで対応可能であるが，全身性のアレルギー反応が強い場合には呼吸・循環の安定に加えて，アドレナリン筋注を行う．アナフィラキシーを起こした児にはアドレナリン自己注射薬（エピペン®）を導入することが望ましい．また，ハチ毒アレルギー患者に対する根本的治療として，体質改善を目的としたハチ毒エキスによるアレルゲン免疫療法がある．

F 一酸化炭素中毒

一酸化炭素（CO）は無色，無臭，無刺激性の気体で比重は0.97と空気よりわずかに軽い．不完全燃焼により発生し，練炭や自動車，暖房器具などが主な発生源となる．吸入によって体内に取り込まれた一酸化炭素は血液中のヘモグロビン（Hb）と結合して，一酸化炭素ヘモグロビン（COHb）を形成し，Hbの酸素運搬能低下を招くため，組織は低酸素症に陥る．小児のCO中毒では成人と比べ体重あたりの酸素消費量や呼吸回数が多く，症状をきたしやすい．酸素需要の高い中枢神経と心筋が障害を受けやすく，腸管虚血による腹痛，下痢，嘔吐などの胃腸炎様症状もきたしやすい．CO中毒の治療は体内COHb濃度を下げて，組織の低酸素状態を改善することで

ある．このため，発見したら CO の発生源から遠ざけ，新鮮な空気の環境下で酸素吸入して病院へ搬送することが肝要である．病院では意識障害に対する気道確保，呼吸・循環の安定に努める．また，高流量リザーバーマスクでの酸素投与は 6 時間以上を基本とする．高圧酸素療法の有効性についてはいまだ議論が分かれている．

G 中毒物質誤飲への対応

　診断をつける前に，最初にすべきことは，呼吸および循環の安定である．気道確保，酸素投与，呼吸サポート，心電図モニター，血圧のチェックを行う．必要に応じて静脈路確保の上，輸液管理，人工呼吸管理などを実施する．症状が安定したら経過観察を行うために入院管理とする．
　中毒に対する特異的な治療として，胃洗浄，催吐，活性炭，緩下剤があげられる．

▶a. 胃洗浄

　胃内に残留する中毒物質を除去する目的で実施されてきたが，近年は効果に十分なエビデンスがないとして，米国臨床中毒学会でも日常的に行う手技ではないとしている．多量曝露から 1 時間以内である場合に適応となるが，石油製品や有機溶剤など誤嚥により化学性肺炎を起こす可能性がある場合や穿孔のリスクのある腐食性物質の場合，出血性素因のある場合などは禁忌である．

▶b. 催吐

　催吐は以前よく行われており，市販薬として催吐作用のある薬剤が販売されていた．しかし近年は臨床的な効果が乏しく，2003 年に米国小児科学会で家庭での催吐薬使用を推奨しない声明を出し，誤嚥リスクや養育者の虐待，摂食障害児の使用などの理由もあり，現在では日米では販売中止になっている．

▶c. 活性炭

　活性炭は体内で吸収されず，様々な物質を吸着し，体内吸収を防ぎ，体外への排泄する効果を期待されている．活性炭の投与は誤飲から 1 時間以内を推奨している．投与禁忌は腸管閉塞や通過障害などである．日本中毒学会では緩下剤との併用が推奨されている．

▶d. 緩下剤

　上部消化管から大量の洗浄液を投与し，腸管内を機械的に洗浄することで中毒物質を排出することを期待する．腸管閉塞や消化管出血，通過障害がある場合には使用を控える．合併症として腹部膨満，悪心・嘔吐などがある．

〈小豆澤敬幸〉

6 心肺蘇生

　ここでは，小児の心肺蘇生に必要な一般的知識と実際の救命処置の流れを JRC（Japan Resuscitation Council，日本蘇生協議会）蘇生ガイドライン 2020 に沿って解説する．
　〈注〉蘇生のガイドラインは5年ごとに出される国際的なコンセンサスに基づき各国がガイドラインを発行しており，世界共通の内容となっている．

8 治療

突然に発生した心停止や呼吸停止に対して，まず行われる一連の救命処置を一次救命処置（basic life support: BLS）とよぶ．その中で胸骨圧迫と人工呼吸を組み合わせた処置のことを心肺蘇生とよぶ．臨床現場では，CPR（シーピーアール：cardiopulmonary resuscitation）とよばれることが多い．

心肺蘇生を学ぶということは，この2つの処置を行えるようにすることだが，実際にはその前後の流れも重要になってくるので，今回は小児のBLS全体の流れを解説する 図1-38 ．

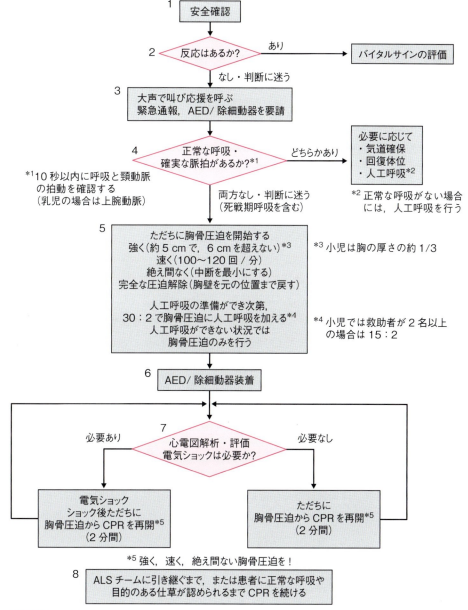

図1-38 医療用BLSアルゴリズム
（日本蘇生協議会，監修．JRC蘇生ガイドライン2020．医学書院；2021．p.159．図1より許諾を得て転載）

A BLS の流れ

▶a. 反応の確認

まず急変した患児の反応を確認しよう．名前を呼んだり体を軽く揺すったりしても反応がない，または反応があるか判断に迷う場合は反応なしとして，ただちに大声で「誰か来てください」と叫び応援を呼ぶ．各施設で決められている**急変コールを発動し，バッグバルブマスク / 除細動器 / 救急カートの準備を依頼する**．

〈注〉急変とは，意識や筋緊張の低下，呼吸停止，顔色不良など観察者がパッと見た時に生命の危機を感じうるようなすべての状態と考えてよい．

〈注〉日頃から各施設で定められている急変コールのやり方を確認しておこう．

▶b. 呼吸 / 脈拍の確認

人と物を要請した後は，**気道確保** 図1-39 **しながら 10 秒以内で正常な呼吸と確実な脈拍があるかを確認**しよう．実際には，呼吸は胸とお腹が動いているかどうかを確認する．しゃくりあげるような不規則な呼吸は死戦期呼吸とよばれ有効な換気ではないため，呼吸停止としてよい．脈拍の触知は乳児は上腕動脈，それ以降の小児は頸動脈（または大腿動脈），成人では頸動脈の触知が推奨されている．

〈注〉実際には，小児の脈拍の触知は難しい場合が少なくない．

〈注〉小児の場合は心拍があっても 60 回 / 分未満で酸素投与や人工呼吸で心肺機能不全が改善しない場合は CPR の適応になる．

▶c. CPR の開始

呼吸 / 脈拍が両方ないか，判断に迷う場合はただちに CPR を開始しよう．順番としては，Circulation（胸骨圧迫）→ Airway（気道確保）→ Breathing（人工呼吸）であり，それぞれの詳細を後述する．訓練を受けていない救助者は胸骨圧迫のみでもよいとされるが，小児は心停止の大部分が呼吸原性であるため，人工呼吸を組み合わせて行うことが推奨されている．

〈注〉ベッド上で CPR にやりづらさがある場合，体が下に沈み込まないよう蘇生板や背板とよばれる平らな堅い板を患児とベッドの間に入れてもよい．

▶d. CPR の終了

CPR は，明らかに自己心拍の再開（return of spontaneous circulation: ROSC）と判断できる反応（普段どおりの呼吸や手足を動かす）が出現するか，二次救命処置を行うことができる蘇生チームが到着するまでは繰り返し続ける．

〈注〉二次救命処置では気管挿管や輸液路の確保，アドレナリンなどの薬剤投与が行われる．現場の指令医 / リーダーナースの指示に従い，可能であればそのまま二次救命処置に加わる．

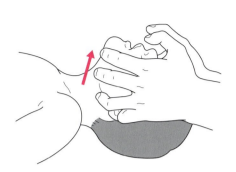
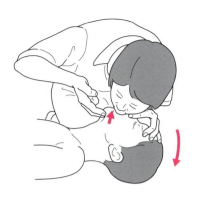

下顎挙上法
両側の手で下顎骨を保持し，第4指と5指で下顎角を支え頸部が軽く伸展するよう下顎全体を引き上げる．

頭部後屈顎先挙上法による気道確保と口対口法による呼気吹き込み人工呼吸
片方の手で頭部を後屈させるとともに母指と示指で患児の鼻をつまみ鼻孔を閉じる．もう一方の手の示指と中指で顎先を挙上し，頭部を伸展しながら自分の口で患者の口を覆い息を吹き込む．

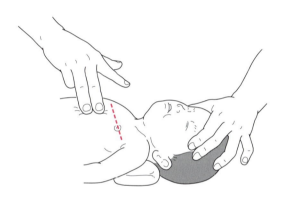
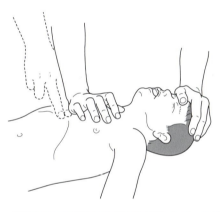

乳児の胸骨圧迫心臓マッサージ法
胸骨の中央部（両側の乳頭を結んだ線より1横指下）を2本の指で圧迫する．あるいは，両方の手で患児の胸郭を抱えるようにし，両側の母指で胸骨の中央部を圧迫してもよい．

幼児あるいは学童の胸骨圧迫心臓マッサージ法
胸骨の中央（あるいは剣状突起から2横指上の部分）を手のひらの付け根で圧迫する．もう一方の手で人工呼吸がしやすいように頭部後屈を図る．救助者が複数の場合は，片方の手のひらの付け根を胸骨の中央にあて，もう一方の手のひらをその上に重ねて圧迫する．

図1-39 小児の心肺蘇生法

B CPR 手技の実際

▶a. 胸骨圧迫

胸骨圧迫は**乳頭を結んだ線の中間の少し足側（胸骨の下半分）を圧迫**する．救助者が1人の場合は胸骨圧迫：人工呼吸を30：2（成人と同様）の割合で，救助者が2人以上の場合は15：2で行う．胸骨圧迫を行う上での重要点は「**①強く，②速く，③絶え間なく，④リコイル**」である．

　① 強く＝圧迫の深さは胸郭の前後径の約1/3（成人は約5cm）．
　② 速く＝圧迫の速度は100〜120回/分（成人と同様）．

③ 絶え間なく＝脈の確認などによる胸骨圧迫の中断は 10 秒以内に留める．
④ リコイル＝圧迫 1 回ごとに沈み込んだ胸骨が完全に戻るように留意する．

〈注〉胸骨圧迫は疲労すると質の低下が起こるので，1〜2 分で交代することが推奨されている．

〈注〉圧迫の方法 図1-39 は，乳児は 2 本指法（救助者が 1 人）あるいは胸郭包み込み両母指圧迫法（救助者が 2 人以上）．それ以降の小児は片手法あるいは両手法（成人と同様）だが，質の高い胸骨圧迫ができればその方法を問わない．

▶ b. 人工呼吸

人工呼吸は気道確保をしながら行う．基本は頭部後屈顎先挙上法で，外傷の疑いがあれば下顎挙上法を先に用いる（下顎挙上法で気道確保できない場合は頭部後屈顎先挙上法を用いてよい）．

人工呼吸はバッグバルブマスクなどの救命用具を用いて行う 図1-40 ．前述のように胸骨圧迫 30 回あるいは 15 回ごとに 2 回の人工呼吸を行う．注意点としては，1 回の送気は 1 秒かけ，胸郭の動きが少しでもあれば換気はできているものと判断してよい．換気ができていないと判断するときは追加してもよいが，胸骨圧迫の中断が 10 秒以内になるよう留意する．

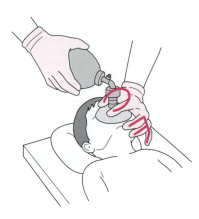

図1-40 小児のマスク換気
患児に適したサイズのマスクを選択する．1 人の場合は片手で下顎を引き上げながらマスクを固定し（EC クランプ法），もう片方の手でバッグを揉み換気を行う．2 人以上いる場合，1 人が気道確保とマスク保持を行い，もう 1 人がバッグを揉み換気を行ってもよい（酸素配管があれば酸素を投与しながら行う）．

▶ c. 電気的除細動 / AED

電気的除細動器は心室細動（ventricular fibrillation: VF）および無脈性心室頻拍（pulseless VT: ventricular tachycardia）を停止させるための蘇生機材である．医療現場では，DC（direct current defibrillator）とよばれることが多い．一方，AED（automated external defibrillator: 自動体外式除細動器）は一般市民も使えるように，電源を入れると自動的に音声ガイダンスが流れ，患者が除細動の対象かどうか解析を行ってくれる自動式の電気的除細動器のことを指す．基本的にはどちらであっても用意でき次第，すぐに電源を入れパッドを装着する．AED は解析が始まると患者に触らないようにガイダンスが流れるので，胸骨圧迫を中断する．ショック適応であれば周囲から人を離し，ショックボタンを押し除細動を実施する．その後速やかに胸骨圧迫を再開する．

〈注〉院内であっても，場所によっては AED の方がすぐに準備できる場合は AED で構わない．

〈花田知也，伊藤雄介〉

> 総論

9 症候と鑑別診断

1 発熱

発熱は小児において高い頻度で認められる症候である．発熱をきたす原因としては感染症の占める頻度が高いが，それ以外に腫瘍性疾患，膠原病，内分泌疾患，自己炎症性疾患，詐熱など鑑別すべき疾患は多岐にわたる．すなわち「発熱」は，小児の体調を見極める上で最も大切な症候の一つである．

A 発熱の定義

わが国では，腋窩温で37.5℃以上を発熱と定義する場合が多い．体温37.5℃未満なら平熱と考えられるが，一般に平熱は，年長児よりも年少児の方が高く，1日の中では朝よりも午後から夕刻の方が高い．

わが国は摂氏［℃］で体温を表現するが，海外では米国など華氏［℉］を用いる国もある 表1-68 ．

表1-68 摂氏［℃］と華氏［℉］の換算表

摂氏［℃］	華氏［℉］	摂氏［℃］	華氏［℉］	摂氏［℃］	華氏［℉］	摂氏［℃］	華氏［℉］
35.8	96.4	37.2	99.0	38.7	101.6	40.1	104.2
35.9	96.6	37.3	99.2	38.8	101.8	40.2	104.4
36.0	96.8	37.4	99.4	38.9	102.0	40.3	104.6
36.1	97.0	37.6	99.6	39.0	102.2	40.4	104.8
36.2	97.2	37.7	99.8	39.1	102.4	40.6	105.0
36.3	97.4	37.8	100.0	39.2	102.6	40.7	105.2
36.4	97.6	37.9	100.2	39.3	102.8	40.8	105.4
36.6	97.8	38.0	100.4	39.4	103.0	40.9	105.6
36.7	98.0	38.1	100.6	39.6	103.2	41.0	105.8
36.8	98.2	38.2	100.8	39.7	103.4	41.1	106.0
36.9	98.4	38.3	101.0	39.8	103.6	41.2	106.2
37.0	98.6	38.4	101.2	39.9	103.8	41.3	106.4
37.1	98.8	38.6	101.4	40.0	104.0	41.4	106.6

換算式
- （摂氏［℃］ × 9/5） ＋ 32 ＝ 華氏［℉］
- （華氏［℉］ − 32） × 5/9 ＝ 摂氏［℃］

摂氏と華氏は，水が氷になる温度（凝固点）と水が沸騰する温度（沸点）で基準が定められている．摂氏の基準では凝固点を 0℃，沸点を 100℃ とし，その間を均等に 100 分割している．一方，華氏の基準では凝固点を 32℉，沸点を 212℉ とし，その間を均等に 180 分割している．

B 体温測定部位と方法

▶a. 腋窩

手軽に測定することができ，わが国で最も用いられる測定部位である．後述の直腸温と比較して，低い測定値となる．また，測定値は発汗や外気温の影響を受けやすい．一般的に，腋窩温で 37.5℃ 以上の体温の場合を発熱と扱う．

▶b. 直腸

身体の深部体温を最も反映するのは直腸温とされる．しかし，様々な手間などを考慮すると日常診療で用いられることは少ない．海外では，直腸温で 38.0℃ 以上を発熱と定義する場合が多い．

▶c. 口腔

海外では腋窩温より頻用される国もある．直腸温より低い測定値となる．測定値は直前の飲食物の温度や呼吸状態に影響を受ける場合がある．

▶d. 鼓膜や前頭部

鼓膜から放射される赤外線の量を体温計が解析し，測定する仕組みである．鼓膜近くを内頸動脈が走行するため，変動の少ない深部体温を測定できるという原理だが個体差は存在する．同様の原理で，側頭動脈が走行する前頭部での測定が可能な体温計もある．これらは，非接触型の体温計も使用されている．

C 体温調節のメカニズムと発熱の機序

視床下部に存在する体温調節中枢が，体温を調節する役割を担っている．筋肉や肝臓など臓器による熱産生と，皮膚や肺から気道を通じての熱放散のバランスにより体温が決まる．

最も頻度の高い感染症による発熱では，生体の免疫担当細胞活性化によりサイトカインが産生され，プロスタグランジン E_2 などの産生を介して体温調節中枢に作用し，発熱が引き起こされる．すなわち，感染症罹患時は体温調節中枢のセットポイントが上昇するわけである．そのような観点から，感染症で認められる発熱は，自らの身を外来性微生物から守ろうとする防御反応ともいえる．

熱中症では，体温下降機能の限度を超える高温環境により体温が上昇する．すなわちこの場合は，体温調節中枢のセットポイントに変化はないが，熱放散ができないために体温が上昇する．

生まれつきの疾患により発熱をきたす場合もある．外胚葉形成不全の患者では，汗腺が欠如しているために体温下降機能が欠落しており，体温上昇をきたす．

D 発熱の功罪

すでに述べたように，感染症での発熱は，感染性微生物を体内から排除しようとする免疫反応を反映した症候であり，私たちの身体にとって大切な防御反応という考え方がある．

その一方で，発熱により体力は消耗し，代謝が亢進することにより，酸素消費の増大や二酸化炭素の産生増加につながる．これは，健常児でもそうであるが，とくに基礎疾患を有する児では身体の負担が増すという見方もある．

このような議論により，発熱時に解熱薬を使用することの是非については賛否両論がある．また，高熱が脳などに悪影響を及ぼす可能性については，どの程度の高熱が，どれくらいの期間持続すれば影響があるかについて，定まった見解は得られていない．

一方，熱中症や薬剤による悪性高熱症など身体の体温調節機能の破綻より生じた高体温では，41℃以上の高体温により生体機能に悪影響が及び，短時間で生命に関わるため，速やかな対応が必須である．このような体温調節機能の破綻による高体温では，通常の解熱薬による解熱効果は得られない．

E 解熱薬の使用

発熱時の解熱薬の使用について，使うべきか，使う必要がないのか，確定した見解は得られていない．使用するにしても，効果は一過性であり，発熱に対する原因療法でなく対症療法であることを認識することが大切である．ただし，発熱により十分な睡眠がとれない，飲水や食事が進まないという児では，解熱効果が得られた際に休息がとれ，必要な水分や栄養が摂取できるなら，回復を促す助けになる．解熱薬使用時に知っておきたい事項を 表1-69 にまとめた．

小児で通常用いる解熱薬はアセトアミノフェンである．内服（シロップ，散剤，錠剤），坐薬，点滴静注薬の剤形があり，1回量は体重 kg あたり 10～15mg（成分量として）を頓用で用い，投与間隔は6時間以上あけて，1日3回までの使用とする．

成人でしばしば用いられる非ステロイド性抗炎症薬は，ジクロフェナクナトリウムやメフェナム酸がインフルエンザ脳症の予後悪化に関連するという調査結果がある[1,2]．アスピリンやサリ

表1-69 小児に対して解熱薬を使用する際に知っておきたい事項

- 解熱効果は一過性であり，数時間程度の持続である
- 体温が上昇しきってから使用する方が効果を期待できる
- 体温 38.5℃以上での使用が目安であるが，必ずしも使わなくてよい
- 快適そうに眠っている場合，解熱薬投与目的で覚醒させる必要はない
- 使用時の体温から1℃程度の下降を期待する（平熱に復するわけではない）
- 解熱により睡眠や休養がとれる，飲食物が摂取できるなどのメリットがある
- 定められた投与量や回数を守る
- 薬剤はアセトアミノフェンを使用する
- 3か月齢未満の乳児や新生児には通常は使用しない

チル酸系薬剤は，海外でライ Reye 症候群との関連を示唆する報告がある[1,3]．

F 発熱を呈する児の評価

発熱は様々な原因で起こる各種疾患による症候の一つであり，その原因を見極めることが大切である．表1-70 に示すような疾患が鑑別診断の対象となる．

また，通常のウイルス感染症であれば短期間で改善治癒するが，小児とくに年少児では合併症を起こしたり，病状の進行が速い場合もあるので，重症化のサインを見落とさないことが大切である．発熱の高さのみではなく，保護者や医療者が，「いつもと違う」，「何かおかしい」と感じる場合は，早期に医療機関を受診することが望ましい 表1-71 ．

表1-70 **発熱を呈する小児において鑑別すべき疾患**

1. 感染症
   - 原因微生物による分類（ウイルス，細菌，真菌，寄生虫，他）
   - 感染臓器による分類（呼吸器，消化器，尿路，皮膚軟部組織，骨関節，中枢神経，他）
2. 腫瘍性疾患
   - 白血病，悪性リンパ腫，ランゲルハンス Langerhans 細胞組織球症，他
3. リウマチ・膠原病性疾患
   - 若年性特発性関節炎，リウマチ熱，全身性エリテマトーデス，他
4. 血管炎
   - 川崎病，高安動脈炎，他
5. 中枢神経疾患
   - 亜急性散在性脳脊髄炎，他
6. 内分泌疾患
   - 甲状腺機能亢進症，急性あるいは亜急性甲状腺炎，他
7. 自己炎症性疾患
   - 家族性地中海熱，PFAPA 症候群，他
8. 薬剤性
   - 悪性高熱症，薬剤アレルギー，他
9. 環境要因
   - 熱中症，他
10. 炎症性腸疾患
    - クローン Crohn 病，他
11. 組織障害
    - 外傷，熱傷，手術後，他
12. その他
    - 壊死性リンパ節炎
    - 外胚葉形成不全による無汗症
    - 詐熱
    - その他

表1-71 早期に医療機関を受診することが望ましいと考えられる場合

- 3か月齢未満の乳児や新生児での38℃以上の発熱
- 38℃以上の発熱が3日間以上続く
- 元気や食欲が全くない
- 意識障害がある（反応が鈍い，あるいは過度に興奮している）
- けいれんを起こした
- 尿の量が少ない（脱水のサイン）
- 頭痛や腹痛がとても強い
- 呼吸困難がある（息苦しい，呼吸回数が多い）

G 熱型の種類と特徴

体温の1日の中での変化や毎日の推移，すなわち熱型は疾患によって特徴があり，かつては鑑別診断の手段としても頻繁に用いられた 表1-72．しかし熱型は解熱薬の使用によって修飾され，昨今は鑑別診断のための検査法も進歩し，以前に比べて臨床現場で活用される機会は減った．

表1-72 熱型の種類と臨床的特徴

1. 稽留熱（けいりゅうねつ）
   - 1日の体温の差が1℃以内の持続する発熱
   - 大葉性肺炎，粟粒結核，腸チフスなどでみられる
2. 弛張熱（しちょうねつ）
   - 1日の体温の差が1℃以上の変動を示すが，正常体温までは下がらない
   - 敗血症，膿瘍，膠原病，悪性腫瘍などでみられる
3. 間欠熱（かんけつねつ）
   - 1日の体温の差が1℃以上の変動を示し，低下時は正常体温まで下がる
   - 腎盂腎炎，マラリアなどでみられる
4. 周期熱（しゅうきねつ）
   - 規則的な周期を持つ発熱
   - 三日熱マラリア，四日熱マラリアなど
5. 回帰熱（かいきねつ）
   - 1日ないし数日の正常体温期の間に短期間の有熱期がある
   - ボレリア（*Borrelia*）感染やホジキンHodgkinリンパ腫でみられる
6. 波状熱（はじょうねつ）
   - 有熱期と無熱期が，不規則に交互にあらわれる
   - ブルセラ（*Brucella*）症でみられる

文献

1) 厚生労働省．重篤副作用疾患別対応マニュアル 小児の急性脳症．平成23年3月（令和元年9月改定）https://www.pmda.go.jp/files/000240130.pdf（Accessed 2024/1/2）
2) Nagao T, Morishima T, Kimura H, et al. Prognostic factors in influenza-associated encephalopathy. Pediatr Infect Dis J. 2008; 27: 384-9.
3) Hurwitz ES, Barrett MJ, Bregman D, et al. Public Health Service study of Reye's syndrome and medications. Report of the main study. JAMA. 1987; 257: 1905-11.

〈中野貴司〉

2 けいれん

けいれんは小児期に生じやすく，中枢神経系の異常興奮によって，全身または身体の一部が発作性で不随意な動きを起こすもので，様々な原因で生じる．また小児ではけいれんと間違いやすい様々なけいれん様のエピソードを診ることがあり，注意が必要である．

A けいれんの種類

けいれんには様々な種類があり，ガクガク・ビクビクと表現される**間代けいれん**（間代発作），体や四肢が突っ張る**強直けいれん**（強直発作），ボーっとする・動きが止まる**欠神発作**，体や四肢がビクンと瞬間的に動く**ミオクロニー発作**，など多彩である．また，全身性であったり，体の一部分だけ（焦点性）であったり，一部分から始まり全身に広がる（二次性全般化）などがある．生後3～12か月でみられる点頭てんかんでは，1秒ほどの瞬間的な四肢の伸展・屈曲と頭部の前屈（点頭発作）を数秒間隔で認める（シリーズ形成）特殊な発作型がある．

新生児期のけいれんは，年長児と同様に全身けいれんを示すこともあるが，しばしば「にらむ目」，「吸啜運動」，「ペダル漕ぎ」，「ボート漕ぎ」，「徐脈」など独特の症状や，外見的にはわからない症状（潜在発作）もみられるので，注意深い観察が必要である．けいれんが疑われるときは，脳波で確認する必要がある．

B けいれんの原因

小児のけいれんの原因は，年齢によって異なってくる．発症年齢別の主なけいれんの原因を 表1-73 に示す．新生児期にみられるけいれんは，低酸素性虚血性脳症や頭蓋内出血，脳形成異常などの神経組織の異常のほかに，低血糖や低Ca血症など，電解質の異常が原因でみられることも多い．またまれに遺伝性で新生児期にけいれんがみられる疾患がある．新生児期直後を除くと，**乳幼児期で最も多くみられるけいれん性疾患は熱性けいれんで1～2歳をピークに7～8%の小児に認められる**．ただ，**診断する際には中枢神経感染症（髄膜炎，脳炎・脳症）などの疾患を除外することが重要**である．学童期のけいれんの原因では，てんかん，てんかん症候群が非常に多い．また，小児では狭義のけいれん（中枢神経系の異常興奮によるけいれん）と間違えやすい異常な運動をみることが多い 表1-74 ．

164

9 症候と鑑別診断

表1-73 発症年齢別の主なけいれんの原因（広義のけいれんを含む）

Ⅰ. 新生児期
1. 低酸素性虚血性脳症（新生児仮死）
2. 代謝異常：低血糖，低 Ca 血症，低 Mg 血症，低 Na 血症，高 Na 血症
3. 中枢神経疾患：頭蓋内出血，脳梗塞，脳形成異常
4. 感染症：髄膜炎，脳炎，敗血症
5. 先天異常症候群（染色体異常を含む）
6. 先天性代謝異常症：アミノ酸代謝異常，有機酸代謝異常症，尿素サイクル異常症，など
7. てんかん：自然終息性家族性新生児てんかん，など
8. 薬物離断症候群：母体の麻薬，抗てんかん薬，抗精神病薬内服

Ⅱ. 乳幼児期
1. 脳形成異常，神経皮膚症候群
2. 感染症：髄膜炎，ウイルス性脳炎・脳症
3. 機能性：熱性けいれん，軽症胃腸炎関連けいれん，憤怒けいれん（泣き入りひきつけ）
4. てんかん，てんかん症候群
5. 外傷：脳震盪，脳挫傷など
6. 薬物性：抗ヒスタミン薬，テオフィリン

Ⅲ. 学童期
1. 感染症：髄膜炎，ウイルス性脳炎・脳症
2. 脳血管障害：脳梗塞，もやもや病，脳動静脈奇形，など
3. 脳腫瘍
4. 神経変性疾患
5. てんかん，てんかん症候群
6. 解離性障害（ヒステリー），過換気症候群

表1-74 けいれんと間違いやすい発作性疾患（異常な運動）

1. 新生児：モロー Moro 反射，jitteriness
2. 不随意運動
   - 脳疾患：脳性麻痺，脳炎後後遺症，脳腫瘍など
   - 機能性：チック，睡眠時ミオクローヌス，身震い発作，など
3. 失神：不整脈，起立性調節障害，など
4. 睡眠障害：夜驚症，夢中遊行症，悪夢，ナルコレプシー
5. 心因性：解離性障害（ヒステリー），パニック障害，心因性非てんかん性発作（偽発作）
6. その他：悪寒，サンディファー Sandifer 症候群（胃食道逆流症）

C 問診とアセスメント

　けいれんの原因を明らかにするため様々な情報を聴取する必要がある．とくにけいれんの誘因があったかどうかの問診は大切である．けいれん時の問診上のポイントを **表1-75** に示す．また，けいれん中，けいれん後の身体的評価も重要で **表1-76** ，けいれん中の場合はまずバイタルの確

表1-75 けいれん時の問診上のポイント

1. けいれんの症状
   - けいれんが始まった時の状況：睡眠との関係，入浴など
   - けいれんの誘因の有無：発熱，嘔吐，大泣き，テレビ・タブレットなど
   - けいれんの様子：全身性もしくは左右差があったか，発作型など
   - けいれんの持続時間
2. 基礎疾患の有無
3. 既往歴
   - 過去のけいれんの有無
   - 今までの発育，発達の様子
4. 身体の状況：発熱の有無，嘔吐・下痢など
5. 薬物内服の有無：抗ヒスタミン薬，テオフィリンなど
6. 家族歴の有無

表1-76 けいれん時の評価項目

Ⅰ　けいれん中に急いで行う項目
　1. 意識レベルの評価
　2. バイタルの評価
Ⅱ　けいれんが治まったら急いで行うべき項目
　3. 外表所見：全身色（チアノーゼ，貧血色など），顔貌，形態異常，色素異常
　　　（白斑など），血管腫，発疹，火傷，皮下出血，栄養状態，脱水所見，骨折
　4. 一般診察所見：胸腹部所見，肝腫大などの内臓所見，不整脈の有無
　5. 神経学的所見
　　　姿勢，髄膜刺激症状の有無，大泉門の所見（乳児），筋トーヌス，腱反射，
　　　病的反射，瞳孔と対光反射，麻痺の有無
Ⅲ　その他の順次行うべき項目
　　　脳神経所見，運動機能，感覚機能，小脳機能の評価，発達の評価（精神運動
　　　発達検査など）

認が重要である．けいれんが治まったら，意識レベル，髄膜刺激症状の有無などを早急に評価し，迅速に必要な検査，治療につなげる必要がある．とくに，身体的虐待は見逃さないように不自然な皮下出血，骨折の有無を丁寧に観察する．

D 緊急検査

けいれんの原因検索のため，けいれん発作後に検査を実施する．血液検査は，血糖値，電解質はすぐに治療に直結するため重要である．また，アンモニアは重篤な疾患を発見する手掛かりとなりうる．問診，評価に基づき必要な検査を速やかに進める必要がある．けいれん時の検査項目を 表1-77 に示す．

9　症候と鑑別診断

表1-77 **主な検査項目**

Ⅰ　緊急に行う検査
　　血球検査, 血糖, 電解質, 血液ガス, ALT, AST, BUN, CRN, CRP, アンモニア, 乳酸, ピルビン酸, 薬物血中濃度（服薬している場合）, 検尿

Ⅱ　必要に応じて診断評価に用いる検査
　　脳画像検査（CT, MRI）, 髄液検査, X線検査（頭部, 骨, 胸部）, マイコプラズマ, ウイルス学的検査（ロタ, アデノウイルス, その他）（血液, 咽頭ぬぐい液, 便, 喀痰）, 細菌学的検査（咽頭, 血液, 喀痰, 尿）, 染色体, 遺伝子
　　（すべての検査に了解が必要だが, 染色体や遺伝子検査ではとくに配慮が必要）

E けいれん発作時の初期対応

　けいれん発作時の初期対応について 表1-78 に示す. まずは慌てないことが大切である（慣れないと難しいが）. 嘔吐物による窒息や入浴中のけいれんでは溺水など, 二次的な問題が起こらないようにする必要がある. かつては舌を噛まないように割りばしなどを噛ませるといった処置がなされていたが, 口腔内のけがの原因になるため決して行ってはいけない.

表1-78 **けいれん時の対処法（家族への指導を含む）**

1. まずは慌てないこと
2. 安全の確保
   - 安全な場所を確保する. 周囲に危険物があれば除去する.
   - 呼吸がしやすいように衣服をゆるめる.
   - 顔を横に向ける. けいれん中に嘔吐した際に嘔吐物で窒息しないように.
3. バイタルの確認
   - チアノーゼの有無などバイタルを確認する.
4. けいれん発作の観察
   - けいれんの持続時間
   - 眼の位置（上転・左右に偏位・一点凝視）
   - 四肢の動き（左右差, 間代・強直など）
   - 発作後の意識状態
5. けいれん発作時にしてはいけないこと
   - 口の中に指や物を入れる：通常, 自分の舌を噛むことはない. 物を入れることで窒息やけがの原因になる.
   - 体をゆすったり, 飲み物・飲み薬を与える.

F けいれん重積状態

　以前の定義では, 全身性強直間代けいれんの場合, 30分以上続く場合に「けいれん重積状態」といわれていたが, 現在は少し変わってきている. **強直間代けいれん発作では, 5～10分持続を**

治療開始の目安，30分以上持続は脳障害（後遺症）が起こりうる時間とされている．けいれん発作の多くは5分以内におさまるが，逆に5分以上持続した場合には自然に止まらない可能性が高くなってくるため，速やかに救急受診するのが望ましい．後遺症を残さないためにもバイタルを確認しながら，機を逃さず治療に結びつけることが重要である．

3 めまい，失神，意識障害

　めまい（眩暈）は，めまい感（dizziness）と狭義のめまい〔回転性めまい（vertigo）〕に大きく分けられる．めまい感とは具体的に，立ちくらみ，動揺，浮遊感といった症状である．めまい症状（くるくる回るなど）を自ら訴えることができるのは4〜5歳からで，乳幼児期では，転びやすい，うまく歩けない，首が傾く，などの症状を保護者が気づくケースが多い．めまいの原因としては，前庭機能系統の中枢性と末梢性があり，末梢性では耳鼻科的疾患が多い．小児のめまいの原因としては起立性調節障害，小児良性発作性めまい，前庭性片頭痛が多いとされるが，年齢によってめまいの原因疾患は異なり，学童・思春期では起立性調節障害が多い．急性発症か持続性か，聴覚異常があるかないか，により原因疾患を鑑別する．原因疾患を 表1-79 に示す．

　失神は，一過性の意識消失の結果，姿勢が保持できなくなり，かつ自然に完全な意識の回復がみられること，と定義される．失神の原因は，不整脈や器質的心疾患に由来する心原性，それ以

表1-79 小児めまいの年代別原因疾患

発症様式	急性発作性	持続性（慢性）
新生児期・乳児期		TORCH症候群 中枢神経（脳）形態異常 **内耳形態異常** 発達遅滞
幼児期	小児良性発作性めまい 良性発作性斜頸 頭部外傷後内耳振盪 流行性耳下腺炎 細菌性髄膜炎	脳腫瘍 てんかん
学童期	前庭性片頭痛 **前庭神経炎** **メニエール Meniere病** 頭部外傷後内耳振盪 良性発作性頭位めまい症 **外リンパ瘻** **脳血管障害**	起立性調節障害 心因性めまい 脳腫瘍 てんかん

太字は聴覚障害を合併することがある疾患

9 症候と鑑別診断

表1-80 失神の鑑別疾患（失神に類似する症状を呈するものを含む）

失神の原因	鑑別疾患
心原性	不整脈，QT延長症候群，先天性・後天性心疾患，原発性肺高血圧症，など
神経調節性	血管迷走神経性失神（長時間の立位），状況失神（排便・排尿・咳嗽など）
起立性低血圧	起立性調節障害（起立時の血圧低下）
神経性	てんかん
心因性	解離障害（ヒステリー），過換気症候群
薬剤性	血管拡張薬，抗不整脈薬，血糖降下薬，抗精神病薬など
代謝性	低血糖，糖尿病，テタニーなど
その他	気道閉塞による無酸素血症，憤怒けいれん（泣き入りひきつけ）など

表1-81 失神のチェックポイント

1. 失神の出現した時期（いつから），タイミング
   時刻，運動時・安静時，恐怖・疼痛などの精神的ストレスの有無など
2. 既往歴
   過去の同様の発作の有無，心血管系疾患，薬剤および食物アレルギーの有無など
3. 家族歴
   不整脈・突然死など
4. 随伴症状
   顔色の変化，冷汗，尿失禁・咬舌・四肢のけいれんなど
5. 全身状態（循環動態，神経学的所見）
   血圧・脈拍，不整脈の有無，心雑音，冷汗，末梢冷汗，顔色の変化，チアノーゼ，意識状態の評価，四肢の麻痺など
6. 生活環境
   家庭・学校での問題など
7. 薬物服用の有無

外に由来する非心原性（神経調節性失神，起立性低血圧）に分けられる．その他，失神に類似する症状がみられる疾患として，てんかんや低血糖などの代謝性疾患，薬物中毒などがあげられる．小児における失神発作は，めまいの原因でもある起立性調節障害（起立性低血圧）をはじめ，神経調節性失神，てんかん発作が多い（失神の鑑別疾患は 表1-80 参照）．ただし，心疾患を伴う，あるいは**運動中にみられる失神発作は，心原性失神の可能性が高く，突然死につながることがあるため鑑別診断が重要となる**．発作時の状況，血圧，脈拍などの確認，心電図，胸部X線，心エコーなどの検査が必要である．失神のチェックポイントを 表1-81 に示す．

意識障害は，脳幹もしくは大脳皮質の広範な機能低下によって生じる意識混濁，意識変容のことをいう．意識障害の程度は，軽い順に，傾眠，昏迷，半昏睡，昏睡という分類があるが，Japan Coma Scale（JCS）もしくはGlasgow Coma Scale（GCS）がよく用いられる．乳児用JCSとGCSを 表1-82 と 表1-83 にそれぞれ示す．

意識障害の原因は，頭蓋内障害と頭蓋外障害（全身性疾患）に大きく分けられる．頭蓋内障害

表1-82 乳児用 Japan Coma Scale（JCS）

Ⅰ．刺激しないでも覚醒している状態
    1．あやすと笑う．ただし不十分で声を出して笑わない
    2．あやしても笑わないが，視線は合う
    3．母親と視線が合わない

Ⅱ．刺激すると覚醒する状態（刺激をやめると眠り込む）
    10．飲み物をみせると飲もうとする，あるいは乳首をみせれば欲しがって吸う
    20．呼びかけると開眼して目を向ける
    30．呼びかけを繰り返すとかろうじて開眼する

Ⅲ．刺激しても開眼しない状態
    100．痛み刺激に対し，払いのけるような動作をする
    200．痛み刺激で少し手足を動かしたり，顔をしかめる
    300．痛み刺激に反応しない

表1-83 Glasgow Coma Scale（GCS）

E．開眼	自発的に開眼	4
	呼びかけに対して開眼	3
	痛み刺激に対して開眼	2
	開眼しない	1
V．発語	見当識が保たれ通常会話	5
	見当識が乱れ会話が混乱	4
	不適切な発語で会話不成立	3
	理解できない発声のみ	2
	発声なし	1
M．運動機能	言葉による指示に従う	6
	痛み刺激部位を払いのける	5
	痛み刺激に対し四肢を引く	4
	痛み刺激で異常な四肢屈曲	3
	痛み刺激で異常な四肢伸展	2
	全く動かさない	1

Coma scale＝E＋V＋M
軽症：15〜13，中等症：12〜9，重症：8〜3，最重症：3

の原因としては，頭部外傷（脳挫傷）や揺さぶられっ子症候群（虐待），頭蓋内出血，脳梗塞，急性脳炎・脳症，てんかん，などが代表的で，疑われる場合には頭部 CT/MRI は必須である．頭蓋外障害は全身性疾患に伴う意識障害であり原因は多岐にわたる．失神でも述べた心原性，敗血症をはじめとする重症感染症，薬物中毒，低血糖・電解質異常・先天性代謝異常症といった代謝疾患などがあげられ，一般的な血液検査だけでなく，尿検査や髄液検査，心電図，などの検査を進める必要がある．他にも心因性の過換気症候群や解離性障害（ヒステリー）も原因疾患の鑑別に

9 症候と鑑別診断

表1-84 意識障害のチェックポイント

Ⅰ．病歴聴取
1. 意識障害発症の経過：突発性（頭部外傷，脳血管障害など），急性（髄膜炎，脳炎，脳症，中毒など），徐々に発症，進行性（脳腫瘍，代謝性疾患の一部など），反復性（てんかん，代謝性疾患の一部など）
2. 前駆症状の有無：発熱，発疹，感冒様症状，頭痛，けいれんなど
3. 基礎疾患の有無：頭部外傷，てんかん，糖尿病，腎疾患，肝疾患，内分泌疾患，先天性代謝異常，心疾患，肺疾患，高血圧，精神疾患など
4. 服用中あるいは誤嚥の可能性のある薬物

Ⅱ．診察所見
1. 一般的診察所見
   ① バイタルサイン：呼吸・血圧・脈拍・発熱
   ② その他の一般所見：外傷の有無，皮膚色調の変化（チアノーゼ，蒼白，黄疸など）など
2. 神経学的所見
   ① 発語，会話：失見当識のチェック
   ② 瞳孔：左右差，対光反射の評価，毛様体脊髄反射の有無
   ③ 眼球運動：自発性眼球運動，異常眼球運動，人形の眼現象の有無
   ④ 角膜反射
   ⑤ 眼底検査
   ⑥ 運動機能：とくに麻痺の有無
   ⑦ 髄膜刺激症状：項部強直，ケルニッヒ Kernig 徴候，ブルジンスキー Brudziński 徴候

あげられる．表1-84 に意識障害のチェックポイントを示す．バイタルサインと意識レベルの評価，呼吸・循環の確保などの急性期治療を行いつつ，検査を進め原因の検索を速やかに行い原因疾患の治療に進む必要がある．

4 チアノーゼ

A チアノーゼの定義

チアノーゼとは，皮膚や粘膜が暗い青紫色になる症状のことをいう．酸素に飽和されたヘモグロビン（血液）は鮮やかな赤色を呈するが，血液中の酸素と結合していないヘモグロビン（還元ヘモグロビン）が増加するとチアノーゼが出現する．

B 臨床症状と病態

チアノーゼは，口唇，口腔粘膜，舌，鼻尖，耳朶，爪床など，毛細血管が豊富で薄い皮膚・表皮となっている場所で認めやすい．

ヘモグロビンは赤血球の主成分で，酸素と結合し全身に酸素を運搬する重要な役割がある．酸素と結合していない還元ヘモグロビンが5g/dL（正常では2.5g/dL）以上となるとチアノーゼを呈する．つまりチアノーゼの強さは還元ヘモグロビンの量に依存するので，多血症（ヘモグロビン量が多い）では酸素飽和度（SpO_2）が低くなくてもチアノーゼを認めやすくなる．ヘモグロビン濃度15g/dLの場合，SpO_2 82%以下でチアノーゼが出現するが，ヘモグロビン10g/dLほどの貧血がある場合，SpO_2 65%以下にならないとチアノーゼを認めないので注意が必要である．

　還元ヘモグロビンが増加する病態としては以下の4つが考えられる．
　　① 動脈血酸素飽和度（SpO_2）の低下
　　② 動脈血への静脈血の混入（右-左シャント）
　　③ 末梢組織での血流減少
　　④ 多血症
　チアノーゼの診断の進め方を 図1-41 にまとめた．

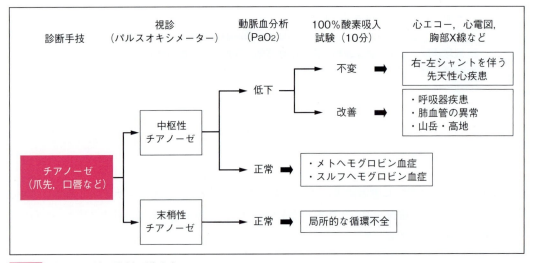

図1-41 チアノーゼの診断の進め方

C チアノーゼの種類（中枢性・末梢性）

　チアノーゼは，出現部位による中枢性チアノーゼと末梢性チアノーゼ，ヘモグロビンの異常による血液性に分類される 表1-85 ．

▶**a. 中枢性チアノーゼ**

　中枢性チアノーゼは，動脈血の酸素飽和度が低下し，全身の還元ヘモグロビンが増加して生じる．臨床的には重症肺炎や肺水腫などの呼吸機能障害や右-左シャントを伴う先天性心疾患に伴うことが多い．チアノーゼを伴う先天性心疾患を 表1-86 にまとめた．一般的に，呼吸機能障害の場合には高濃度酸素投与でチアノーゼは改善するが，右-左シャントを伴う心疾患では酸素投与では改善しない．高地では大気中の酸素分圧が低下しているのでチアノーゼをきたしやすいが，酸素吸入で改善する．

9 症候と鑑別診断

表1-85 チアノーゼの分類と原因
I 中枢性チアノーゼ
1. 呼吸機能障害
• 肺胞低換気
• 酸素拡散障害
2. 右-左シャント
• 先天性心疾患
• 肺動静脈血管異常
3. 吸入酸素分圧の低下
• 高地環境など
II 末梢性チアノーゼ
1. 末梢循環不全
• 心拍出量低下
• 寒冷曝露
• レイノー Raynaud 現象
2. 末梢動静脈閉塞
• 血栓性動脈炎・静脈炎など
III 血液性（ヘモグロビンの異常）
1. メトヘモグロビン血症（先天性・一酸化窒素吸入）
2. スルフヘモグロビン血症
3. 一酸化炭素ヘモグロビン血症

表1-86 チアノーゼをきたす心疾患
1. ファロー Fallot 四徴
2. 完全大血管転位
3. 両大血管右室起始
4. 三尖弁閉鎖
5. 総肺静脈還流異常
6. 総動脈幹
7. 肺動脈閉鎖
8. 左心低形成
9. 単心室
10. アイゼンメンゲル Eisenmenger 症候群

▶b. 末梢性チアノーゼ

末梢性チアノーゼは，四肢の末端部や鼻尖などに限局して認める．動脈酸素飽和度の低下はなく局所的な循環不全などにより毛細血管内の還元ヘモグロビン増加するため末梢性チアノーゼが生じる．

▶c. 血液性チアノーゼ

先天性や薬剤性のヘモグロビンの異常に伴うチアノーゼである．メトヘモグロビンやスルフヘモグロビンは酸素運搬能を持たない異常ヘモグロビンであり，これが増加するとチアノーゼを呈するが，動脈血酸素分圧（PaO_2）は正常である．一酸化窒素吸入療法でメトヘモグロビン血症を起こすことがある．

〈長谷川龍志〉

5 脱水

A 小児の脱水の特徴

小児（とくに乳幼児）はエネルギー代謝が早く，体重あたりのエネルギー消費が多い．このため必然的に不感蒸泄が多くなる（エネルギー産生による体温上昇を皮膚および呼気からの水分の

気化熱により防ぐ意味がある）．さらに，乳児の尿濃縮力は未完成であるため尿中への水分の喪失も多い．こうした要因により，乳児期には1日に細胞外液の約1/2がin-outするとされ，これは成人の3倍のスピードである．また，低年齢児は口渇を適切に表現できず，自分で飲水行動がとれない，また各種の病態時に経口摂取を嫌がる場合がある．このように小児はhypovolemia（広義の脱水）に陥りやすい特性を有している．

B volume depletion と dehydration

古典的には脱水症は血清Na値により高張性脱水，等張性脱水，低張性脱水と分類してきた．近年は体液量が減少した状態をhypovolemiaと総称し，volume depletion（細胞外液量欠乏性脱水：Na欠乏性脱水）とdehydration（細胞内外液の水欠乏性脱水：水分欠乏性脱水）の2つの病態が含まれるとしたより実用的な分類が重要視されてきている．

Volume depletionは，主にNaが欠乏した病態である．循環血漿量が低下するため循環動態に変化が生じやすく，血圧低下などの症状を認めやすい．従来の低張性脱水や等張性脱水に相当する．

Dehydrationは主に自由水が欠乏する病態であり，細胞外液が減少しても血漿のNa濃度の上昇に伴い細胞内液から細胞外へ自由水の移動が生じる（細胞内脱水）．そのため循環血漿量は比較的保たれ，身体所見は表面化しづらいことから，従来の高張性脱水に相当する．

Volume depletionをきたす代表的な病態としてはNaを含む消化液を喪失する嘔吐や下痢があげられる．

Dehydrationをきたすのは，熱中症や口渇中枢の異常，発達障害児などなんらかの理由で口渇感による飲水行動が妨げられるような状態や，尿崩症などの腎臓で尿が濃縮されないような状態の時である．

この2つの病態のうち，小児科領域の日常診療で遭遇する機会が多いのはvolume depletionであり，そのため低張性脱水や等張性脱水の頻度が高いと考えられる．

C 診断

「脱水が存在すること」は病歴などから容易に診断できる．治療方針は「脱水症の重症度の評価」により決定される．脱水症の評価の要点を以下に述べる．

▶a. 病歴

詳細な病歴聴取により脱水症の大まかな評価が可能である．嘔吐や下痢の頻度（回数と量），発症後の日数，経口摂取の状況と内容，排尿の状況（尿量は細胞外液の量の最も鋭敏な指標の1つである）などを注意深く聴取する．

▶b. 身体所見

（ⅰ）体重の減少度

体重の減少度は脱水症の最も正確な指標である．乳幼児では5％までの体重減少を軽度脱水，6〜9％までを中等度脱水，10％以上を高度脱水と考える．

（ii）脱水徴候

① capillary refilling time（毛細血管再充満時間）：爪床を圧迫し，爪床の毛細血管の血流を排除し（白くなる），圧迫を解除してから爪床が再度ピンク色になるまでの時間である．1.5 秒以内；軽度脱水，1.5〜2.5 秒；中等度脱水，2.5 秒以上；高度脱水と判断する．

② 尿量：減少

③ 皮膚：緊張度または緊満度（ツルゴール turgor）の低下（乳幼児）

④ 粘膜面：乾燥

⑤ 意識状態：中等度以上の脱水では傾眠，重度では昏睡．高張性脱水では易刺激性亢進

⑥ 循環系：心拍数増加（血圧は最後まで保たれる），末梢冷感

⑦ その他：大泉門（乳児）の陥凹，眼窩のくぼみなど

D 治療方針

脱水症に対しての治療は大きく，**①経口補液療法，②経静脈的輸液療法，**の 2 つに分類される．経口補液療法は自然で安全な治療法であり，軽症脱水症にはまず試みるべきである．近年，本邦において優れた経口補液剤（oral rehydration solution: ORS）が開発，改良されている．本邦で発売されている主な ORS 製剤を，海外製品，ガイドラインでの推奨とともに 表1-87 に記す．

経口補液療法は，親による辛抱強い経口補液剤の投与（嘔気が強いときには少量に分けて頻回に投与する）が必要となる．

そのため，経口補液ができていることの確認（できれば外来で試してもらい，ある程度の経口

表1-87 ORS 製剤一覧

区分	項目		Na	K	Cl	Mg	P	塩基	炭水化物	浸透圧
			mEq/L						g/L（mmol/L）	mOsm/L
ガイドライン		WHO（2002 年）	75	20	65			30	13.5	245
		WHO（1975 年）	90	20	80			30	20（111）	311
		ESPGHAN（1992 年）	60	20	60			30	16	240
本邦で使用可能な製品	医薬品	ソリタ T 顆粒 2 号	60	20	50	3	10	20	32（99）	249
		ソリタ T 顆粒 3 号	35	20	30	3	5	20	34（100）	200
	病者用食品	OS-1	50	20	50	2	6	31	25	270
		アクアライト ORS	35	20	30				（100）	200
	イオン飲料	アクアライト	30	20	25				50	260
		ポカリスエット	21	5	16.5	0.5			62	326
		アクエリアス	12	5					50	260
海外製品		Enfalyte™	50	25	45			34	30	200
		Pedialyte™	45	20	25	4		30	25	250
		Rehydrate™	75	20	65			30	25	305

摂取が可能なことを医師に確認してもらう）などの配慮が必要である．経口補液がうまくいかず，脱水が進行するようであれば経静脈輸液を積極的に考慮する．

輸液療法については，本書の「総論8 治療-2 輸液療法」を参照されたい．

〈吉田賢弘，濱崎祐子〉

6 全身倦怠感，不機嫌

全身倦怠感あるいは不機嫌は，ほぼすべての疾患の症候である．「疲れ」を訴えることができる年齢では全身倦怠感を説明できるが，それを言葉にできない年齢では不機嫌という症候をとる．年長児〜思春期になると本人が「だるい，やる気が出ない，疲れやすい」と直接訴えることができる．一方，年少児では「だるそうにしている，ごろごろしている，元気がない」と保護者が訴えるのが一般的である．したがって，子どもの療育者から生活の様子を詳しく聞き取ることが大切である．さらに，新生児・乳幼児では「何となく元気がない，いつもと違う，哺乳量が少ない」といった非特異的徴候を積極的に捉えることが，その背景にある重大な疾患を早期に発見するのに重要である．

不機嫌な新生児・乳児のチェックポイントは，新生児では哺乳力・量，啼泣力，乳児では活動性が大切である 表1-88 ．重要な症状・所見は全身状態，顔色，反応性，呼吸循環状態，体温であ

表1-88 不機嫌な新生児・乳児のチェックポイント（年少児）
1. 一般状態 　　新生児　哺乳力，哺乳量 　　　　　　筋緊張 　　　　　　啼泣力 　　乳児　　機嫌 　　　　　　食欲 　　　　　　活動性 2. 全身症状・所見 　　　　　　全身状態（意識レベル，表情） 　　　　　　顔色（チアノーゼ，貧血，黄疸） 　　　　　　皮膚（発疹，出血斑，外傷） 　　　　　　反応性（視線，感覚） 　　　　　　筋緊張（亢進，低下） 　　　　　　呼吸（深さ，回数，陥没呼吸） 　　　　　　循環（心拍数，心雑音，脈圧） 　　　　　　腹部（膨満，ツルゴール） 　　　　　　大泉門（膨隆，陥凹） 　　　　　　体温（脇下，深部，四肢末端） 　　　　　　成長（体重・身長の推移） 　　　　　　嘔吐，下痢，下血 　　　　　　鼻汁，咳嗽

表1-89 全身倦怠感のチェックポイント（年長児〜思春期）
1. 病歴 　　① いつごろから？（発症の時期） 　　② 急に，あるいはゆっくり？（発症の様式） 　　③ 一過性，あるいは持続性？（症状の持続性） 　　④ 誘因，あるいは原因は？（原因の有無） 　　⑤ 増悪，あるいは軽減？（生活リズム，曜日，長期休暇，季節との関連） 2. 既往歴，家族歴 3. 生活リズム 　　就寝・起床時刻 　　睡眠 　　食習慣 　　排泄 4. 保育園・幼稚園・学校生活 　　集団生活の様子 　　友人関係 　　クラブ活動 　　放課後の過ごし方

るが，**体重（増加不良，減少）**，**外傷**などにも留意する．年長児においては，疲れの程度を本人の言葉で表現させることも大切である．病歴で大切なポイントは，発症の時期・様式，症状の持続性・原因の有無，さらに生活リズム（就寝・起床時刻，食習慣，排泄など）と症状増悪との関連性について聞くことである 表1-89 ．集団生活を送っている子どもの場合には，集団生活の様子，友人関係，クラブ活動なども原因検索の一助となる．

急性熱性疾患，頻回の嘔吐・下痢を認める急性胃腸炎（ロタウイルスなど），反復する感染症，あるいは気管支喘息発作などでは水分・電解質の喪失とともに経口摂取が減少するために疲れやすくなる．また，脱水症，酸血症（アシドーシス），電解質異常をきたす．新生児・乳児における発熱に伴う哺乳力低下・反応性低下は髄膜脳炎・敗血症を念頭におく．なお，新生児では重症感染症であっても発熱を伴わないことがある．

発熱がない場合，体重の増減，消化器症状，呼吸器症状，および中枢神経症状に注目する．体重増加不良を示す疾患は，新生児期では先天性心疾患，気管（支）軟化症，肥厚性幽門狭窄症などであり，乳児期以降では肝疾患，腎疾患，食物アレルギーに対する過度の食事制限などである．

頻度の高い疾患は，**年少児では脱水症，熱中症，および周期性嘔吐症**であり，年長児では起立性調節障害，貧血，およびアレルギー疾患である．多くの慢性疾患でも全身倦怠感を認めるが，心理的ストレスによる疲労や慢性疲労症候群などは器質的疾患の除外が必要である．頻度は少ないが見逃してはならない疾患として，悪性腫瘍，脳腫瘍，膠原病，筋疾患，甲状腺機能異常症や糖尿病がある．

緊急を要する疾患として，内科的疾患では髄膜脳炎，脳症，敗血症，低血糖，高血糖，けいれん重積，心不全，呼吸不全，出血傾向，低体温，電解質異常など，外科的疾患では頭蓋内出血（虐待も含む），腸重積症，ヘルニアかんとん，気道内異物などがあげられる．

表1-90 **検査項目**

Ⅰ．スクリーニング検査
  1．血液検査
      血液一般（とくに白血球数・分画），CRP
      総蛋白，アルブミン，AST，ALT，LDH，総ビリルビン，アミラーゼ，CK
      血糖，総コレステロール，中性脂肪
      尿素窒素（BUN），クレアチニン
      ナトリウム，カリウム，クロール，カルシウム，リン
  2．尿検査
      pH，潜血，蛋白，糖，**ケトン体**，ビリルビン，ウロビリノーゲン，沈渣
  3．血圧測定
  4．X線検査
      胸部，腹部など
  5．心電図
Ⅱ．確定診断のための検査
      症状，所見などから疑われる疾患の精査

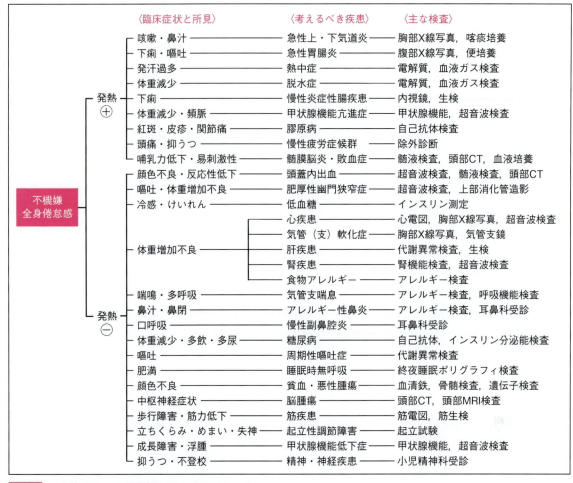

図1-42 全身倦怠感・不機嫌鑑別のためのチャート

〈鬼形和道〉

7 肥満，やせ

A 肥満

▶a. 肥満とは

　肥満は脂肪が過剰に蓄積した状態をさす．文部科学省の学校保健統計調査によると，肥満傾向児は平成18年（2006年）までは増加傾向であったが，その後横ばい傾向である．小児肥満の割合は学童児で約10%，幼児で約3%である．

▶b. 原因

　肥満の原因を 表1-91 に示す．大きく分けて基礎疾患のない**原発性肥満**と基礎疾患のある**症候性肥満**に分けられる．原発性肥満は，基本的にはエネルギー摂取量がエネルギー消費量に比して相対的に多いことが原因である．それには遺伝的要因が40〜70%程度関係しているといわれてい

9 症候と鑑別診断

表1-91 肥満の原因

1. 原発性肥満
2. 症候性肥満
   ① 単一遺伝子疾患・染色体異常
      プラダー・ウィリ Prader-Willi 症候群，バルデー・ビードル Bardet-Biedl 症候群，
      オルブライト Albright 遺伝性骨異栄養症，アルストレーム Alström 症候群，レプチン欠損症，
      レプチン受容体欠損症，POMC 欠損症，MC4R 欠損症など
   ② 内分泌疾患
      甲状腺機能低下症，性腺機能低下症，クッシング Cushing 症候群，GH 分泌不全症など
   ③ 薬剤性
      ステロイド，抗甲状腺薬，抗精神病薬など
   ④ 視床下部障害
      腫瘍治療後，頭部外傷後，脳症後など

るが，遺伝的要因と環境的要因が相互に関係していることが明らかとなってきている.

▶ **c. 肥満症**

　肥満に起因 / 関連する健康障害を有する状態を肥満症とよぶ. また，腹腔内に脂肪が過剰に蓄積する内臓脂肪蓄積型の肥満を**メタボリック症候群**とよぶ. 脂肪細胞からはホルモン，サイトカイン，ケモカイン，脂肪酸などの栄養素など，様々な生理活性物質が分泌され糖脂質代謝の調節を行っている. 内臓脂肪蓄積型肥満ではそのバランスが崩れ，インスリン抵抗性を引き起こし，糖尿病，脂質異常症，高血圧を発症する. 小児肥満の 10〜20％程度にメタボリック症候群が存在すると考えられている **表1-92**.

▶ **d. 診断および基準**

　肥満の判定には，体格指数と体脂肪率の 2 つが用いられ，小児肥満症診療ガイドラインの小児肥満の定義は，「肥満度が＋20％以上，かつ体脂肪率が有意に増加した状態」となっている. 体格指数は，身長と体重から算出される指数であり，日常臨床の現場で評価が容易であり有用である.

表1-92 小児のメタボリック症候群の診断基準

①があり，②〜④のうち 2 項目を満たす場合にメタボリック症候群と診断する.
   ① ウエスト周囲長≧80cm
   ② 血清脂質　TG（中性脂肪）≧120mg/dL
   　　　　　　かつ / または
   　　　　　　HDL-C＜40mg/dL
   　　　　　　※採血が食後 2 時間以降の場合: TG≧150mg/dL（ただし空腹時採血で確定）
   ③ 血圧　　　収縮期血圧≧125mmHg
   　　　　　　かつ / または
   　　　　　　拡張期血圧≧70mmHg
   ④ 空腹時血糖≧100mg/dL
   　　　　　　※採血が食後 2 時間以降の場合: 血糖≧100mg/dL

しかし，同じ体重であっても脂肪組織と除脂肪組織の割合が大きく異なることがあり，体脂肪率による体組成の評価も重要である．

（i）体格指数

成人では，body mass index（BMI）の絶対値が25以上で肥満と診断される．しかし，小児においてはBMIの絶対値の基準は年齢が大きくなるに従い増加し，また同性同年齢でも身長が高い人は身長が低い人よりもBMI標準値が大きくなることがあり，本邦では小児の肥満の判定には肥満度を使用する．

① 肥満度

肥満度は ｛(実測体重−標準体重) / 標準体重｝×100 で得られる．増加の程度により，6〜17歳では軽度（20〜30％未満），中等度（30〜50％未満），高度（50％以上）に分けられる．幼児の場合は，太り気味（15〜20％未満），やや太り気味（20〜30％未満），太り過ぎ（30％以上）に分けられる．

② BMI

小児で肥満の判定にBMIを用いる場合は，BMIパーセンタイル値またはBMI SD値が用いられる．BMIパーセンタイル値は85パーセンタイル以上95パーセンタイル値未満を過体重，95パーセンタイル以上を肥満とする．99パーセンタイルはBMI SD値の＋2.5（成人BMI絶対値30）に相当する．また，BMI SD値＋3.0は成人BMI絶対値35に，BMI SD値＋3.5は成人BMI絶対値40に相当する．

（ii）体脂肪率

測定法には生体インピーダンス法，皮脂厚法，二重エネルギーX線吸収法（dual energy X-ray absorptiometry: DXA）などがある．これらの中ではDXA法の精度が最も高い．測定法にかかわらず18歳未満の男子では体脂肪率25％以上，11歳未満の女子は30％以上，11歳以上18歳未満の女子では35％以上を過脂肪状態と判定する．

（iii）その他

内臓脂肪の評価は，臍レベルの腹部CTの内臓脂肪面積で$60cm^2$以上を内臓脂肪蓄積と判定する．腹部CTは被曝の問題もあり，日常診療では簡易にウエスト周囲長やウエスト身長比で評価する．ウエスト周囲長は，中学生で80cm以上，小学生75cm以上の場合，またウエスト身長比0.5以上の場合に内臓脂肪蓄積の疑いとする．

成長曲線に身長・体重をプロットすることにより，肥満がいつから始まったか，体重の増加の程度を知ることができ，後方視的に環境要因（食生活や運動習慣の変化，離婚などの家庭環境の変化など）を推測することができる．また単純性肥満では体重増加に伴い身長の成長率を認めるが，症候性肥満であれば成長率の低下を伴うため鑑別することができる．

▶e. 対応，治療

健康障害を伴う肥満症とメタボリックシンドロームが治療の対象となる．治療の目的は，単に体重を減らすということではなく内臓脂肪を減少させて肥満に伴う合併症を改善させることである．薬物療法は成人に対しては適応になる薬剤があるが基本小児では行わず，食事療法・運動療法・行動療法が基本となる．食事療法に関しては，正常な発育を妨げるような過度な食事制限にならないように注意が必要である．行動療法では，体重の目標を設定し家庭における体重測定に

よるセルフモニタリングで体重を増やさないようにすることが重要である．また目標を達成することができれば周囲の人が褒めるなどすることにより望ましい行動につながるので（オペラント効果），望ましくない結果であっても怒ることなくどのようにしたら良くなるのかを一緒に考えていくことが大切である．親や家族の理解・協力は必要であり，家族ぐるみで生活リズムのある健康的な生活習慣を心がけるようにする．

症候性肥満に対しては原疾患への対応・治療を行う．プラダー・ウィリ Prader-Willi 症候群における体組成異常に対して成長ホルモン治療が適応になった．

▶ **f. 予防医学**

出生時の体重が将来的な肥満に関連しており，過体重で出生した児は将来的に肥満に移行しやすい．一方，子宮内で低栄養に曝された胎児は低体重となるばかりでなく，低栄養環境に適応するために，脂肪を蓄積しやすい体質を獲得する．このような肥満や 2 型糖尿病などの生活習慣病に胎児期や出生後早期の低栄養，ストレスなどの環境因子が関与しているという考え方は DOHaD (developmental origins of health and diseases) とよばれる．肥満や 2 型糖尿病のみならず悪性腫瘍や精神疾患などの発症リスク上昇との関与も指摘されてきている．近年，若年女性のやせが問題となっており，やせ妊婦からの低出生体重児の増加が将来的な様々な疾患の発症リスクを上昇させるため，DOHaD 理論の理解と将来の予防につなげていく必要がある．

▶ **g. スティグマ**

肥満を診療・看護するにあたり，スティグマを意識することが重要である．スティグマは，偏見，ステレオタイプに疾患を考え批判的に捉えることである．具体的には，肥満を暴飲暴食などの自堕落な生活が原因と決めつけてしまうことである．肥満がある子どもは，子ども同士，家族，教育者，メディアあるいは医療従事者によって，不当な扱いを受ける可能性があり，精神的影響，社会的影響，不健康な食行動，運動量の減少，肥満の悪化などにつながる可能性がある．現在では，肥満の原因は，遺伝的要因と環境的要因が相互に関係していることが明らかとなっている．肥満の遺伝的要因は 40〜70％であり，この遺伝的要因に肥満の原因となる環境が加わることにより肥満となる．医療従事者は，このような背景を正しく理解し肥満診療にあたる必要がある．

B やせ

▶ **a. 定義**

やせとは身長に対して体重が著しく少ない状態，および著しく体重が減少する場合のことをいう．一般的に，成人では BMI 18.5kg/m² 以下，小児では肥満度−20％以下（幼児では−15％以下）をやせと判定する．基準範囲内であっても体重が減少あるいは増加不良である状態もやせと定義される．

▶ **b. 原因**

病的意義のない「体質性やせ」となんらかの原疾患のある「症候性やせ」がある．症候性やせの原因は多岐にわたるが，病態で分けると，①摂取エネルギー不足，②摂取エネルギーの喪失，③代謝の亢進，④栄養利用不全に分けられる 表1-93 ．

表1-93 やせの原因

1. 摂取エネルギー不足
   ① 供給エネルギー不足
      母乳・ミルクの不足，ミルク濃度の調整ミス，育児不安や母親の精神疾患，愛情遮断症候群
      被虐待児，ネグレクト，やせ願望（過剰なダイエット），神経性食欲不振症，抗腫瘍薬の使用
   ② 経口摂取制限（哺乳障害，哺乳力低下）
      口唇口蓋裂，巨舌，小顎症，喉頭軟化症，喘鳴の出現，先天性心疾患，神経筋疾患，染色体異常
2. 摂取エネルギーの喪失
   ① 嘔吐
      胃腸炎，胃食道逆流，肥厚性幽門狭窄症，ヒルシュスプルング Hirschsprung 病，食道裂孔ヘルニアなど
   ② 下痢
      胃腸炎，難治性下痢症，食物アレルギー，乳糖不耐症，蛋白漏出胃腸症，短腸症候群，
      炎症性腸疾患（潰瘍性大腸炎，クローン Crohn 病），膵疾患（膵外分泌機能不全による脂肪吸収障害），
      胆汁うっ滞症（胆汁酸排泄障害による脂肪吸収障害），抗腫瘍薬の使用（腸粘膜吸収障害）
   ③ 腎疾患
      慢性腎不全，ネフローゼ症候群，尿細管アシドーシス，尿崩症
3. 代謝の亢進
      甲状腺機能亢進症，慢性疾患・感染症（結核，HIV 感染，膠原病，悪性腫瘍，慢性腎不全など），
      低酸素血症（先天性心疾患，慢性肺疾患）
4. 栄養利用不全
      内分泌疾患（糖尿病，副腎皮質機能低下症など），慢性肝疾患（肝炎，胆汁うっ滞症候群，肝硬変など），
      先天性代謝異常症，染色体異常

▶c. 診断および基準

（ⅰ）身長に対して体重が少ない状態を，体格指数を求めて判定する

① 肥満度

肥満度［%］＝（実測体重［kg］－標準体重［kg］）÷標準体重［kg］×100

肥満が－20%以上～－10%未満をやせ気味，－20%未満をやせすぎと判定する．乳児では－15%未満をやせと判定する．

② BMI（body mass index）

$$\text{BMI}＝体重［kg］/ 身長［m］^2$$

成人では 18.5 未満をやせと判定する．小児では BMI の一般的には 5 あるいは 3 パーセンタイル未満を用いる．生後 3 か月から 5 歳までの乳幼児の発育程度を評価するカウプ Kaup 指数（体重［g］/ 身長［cm］^{2}×10）は BMI と同じ値をとり，乳幼児では 15～18 が正常範囲で，14 以下をやせ，18 以上を肥満と定義する．年齢により基準が変動するため継続的な成長の指標として用いることが難しく，近年の使用は限られてきている．

（ⅱ）体重が減少あるいは増加不良である状態から判定する

体重を成長曲線にプロットして，成長曲線上のパーセンタイルカーブに沿わずにシフトダウンする時にやせと判定する．2016 年から学校現場において成長曲線が活用されるようになり，「肥満度の最新値が－20%以下」と「過去の肥満度の最大値に比べて最新値が 20%以上小さい」こと

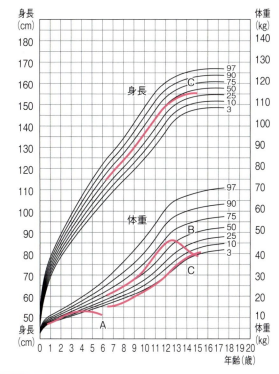

図1-43 成長曲線によるやせの診断
A：体重増加不良や体重減少を認める（例：養育過誤，虐待）．
B：ある時期から急激に体重が減少する（例：神経性食欲不振症）．
C：やせであっても体重・身長ともに成長曲線に沿って増加する（体質性やせ）．

でやせと判定される 図1-43．

▶ **d. やせによる健康障害**

　原因によるが低栄養状態が持続した場合には，熱量，蛋白質，必須脂肪酸，微量元素（鉄，亜鉛など），各種ビタミン（B_1，Dなど）が欠乏することにより様々な健康障害が起こる．成長障害（体重減少，身長増加不良），思春期遅発，無月経，貧血，低蛋白血症，甲状腺機能低下，免疫機能低下（リンパ球減少），骨密度低下などである．乳児期早期の栄養障害は中枢神経系の発達にも影響し，頭囲増加不良や精神運動発達遅延をきたすことがある．

▶ **e. 対応，治療**

　症候性やせの場合は，原因となっている基礎疾患の治療を行う．育児過誤や虐待の可能性を考えながら問診・診察を行い見落とさないようにする．持久走や審美系の競技のアスリートで利用エネルギーが減少・不足する状態（relative energy deficiency in sport: RED-S）が知られており，運動などの身体活動量の把握が必要である．近年肥満が増加する一方，若い女性のやせが増えていることも社会問題となっている．女性の低体重は月経異常や不妊，将来の骨粗鬆症のリスクを高め，さらに生まれた子どもの認知機能や成人後の心血管代謝疾患リスクに影響が生じる可能性も指摘されている．胎内の低栄養状態によりやせ妊婦からは低出生体重児が出生しやすく，

これらの児は将来メタボリックシンドロームになりやすいとされる（DOHaD理論）．これらのリスクを理解し，若い女性のみならず社会全体に啓発して対応していく必要がある．

8 黄疸

　黄疸は，なんらかの原因で血清総ビリルビン値が2.0mg/dLを超えて上昇し，全身の皮膚，粘膜に沈着し黄染している状態のことである．手掌の黄染があり，眼球結膜の黄染がない場合は，柑橘類やニンジンなどの過剰摂取による柑皮症（カロチン血症）である．黄疸の原因は，年齢により大きく異なる．新生児期では生理的な黄疸が最も多く，それ以降に認める黄疸は病的状態である．小児期の慢性肝疾患では病気が進行するまでは黄疸を認めない．一方，急激に発症した黄疸では，劇症型肝不全に進行する可能性もある重篤な肝疾患を考える必要がある．

　ビリルビンはヘモグロビンの分解代謝産物である．古いヘモグロビンは，脾臓などの網内系でマクロファージに貪食され，ヘムとグロビンに分解される．さらにヘムはヘムオキシゲナーゼによりビリベルジン，一酸化炭素，鉄へと分解される．ビリベルジンは，ビリベルジン還元酵素によりビリルビンに変換される．ビリルビンは血液中ではアルブミンと結合し，非抱合（間接）型ビリルビンとして肝臓に輸送され，肝細胞内でUDP-グルクロン酸転移酵素により**グルクロン酸抱合**されて抱合（直接）型ビリルビンとなり，胆汁中に排泄される．その後，毛細胆管→細胆管→小葉間胆管→隔壁胆管→肝管→総肝管→総胆管と経て，十二指腸に排泄される．腸管に排泄された抱合型ビリルビンが腸内細菌により還元され，ウロビリノーゲンが産生される．ウロビリノーゲンの一部は小腸で再吸収され肝臓に運ばれ大部分は胆汁中へ排泄（腸肝循環）されるが，

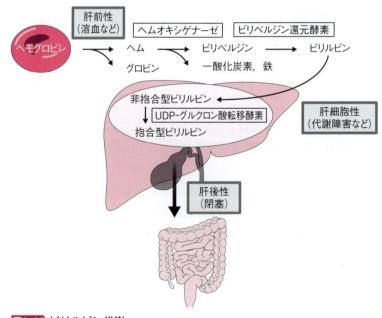

図1-44 ビリルビン代謝

一部は尿中に排泄される．ウロビリノーゲンは無色であるが，酸化されたウロビリンは橙黄色であり，これが便色となる．十二指腸への排泄過程に閉塞があるとビリルビンが排泄されないため便色は白っぽくなる．

このようなビリルビン代謝に基づき考えるとビリルビンが高値となる黄疸の原因は，①溶血などによりビリルビンの供給が増える肝前性，②肝細胞での代謝障害による肝細胞性，③胆汁中への排泄が障害される肝後性（閉塞）の3つに大きく分類される 図1-44 ．

A 主な鑑別診断

▶a. 新生児期から乳児期前半の黄疸

新生児期は生理的に赤血球量が多く，また半減期の短い胎児型ヘモグロビンが多いためにビリルビンの産生が亢進している．また，腸肝循環の亢進や肝でのグルクロン酸抱合能の未熟性などが生理的黄疸に寄与している．母乳栄養児は生後2週間をピークに3か月ぐらいまで黄疸を認めることがある．これは母乳性黄疸とよばれ病的ではない．哺乳不良の場合，体液量減少や体重減少もビリルビンの排泄遅延や腸肝循環の亢進により血清ビリルビン値が上昇する．新生児期の病的な黄疸として溶血性貧血，血管外出血，多血症，イレウスなどの腸肝循環の亢進，感染症や代謝異常によるグルクロン酸抱合の低下などがある．新生児期から乳児期までの黄疸の鑑別手順を 図1-45 に示した．

▶b. 乳児期後半（生後6か月以降）からみられる黄疸

一部は乳児期早期からみられる黄疸と重複するが，この時期に黄疸を呈する黄疸の鑑別手順を 図1-46 に示した．

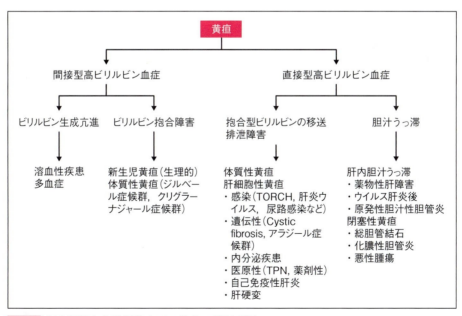

図1-45 新生児期から乳児期までの黄疸の鑑別手順
TPN：中心静脈栄養（total parenteral nutrition）

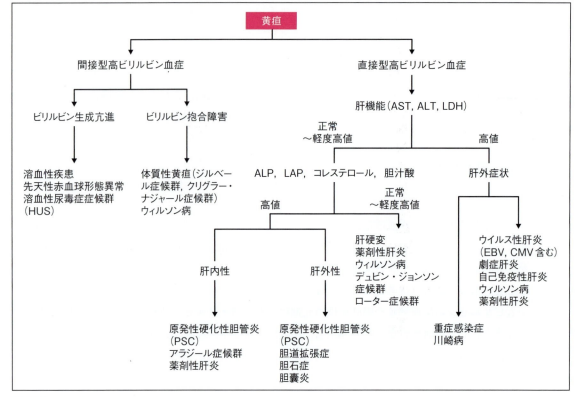

図1-46 乳児期後半(生後6か月以降)からみられる黄疸の鑑別手順

〈森 潤〉

9 発疹

A 発疹とは

発疹とは，皮膚の性状や色調が正常な状態から変化した場合の病変を指す(皮疹)．口腔や咽頭などの粘膜にも性状や色の変化が生じる場合がある(粘膜疹)．

原発疹とは，もともとは健常であった皮膚に一次的に発生する発疹のことをいう．紅斑，紫斑，白斑，色素斑，丘疹，結節，腫瘤，水疱，膿疱，囊腫，膨疹などがある．

続発疹とは，原発疹から時間的経過を経て続発する二次性病変のことをいう．びらん，潰瘍，亀裂，膿瘍，鱗屑，痂皮，萎縮，瘢痕などがある．

B 発疹の原因

小児の発疹の原因は様々であり，炎症，アレルギー，細菌・真菌・ウイルスなどの感染症，薬剤による薬疹，リウマチ・膠原病性疾患，出血傾向や虐待による紫斑・出血斑など多岐に及ぶ 表1-94．

9 症候と鑑別診断

表1-94 発疹を呈する小児において鑑別すべき疾患

1. 感染症
   - ウイルス（麻疹，風疹，水痘，手足口病，他）
   - 細菌（A群溶血性連鎖球菌，ブドウ球菌，他）
   - その他
2. 炎症性疾患
   - おむつ皮膚炎，乳児湿疹，他
   - 虫刺され
3. アレルギー
   - アトピー性皮膚炎，食物アレルギー，アナフィラキシー，他
   - 薬疹
4. 腫瘍性疾患
   - 白血病，ランゲルハンス Langerhans 細胞組織球症，他
5. リウマチ・膠原病性疾患
   - 若年性特発性関節炎，リウマチ熱，全身性エリテマトーデス，他
6. 血管炎
   - 川崎病，IgA 血管炎，他
7. 先天性疾患
   - 結節性硬化症，神経線維腫症，他
8. 虐待
9. その他

C 発疹の性状

　紅斑とは限局性の赤みのある平らな斑で，**斑状丘状疹**や**粟粒疹**とはよりサイズが小さいものを指すことが多い．

　丘疹は表面が盛り上がった性状の限局性病変で，一般的には径5mm程度以下のものをいう．**結節**は盛り上がりが丘疹より大きいが3cm程度未満で，より大きいものは**腫瘤**である．**膨疹**とは皮膚の限局性の浮腫で，多くの場合かゆみを伴い，**蕁麻疹**などでみられる．

　水疱とは角層下，表皮内，表皮下などに空隙が生じ，そこに液体の貯留を認める発疹である．**膿疱**とは，水疱の内容物が好中球を主とした白血球のもので黄白色や灰白色の色調を呈する．

　虫刺されの炎症による発疹やウイルス感染症の発疹は圧迫により色調が消退する場合が多いが，**紫斑**は皮膚の真皮内あるいは皮下組織内へ血液成分が漏出しているので圧迫で消退しない．

　白斑とは一定範囲の皮膚が白くなる状態で，**色素斑**は通常の皮膚色とは異なる色の斑である．これらは先天性の全身性疾患の一症状として認められる場合もあり，結節性硬化症の白斑や神経線維腫症のカフェオレ斑などがある．**乳児血管腫（苺状血管腫）**は新生児や乳児にしばしば認められるが，成長に伴い自然退縮するものも多い．

D 発疹を呈する児に対する評価

発疹は様々な原因により出現する．現状の病状を評価し適切な対応を行うために，表1-95 に示すような事項をチェックする．

発疹の中には，そのまま経過観察で差し支えないものもあるが，発疹の原因となった疾患に対して早期の治療介入が必要な場合もある．また，患者が感染症に罹患している場合，他人への感染予防のために隔離が必要となる場合もあり，そのような疾患の発疹を見落とさないことが大切である．

表1-95 発疹を呈する小児に対する評価

1. チェックすべき事項
   ① 出現時期：いつから出現した？
   ② 部位：どこにある？
   ③ 症状の経過：数は増えている？ 減っている？ 色調の変化は？
   ④ 発疹の性状：数，サイズ，形状，色調，かゆみや痛みの有無，圧迫して消退するか，など
   ⑤ 随伴する他の症状：発熱，かぜ症状，胃腸症状，食欲減退，倦怠感など
   ⑥ 薬剤の使用歴
   ⑦ 予防接種歴
   ⑧ アレルギー歴
   ⑨ 生活歴：野外での活動，動物との接触，海外旅行など
   ⑩ 疫学的情報：家庭や学校，保育所で流行している疾患の有無
2. 対応
   ① 早期の治療介入が必要か，経過観察でよいか
   ② 感染対策として隔離の必要性は？

E 小児でしばしば認められる発疹

小児において発疹を認める代表的な疾患の特徴について，文献[1] を参考にして 表1-96 に示した．

表1-96 小児において発疹を認める代表的な疾患の特徴

発疹の部位	特徴	発熱の有無	疾患名
全身	かゆみ・膨疹・発赤	無	蕁麻疹
頭・額	乳児・白色ロウ・かさぶた	無	脂漏性皮膚炎
顔・からだ・四肢	乳児・ジクジク・カサカサ	無	乳児湿疹
顔・からだ・四肢	ジクジク・カサカサ・四肢の屈曲部に目立つ	無	アトピー性皮膚炎
おしり	乳児・おむつの当たる部位	無	おむつ皮膚炎
おしり	おむつ皮膚炎に似るが発赤著明	無	真菌（カンジダ）性皮膚炎
主にからだ	比較的固い小丘疹，離れた部位にも拡大	無	伝染性軟属腫（水いぼ）
からだ・四肢・顔面	かゆみを伴う小発疹が広がる傾向	無	接触性皮膚炎
からだ・四肢・顔面	黄色い浸出液，水疱形成，発赤，離れた部位にも拡大	時に有り	伝染性膿痂疹（とびひ）
顔・口唇・からだ・四肢・咽頭粘膜・口腔粘膜・舌・歯ぐき	水疱・歯ぐきでは発赤や腫脹	時に有り	単純ヘルペスウイルス感染症
からだ・顔面・四肢	高熱が3日間ほど続き，解熱してから発疹	有り	突発性発疹症
頭・顔・からだ・四肢など全身	高熱・咳・結膜炎・全身の赤色発疹は癒合傾向	有り	麻疹（はしか）
頭・顔・からだ・四肢など全身	発熱・耳後部のリンパ節腫大・赤色発疹	有り	風疹（三日はしか）
頭・顔・からだ・四肢など全身	発赤→丘疹→水疱→かさぶたと推移	有り	水痘（みずぼうそう）
顔・四肢	発赤（両頬）・四肢はレース様の発赤	時に有り	伝染性紅斑（りんご病）
咽頭粘膜・口腔粘膜・舌	口内の粘膜疹，痛みが強い	有り	ヘルパンギーナ
四肢・咽頭粘膜・口腔粘膜・舌	小水疱疹・発赤・口内の粘膜疹	時に有り	手足口病
四肢・からだ	赤色の小発疹，咽頭炎やイチゴ舌を伴う	有り	A群溶連菌感染症
四肢・からだ・顔	高熱・眼球充血・口唇紅潮・イチゴ舌・頸部リンパ節腫大・BCG痕の発赤	有り	川崎病

（東京都保健医療局 https://www.guide.metro.tokyo.lg.jp/symptom/hossin/index.html [1] を参考に筆者作成）

1) 東京都保健医療局. 東京都こども医療ガイド. 発疹が出た―解説―. https://www.guide.metro.tokyo.lg.jp/symptom/hossin/index.html（Accessed 2024/3/11）

〈中野貴司〉

10 貧血

A 貧血とは

貧血とは，末梢血の赤血球数またはその中に含まれる血色素（ヘモグロビン hemoglobin，以下 Hb）の量が，正常値以下になった状態である．Hb はヘムとグロビンからなる蛋白質である．ヘムは鉄を含み，肺で取り込まれた酸素を結合して全身に酸素を運搬する．これによって全身の臓器が酸素を取り込んで本来の機能を発揮する．したがって貧血は，心臓をはじめ全身の臓器に負の影響を及ぼす．

小児では貧血の基準となる Hb 値が年齢によって異なる．新生児期は生理的に多血であり，Hb 値は 18～20g/dL 程度となることが多く，Hb が出生直後に 12g/dL を下回っていると貧血による心不全をきたしうる．その後，乳児期にかけて一過性の造血抑制や体重増加に伴う循環血液量の増加によって，Hb 値は次第に低下する．世界保健機関（WHO）は，5 歳以下では Hb 11g/dL 以下，6 歳以上では Hb 12g/dL 以下を，それぞれ貧血と定義している 表1-97 ．

表1-97 Hb による貧血の定義（WHO）（単位：g/dL）

年齢・性別	正常値	軽度貧血	中等度貧血	重症貧血
生後 6 か月～4 歳	>11.0	10.0～10.9	7.0～9.9	<7.0
5～11 歳	>11.5	11.0～11.4	8.0～10.9	<8.0
12～14 歳	>12.0	11.0～11.9	8.0～10.9	<8.0
15 歳～の非妊娠女性	>12.0	11.0～11.9	8.0～10.9	<8.0
妊娠女性	>11.0	10.0～10.9	7.0～9.9	<7.0
15 歳～の男性	>13.0	11.0～12.9	8.0～10.9	<8.0

(WHO. Haemoglobin concentrations for the diagnosis of anaemia and assessment of severity. 2011. https://www.who.int/publications/i/item/WHO–NMH–NHD-MNM–11.1 より改変)

B 原因

貧血の原因は，①赤血球の産生障害，②赤血球の破壊亢進，③失血によるもの，に大別される 表1-98 ．つまり貧血は，生体内において赤血球の産生と破壊・喪失のバランスが崩れた場合に生じる．

赤血球は，出生前の胎児期には肝臓や脾臓でも産生されているが，出生後はほぼすべてが骨髄で産生される．成人では全身の骨髄で，1 秒間あたり 200 万個の赤血球が産生されている．赤血球の造血では，ヘムの原料となる鉄，核酸（DNA や RNA）の原料となるビタミン B_{12} や葉酸が必要となるため，これらの欠乏は貧血の原因として重要である．また，赤血球の造血を促す造血因子として，腎臓で産生されるエリスロポエチンがあり，腎不全によってエリスロポエチンの産生が低下すると腎性貧血をきたす．

表1-98 貧血の病因別分類

Ⅰ．赤血球の産生障害
  1．骨髄での分化・増殖の障害
    ① 造血幹細胞の量的・質的異常
      ⅰ）再生不良性貧血（白血球や血小板も減少する）
        a．先天性：ファンコニ Fanconi 貧血，先天性角化不全症など
        b．後天性：特発性，肝炎後，ウイルス感染，薬物性
      ⅱ）赤芽球癆（赤血球のみ減少する）
        a．先天性：ダイアモンド・ブラックファン Diamond–Blackfan 貧血
        b．後天性
      ⅲ）白血病，骨髄異形成症候群（白血球や血小板も減少する）
    ② 赤血球産生因子（エリスロポエチン）の産生障害
      ⅰ）腎性貧血
  2．造血因子の供給や利用不全
    ① ヘモグロビン合成障害
      ⅰ）鉄欠乏性貧血
      ⅱ）鉄芽球性貧血
    ② 核の成熟障害
      ⅰ）巨赤芽球性貧血
Ⅱ．赤血球の破壊亢進（溶血性貧血）
  1．赤血球自体の異常（先天性が多い）
    ① 赤血球膜の異常
      ⅰ）遺伝性球状赤血球症
      ⅱ）発作性夜間血色素尿症
    ② 赤血球酵素異常
      ⅰ）グルコース-6-リン酸脱水素酵素（G6PD）異常症
      ⅱ）ピルビン酸キナーゼ異常症
    ③ ヘモグロビン異常症
      ⅰ）サラセミア
      ⅱ）異常ヘモグロビン症（鎌状赤血球症など）
  2．赤血球以外の異常（後天性が多い）
    ① 免疫性溶血性貧血
      ⅰ）自己免疫性溶血性貧血
        a．温式抗体によるもの
        b．冷式抗体によるもの（寒冷凝集素症）
      ⅱ）同種抗体によるもの
        a．血液型不適合輸血
        b．新生児溶血性疾患（Rh 不適合，ABO 不適合など）
    ② 非免疫性溶血性貧血
      ⅰ）溶血性尿毒症症候群（HUS）
      ⅱ）血栓性微小血管症（TMA）
      ⅲ）血栓性血小板減少性紫斑病（TTP）
Ⅲ．失血
  1．体外への出血（外傷，消化管出血，性器出血など）
  2．体内の出血（頭蓋内出血，腹腔内出血など）

骨髄中で成熟した赤血球は末梢血を循環し，その寿命はおよそ 120 日である．寿命を迎えた赤血球は，脾臓で捕捉されて破壊される．赤血球自体の異常，あるいは赤血球を破壊する要因（抗体や血管障害）が加わると，赤血球の破壊が亢進（溶血）して貧血が起こり，これを溶血性貧血とよぶ．小児では赤血球の細胞膜や Hb の異常による溶血性貧血を時に経験し，臨床的に重要である．

わが国の一般的な小児科の臨床現場において最も多い貧血は鉄欠乏性貧血であり，小児では急激に成長して鉄の需要が増える乳児期や思春期（女児）に好発する．思春期の女児では，月経による出血のため鉄を喪失することも相まって鉄欠乏性貧血が起こりやすい．

このように貧血の原因は多岐にわたる．貧血を正しく診断することは，適切な治療を行うために不可欠である．

C 症状

貧血になると，全身の臓器に十分な酸素を運搬することができなくなり，易疲労性（動くとすぐに疲れる），不活発，食思不振などの症状が出現する．貧血によって代償性に心拍数が増加し，動悸や頻脈を認めることがある．しかし小児においてはこれらの症状を把握することが難しく，血液検査を行ってはじめて貧血が判明することがしばしばある．運動量の強いスポーツをする児では，スポーツの成績の低下から貧血が発見されることがある．また Hb は赤い色素であるため，貧血になると顔色の赤みが失われ，眼瞼結膜が白色調となる．溶血性貧血の一部では，溶血によって遊離した Hb がビリルビンに代謝されて黄疸をきたす．

D 診断

▶a. 問診

上記の貧血に関連した症状の有無を確認する．出血（消化管出血によるタール便，鼻出血，血尿，思春期の女児では月経の頻度や量）の有無も必ず確かめる．貧血を併発しうる基礎疾患（慢性の炎症をきたす感染症や膠原病，腫瘍性疾患）の有無，貧血の家族歴や既往歴の有無を確認する．食事内容や食育歴，生活習慣や生活環境（スポーツなど）を確かめることも重要である．

▶b. 検査 図1-47

血液検査で Hb の低下を証明することが診断の第一歩である．次いで，赤血球平均恒数，網状赤血球数，赤血球の形態，そのほかの血球〔白血球（とくに好中球），血小板〕の数を確認して，貧血の原因を検索していく．

赤血球平均恒数とは，赤血球の容積（平均赤血球容積：MCV）や，赤血球中 Hb の含有量（平均赤血球血色素含量：MCH）や濃度（平均赤血球血色素濃度：MCHC）のことである．すなわち赤血球の大きさや赤色の濃さを数値化したものであり，検査室にある自動血球計数器で簡単にデータを得ることができる．貧血の原因を探る上で赤血球平均恒数はきわめて重要である．例えば鉄欠乏性貧血は，赤血球の容積（MCV）が小さく，赤色の濃さ（MCHC）が淡くなる，小球性低色素性貧血の一つである．

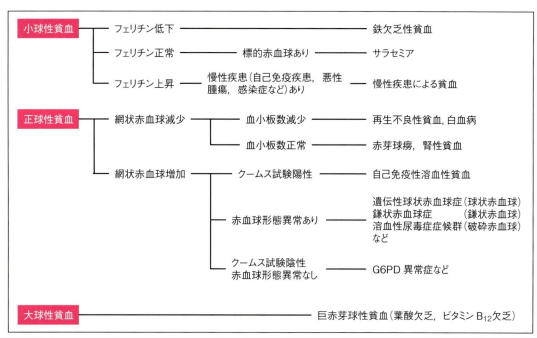

図1-47 貧血の鑑別・診断のためのフローチャート

　網状赤血球とは，骨髄で成熟して末梢血に入った直後（1〜2日以内）の若い赤血球である．赤血球を青色の特殊な染色液で染色すると，青緑色の網状構造（細胞質内に残存したリボソーム）が認められることに由来する．以前は血液塗抹標本を用いて計数していたが，現在では自動血球計数器で測定することができる．末梢血の網状赤血球数から，骨髄における赤血球の産生状況を評価することができ，貧血の原因検索には不可欠である．溶血性貧血では，溶血を代償するために骨髄での赤血球産生が亢進するため，網状赤血球が増加する．一方で骨髄での造血が低下する**再生不良性貧血**では，網状赤血球が減少する．

　血液塗抹標本を作製して赤血球の形態を顕微鏡で観察することも，貧血の原因を究明するために重要である．赤血球は通常，中央がやや凹んだドーナツのような円盤状の形態をとるが，小児の代表的な溶血性貧血である**遺伝性球状赤血球症**では，中央の凹みがない球状赤血球が認められる 図1-48．鉄欠乏性貧血では，赤血球が小さく赤色が淡くなっていることがわかる．

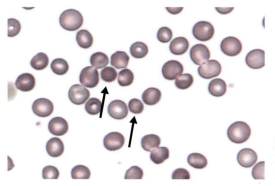

図1-48 遺伝性球状赤血球症で認められる球状赤血球
正常のドーナツ型をした赤血球に混ざって，小型の球状赤血球（矢印）を認める．

白血球数や血小板数をあわせて評価することも重要である．貧血に加えて好中球や血小板も減少している場合（汎血球減少）は，再生不良性貧血が鑑別にあがり，骨髄検査を行っていく．血小板減少に加えて血液塗抹標本で芽球を認める場合は白血病を疑う．

消化管や尿路の出血がないか確認するために，便潜血検査や尿検査を行う．

鉄欠乏の有無は血清**フェリチン**で評価する．血清フェリチンは体内の貯蔵鉄を反映しており，フェリチンの低下は鉄欠乏を意味する．血清鉄の低下だけを根拠に鉄欠乏と診断してはいけない．

溶血性貧血では，先に述べたとおりHbがビリルビンに代謝された結果，血清の間接ビリルビン値が上昇することが多い．自己抗体や同種抗体による溶血性貧血では，赤血球に結合した抗体を検出するクームスCoombs試験が陽性となる．また，溶血して遊離したHbに結合して，遊離型Hbの毒性を軽減する蛋白質であるハプトグロビンが，溶血性貧血では低下する．

〈大曽根眞也〉

11 出血傾向

A はじめに

出血傾向とは，「出血しやすい，あるいは出血すると血が止まりにくい状態」のことを指す．普段我々は外傷を負うと出血するが圧迫すれば速やかに止血するということを経験する．そのままでは体内の循環を維持できなくなり失血死に至るため，我々の生体内では血管が損傷された時のみ止血凝固機構が働く．血管内へむき出しとなった結合織の主成分コラーゲンに反応し，血小板凝集といわれる血小板の集まりが生じてひとまず「蓋」をする（一次止血）．さらに，複数の凝固因子によるカスケードが作動し強固なフィブリン塊を作りその蓋を強固なものとする（二次止血）図1-49．一方で，この蓋が巨大すぎると血液の流れが滞り血栓症を引き起こして最悪，臓器不全に至ってしまう．このような不都合を回避するために不要なフィブリン塊を作らせない（"ブレー

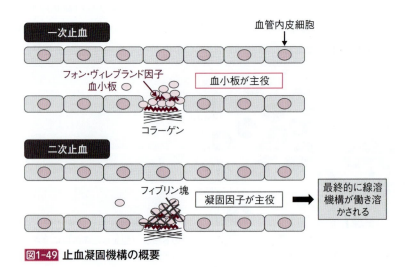

図1-49 止血凝固機構の概要

9 症候と鑑別診断

キ役"としての抗凝固）またはできたフィブリン塊を不要になれば溶かす（線溶）の各々の機構がバランスをとりながら働くことにより，正常な血管内では普段よどみなく血流を保つことができる[1]．これらの絶妙なバランスをとる機序が破綻すると血栓症や出血症状が生じ，時に致死的ないしは著しい生活の質（quality of life: QOL）の低下に見舞われる．

B 出血傾向のチェックポイント，必要な検査

　出血傾向に遭遇した場合は，凝固因子および線溶阻止因子に関する異常以外にも，血小板に関する数的ないしは機能的な異常，血管結合織異常なども鑑別にあがってくる．小児期発症では先天性素因の鑑別を要する場合も多いことから家族歴，既往歴の詳細な問診も重要である 表1-99 ．
　出血傾向を疑った場合のスクリーニング検査は血小板数と凝固系検査（プロトロンビン時間：PT，活性化部分トロンボプラスチン時間：APTT）の確認を行う．これらに異常が認められない場合には，出血時間（延長していれば血小板凝集能検査）の他に血管性あるいは他の凝固系検査（フィブリノゲン）および線溶系検査（フィブリン・フィブリノゲン分解産物：FDP，あるいはD-ダイマー）を行う 表1-100 ．

表1-99 出血傾向のチェックポイント

1. 問診
    - 過去の出血（抜歯，出産，手術時の止血状況）
    - 家族歴（出血症状，新生児死亡，脳梗塞，脳出血，血族結婚の有無）
    - 服薬歴（アスピリン）
    - 出血をきたす基礎疾患の有無（肝障害，尿毒症）
2. 身体所見
    - 紫斑（斑状出血，点状出血）
    - 鼻出血
    - 関節内出血
    - 筋肉内出血

表1-100 出血傾向の診断に必要な検査

1. スクリーニング検査
    - 血小板数
    - 出血時間
    - プロトロンビン時間（PT）
    - 活性化部分トロンボプラスチン時間（APTT）
    - フィブリン・フィブリノゲン分解産物（FDP）
2. 確定診断に必要な検査
    - 血小板凝集能
    - 血液凝固因子測定（Ⅷ因子，Ⅸ因子など）
    - フォン・ヴィレブランド von Willebrand 因子測定（活性と抗原）

C まとめ

本項では，小児期の出血傾向に対するアプローチに関して概説した．小児期の出血傾向の中には先天性素因すなわち遺伝性素因が関連することもしばしばあり，家族へのケアも含めて小児の看護を実践する上でもその知識は必要不可欠である．

1) 石原　卓. 血液・腫瘍疾患を疑う検査結果とその対応 凝固異常. 小児科診療. 2022; 85: 805-9.

〈石原　卓〉

12 リンパ節腫脹

A 定義

リンパ節は，全身に分布するリンパ管の各所に存在し，リンパで運ばれた組織での代謝産物や微生物等をろ過する場であると同時に，免疫担当細胞（リンパ球）を豊富に含む．頭頸部のリンパは主に頸部リンパ節に，上肢・胸部は腋窩リンパ節に，下肢・下腹部は鼠径リンパ節に流入し，リンパ本幹である胸管を通って静脈に流入する．

リンパ節は新生児期には触知しないが，外来抗原刺激により容積が増大し触知可能となる．学童期に容積は最大となり，以降縮小していく．

正常の大きさは通常直径1cm以下で，しばしば集簇する．頸部が最も触知しやすいが，耳介後部，後頭部にも触知しうる．直径1〜2cmの大きさのリンパ節は境界，2cm以上のリンパ節は有意な腫脹と考える．

上記以外の表在リンパ節を触れることはまれなため，鎖骨上窩リンパ節を触知する場合は悪性疾患を疑う．腹腔内・胸腔内などにも深部リンパ節が豊富に存在するが，これらの腫脹は画像検査によって診断される．

B 病歴

リンパ節腫脹に気づいた時期，時間的変化を確認する．発熱・外傷・気道症状などの主訴で受診した場合の診察所見としても重要である．結核・自己免疫疾患・アレルギー性疾患などの家族歴，既往歴，予防接種歴，薬物歴も聴取する．集団生活の有無，周囲の流行性疾患，ペットの飼育歴なども診断の一助となる．

C 鑑別診断

小児期にみられる代表的な疾患を 表1-101 に記す．

表1-101 リンパ節腫脹を呈する代表的な小児疾患

1. 感染症
    1) 細菌性：溶連菌感染症，化膿性リンパ節炎（溶連菌，黄色ブドウ球菌）
    2) ウイルス：EB ウイルス（伝染性単核球症），風疹，流行性耳下腺炎，水痘，単純ヘルペスウイルス，アデノウイルス，サイトメガロウイルス，HIV など
    3) その他：抗酸菌性リンパ節炎（結核，非定型抗酸菌），BCG ワクチン後の腋窩リンパ節腫脹，梅毒，トキソプラズマ，猫引っかき病
2. 腫瘍性
    1) 原発性：悪性リンパ腫，組織球症
    2) 転移性：白血病，神経芽腫，横紋筋肉腫
3. 自己免疫疾患：全身性エリテマトーデス，若年性特発性関節炎，皮膚筋炎
4. 免疫不全症：慢性肉芽腫症，血球貪食症候群（血球貪食性リンパ組織球症），自己免疫性リンパ増殖症候群（ALPS）
5. 脂質代謝異常症：ゴーシェ Gaucher 病，ニーマン・ピック Niemann-Pick 病
6. 薬剤性：抗けいれん薬，免疫抑制薬
7. その他：川崎病，亜急性壊死性リンパ節炎，キャッスルマン Castleman 病，サルコイドーシス，自己炎症性疾患（PFAPA 症候群など）

D 診察のポイント

腫脹しているものがリンパ節か否かを判断し，次に大きさ・数・部位・硬さ・滑らかさ・炎症所見（熱感・圧痛・発赤）・可動性を確認する．バイタル，随伴所見（肝脾腫，貧血，出血斑等）もチェックする．

炎症によるリンパ節腫脹の場合は，炎症の3主徴である熱感・圧痛・発赤を呈し，表面平滑でやや軟，可動性がある．腫瘍性の場合は，炎症所見を認めない．癌の転移では，表面が不整で硬く，可動性がなく，自発痛・圧痛も認めないことが多い．

全身性リンパ節腫脹（2つ以上の連続しない領域のリンパ節腫脹）では白血病，リンパ腫，自己免疫疾患を鑑別する．限局性リンパ節腫脹の原因の多くは局所の炎症であるが，腫瘍の転移，結核も鑑別する．

E 各疾患の症状，身体所見など

▶a. 溶連菌感染症

幼児から学童期に流行する感染症の一つで，咽頭扁桃炎を呈する．発熱，咽頭痛，小発疹，イチゴ舌，扁桃腫大とともに，通常両側の複数の頸部リンパ節腫脹を認める．リンパ節腫大は反応性であり時に有痛性であるが発赤や熱感に乏しく，膿瘍形成はまれである．迅速検査にて診断を行い，ペニシリン系抗菌薬内服にて治療する．続発症としてリウマチ熱や急性糸球体腎炎が知られており，急性期の確実な治療および治癒後の観察が重要である．

▶b. 化膿性リンパ節炎

　発熱および通常限局性のリンパ節腫脹を認める．局所の熱感，圧痛，発赤が著明である．初期には硬く，膿瘍形成にしたがい波動を触れるようになる．代表的な原因菌は黄色ブドウ球菌，溶連菌であるが，診断は膿培養による．静注抗菌薬が有効で，βラクタマーゼ阻害薬配合ペニシリン系抗菌薬，または第1世代セフェム系抗菌薬を投与する．抗菌薬で治癒する症例もあるが，膿瘍形成に対しては切開排膿も考慮される．

▶c. 伝染性単核球症

　Epstein-Barr（EB）ウイルス初感染が主な原因で，発熱，咽頭痛，頸部中心の全身リンパ節腫脹，白苔を伴う扁桃腫大，肝脾腫，皮疹を認める．アンピシリン使用にて発疹が出現するため投与禁忌である．既感染者は生涯を通じて感染源となる．唾液を介して感染し，欧米では kissing disease とよばれている．血液検査上，肝逸脱酵素の上昇と末梢血の異型リンパ球を認める．通常は自然軽快する．

▶d. BCG ワクチン後の腋窩リンパ節腫脹

　BCG 菌による生ワクチンであり，結核予防目的で行われる．BCG 菌が体内で貪食され細胞性免疫が成立する過程においてリンパ節が機能するため，所属リンパ節（通常左腋窩）の反応性腫脹がみられる．頻度は約1%で，時期は4〜6週間後，大きさは2cm以下で多くは2か月程度で縮小する．一部の免疫不全症（慢性肉芽腫症）の場合BCG菌による化膿性リンパ節炎を発症するため，BCGは禁忌である．正常乳児でも膿瘍形成や腫大傾向がみられる場合，対処が必要である．

▶e. 猫引っかき病

　猫，犬に常在するグラム陰性桿菌の *Bartonella henselae* による感染症である．受傷部位の紅斑，膿疱に引き続き，所属リンパ節腫脹がみられる．不明熱の鑑別の一つであるが予後は比較的良好である．抗体測定が診断に有用であるが商業ベースでは行われていない．

▶f. 悪性腫瘍

　原発性と転移性に大別される．原発性の代表疾患である悪性リンパ腫では，発熱，盗汗などの症状がみられる．血液検査では LDH，可溶性 IL-2 受容体抗体の上昇を認め，画像検査では PET（positron emission tomography）が診断に有用である．転移性の場合は白血病や固形腫瘍の転移によるものがある．リンパ節は硬く，圧痛，熱感などの炎症所見に乏しい．リンパ節は週から月単位にて腫大する．鎖骨上窩にリンパ節を触知する場合は悪性疾患を強く疑い，原発部位として胸部または腹部を検索する．

▶g. 川崎病

　原因不明の血管炎症候群の一つであり，4歳以下の乳幼児期に好発する．5日以上続く発熱，眼球充血，口唇紅潮/イチゴ舌，頸部リンパ節腫脹，皮疹，四肢末端の硬性浮腫の6症状のうち5症状認める場合に診断する．前述の溶連菌感染症や伝染性単核球症と症状が類似している．リンパ節腫脹は，腫大リンパ節が複数集簇し有痛性であるが，皮膚の発赤・熱感は伴わない．冠動脈病変が合併症として重要である．ガンマグロブリンとアスピリンの投与により有熱期間と冠動脈瘤発生頻度が減少する．

9 症候と鑑別診断

▶ **h. PFAPA (periodic fever, aphtous stomatitis, pharyngitis, and adenitis) 症候群**

自己炎症性疾患の一つであり，5歳未満で周期性発熱症候群として発症する．発熱発作，アフタ性口内炎，咽頭/扁桃炎，頸部リンパ節炎が特徴である．自然治癒することが多く予後は良好とされている．

▶ **i. 血球貪食症候群（血球貪食性リンパ組織球症：HLH）**

高サイトカイン血症によってマクロファージが活性化され，多臓器の症状を呈する症候群である．家族性，特発性，二次性のものがあり，二次性 HLH の原因としては悪性腫瘍，感染症などがある．EB ウイルスによる HLH の頻度が高く，重症化する．発熱，肝腫，脾腫，リンパ節腫脹，中枢神経症状，発疹，黄疸，出血症状等がみられる．骨髄，リンパ節などに血球貪食像を伴う組織球の増殖像を認める．高サイトカイン血症制御を含めた集中治療を行う．原因によって予後は様々である．

F 検査

スクリーニング検査，特殊検査を 表1-102 に示す．スクリーニング検査は必ずしも全例に行う必要はなく，鑑別診断にしたがって検査を進めていく．

表1-102 リンパ節腫脹の検査

1. スクリーニング検査
    血算，白血球分画
    血沈
    生化学検査：AST，ALT，LDH
    血清学的検査：CRP
    超音波検査
    胸部 X 線写真
    造影 CT
2. 特殊検査
    溶連菌感染症：溶連菌迅速抗原検査
    化膿性リンパ節炎：穿刺培養
    伝染性単核球症：抗 EBV 抗体測定
    結核性リンパ節炎：ツベルクリン反応，インターフェロンγ遊離試験（クォンティフェロン® TB ゴールド，T-SPOT. TB）
    悪性リンパ腫：リンパ節生検，可溶性 IL-2 受容体抗体，PET (positron emission tomography)
    白血病：骨髄穿刺
    自己免疫疾患：補体価，自己抗体（抗核抗体，抗 DNA 抗体，SS-A 抗体，SS-B 抗体など）

G リンパ節生検の適応

抗菌薬治療に反応がない，病歴や血液・画像検査で診断がつかない，腫大傾向がある，4〜6週間以上腫脹が長引く，悪性疾患が否定できない場合に生検を行い，培養，病理検査，細胞表面マーカー，遺伝子検査等に提出する．解析方法によって検体処理方法（ホルマリン固定，凍結保存等）が異なる．

〈菱木はるか〉

13 浮腫

A 浮腫の病態と身体所見

浮腫とは「細胞外液の水分が病的に増加した状態」である．細胞外液量（血管内の水分量＋間質の水分量）は，体内 Na の絶対量にほぼ依存するので，浮腫が存在する状態は体内に過剰に Na が蓄積された状態である．

浮腫の存在を示す理学所見は以下のようなものがある．
  ① 体重の増加（肥満とは異なり，Na および水分の貯留による）
  ② 眼瞼浮腫（とくに朝方に上眼瞼がはれぼったい）
  ③ 脛骨前浮腫（pitting edema：圧痕を残す浮腫が最もわかりやすい）
  ④ 男児の場合は陰嚢浮腫（陰嚢水腫のように見える）
  ⑤ 腹部膨満（腹水のため）

このうち最も客観的な指標は体重増加であり，比較的短期間（1〜2週間）で増加した体重は浮腫のため体内に蓄積された水分と考えてよい．

B 浮腫を認める疾患

小児における浮腫で頻度の高い疾患としては，
  ① 腎疾患（急性腎炎，ネフローゼ）
  ② 心疾患（心不全）
  ③ 肝疾患（肝硬変）
などがあげられる．

以下，それぞれの疾患において浮腫を形成する病態について述べる．

▶a. 腎疾患

（i）急性腎炎

程度は様々であるが，糸球体における炎症により血清クレアチニン値の上昇を認め，炎症細胞あるいは増殖した糸球体細胞による糸球体係蹄毛細管内腔の部分的，ないしは完全閉塞により濾過を行う面積が減少するため糸球体濾過量（glomerular filtration rate: GFR）は低下する．結果

200

として尿へのNa排泄が障害されるため，体内でのNa貯留をきたし，血管内ならびに間質の水分が増加することから，浮腫，高血圧を認める．

（ⅱ）ネフローゼ症候群

ネフローゼ症候群は，尿中への多量の蛋白（アルブミンが主体）漏出のため低アルブミン血症，著明な浮腫を呈する疾患である．血中のアルブミンは様々な作用を有するが，その一つとして「膠質浸透圧の保持」がある．毛細血管を含む体循環では，血管内にアルブミンが保持されており，その一部しか間質に移動しない．血管内と間質のアルブミンの濃度差は「膠質浸透圧効果」を生む．すなわち，血管中アルブミン濃度＞間質アルブミン濃度という「膠質浸透圧差」を生み出し，水分が血管内と間質に適正に分布する（スターリング Starling の法則）．

ネフローゼ症候群では尿中への多量のアルブミン漏出により血管内アルブミンが減少するため膠質浸透圧が低下し，その結果，間質に多くの水分が移行して浮腫を形成する．ただし，ネフローゼ症候群における浮腫形成は膠質浸透圧低下のみではなく，一次的な遠位尿細管や集合管でのNa再吸収亢進が有効循環血漿量を増加させ，静水圧が上昇して間質へ水が移動し浮腫を形成する病態も存在する．同一患者でも経過により体液状態が様々に変化することから，経時的な評価が必要である．

▶**b. 心不全**

心不全では，心拍出量が低下し，「有効循環血漿量」が低下する．これを腎臓は「体液量が減少した」と感知し，腎のNaおよび水の再吸収が増加する．この結果，静脈系の圧上昇が生じ，スターリングの法則により間質への水の移行が生じる．結果として浮腫が生じる．

▶**c. 肝硬変**

慢性肝炎などの肝疾患が増悪すると，最終的には肝硬変へ移行する．肝臓はアルブミンの生合成を行っているが，肝硬変ではアルブミンの合成低下のため血清アルブミンが低下する．そのため，ネフローゼ症候群と同様の機序で浮腫を形成する．

C 浮腫の治療

浮腫を呈するいずれの病態においても体内へのNaおよび水の過剰蓄積が原因であり，とくに心不全ではNaおよび水の体内貯留が高血圧，溢水（過剰な水分の体内蓄積の結果として肺水腫をきたすことがある）など，生命を脅かし，また原疾患を増悪させる結果となる．このため，心不全の原疾患の治療とともに，浮腫に対しての積極的な治療が必要となる．

具体的には，

① 食事中のNa投与量の制限（浮腫の程度にもよるが，小児では1日Na量は食塩として5g/日以下，重篤な浮腫には3g/日以下）

② 経口水分量の制限（経口水分量は経口Na量に比例するため，Naの制限がまずは重要である）

③ 必要に応じて利尿薬（フロセミド，サイアザイドなど）を投与する．利尿薬の副作用である低K血症に注意する．

などが標準的な治療である．

一方，ネフローゼ症候群の浮腫に対しては，上記とやや異なる対応が必要になる．すでに述べたように，ネフローゼ症候群での浮腫形成は，①血漿膠質浸透圧（血清アルブミン）の低下，②ネフローゼ症候群そのものによる Na 再吸収の亢進が病態の基本であるが，心不全や急性腎炎と異なり，膠質浸透圧の低下によって多くの場合は血管内水分量は減少している．こうした状況で利尿薬のみを安易に使用すると，血管内脱水が進行し，ショックに陥ることがある．

このため，ネフローゼ症候群の浮腫には，

    ① 高濃度アルブミン製剤（20％，25％）0.5〜1.0g/kg/回を 2〜4 時間程度で点滴静注する

    ② 上記の後（循環血漿量が増加した後），フロセミド（ラシックス®）1〜2mg/kg/回の静注を行う

という治療を行う．

〈注〉ネフローゼ症候群では腎機能障害を伴い体液量が増加する例もある．その場合には治療として利尿薬投与を考慮する．

〈吉田賢弘，濱崎祐子〉

14 胸痛

胸痛は，胸壁および胸部臓器に分布する知覚神経が刺激されることにより感じる痛みである．胸壁の皮膚，筋肉，骨膜に分布する神経（A-δ線維・有髄神経）は，鋭く部位がはっきりした痛みを伝える．一方，心臓，大血管，気管，食道，胸膜，横隔膜などに分布する自律神経系の神経（C 線維・無髄神経）は，鈍い性状の痛みを伝え，部位も不明瞭である．

小児で最も多い胸痛は，原因を特定できない**特発性胸痛**で全体の半数以上を占め，大半は予後良好である．次いで**皮膚筋骨格系，心因性**が多く，通常家族が最も心配する心血管系，呼吸器系の胸痛は少ない．

▶a. 特発性胸痛

安静，運動に関係なく，前胸部・心尖部（主として左胸部）に限局した，持続時間の短い（数十秒から数分）痛み．多くは一過性で自然寛解する．他覚的な所見に乏しく，器質的疾患は認められない．

▶b. 心因性

学童期以降に多い．精神的ストレス，家族の不幸や，心臓病ではないかという心配などが契機となる．動悸，息苦しさなどの胸部症状や，頭痛，腹痛などの随伴症状を同時に訴えることも多い．

▶c. 皮膚筋骨格系

スポーツ・打撲・外傷と関係すれば診断は容易である．上肢・体幹を動かすと痛む，咳・深呼吸で増強する，限局しているなどの特徴がある．肋軟骨炎は通常片側性で，肋骨・軟骨または軟骨・胸骨接合部に限局した圧痛が認められる．

▶d. 器質的内臓疾患に伴う胸痛

頻度は低いが，器質的疾患を見逃してはならない．病歴，既往歴，現症を慎重にチェックし，

9 症候と鑑別診断

表1-103 胸痛の原因疾患（分類・頻度）

特発性（50～60%）
　器質的疾患，心因の除外
心因性（10～20%）
　過換気症候群
　心理的苦痛
　精神的ストレス
　起立性調節障害
皮膚筋骨格系（15～30%）
　スポーツ
　筋炎
　外傷（骨折・打撲）
　肋軟骨炎
　ティーチェ Tietze 病
　肋間神経炎
　乳腺（乳腺炎，乳腺肥大，女性化乳房）
　帯状疱疹
呼吸器系（10～20%）
　下気道炎（肺炎，気管支炎など）
　胸膜炎
　気管支喘息
　気道異物
　咳嗽
　気胸・縦隔気腫

心血管系（5%前後）
　冠動脈の異常
　　川崎病，先天性冠動脈異常，先天性心疾患術後
　先天性心疾患
　　大動脈弁狭窄，肥大型心筋症，心膜欠損，僧帽弁逸脱，
　　肺動脈狭窄
　後天性心疾患
　　心筋炎，心膜炎，解離性大動脈瘤（マルファン Marfan
　　症候群など）
　肺循環の異常
　　肺動脈性肺高血圧，アイゼンメンゲル Eisenmenger
　　症候群，肺動脈血栓症
　その他の病態
　　心不全，不整脈，高血圧
消化器系（5%前後）
　食道疾患（食道炎，胃食道逆流，胸やけ）
　胃腸炎
　消化性潰瘍
　消化管異物
　横隔膜ヘルニア
　胆嚢炎・胆石
その他
　甲状腺機能亢進症，てんかん

14

胸痛

表1-104 胸痛のチェックポイント

1. 病歴
　　痛みの性質，部位，持続時間，頻度，痛みの起こ
　　り方（急性か，慢性か，誘因は）
　　胸痛以外の随伴症状
2. 既往症
　　既往疾患（川崎病，喘息など），胸部打撲・外傷，
　　運動クラブ・スポーツ歴，心理要因・悩みごと，
　　誤飲・誤嚥
3. 現症
　　全身状態
　　　バイタルサイン
　　呼吸状態の異常の有無
　　　喘鳴，努力呼吸，過換気
　　外傷の有無
　　胸部所見（視診，触診）
　　　胸郭左右差，圧痛の有無
　　腹部所見（視診，触診）
　　聴診所見
　　　呼吸音（深呼吸での変化），不整脈，心音（減
　　　弱，過剰心音），心雑音

表1-105 胸痛に必要な検査

1. スクリーニング検査
　　胸・腹部 X 線写真
　　心電図検査
　　胸部 CT 検査
　　食道，胃内視鏡検査
2. 確定診断のための検査
　　心エコー検査
　　ホルター心電図
　　血液ガス分析
　　肺・心臓シンチグラム
　　心血管造影，胸部 MRI

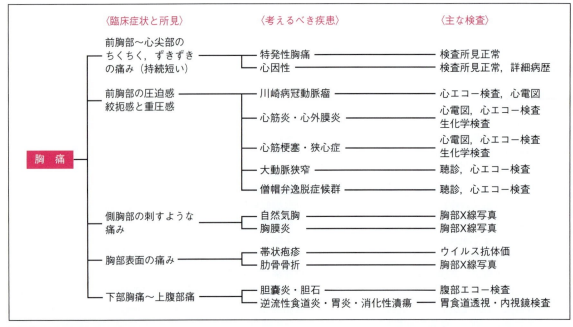

図1-50 胸痛鑑別のためのチャート

鑑別診断・検査を行う必要がある．一般に持続時間が短い（数十秒から数分）ときは胸壁性，長い（数分から1時間以上）ときは内臓性を疑う．睡眠中に胸痛で覚醒してしまう場合には器質的疾患による可能性が高く，心因性の場合，通常覚醒しない．運動と関連する場合には，心血管系，**運動誘発性気管支喘息**を鑑別する．**川崎病後遺症の冠動脈病変，大動脈弁狭窄，肥大型心筋症，マルファン Marfan 症候群・大動脈拡張**などの器質的心血管疾患を有する児の胸痛は突然死の可能性もあり，とくに注意する．咳・発熱・呼吸困難を伴う場合には**呼吸器系**の胸痛，食事との関連がある場合には**消化器系**の胸痛を鑑別する．

〈山岸敬幸〉

15 呼吸困難

A 呼吸困難とは

　呼吸困難とは，自覚的に息苦しさを感じる状態，または客観的に息苦しさを確認できる状態を指す．乳幼児は，解剖学的に気道が狭いため，気道粘膜の浮腫や気道分泌物により閉塞をきたしやすい．また，胸郭は柔らかく呼吸筋が未発達であり，喀痰の喀出力が弱い．そのため，**呼吸困難を生じやすい**．小児では，苦しさを訴えることができないことが多く，呼吸困難を他覚的所見として捉えることが重要である．

B 呼吸困難の評価

▶a. 問診

呼吸困難の出現時期（急性発症か慢性か），特徴（吸気性か呼気性か，終日みられるか夜間のみみられるか），随伴症状（喘鳴，発熱，皮疹などの所見はないか），既往歴（アレルギー，心疾患，易感染性，入院歴，手術歴），sick contact（家族，保育園や学校での感染症流行状況）について確認する．また，予防接種歴（接種の有無だけでなく，回数や接種時期も），生活歴（ペット飼育，家族の喫煙歴）も重要な情報である．

▶b. バイタルサイン

全身状態や意識状態の評価，呼吸数や心拍数，経皮酸素飽和度の測定などを通じて，異常の有無について確認する．**呼吸数，心拍数は，年齢により正常値が異なる**点に注意する 表1-106 ．

表1-106 年齢別心拍数，呼吸数の正常値

	年齢	心拍数（/分）	呼吸数（/分）
新生児	0 か月	120〜140	40〜60
乳児	1〜11 か月	100〜200	30〜40
幼児期前期	1〜3 歳	90〜110	20〜30
幼児期後期	4〜5 歳	80〜90	15〜25
学童以上	6〜12 歳	60〜80	15〜20

▶c. 視診

顔色，無呼吸や周期性呼吸，努力呼吸の存在を確認する．努力呼吸の客観的指標としては，肩呼吸，鼻翼呼吸，陥没呼吸，起座呼吸，呻吟などがあげられる．呼気延長や口呼吸の有無についても確認する．前者は気管支喘息を，後者はアデノイド肥大を示唆する所見である．新生児や乳児では，鼻閉により呼吸困難を呈することもある．Sniffing position（急性喉頭蓋炎でみられる顎を突き出すような姿勢）をとっていないかなど，体位の確認も行う．

▶d. 聴診

呼吸音の減弱，喘鳴の有無やパターン（吸気性，呼気性，往復性），副雑音の有無に加え，左右差の確認を行う．また，心原性の可能性も考慮し，心雑音についても必ず確認する．

▶e. 検査

血液ガス検査は重要であり，小児では静脈血ガスで測定することが多い．SpO_2 が保たれていても，CO_2 貯留を認める場合があるため注意が必要である．理学所見から想起される病態により，胸部単純 X 線（浸潤影や無気肺，気胸などのエアリークの確認），喉頭側面 X 線（急性喉頭蓋炎による喉頭蓋の腫脹の確認），上咽頭側面 X 線（アデノイド肥大による上咽頭狭窄の確認）などの画像検査を適宜実施する．また，肺エコー，胸部 CT，喉頭，気管支ファイバー検査などを追加することもある．なお，呼吸困難が強い場合，いずれの検査よりも治療が優先される．

C 呼吸困難の鑑別

呼吸困難の鑑別は，喘鳴の有無やそのパターンにより大別される 図1-51．吸気性の喘鳴は上気道の，呼気性喘鳴は下気道の狭窄の存在を示唆し，気管に病変があると往復性の喘鳴となる．また，発症の時期（急性か慢性か）を確認することも，呼吸困難の鑑別においては重要である．

なお，緊急対応を要することから，以下の疾患には注意する．気道異物は，全身麻酔下での摘出が必要となる．3歳未満児に多く，原因としては豆類が多い．突然発症する咳嗽や喘鳴，呼吸音の左右差，単純X線での呼気時の縦隔健側偏位などが特徴である．急性喉頭蓋炎では，呼吸困難が急速に進行するため，診断後速やかに呼吸器管理を行う．突然の高熱と同時に呼吸困難を呈し，前述した sniffing position や，流涎（喉が痛く唾液が飲み込めない）を認める例では注意を要する．気胸や縦隔気腫などのエアリークは，緊急の胸腔ドレナージが必要となることがある．呼吸困難とともに，胸痛を訴えることが多い．

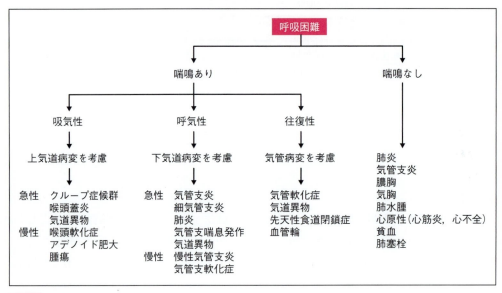

図1-51 呼吸困難の鑑別フローチャート

16 咳嗽，痰

A 咳嗽と喀痰

咳嗽とは，気道分泌物などの気道内異物を排除するための生理的防御反応のことを指す．気道内腔の閉塞や呼吸器感染症の予防のため反射的に生じるが，随意的に誘発することも可能である．

喀痰は，下気道から気管外に喀出された気道分泌物のことを指す．粘膜下腺の粘液細胞や漿液細胞，上皮の杯細胞からの分泌物，血漿成分，水分などで構成される．気道が狭く喀痰の喀出の弱い乳幼児では，咳嗽が遷延しやすい．

B 咳嗽の生じる機序

咳嗽は吸気相，圧縮相，呼気相の3相から構成される．吸気相では，声門が開き吸気筋群が収縮し深吸気を行うことで肺気量が増加する．圧縮相では，声門を閉じ呼気筋群が収縮し胸腔内圧が上昇する．呼気相では，声門が開放されると空気は突然圧力で放出され，強い呼気に移行し咳嗽が生じる．咳嗽の制御は，延髄の咳中枢によって行われ，発生には主に迷走神経が関与する．気道粘膜に存在する迷走神経終末枝（咳受容体）に刺激が加わると，迷走神経を介し刺激が咳中枢に伝達される．これに対し，下咽頭神経，横隔神経，肋間神経を介し指令が送られ，横隔膜や肋間筋が収縮を生じ咳嗽が出現する．

C 咳嗽・喀痰の原因と分類

咳嗽の要因は様々である．呼吸器系の要因が主体だが，非呼吸器系の要因も関与する 表1-107 ．

小児では，年齢により念頭におくべき疾患が異なる．新生児や乳児では，気管や気管支の構造異常，食道閉鎖などの先天異常や，胃食道逆流症に留意する．様々な病原微生物への曝露機会が増える幼児期以降は，上気道炎や気管支炎，肺炎はもちろん，鼻副鼻腔炎による後鼻漏も咳嗽の原因となる．また，気管支喘息により反復する咳嗽も認められる．学童期以降には，心因性の咳嗽も考慮する．

咳嗽はまた，その性状や持続期間により分類される．性状による分類は，乾性咳嗽（喀痰を伴わない咳嗽），湿性咳嗽（喀痰を伴う咳嗽），犬吠様咳嗽（ケンケンと犬が吠えるような咳嗽）に分類される．また，性状により原因となる疾患は異なる 表1-108 ．持続期間については，小児では明確な分類法はない．成人では，3週間以内が急性，3週間以上〜8週間未満が遷延性，8週間以上が慢性咳嗽と分類される．

表1-107 咳嗽の要因

呼吸器系の要因	• 感染症
	• 先天異常，機能異常
	• 気管支喘息
	• 心不全
	• 肺塞栓
	• 肺ヘモジデローシス
	• 過敏性肺炎
	• 気道異物
呼吸器以外の要因	• 耳鼻科領域疾患
	• アナフィラキシー
	• 胃食道逆流症
	• 心不全
	• 心因性

表1-108 咳嗽の分類

種類	特徴	原因
乾性咳嗽	喀痰が絡まない咳嗽	感冒 ウイルス，肺炎マイコプラズマによる気管支炎，肺炎
湿性咳嗽	喀痰が絡む咳嗽	気管支炎，細気管支炎，肺炎 鼻副鼻腔炎 気管支喘息
犬吠様咳嗽	ケンケンと犬が吠えるような咳嗽	感冒 クループ症候群 ウイルス，肺炎マイコプラズマによる気管支炎，肺炎
けいれん性咳嗽	発作性に連続する咳嗽	気管支喘息 百日咳 肺炎マイコプラズマによる気管支炎，肺炎

表1-109 喀痰の分類

漿液性喀痰	さらさらとした水のような痰	ウイルス性下気道感染症 唾液のこともある
粘液性喀痰	白色の粘り気のある痰	ウイルス性下気道感染症
膿性喀痰	黄色〜緑色の強い粘り気のある痰	細菌性下気道感染症 鼻副鼻腔炎（後鼻漏） 気管支喘息

　喀痰は，漿液性痰，粘液性痰，膿性痰に分類される．一般に，細菌感染症を生じると膿性喀痰を生じやすいが，喘息患者で好酸球による炎症を反映し膿性の喀痰を生じることもある 表1-109．喀痰の分類法としては，肉眼的な性状による分類法や，顕微鏡的な分類法（炎症を反映する白血球数と，上皮由来の扁平上皮をカウント）が用いられる．

〈星野　直〉

17 頭痛

A 概念

▶a. 一次性頭痛と二次性頭痛

　「一次性頭痛」とは，頭痛そのものが疾患である．小児の場合，「一次性頭痛」のほとんどは片頭痛か緊張型頭痛である．片頭痛には前兆のあるものとないものがあるが前兆のない方が優位で

ある．一方，「二次性頭痛」とは，他疾患罹患時に生じ，その疾患が改善する際に頭痛が軽減することで診断が可能となる．小児では脳腫瘍による頭痛は病初期には診断が難しい．「二次性頭痛」で多く経験するのはインフルエンザやCOVID-19などの感染症に伴う頭痛である．小児の頭痛では二次性頭痛はまれであり，ほとんどが一次性頭痛である．

▶ b. 病態生理

＜三叉神経血管説＞

なんらかの刺激（強い光，気圧の低下，ストレスなど）を受けると硬膜血管とその周囲に分布する三叉神経終末からカルシトニン遺伝子関連ペプチド（CGRP）やサブスタンスPといった神経ペプチドを放出し，肥満細胞の脱顆粒，血管透過性亢進により血管外への血漿蛋白漏出などといった神経原性炎症が局所的に惹起され，順行性に三叉神経を刺激しながら中枢へ伝播し「頭痛」として認識され，とくに脳幹に存在する三叉神経核を活性化し悪心・嘔吐といった自律神経症状を引き起こす．こういった神経原性炎症は逆行性にも伝わり，他の三叉神経終末も次々と活性化し拡大していく．

▶ c. 前兆のない片頭痛：診断基準

表1-110 に示す国際頭痛学会の国際頭痛分類第3版（ICHD-3）を用いて「前兆のない片頭痛」は診断する．

表1-110 「前兆のない片頭痛」の診断基準

A. B～Dを満たす発作が5回以上ある
B. 頭痛発作の持続時間は4～72時間（未治療もしくは治療が無効の場合）
C. 頭痛は以下の4つの特徴の少なくとも2項目を満たす
　① 片側性
　② 拍動性
　③ 中等度～重度の頭痛
　④ 日常的な動作（歩行や階段昇降など）により頭痛が増悪する．あるいは頭痛のために日常的な動作を避ける
D. 頭痛発作中に少なくとも以下の1項目を満たす
　① 悪心または嘔吐（あるいはその両方）
　② 光過敏および音過敏
E. ほかに最適なICHD-3の診断がない

（日本頭痛学会訳．国際頭痛分類 第3版．医学書院；2018. p.3）

B 聴取すべき病歴

- **頭痛の持続時間**：片頭痛の場合はICHD-3によると成人の場合は4～72時間，小児では2時間以上であってもよいかもしれない，となっている．緊張型頭痛は持続時間が比較的長い場合が多い．
- **頭痛の部位**：場所は様々である．部位によって診断が決まるものでもない．眼の奥が痛いこと

は片頭痛でしばしばみられる．眼科疾患ではないことが多い．

- **頭痛は両側か片側か**：小児の片頭痛では両側のことが多い．
- **性状（拍動性か非拍動性か）**：片頭痛であっても拍動性（ドクンドクンと脈打つような）頭痛ではなくて，非拍動性（締めつけるような）頭痛のことがある．
- **悪心・嘔吐を伴うか**：伴えば片頭痛の可能性が高い．
- **光・音・匂い過敏の有無**：頭痛の時に電気を消して真っ暗にしたいですか？ 音楽が鳴っていると音を小さくしたいですか？ 匂いが気になりませんか？ などとわかりやすく質問する．
- **体動で増悪するか**：階段の昇降やお辞儀をしたりすると痛みが増しますか？ と聞く．
- **いきんだり，咳をすると頭痛が増強するか**：キアリ Chiari 奇形があり小脳扁桃が下垂していることがあるので頭部 MRI を矢状断で撮像して確認する必要がある．
- **家族歴**：片頭痛がとくに母に多い．
- **既往歴**：車酔いや周期性嘔吐症が多い．

C 身体所見

＜神経学的所見＞

眼球運動や瞳孔の左右差，四肢深部腱反射の左右差，病的反射の有無，麻痺の有無などを含め，詳しく診察して所見をカルテに記載しておく．

髄膜刺激徴候の有無も脳圧亢進の有無を論じる上で重要だ．

全身状態についても重篤な印象を受ければ，脳腫瘍などの重大な二次性頭痛の可能性があり，精査が必要かもしれない．

D 検査所見

＜頭部 MRI/MRA＞

必ず MRA も撮っておくこと．これはもやもや病の除外のためである．成人の片頭痛では一過性に微小な虚血性変化を認めることも多い．前述のようにキアリ奇形の可能性も除外するには矢状断で小脳扁桃の下垂の有無をみる必要がある．

一般的な血液一般・生化学検査も検査しておくとよい．

E 鑑別診断

＜二次性頭痛＞

- **もやもや病**：片頭痛と診断しても本疾患のことがあり，注意を要する．典型的な一過性脳虚血発作症状があれば診断に至ることが多いが，時に，片麻痺性片頭痛という非常にまれな疾患を疑ってしまい，診断を誤ることがあるので注意する．
- **キアリ奇形**：いきむ時や咳嗽時の頭痛といった症状があれば上述のように，「矢状断で小脳扁桃の下垂の有無をみる」べきだ．

9 症候と鑑別診断

- **静脈洞血栓症**：ステロイド投与時など凝固亢進状態の場合，本疾患の可能性を念頭に，頭部MRIでMRVという検査方法を選択すると診断に至る．
- **脳腫瘍**：病初期では診断は難しい．プラスアルファの神経学的所見（例えば，転びやすい，まっすぐ歩行ができない，眼振がある，眼球運動異常，など）がある場合は，積極的な画像検査（CTまたはMRI）を行うべきだ．

F 治療

- **非薬物療法**：片頭痛誘因の回避，自己管理などの患者教育は重要である．認知行動療法を含めた心理療法も有効である．主体的に治療に参加する意識を持たせるために，あえて頭痛ダイアリーを親任せではなく本人に書いてもらう．
- **急性期治療薬**：慢性化を防ぐために，「薬剤の使用過多による頭痛」に陥らないように，急性期治療薬を月に10日以上使用しないように心がける必要がある．頭痛を自覚直後可及的速やかに行うべきだ．
    ① **イブプロフェン**：小児・思春期の片頭痛急性期治療薬の第一選択薬といわれている．頭痛時に5～10mg/kgの投与量で頓用で6時間以上の間隔をあけて使用する．
    ② **アセトアミノフェン**：小児科医として最も慣れている薬剤．頭痛時に10mg/kg以上の十分な投与量で頓用で6時間以上の間隔をあけて使用する．
    ③ **トリプタン**：6歳以上12歳以下ではスマトリプタン点鼻液とリザトリプタン，思春期ではすべてのトリプタンが推奨され，NSAIDsとの併用も有効とされている．
- **予防薬**：週単位以上の頭痛で非薬物療法で効果がないものには，三環系抗うつ薬のアミトリプチリン，抗てんかん薬のトピラマート，βブロッカーのプロプラノロール，カルシウム拮抗薬の塩酸ロメリジンなどを副作用に注意しながら少量から開始し，月単位で試している．18歳以上であればCGRP関連抗体注射薬が非常に有効なことが多いが，2024年9月時点では18歳未満には保険診療が認められていない．

〈西村　陽〉

18 運動障害

　体のあらゆる動作は，脳と脊髄，末梢神経，筋肉の複雑な相互作用が関わっている．その過程に障害が起きることで運動障害が起こる．

　運動障害は，主に大脳皮質から脊髄の障害によって起こる痙性麻痺，脊髄前角細胞から末梢神経，神経筋接合部，筋肉に至るまでの障害によって起こる弛緩性麻痺，大脳基底核の障害によって起こる不随意運動（ミオクローヌス，アテトーゼ，ジストニア，ヒョレアなど），小脳や脊髄深部覚の障害によって起こる失調に分けられる．表1-111 に運動障害の種類と原因疾患をあげる．

　運動障害の診断のためには，一般身体所見や神経学的所見（筋緊張や筋力，筋萎縮の有無，深部腱反射，病的反射など）の他に，病歴（発症時期や症状の経過，進行の程度），妊娠分娩歴（妊

表1-111 運動障害の鑑別疾患

運動障害の種類	障害に起因する部位	代表的な疾患
痙性麻痺	大脳皮質・白質，脳幹，脊髄	脳梗塞，脳出血，もやもや病，脳動静脈奇形，脳腫瘍，脳炎・脳症，脳形成異常，神経変性疾患
弛緩性麻痺	脊髄前角細胞	脊髄性筋萎縮症
	末梢神経	ギラン・バレー Guillain-Barré 症候群 シャルコー・マリー・トゥース Charcot-Marie-Tooth 病 慢性炎症性脱髄性多発ニューロパチー
	神経筋接合部	重症筋無力症
	筋	筋ジストロフィー，先天性ミオパチー，多発性筋炎・皮膚筋炎，代謝性筋疾患
不随意運動（アテトーゼ，ジストニア，ミオクローヌス，ヒョレア）	大脳基底核	脳腫瘍，ウィルソン Wilson 病，ハンチントン Huntington 病，リー Leigh 脳症
運動失調	小脳	小脳梗塞，小脳腫瘍，小脳炎，急性小脳失調症，脊髄小脳変性症
	脊髄深部覚	脊髄梗塞，脊髄炎

表1-112 運動障害の鑑別に必要な検査

1. スクリーニング検査
   - 血液検査（血液一般，生化学，CK，血糖，甲状腺機能，アンモニア，血液ガス），尿検査
   - 頭部 CT/MRI 検査，脳波検査
2. 確定診断のための検査
   - 血液検査（乳酸・ピルビン酸，アミノ酸分析，アシルカルニチン分析，遺伝子検査）
   - 髄液検査（細胞数，蛋白，糖，オリゴクローナルバンド，ミエリン塩基性蛋白など）
   - 尿検査（尿中有機酸分析，尿中アミノ酸分析）
   - 骨格筋 CT/MRI，脊髄 MRI,
   - 電気生理学的検査（末梢神経伝導検査，筋電図，誘発筋電図）
   - 筋生検，神経生検

娠合併症や母体感染，妊娠中の服薬歴，仮死などの周産期異常，光線療法の有無など），神経筋疾患の家族歴の聴取が重要である．また診断に必要なスクリーニング検査として，一般血液，生化学検査，アンモニア，血液ガス，CK，甲状腺ホルモン，頭部 CT/MRI 検査を行い，確定診断のための精査として乳酸・ピルビン酸，アミノ酸分析，尿中有機酸分析，骨格筋 CT/MRI，末梢神経伝導検査，筋電図，筋生検，神経生検などを行う **表1-112** ．

〈戸澤雄紀〉

19 腹痛

　腹痛は，日常診療の中でよくみられる症状の一つである．腹痛の診断にあたっては緊急性を判断しながら，患児の年齢，いつからの痛みか，どの程度の痛みか，どのあたりの痛みか，痛みの増強・軽減があるかなどに注目して鑑別を進めていく　表1-113．

　とくに緊急性を要する疾患である可能性の高い症状は，急性の痛みで，①激痛，②下血・血便，③嘔吐（胆汁性・血性），④腹部膨満，⑤筋性防御・反跳痛，⑥全身状態不良，のいずれかがみられる場合である．これらの症例では急性腹症を疑い，早急な診断が必要である．

　腹痛は，急激に発症する急性の腹痛と1～2か月以上持続してみられる慢性・反復性の腹痛に分けられる　表1-114．なお，頻度の高い疾患を下線で示した．

　腹痛の鑑別診断を　図1-52　に示す．図からわかるように，随伴症状（例えば，嘔吐・下痢・発熱など）の有無を十分問診することが大切である．

　一方，腹痛の原因は必ずしも消化器疾患とは限らない．丁寧な問診および理学的所見から，診断を進めていく．

　また，低年齢児ではその部位や程度を正確に表現できないことが多いことにも注意が必要である．例えば，乳児では，"激しく泣く，機嫌が悪い，ミルクの飲みが悪い"と母親が訴えるのみの場合や，幼児では頭痛・腹痛・四肢痛など他の部位の痛みを腹痛（ポンポンが痛い）と表現する場合がある．

　診断に必要となることが多い検査を　表1-115　に示す．問診・視診・触診・聴診に加えて，これらの検査のいくつかを選択し診断の手助けとする．

表1-113 腹痛の診断のポイント

1. 緊急性の有無（本文参照）
2. 痛みが出現した時期
　　いつからか？
3. 痛みの部位
4. 痛みの強さ
　　体位や表情から推定
5. 痛みの持続時間
　　間欠的か？　持続するか？
6. 痛みの起こりやすい時
　　食事との関係があるか？　夜間も痛むか？
7. 全身状態
8. 脱水の有無は？　食欲はあるか？
9. 随伴症状
　　嘔吐・下痢・血便・便秘・発熱などを伴うか？
10. その他
　　内服薬の有無．年長女児では月経歴など．

表1-114 腹痛の原因

	急性の腹痛	慢性の腹痛
乳幼児	<u>腸重積</u>☆ <u>かぜ症候群</u> <u>急性胃腸炎</u> 尿路感染症 鼠径ヘルニア嵌頓☆ 腸閉塞☆ 総胆管拡張症☆	便秘 <u>反復性腹痛症</u>
学童期	<u>急性胃腸炎</u> <u>急性虫垂炎</u>☆ 腸閉塞☆ 血管性紫斑病 かぜ症候群 卵巣腫瘍・茎捻転☆ 急性陰嚢症☆ 周期性嘔吐症 食中毒 尿路感染症 肝炎 膵炎	<u>過敏性腸症候群</u> 便秘症 胃・十二指腸潰瘍 炎症性腸疾患（クローン Crohn 病） 神経性食思不振症 心因性腹痛

＊下線（＿＿＿）は頻度の高い疾患，星印（☆）は急性腹症の疾患.

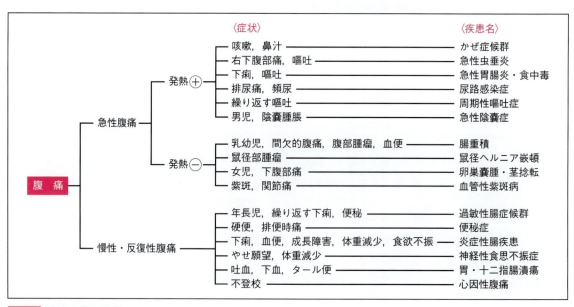

図1-52 腹痛の鑑別診断

9 症候と鑑別診断

表1-115 腹痛の診断に必要となることが多い検査

1. **スクリーニング検査**
   腹部 X 線検査
   腹部超音波検査
   血液検査
   　血算，CRP，ビリルビン，ALT，AST，LDH，アミラーゼ
   　尿素窒素，クレアチニン，血糖，電解質，赤沈
   尿検査
   　定性，沈渣
   便
   　潜血，培養
2. **確定診断のための検査**
   腹部 CT，腹部 MRI
   注腸造影・上部消化管造影検査
   消化管内視鏡検査（上下部消化管内視鏡検査，小腸カプセル内視鏡検査）
   その他
   　年長女児では婦人科受診．腹部疾患以外の精査．

　血液検査では白血球数，CRP などから炎症の程度を確認する．急性虫垂炎，細菌性腸炎などではこれら炎症反応の上昇がみられる．

　生化学検査では，肝臓・胆嚢・胆道系疾患で AST，ALT などが，膵疾患でアミラーゼなどが上昇することが多い．また消化管出血では貧血に加えて，尿素窒素の上昇がみられることがある．

　尿検査は簡便かつ低侵襲であり，尿路感染症の診断には必須である．便検査は腹痛の診断に重要であり，必要であれば浣腸を用いて，性状や血便の有無を確認する．イチゴゼリー様粘血便では腸重積を疑う．

　画像検査では単純 X 線検査は重要であり，腸閉塞や消化管穿孔の診断には第一選択である．腹部超音波検査は腸重積，急性虫垂炎，腸閉塞，総胆管拡張症，腫瘍性病変など，腹部 CT 検査は急性虫垂炎の診断，肝胆道系疾患および膵疾患の鑑別に有用である．

　慢性・反復性の痛みの場合には，食欲や体重の増減，便通の様子に加えて，日常生活への支障，患者・家族の気持ちについても聞き取り，治療計画を練ることが大切である．

---

20 悪心，嘔吐

　嘔吐は小児診療で多く遭遇する症状の一つであり，原因も様々である．診断のポイントとして，患児の年齢，時間経過，嘔吐物の内容，嘔吐の勢い・回数，水分摂取量・尿量・食欲など全身状態，腹痛・下痢・発熱を伴うかなどがあげられる **表1-116**．

　急性の嘔吐には緊急を要する疾患が多く，①血性・胆汁性の嘔吐，②全身状態不良，③意識レベルの低下，④けいれん，⑤激しい腹痛・筋性防御，を伴う場合は早急な診断が必要である．

表1-116 嘔吐の診断のポイント

1. 緊急性の有無（本文参照）
2. 年齢
3. 嘔吐が出現した時期
   いつからか？
4. 嘔吐の量・回数
5. 嘔吐の状況
   悪心の有無は？　食事との関係があるか？
6. 嘔吐の勢い
7. 嘔吐物の性状
   血液・胆汁の混入はあるか？
8. 全身状態
   脱水の有無は？　尿量は？　哺乳量は？
9. 随伴症状
   腹痛・下痢・発熱などを伴うか？
10. その他
    虐待の可能性はないか？
    家庭・保育園での流行疾患の有無．

　なお，嘔吐は消化管の内容物を噴出する状態であり，乳幼児における解剖学的特徴（食道と胃壁のなす角度が鈍角であること）による逆流，すなわち溢乳とは異なるため区別して考えることが必要である．

　嘔吐は経過により急性と慢性に分類され年齢により好発疾患が異なる 表1-117 ．

　新生児期は，溢乳・空気嚥下・ミルク誤飲など生理的な原因による嘔吐が多いが，消化管閉塞による嘔吐の頻度が年長児に比べて高いのも特徴である．また，嘔吐の原因は必ずしも消化管疾患とは限らず，敗血症や髄膜炎・脳腫瘍・頭蓋内出血などの中枢神経疾患，ガラクトース血症をはじめとする代謝性疾患など全身疾患の鑑別を忘れてはならない．乳幼児期はウイルス性の胃腸炎の頻度が圧倒的に高い．髄膜炎・敗血症などの重症感染症，その他，尿路感染症・中耳炎などが見落とされやすく注意が必要である．学童期も，ウイルス性胃腸炎による嘔吐の頻度が高いが年長児では異物・薬物誤飲や胃十二指腸潰瘍，アセトン血性嘔吐症などの代謝内分泌疾患の頻度が高まる．

　嘔吐の鑑別診断を 図1-53 に示す．図からわかるように，随伴症状（例えば，腹痛・下痢・発熱など）についても十分問診することが大切である．

　診断に必要となることが多い検査を 表1-118 に示す．問診・視診・触診・聴診に加えて，これらの検査のいくつかを選択し診断の手助けとする．

　血液検査で，白血球数，CRP が上昇している場合には，急性虫垂炎，細菌性腸炎の他，髄膜炎・中耳炎・肺炎などを考慮する必要がある．

　生化学検査では，腹痛の場合と同様，肝臓・胆嚢・胆道系疾患では AST，ALT などを，膵疾患ではアミラーゼなどを参考とする．代謝疾患を疑った場合には血液ガス分析・電解質・血糖，

9 症候と鑑別診断

表1-117 嘔吐の原因

	急性の嘔吐	慢性・反復性の嘔吐
新生児期	初期嘔吐 敗血症・髄膜炎 先天性消化管閉鎖 腸閉塞 頭蓋内出血 先天性代謝異常 総胆管拡張症 先天性副腎過形成	胃食道逆流症 ミルクアレルギー
乳幼児期	急性胃腸炎 急性中耳炎 腸重積 髄膜炎・脳炎・脳症 肝炎 腸閉塞 尿路感染症 アセトン血性嘔吐症	脳腫瘍 先天性代謝異常症 胃食道逆流症 肥厚性幽門狭窄症
学童期	急性胃腸炎 急性虫垂炎 肝炎 膵炎 血管性紫斑病 糖尿病性ケトアシドーシス	クローン Crohn 病 神経性食思不振症 胃十二指腸潰瘍 アセトン血性嘔吐症

＊下線（＿＿）は頻度の高い疾患

20 悪心，嘔吐

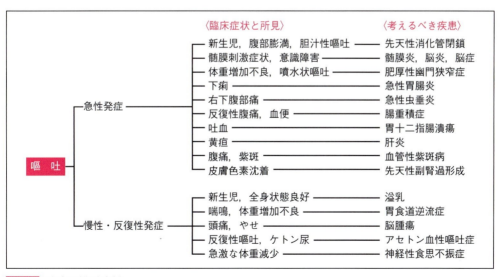

図1-53 嘔吐の鑑別診断

表1-118 嘔吐の診断に必要となることが多い検査

1. スクリーニング検査
    体重測定
    腹部 X 線検査
    腹部超音波検査
    血液検査
        血算, CRP, ビリルビン, ALT, AST, LDH, アミラーゼ
        尿素窒素, クレアチニン, 血糖, 電解質, 赤沈
    尿検査
        定性・沈渣: とくに尿ケトン, 尿糖など
2. 確定診断のための検査
    腹部 CT, 腹部 MRI
    注腸造影・上部消化管造影検査
    消化管内視鏡検査
    その他
    腹部疾患以外の精査(頭部 CT・MRI など)

アンモニア, 尿ケトン体をまず検査することが多い. 尿中ケトン体が病初期より認められるのはアセトン血性嘔吐症の特徴である.

　先天性消化管閉鎖症の診断には単純 X 線検査が第一選択であることが多い. 腹部超音波検査は侵襲性が少なく, スクリーニング精査として位置づけられる. 腸重積, 急性虫垂炎, 腸閉塞, 総胆管拡張症, 腫瘍性病変など様々な疾患の鑑別に有用である. 腹部 CT 検査は急性虫垂炎の診断, 肝胆道系疾患および膵疾患の鑑別に有用である.

21 嚥下困難・障害

　嚥下は, 食物や液体を口に取り込み, 咽頭と食道を経て胃内へ送り込む運動である. 適切な嚥下機能の獲得により, 年齢に見合った栄養を摂取することができるようになり, 運動機能および知的発達が促される. また, 口から食べられなくなることは, 楽しみの消失となり, 生活の質を著しく低下させる.

　嚥下困難・障害の症状を 表1-119 に示す. 飲み込みにくいことで, むせや食べこぼしだけではなく, 誤嚥による呼吸障害や肺炎などを引き起こすと命に関わることがあり, 医療的介入を必要とする場合も少なくない.

　小児の嚥下困難・障害の原因は多岐にわたる 表1-120 . 身体的・精神的な障害や不適切な環境など様々な要因が嚥下の発達に影響を及ぼす. したがって, 小児における嚥下困難・障害に対しては対症療法的ではなく, 健常児が摂食・嚥下機能を獲得していく過程と同様に発達療法的アプローチが重要である.

　嚥下機能に関する原因検索および評価には様々な方法がある 表1-121 . 誤嚥のリスク評価に

表1-119 嚥下困難・障害の症状

誤嚥	呼吸障害，肺炎，むせ，免疫力低下など
過敏	摂食拒否，口唇閉鎖不全，手づかみ食べ拒否など
口唇閉鎖不全	口呼吸，原始反射の残存，口腔周囲の過敏，口輪筋の緊張・鈍麻など
舌突出	口唇閉鎖不全，原始反射の残存，むせ，舌の非協調運動など
咀嚼不全	丸呑み，食物残留，むせ，窒息など
食べこぼし	目，手，口の非協調性，一口量の不適切など

表1-120 嚥下困難・障害の原因

分類	代表的な病態・疾患
1. 未熟性（低出生体重児，早産児）	超低出生体重児など
2. 解剖学的な構造異常（先天性・後天性）	唇顎口蓋裂，小顎症，食道閉鎖症など
3. 中枢神経，末梢神経，筋障害	脳性麻痺，筋ジストロフィー，ミオパチーなど
4. 咽頭・食道機能障害	アカラシア，食道炎など
5. 全身状態	感染症，心疾患，呼吸器疾患など
6. 精神・心理的問題	経管栄養依存症，反芻など
7. その他の問題	口腔乾燥，口内炎など

表1-121 嚥下困難・障害の検査法

解剖学的・形態学的評価	
CT，MRI，上部消化管内視鏡検査	嚥下に支障をきたすような基礎疾患の有無を確認
嚥下機能評価	
嚥下造影検査	造影剤を使用し，X線透視下で摂食・嚥下機能を評価
嚥下内視鏡検査	鼻咽喉喉頭ファイバーを用いて摂食・嚥下機能を評価
その他の検査	
pHモニター	食道への胃酸逆流を評価し，胃食道逆流の有無を確認
パルスオキシメーター	嚥下時に SpO_2 の低下の有無を確認
改訂水飲みテスト	水を用いて誤飲の有無を確認
フードテスト	食物を嚥下し口腔内の食物残留の有無を評価

は，透視室で造影剤を普段の食事や飲み物に混ぜて，透視下で誤嚥の有無を確認する嚥下造影検査や，内視鏡で声門閉鎖機能，唾液や分泌物，食物などの咽頭残留などを直視下で観察する嚥下内視鏡検査を行うことが多い．しかしながら，精神・運動発達遅滞を伴う児の嚥下機能の評価では児の協力を得られない検査も多くある．

　嚥下困難・障害を有する児に対する摂食機能療法において重要なことは，口腔機能の発達・変化，病態を理解し，早期に発見し，介入を行うことである．一方で，摂食・嚥下機能の発達は個人差が大きく，根気強く訓練を継続する必要がある．摂食機能療法を 図1-54 に示す．食環境だけでなく，食事内容に関してもひとりひとりに合った指導を行う．訓練の方法として，食物を用い

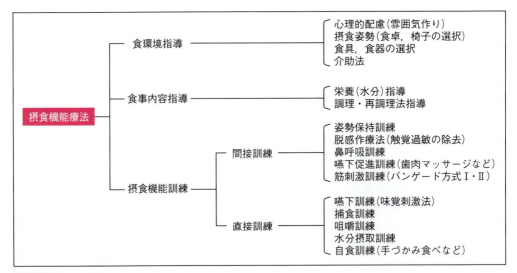

図1-54 摂食機能療法

ない間接訓練と食物を用いて行う直接訓練がある．また，嚥下障害のある児では，歯牙のブラッシング，粘膜の清掃やマッサージ，舌のブラッシングなどの口腔ケアを行うことも，呼吸器感染症の予防として必要不可欠である．

　嚥下困難を小児期に引き起こす代表的な疾患として，脳性麻痺を中心とした重症心身障害児，ダウン Down 症候群，口腔・咽頭の先天異常，ピエール・ロバン Pierre Robin・シークエンスがあげられる．脳性麻痺とは，周産期もしくは新生児期に脳への損傷によって引き起こされる運動機能障害であり，感染や低酸素状態などが原因になる．重症心身障害児には胸郭変形や側弯，筋緊張の亢進，けいれんなど様々な合併症がある．そのため嚥下障害に対するケアには多職種によるチームアプローチが不可欠である．ダウン症候群とは，21番染色体が1本多く存在することで起こる知的障害，特異的顔貌，先天性心疾患などを呈する疾患である．乳児期には摂食・嚥下機能獲得の遅れや舌肥大，咀嚼力の脆弱さなどから嚥下障害をきたすことがあるが適切なリハビリテーションを行うことで少しずつ改善していく場合が多い．口腔・咽頭の先天異常として口蓋裂や顎裂では，乳児期からホッツ床の使用や形成術が必要である．ピエール・ロバン・シークエンスとは，小下顎，舌根沈下，口蓋裂を3主徴とし，鳥様顔貌を示す症候群である．構造上の問題から嚥下障害をきたすことがあるが，成長に伴い1歳頃に改善することが多い．

　そのほかに小顎症を呈する疾患として，トリーチャー・コリンズ Treacher Collins 症候群，第一第二鰓弓症候群などがある．

　不適切な評価および介入は児の命に直結するため，医師，看護師だけでなく歯科医師，栄養士，理学療法士，作業療法士など多職種でカンファレンスを定期的に設けながらチームで診療に当たることが大切である．

〈八木龍介，羽鳥麗子〉

22 食思不振

小児の食思不振は，成人と異なる点に留意する．成人の食思不振は本人の主観が中心であるが，小児では本人の食欲とは無関係に保護者による哺乳量・摂取量の低下も食思不振となりうる．したがって，期待どおりの哺乳量・摂食量がみられない場合も食思不振と捉えられることがある．そして，食思不振の訴えの中には哺乳障害，嚥下障害，摂食障害なども含まれる．患児の年齢，性別，随伴症状の有無，症状を認めた期間，成長（体重・身長），生活環境などの社会心理的背景を的確に捉えることが大切である．

新生児期では，妊娠・分娩歴，仮死の有無などの情報とともに，哺乳回数と哺乳量（1回・1日量），栄養法（母乳・混合・人工乳），哺乳にかかる時間，および体重増加を確認する 表1-122 ．乳幼児期では，感染症（消化器・呼吸器感染症）によるものが多いが，親子関係に起因するものもある．乳児では，離乳食の開始時期・内容・量，よだれの有無などを確認する．幼児期以降では，食思不振を認める時間・場所とともに食事記録（内容・重量）を分析する．数日間のデータを記録から，栄養士による1日摂取カロリー，および糖質・たんぱく質・脂質の摂取状況を算出する．学童期，とくに思春期では心理的問題などを確認する．とくに，女児では神経性食思不振症や妊娠の可能性も考慮する．

随伴症状として，全身症状（発熱，体重減少など），消化器症状（嘔吐，下痢，腹痛，便秘），呼吸器症状（咳嗽，喘鳴）がある．全身倦怠感，疲労感を訴える児が多いが，原因が消化器以外のことも少なくない．

食思不振の期間と程度，経過（急性・慢性）に注意する．乳児期の哺乳障害は緊急な対応が必要となる．幼児期の長期にわたる栄養障害は体重増加が不良になるだけでなく，身長にも影響して成長速度の低下を呈することもある．長期あるいは慢性の食思不振を認める場合には，母子手

表1-122 食思不振のチェックポイント

1. 問診

新生児期	出生歴，出生体重，黄疸，新生児マススクリーニング検査結果
	栄養法，哺乳量（1回・1日），哺乳回数，哺乳時間，機嫌，体重増加
乳児期	離乳食の開始時期・内容・量，体温，よだれ，体重増加
幼児期	時間帯，場所，体温，随伴症状，成長（体重・身長）
学童期	学校生活，課外活動，友人関係，成長，二次性徴，月経（女児）
共通項目	家庭環境，食事環境，生活習慣，教育環境，成長曲線

2. 随伴症状

全身症状	不機嫌，倦怠感，発熱，体重増加不良・体重減少，外傷，成長障害
消化器症状	嘔吐，下痢，腹痛，便秘，腹部膨満
呼吸器症状	多呼吸，咳嗽，喘鳴，鼻汁，鼻閉，呼吸困難
循環器症状	頻脈，徐脈，心雑音，チアノーゼ
中枢神経症状	意識障害，けいれん
精神症状	うつ状態，躁状態

帳あるいは定期的測定データから成長曲線を作成する.

　生活環境および生活習慣の情報も大切である．家庭環境（家族構成など），食事環境（調理者，食事の時刻，一緒に食べる人など），集団生活（保育園・幼稚園・学校における問題），さらに生活習慣（起床および就寝時刻，テレビ視聴時間，運動量など）を把握する.

　食思不振の原因は消化器疾患とは限らず，感染症，呼吸器疾患，中枢神経疾患，代謝性疾患，および精神疾患など様々である 表1-123 ．食思不振を示す児の年齢に特有な疾患に注目することが大切である．新生児期では，感染症（髄膜炎，敗血症），呼吸器疾患（一過性多呼吸，呼吸窮迫症候群），代謝性疾患（先天性代謝異常症），循環器疾患（先天性心疾患），および虐待が代表的な疾患である．乳幼児期では，感染症（気道感染症，尿路感染症，髄膜炎，敗血症），消化器疾患（急性胃腸炎，食物アレルギー），呼吸器疾患（気道感染症，気管支喘息），内分泌疾患（糖尿病），および虐待である．学童期では，消化器疾患（急性胃腸炎），呼吸器疾患（下気道感染症，気管支喘息），中枢神経疾患（脳炎，脳症，脳腫瘍），内分泌疾患（糖尿病），そして神経性食思不振症などである 図1-55 ．

　食思不振の検査項目を 表1-124 に示した.

表1-123 食思不振の原因（年齢別）

1. 新生児期
　① 感染症（髄膜炎，敗血症）
　② 呼吸器疾患（一過性多呼吸，呼吸窮迫症候群）
　③ 代謝性疾患（先天性代謝異常症）
　④ 循環器疾患（先天性心疾患）
　⑤ 消化器疾患（特発性嘔吐症，幽門狭窄症，小腸閉鎖症）
　⑥ 先天異常症候群
　⑦ 虐待

2. 乳幼児期
　① 感染症（気道感染症，尿路感染症，髄膜炎，敗血症）
　② 消化器疾患（急性胃腸炎，食物アレルギー）
　③ 呼吸器疾患（気道感染症，気管支喘息）
　④ 内分泌疾患（糖尿病）
　⑤ 虐待

3. 学童期
　① 消化器疾患（急性胃腸炎）
　② 呼吸器疾患（下気道感染症，気管支喘息）
　③ 中枢神経疾患（髄膜炎，脳炎，脳症，脳腫瘍）
　④ 内分泌疾患（糖尿病）
　⑤ 腎疾患（腎炎，ネフローゼ症候群）
　⑥ 免疫疾患（膠原病）
　⑦ 血液疾患（貧血，白血病）
　⑧ 神経性食思不振症
　⑨ 精神疾患
　⑩ 妊娠

9 症候と鑑別診断

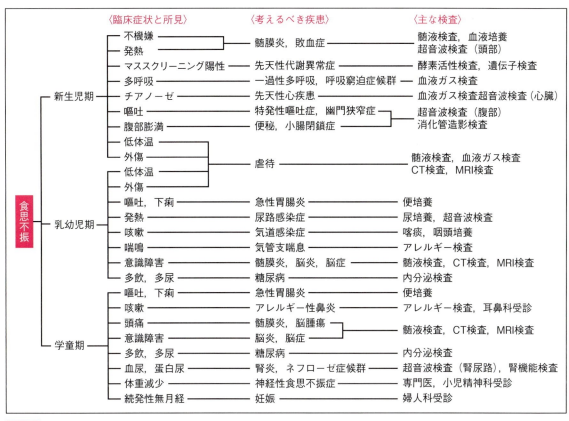

図1-55 食思不振鑑別のためのチャート

表1-124 食思不振の検査項目

Ⅰ．スクリーニング検査
1. 血液検査
   血液一般（とくにヘモグロビン，ヘマトクリット，白血球数），CRP，総蛋白，アルブミン，AST，ALT，LDH，総ビリルビン，アミラーゼ，CK，血糖，総コレステロール，中性脂肪，尿素窒素（BUN），クレアチニン，ナトリウム，カリウム，クロール，カルシウム，リン
2. 尿検査
   pH，潜血，蛋白，糖，ケトン体，ビリルビン，ウロビリノーゲン，沈渣
3. X線写真
   胸部，腹部
4. 超音波検査
   腹部

Ⅱ．確定診断のための検査
   症状，所見などから疑われる疾患の精査

〈鬼形和道〉

23 便秘・下痢

A 便

　便の構成成分は主に食物繊維，腸の粘膜，分泌液，腸内細菌と水分である．食物繊維は根菜類，穀類や大豆などに含まれる不溶性食物繊維（セルロースやヘミセルロースなど）が便の質と量に影響し，不溶性食物繊維の摂取量が減ると便の量も減る．しかし，腸粘膜の新陳代謝物による古い粘膜や，粘膜からの分泌物も便となるため，絶食しても便は産生される．

　人間の腸管には約100兆個の腸内細菌が存在し，様々な種が分かれており腸内細菌叢を構成している．いわゆる善玉菌は腸内環境を整え便秘や下痢を防ぐといわれている．

　便の硬さと軟らかさは主に水分が影響し，便の水分量が多ければ下痢，少ないと硬便となる．便の水分は，大腸が主に吸収するため，大腸内に便が長く貯留すれば便の水分は多く吸収され硬くなる．下痢や便秘は，これら便の形成に不具合が生じた結果である．

B 便秘

　便秘は，便が滞ることや便が出にくい状態とされ，便秘により腹痛，腹部膨満，排便時痛，排便困難，排便時の出血，便失禁などの症状を呈し治療が必要である状態が便秘症と定義される．毎日排便していても便量が少ない場合は，有効な排便とならずに腸内に便が貯留してしまい便秘となっていることもある．嘔吐や腹痛，食思不振，肛門裂傷などを契機に便秘が見つかる場合もある．便秘としての有病率は軽症例も含めると10人に1人か2人程度であり，また小児の腹痛の原因では最多である．便秘は胃腸炎後に起こる一過性の便秘もあるが，1か月以上続く慢性便秘症を指すことが多い．

　便秘症については，便秘の期間，性状，排便の所要時間やいきみの有無，血便の有無，排便ペース，食事，内服歴，既往歴や生活歴などの病歴，下腹部に便を触れるか，腹部膨満の有無など身体所見の確認とともに Red flag と Yellow flag という2つのチェックポイントも併せて聴取するとよい 表1-125a, b ．Red flag は，便秘の原因が器質的疾患を示唆する徴候である．器質的疾患としては神経系や解剖学的異常など多岐にわたる 表1-126 ．Red flag が当てはまらない場合は，機能性便秘の可能性が高くなる．機能性便秘は，全便秘の中で大半を占めており，排便習慣や偏食といった生活習慣，環境変化や体質など，原因は多岐にわたる．Yellow flag は機能性便秘において治療難渋することが予測される因子で，薬物治療を早期に開始するか，治療経験の豊富な医師への紹介を検討するための判断材料として用いられる．

　小児の便秘治療は，ベースの治療として緩下剤（ポリエチレングリコールや酸化マグネシウム，ラクツロースなど）の内服となるが，それでも排便されない場合は，レスキュー薬として頓用で刺激系下剤（ピコスルファートナトリウムなど）やグリセリン浣腸，ビサコジル座薬などが用いられている．これら薬剤は食生活や排便習慣などの生活の是正が行われることが前提で導入される．

表1-125a 便秘症をきたす基礎疾患を示唆する徴候（red flags）

- 胎便排泄遅延（生後24時間以降）の既往
- 成長障害・体重減少
- 繰り返す嘔吐
- 血便
- 下痢（paradoxical diarrhea）
- 腹部膨満
- 腹部腫瘤
- 肛門の形態・位置異常
- 直腸肛門指診の異常
- 脊髄疾患を示唆する神経所見と仙骨部皮膚所見

表1-125b 最初から薬物治療を併用する，または治療経験の豊富な医師への紹介を考慮すべき徴候（yellow flags）

- 排便自立後であるのに便失禁や漏便を伴う
- 便意があるときに足を交叉させるなど我慢姿勢をとる
- 排便時に肛門を痛がる
- 軟便でも排便回数が少ない（排便回数が週に2回以下）
- 排便時に出血する
- 直腸脱などの肛門部所見を併発している
- 画像検査で結腸・直腸の拡張を認める
- 病悩期間または経過が長い
- 他院での通常の便秘治療で速やかに改善しなかった

（日本小児栄養消化器肝臓学会，日本小児消化管機能研究会，編．小児慢性機能性便秘症診療ガイドライン．診断と治療社；2013[1]．p.30, 33 より許諾を得て転載）

表1-126 慢性便秘症をきたす主な外科的・内科的基礎疾患と病態

外科的疾患	内科的疾患
1）腸管神経異常に伴うもの Hirschsprung病，腸管神経の未熟性・低形成を認めるHirschsprung病類縁疾患，internal anal sphincter achalasia，intestinal neuronal dysplasia 2）直腸肛門形態異常に伴うもの 直腸肛門奇形，rectocele，congenital funnel anus 3）脊髄神経系の異常に伴うもの 脊髄脂肪腫，二分脊椎，髄膜瘤，脊髄奇形，脊髄損傷，脊髄牽引症候群 4）骨盤内病変に伴うもの Currarino症候群，仙骨前奇形腫，卵巣嚢腫	1）代謝内分泌疾患 甲状腺機能低下症，高カルシウム血症，低カリウム血症，糖尿病，副甲状腺機能亢進症，尿崩症，MEN（multiple endocrine neoplasia）type 2B 2）消化器疾患 嚢胞性線維症，セリアック病 3）神経・精神疾患 神経線維腫症，重度心身障害，脳性麻痺，先天性の発達遅滞，自閉症や注意欠陥多動性障害などの発達障害，反抗挑戦性障害，うつ病，摂食障害，心身症による身体化障害 4）腹筋の異常 prune belly症候群，腹壁破裂，Down症 5）結合織の異常 強皮症，全身性エリテマトーデス，Ehlers-Danlos症候群 6）薬剤 麻薬，フェノバルビタール，スクラルファート，制酸薬，抗高血圧薬，抗コリン薬，抗うつ薬，交感神経作用薬，抗腫瘍薬（ビンクリスチンなど），鉄剤，コレスチラミン 7）その他 重金属摂取（鉛など），ビタミンD中毒，ボツリヌス中毒，牛乳不耐症，牛乳アレルギー，特殊ミルク，起立性調節障害，消化管異物，硬化性苔癬

（日本小児栄養消化器肝臓学会，日本小児消化管機能研究会，編．小児慢性機能性便秘症診療ガイドライン．診断と治療社；2013[1]．p.29 より許諾を得て転載）

C 下痢

　下痢は，腸管において吸収よりも分泌が相対的に過剰となり，便の量と回数がともに増加した結果，水分および電解質を喪失する状態である．糞便に含まれる水分量は通常 70〜80％であるが，80〜90％では泥状便に，90％以上では水様便となる．下痢の持続期間が 2 週間以内なら急性，2〜4 週間なら持続性，4 週間を超える場合は慢性と定義される．

　急性下痢症は，大半が感染性腸炎でとくにウイルス性腸炎が多い．

　慢性下痢症の原因は，炎症性腸疾患や好酸球性消化管疾患，過敏性腸症候群など多数ある．病態としては主に分泌性下痢，浸透圧性下痢，滲出性下痢，腸管運動性下痢に大別され，各々が混在した状態になることもある 表1-127 ．浸透圧性下痢は絶食にすると改善するため，慢性下痢の患者では絶食を行うことがあるが，分泌性下痢は絶食しても症状が改善せず，滲出性下痢でも絶食で一定の改善はするものの，炎症が落ち着くまでは残存することがある 図1-56 ．

　下痢症のチェックポイントとしては，発熱・心拍数・血圧などのバイタルサイン，発症時期，発症期間，便回数・便性・便の色調やにおい，血便の有無，尿回数，飲水・食事摂取の可否，絶食で改善するか，身長・体重（成長曲線など含む），腹部所見，随伴症状（呼吸器症状や乏尿，浮腫など），抗菌薬などの薬剤内服歴，既往歴，食事摂取歴，家族歴，旅行歴・流行・接触歴などを聴取する．その後それらの結果に応じて，血液検査や尿検査で脱水，腎機能障害の有無，電解質異常の評価，蛋白漏出，貧血，血糖値や炎症所見などの下痢により引き起こされる異常を評価し，その後原因検索として甲状腺機能などの内分泌疾患などの精査の採血，便検査 表1-128 や X 線検

表1-127 下痢の病因と疾患

	機序	原因
浸透圧性下痢	腸管内腔に多量の高浸透圧性溶質があり，浸透圧較差で上皮内から水分が腸管内に漏出する病態	塩類・糖類下剤 乳糖不耐症 腸管バイパス術後 短腸症候群など
分泌性下痢	腸管上皮での水分や電解質の吸収低下に加え，腸からの電解質の漏出により，水様便中に電解質が多量に喪失される病態	細菌性腸炎（*Vibrio cholerae*, *Campylobacter jejuni* など） ガストリノーマ VIP 産生腫瘍 先天性クロール下痢症など
滲出性下痢	腸粘膜に炎症があることで，多量の滲出液や血液が腸管内にみられる病態	炎症性腸疾患 （潰瘍性大腸炎，クローン Crohn 病） ウイルス性腸炎 細菌性腸炎（*Salmonella enterica*, *Yersinia pestis*, 赤痢など）など
腸管運動性下痢	腸管運動が異常に亢進することで吸収が阻害される病態 腸管運動が低下し腸内細菌が異常増殖し下痢となる病態	過敏性腸症候群，バセドウ Basedow 病 糖尿病など

9 症候と鑑別診断

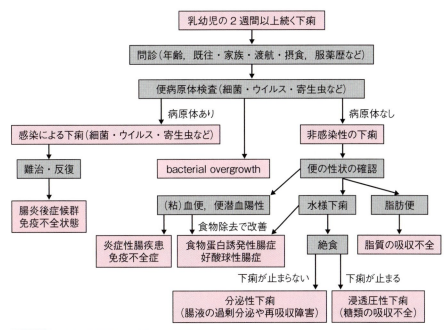

図1-56 難治性下痢症診断アルゴリズム簡易版
〔工藤孝広, 幾瀬 圭：難治性下痢症診断アルゴリズム簡易版. 厚生労働科学研究費補助金　難治性疾患等政策研究事業「小児期から移行期・成人期を包括する希少難治性消化管疾患の移行期を包含するガイドラインの確立に関する研究」（研究代表：田口智章）編集, 虫明聡太郎, 位田忍, 責任編集. 難治性下痢症診断の手引き―小児難治性下痢症診断アルゴリズムとその解説―. 診断と治療社；2021[2]. p.34 より許諾を得て転載〕

表1-128 便検査

	項目	鑑別のポイント
1	便潜血反応	陽性であれば細菌性腸炎，炎症性腸疾患，アレルギー，薬剤性など腸粘膜への炎症が強い病態が鑑別される．
2	便中ウイルス抗原迅速検査	ロタウイルス，ノロウイルス，アデノウイルス感染の診断
3	細菌培養，グラム染色	細菌性腸炎の原因菌の同定に有用
4	電解質	$Na>70mEq/L$：分泌性下痢症の鑑別 K：粘膜障害を伴う下痢にて低下する． Osmotic gap（mOsm/L）＝$290-2$（便Na^+＋便K^+） 　　分泌性下痢＜50，浸透圧性下痢＞100
5	還元糖（クリニテスト）	糖質吸収障害の精査に有用
6	脂肪（Sudan III）染色	脂肪消化吸収障害の精査に有用
7	便中白血球	白血球陽性で細菌性腸炎を疑う
8	好酸球染色	好酸球陽性でアレルギーを疑う
9	α1アンチトリプシン	蛋白漏出性胃腸症の診断に有用
10	便中カルプロテクチン	腸管の炎症度を反映する．潰瘍性大腸炎やクローン病の診断補助や病勢評価として用いられる．

査や超音波検査などの画像検査を追加する．大半はこれらの検査までで診断がつくが，消化管内視鏡検査といった侵襲度の高い検査が必要な場合もあるが，施行可能な施設は限られる．

1) 日本小児栄養消化器肝臓学会，日本小児消化管機能研究会，編．小児慢性機能性便秘症診療ガイドライン．東京：診断と治療社；2013．
2) 厚生労働科学研究費補助金　難治性疾患等政策研究事業「小児期から移行期・成人期を包括する希少難治性消化管疾患の移行期を包含するガイドラインの確立に関する研究」（研究代表：田口智章）編集，虫明聡太郎，位田 忍，責任編集．難治性下痢症診断の手引き―小児難治性下痢症診断アルゴリズムとその解説―．東京：診断と治療社；2021．

24 吐血・下血

吐血・下血は，どちらも主に消化管出血を指している．

消化管出血は出血性疾患のため時間経過とともに重篤化することがあり，トリアージ時からそれ以降の経過までバイタルを含めた状態評価が何よりも重要であり，外来・入院ともに看護師が担う役割は大きい．

そのために，病歴の聴取や身体診察やチェック項目，行われる検査そして原因を知っておく必要がある 表1-129 ．

消化管出血患者の対応を行う場合，心拍数や血圧変化などのバイタルサインや顔面蒼白や冷や汗などのショック症状など全身状態をまず評価する．吐血や嘔吐がある場合は誤嚥や窒息を防ぐため，顔を横に向けるなどの体位をとらせる必要がある．また，吐血や下血が落ち着いていても胃腸管内では出血が持続していることもあり貧血の進行がわかりにくくなることがある．そのため適宜意識レベルや血圧・心拍数といったバイタルサインの変化にとくに注意し，ショック症状が出現しないか観察しアセスメントを行うべきである．異変を感じた場合にはすぐに医師への報

表1-129 吐血・下血の初期チェック項目や初期検査

1. 身体所見（身長・体重の推移・一般的身体診察）
2. 意識レベル・バイタルサイン（心拍数・呼吸・血圧・熱）・毛細血管再充満時間など
3. 吐血・下血の性状や量・色調・におい・混ざっているもの・粘液の有無
4. 鼻腔や口腔内出血の有無
5. 随伴症状：発熱・腹痛・腹部膨満・皮膚所見・眼球や眼瞼結膜色
6. 生活歴・海外渡航歴・食事摂取歴・薬剤服用歴・外傷歴・異物誤飲歴
7. 既往歴：消化管疾患，肝・胆・膵疾患，心疾患の有無，血液・凝固機能異常など
8. 家族歴：ピロリ菌歴，ポリープ歴，炎症性腸疾患や消化性潰瘍歴など
9. 最終飲水・食事時間：緊急内視鏡が必要の場合
10. 血液検査：血算・凝固機能検査・生化学（尿素窒素，腎機能，電解質など）
11. 胸腹部X線
12. 腹部超音波
13. 胃洗浄（食道静脈瘤や食道潰瘍の場合もあり胃管挿入は慎重）や便潜血

9 症候と鑑別診断

表1-130 年齢別の吐血・下血として受診される原因

	新生児期	乳児期	幼児期	学童・思春期
吐血	母体血の嚥下 ストレス性潰瘍 胃炎 血管奇形 血友病 医原性外傷	食道炎 胃炎 ストレス性潰瘍 血管奇形 ビタミンK欠乏症 血友病 静脈瘤 異物誤飲	鼻出血の嚥下 食道炎 胃炎 胃・十二指腸潰瘍 Mallory-Weiss症候群 食道・胃静脈瘤 薬剤性潰瘍 異物誤飲	鼻出血の嚥下 食道炎 胃炎 胃・十二指腸潰瘍 Mallory-Weiss症候群 食道・胃静脈瘤 薬剤性潰瘍 腹部外傷
下血	ミルクアレルギー 腸重積 感染性腸炎 壊死性腸炎 Hirschsprung病 腸回転異常症 腸管重複症	裂肛 腸重積 感染性腸炎 食物アレルギー リンパ濾胞増殖症 凝固異常症 Meckel憩室 腸管重複症	裂肛 感染性腸炎 ポリープ 腸重積 リンパ濾胞増殖症 炎症性腸疾患 IgA血管炎 Meckel憩室 溶血性尿毒症症候群 血管奇形 虚血性腸炎 腸管重複症	裂肛 感染性腸炎 ポリープ 炎症性腸疾患 IgA血管炎 Meckel憩室 溶血性尿毒症症候群 血管奇形 虚血性腸炎 腸管重複症 内痔核

(松村成一. 吐下血. In: 日本小児栄養消化器肝臓学会, 編. 小児栄養消化器肝臓病学. 診断と治療社; 2014. p.29 [1] より許諾を得て転載)

告や状況によっては応援を呼ぶ必要がある．医師の指示で血液検査を行い，ショックの対応や貧血の進行に対し補液や輸血が速やかに必要となる場合もあるため事前に院内での準備や流れを確認しておく必要がある．

消化管出血の原因は，消化管の粘膜組織が炎症により損傷し血管が露出し出血する消化管の**出血性潰瘍**や肝疾患に伴う**食道静脈瘤**や凝固異常，大腸ポリープなど多岐にわたる．

小児の場合，年齢で原因となる疾患は異なる 表1-130 ．それらをもとに，超音波，造影CT，内視鏡などの画像検査を考慮し，必要時には，内視鏡，ときに外科手術や血管内治療が行われることもある．

以下，吐血・下血に分けて説明する．

A 吐血

口から血を吐く現象は主に吐血と喀血に分けられる．食道や胃，十二指腸といった消化管からの出血を**吐血**，肺や気管支といった呼吸器からの出血を**喀血**と大別する．

吐血は，上部消化管から出血が起きることで発生する．しかし，抜歯・歯肉炎や舌を噛んだ時などによる口腔内出血や鼻出血など口腔・鼻腔からの出血を飲み込んで吐いた場合や母親の乳頭からの出血を飲み込んで吐いた場合も吐血として受診されてくる場合がある．
　本項目は，主に消化管出血としての吐血について扱う．
　上部消化管とは解剖学的には口からトライツTreitz靱帯の付着部までの食道・胃・十二指腸を指す．これら上部消化管出血の発生予測部位は，吐血した血色により大まかに判断可能である．コーヒー残渣様の吐血の場合は，胃内に滞留している出血や十二指腸からの出血となる場合が多い．十二指腸から逆流してきた血液や胃内に血液が流れ，胃酸により血液に含まれるヘモグロビンがヘマチンに変換されることで色調がコーヒーの出がらしのように変化するためコーヒー残渣様と表現される液体に変化する．食道からの出血や胃からの大量出血の場合は胃酸の作用を受ける時間が短いことや大量の血液が存在するためヘマチンに変化しきれず，血液をそのまま吐血するため色調は鮮血となる．一方でごく少量の出血である場合，実際に血液なのか食物残渣なのか判定困難であれば便潜血検査が有用である．
　次に病歴聴取についてであるが，摂取内容や誘因となりそうなものがあるかどうか，年齢，基礎疾患の有無や家族歴も大切である．例えば肝疾患や心疾患の既往がある場合は，食道静脈瘤 図1-57 や血液凝固異常を考える必要もある．発症年齢も重要で，新生児期はビタミンK欠乏に伴う吐血として新生児メレナや，乳幼児期では十円玉やボタン電池などの異物の摂取歴があれば食道などに停滞し接触部位が粘膜に潰瘍を形成し出血する場合もある．とくにボタン電池は食道穿孔のリスクが高い．幼児期以降では嘔吐に伴うマロリー・ワイスMallory-Weiss症候群による吐血や，周期性嘔吐症などにより頻回に嘔吐を繰り返すことで重症の逆流性食道炎となり吐血をきたす場合もある．また，IgA血管炎など全身性の疾患による十二指腸潰瘍など消化性潰瘍を鑑別することも大事である．同居家族内で*Helicobacter pylori*菌感染者や除菌者がいるようであれば，*Helicobacter pylori*菌感染などに伴う胃潰瘍 図1-58 も考えなければならない．このように原因は多岐にわたるため年齢や出血部位を参考に鑑別していく必要がある 表1-130 ．
　鑑別していく中で，血液検査（貧血や血小板・凝固異常の有無，尿素窒素の上昇など）や画像検査で重症度・活動性や原因を調べていく．出血源が上部消化管であると予測される場合で，内科的治療でコントロールが困難な場合，緊急内視鏡による止血が行われることもある．小児の内

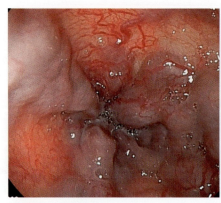

図1-57 食道静脈瘤

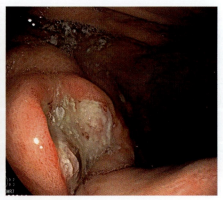

図1-58 胃潰瘍

9 症候と鑑別診断

視鏡的止血術は多くは全身麻酔で行われる．麻酔を安全に行うための情報としてや内視鏡を行う上での胃内の状況が想定できるため，最終飲水の時間や食事摂取歴を確認しておくことも大切である．

B 下血・血便

　下血や血便は，どちらも一般的に消化管からの出血が肛門より排出されることを指すが，狭義には上部消化管由来の出血が，肛門より排泄されるものが**下血**，下部消化管（空腸・回腸・大腸・肛門）由来の出血が肛門より排泄される場合を**血便**と定義している．

　外観的には上部消化管出血は黒色，もしくはタール便で，血便は鮮血色もしくは栗色の排便となる．しかし，一部例外として上部消化管出血の場合でも大量出血の場合は血便となることがある．代表的な血便の様相を 表1-131 に記載しておく．

　吐血の項でも述べたように基本的には問診・身体所見を基本として検査を組んでいく．下血で小児において最も多いのは肛門裂傷に伴う血便でありこれは便秘の治療により改善する．次に多いのは細菌性腸炎であり，便培養が診断において重要である．また小児において見逃してはならない血便として腸重積がある．これは小児救急疾患としても重要であり，間欠的腹痛やイチゴゼリー状の血便など特徴的で有名な所見はあるもののすべてそろうとは限らず，情報をとる際に重要となる．疑った場合超音波検査や注腸造影検査が必要となる．

　また若年性ポリープやリンパ濾胞増殖症，食物アレルギーに伴う腸炎など原因は多彩である．近年成人で増加傾向となっているクローン Crohn 病や潰瘍性大腸炎といった**炎症性腸疾患**は小児においても増加傾向であり，発熱や腹痛・成長障害など多彩な症状を併発する．とくに成長障害や難治性痔瘻が先行し，その後血便を認め最終的にクローン病の診断となった例も少なくない．このような症例もあり小児においても内視鏡検査が必要となるケースは増えてきている．

表1-131 排泄物の形状・色調と出血部位・疾患の推定

暗黒色・タール便	上部消化管からの出血
鮮紅色〜栗色	下部消化管からの出血 上部消化管の大量出血
ブルーベリー様	メッケル Meckel 憩室，重複腸管
イチゴゼリー様	腸重積
便の線状付着血	肛門裂傷などの肛門疾患，大腸ポリープ
粘液を伴う血便	大腸ポリープ

1) 松村成一．吐下血．In: 日本小児栄養消化器肝臓学会，編．小児栄養消化器肝臓病学．東京：診断と治療社；2014. p.28-32.

25 腹部膨満，腹部腫瘤

　腹部膨満とは，腹部がなんらかの原因で張っている状態である．腹部が張っていると自覚症状がある場合や，臥位で臍部や腹部の一部が剣状突起と恥骨を結ぶ線より突出している状態を指すこともある．新生児期から乳幼児期までは，腹筋が未熟であることや脊柱が前弯であるため腹部が出やすい傾向にあり，加えて肝臓など腹腔内に実質臓器が占める割合が高いため正常でも腹部が膨満しているように見えることがある．そのため，乳幼児以下の場合は腹部が平常時に比べ膨隆が増強している場合や緊満感があるときを指す．

　腹部の張り以外の症状としては，腸管や腹壁が伸展することによる腹痛や横隔膜が物理的に押し上げられ呼吸困難感を生じることがある．また**イレウス**や**消化管穿孔・腹膜炎**を合併した場合は，強い腹痛に加えて，腹部膨満・悪心・嘔吐を生じることもある．

　腹部腫瘤は，腹部触診時に触れる腹壁・腹腔内臓器・後腹腔・骨盤腔に生じる腫瘤の総称である．**腸重積症**など緊急性がある疾患もあるが，腫瘍病変などは他臓器への圧排などがなければ，初期は無症状で経過することも多い．増大していくことで腸管・横隔膜・膀胱・血管など他臓器を圧排するようになれば腹部膨満・嘔吐・腹痛・呼吸困難感・頻尿や排尿困難などの症状が出現する．

　腹部膨満と腹部腫瘤はともに軽症なものから緊急手術を要するものまで幅広くあり，看護師においてもトリアージ力が必要である．そのために病歴の聴取や身体診察やチェック項目，行われる検査そして原因を知っておく必要がある．

　まず腹部膨満・腫瘤の患者への対応は，身体所見やバイタルサイン・随伴症状とともに腸蠕動音や腹壁の状態・食欲・排便や排ガス状態・呼吸困難感などの有無を確認する 表1-132．

　また妊娠の可能性があれば必ず確認する必要がある．鑑別以外に精査で被曝や侵襲を伴う検査を避ける必要があるためである．

　その後は初期検査として，血液・尿検査で炎症所見の有無，脱水や低血糖・電解質異常・腎機能や肝機能に異常を認めないかなど緊急性を評価する．単純腹部 X 線検査で腸管内のガス分布・

表1-132 腹部膨満感・腫瘤の初期チェックポイント

1. 腹部膨満・腫瘤の出現した時期と進行速度
2. 腹部膨満・腫瘤の程度と硬さ・腹部全体か局所か
3. バイタルサイン，食欲・食事摂取量の低下の有無
4. 随伴症状：悪心・嘔吐，腹痛，発熱，機嫌，活気，尿量・尿閉の有無，血便の有無・便性，体重変化
5. 食事歴：偏食の有無なども
6. 排便習慣
7. 月経・妊娠：初経の有無，最終月経，妊娠の有無
8. 既往歴：代謝疾患や染色体異常の有無，肝・腎疾患の有無，消化管疾患や腹部手術歴の有無など
9. 家族歴：腹部疾患の家族歴
10. 周囲の流行歴：胃腸炎の流行など

腸管外の遊離ガスや液体の有無を評価し，実質臓器の腫大など大きな占拠性病変があるのかも評価し，原因検索を行っていく．

腹部膨満・腫瘤の原因としては，過食や空気嚥下，腸内の過剰なガス，腸細菌異常増殖，便秘など生理的・機能的なものから，**腸重積**（ソーセージ状の腫瘤）や肥厚性幽門狭窄症（オリーブの実のような腫瘤），などの**消化器疾患**，神経芽細胞腫や肝芽腫・悪性リンパ腫などの**血液・腫瘍疾患**，神経因性膀胱，巨大膀胱，卵巣嚢腫・処女膜閉鎖や妊娠など**泌尿器・産婦人科疾患**など器質的疾患まで多岐にわたる 表1-133 ．

そのため追加の血液検査（腫瘍マーカーなど）や画像検査（X線・超音波・造影CT・MRIなど 表1-134 ）などその病態に合わせた検査を組み合わせていく．

診断がついたら治療を行っていくが，注腸整復や化学療法・手術など原疾患に対する治療選択しながら，腹部膨満・腫瘤については対症的に行われていくことが多い．

表1-133 腹部膨満・腫瘤の発生機序と主要疾患の例

消化管内の気体貯留（鼓張）

空気嚥下症，慢性便秘症，胃軸捻転症，ヒルシュスプルング Hirschsprung 病，慢性特発性偽性腸閉塞症（CIIPS），麻痺性イレウス

消化管外の気体・液体貯留

1）気体：消化管穿孔，消化管破裂
2）血液：臓器損傷，腫瘍破裂
3）腹水：心不全，腎不全，肝硬変，肝不全，腹膜炎，悪性腫瘍，リンパ管損傷

消化管の通過障害

腸閉塞症，腸重積症，肥厚性幽門狭窄症，ヒルシュスプルング病，鼠径ヘルニア陥頓，腸回転異常，腸軸捻転症，内ヘルニア，癒着性イレウス

臓器腫大

1）肝腫大：心不全，肝硬変，肝腫瘍，肝膿瘍，脂質・糖質代謝異常症，敗血症，白血病，悪性リンパ腫
2）脾腫：門脈圧亢進症，溶血性貧血，脾膿瘍，敗血症，白血病，悪性リンパ腫
3）腎腫大：水腎症，多嚢胞腎，腎腫瘍
4）胆嚢胆管腫大，先天性胆道拡張症

腫瘍

1）良性腫瘍：良性胚細胞腫瘍，大網嚢腫，腸間膜嚢腫，リンパ管腫，膵仮性嚢胞
2）悪性腫瘍：神経芽腫，ウィルムス Wilms 腫瘍，肝芽腫，悪性胚細胞腫瘍，横紋筋肉腫，悪性リンパ腫，膵神経内分泌癌

その他

妊娠，処女膜閉鎖，腸重積症，肥厚性幽門狭窄症，ダウン Down 症候群，先天性甲状腺機能低下症，prune-berry 症候群

（秦 堅佐工．腹部膨満．小児疾患の診断治療基準．東京医学社；2012. p.54-5 [1) より一部改変）

表1-134 腹部膨満・腫瘤の主な画像検査と代表的な対象疾患

単純腹部X線検査
　便秘,腸閉塞（ヒルシュスプルング病,鼠径ヘルニア陥頓など）,胃軸捻転,消化管穿孔など,腹部占拠性病変の有無のスクリーニング

腹部超音波
　消化器実質臓器：肝腫大・腫瘍,脾腫など
　消化管：腸重積,ヘルニア陥頓,腸重積,便秘など
　腎泌尿器・生殖器：腎腫瘍,卵巣嚢腫,妊娠,処女膜閉鎖など
　その他：腹水・リンパ管腫,腹水など

注腸検査
　ヒルシュスプルング病やヒルシュスプルング類縁疾患,腸重積,重複腸管,便秘症など

CT検査・MRI検査
　消化器実質臓器：肝腫大・腫瘍,脾腫など
　消化管：腸重積,ヘルニア陥頓,腸重積,重複腸管,便秘など
　腎泌尿器・生殖器：腎腫瘍,卵巣嚢腫,処女膜閉鎖など
　その他：腹水・リンパ管腫,腹水など

1) 秦　堅佐工. 腹部膨満. In:『小児内科』『小児外科』編集委員会,編. 小児疾患の診断と治療基準. 東京：東京医学社；2012. p.54-5.

〈時田万英,新井勝大〉

26 血尿,蛋白尿

　血尿と蛋白尿は,腎・泌尿器疾患を示唆する最も重要な所見である．一方で,体位性蛋白尿のように病的意義のない尿異常も存在するため,これらの尿異常を正確に評価することは非常に重要である．血尿・蛋白尿を呈する小児が外来を受診するパターンとしては,主に,①3歳児検尿や学校検尿で尿異常を指摘された場合,②肉眼的血尿を認めた場合,③排尿時痛や頻尿,乏尿などの排尿異常を認めた場合,④浮腫を認めた場合などがあげられる．

A 血尿

　血尿とは,赤血球が混入した尿のことである．尿沈渣を検鏡（400倍視野）し,赤血球を1視野あたりに6～20個認める場合を微小血尿,20個以上認める場合を血尿と定義する．また,顕微鏡でのみ確認できるものを顕微鏡的血尿とよび,肉眼的に鮮紅色～暗赤褐色（コーラ色）を呈する場合を肉眼的血尿とよぶ．ただし,ここで注意が必要なことは,肉眼的に鮮紅色～暗赤褐色を呈する場合でも尿沈渣で赤血球を認めない場合は,赤色尿とよび,血尿とは区別するということである．赤色尿の原因としては,食物,薬剤,内因性物質（ミオグロビン,ヘモグロビンなど）

9 症候と鑑別診断

表1-135 非糸球体性血尿の原因

原因疾患	問診・診察でのポイント	診断のための検査
ナットクラッカー現象	背部の間欠的鈍痛，やせ型の体型	• 尿検査 • 腹部超音波検査，CT 検査
出血性膀胱炎	薬剤（シクロホスファミドなど）の内服歴，排尿時痛，頻尿，残尿感	• 尿検査，尿培養 • ウイルス分離（アデノウイルスなど） • 腹部超音波検査，膀胱鏡
尿路結石	疝痛発作（嘔吐，冷汗，顔面蒼白）	• 尿検査（尿中成分分析など），尿培養 • 腹部超音波検査，CT 検査，腎尿路造影，利尿レノグラム，腎シンチグラム • 血液検査（血算，血清電解質，血清尿酸値，副甲状腺ホルモン，血液ガス分析など）
腎尿路異常	腎・尿路感染の既往	
腎膀胱悪性腫瘍 （ウィルムス Wilms 腫瘍など）	腫瘤の触知	
腎尿路外傷	腹部・背部外傷の既往	
血液凝固機能異常 （血液疾患，抗凝固療法）	家族歴，紫斑の存在	• 血液検査（血算，血液凝固機能検査など）
その他 （腎梗塞，血管奇形，高 Ca 尿症など）	背部痛，偶発的な発見	• 尿検査 • 腹部超音波検査，CT 検査，血管造影検査

表1-136 糸球体性血尿の原因

原因疾患	問診・診察でのポイント	診断のための検査
家族性血尿 （糸球体基底膜菲薄症候群）	血尿の家族歴	• 血液検査（血算，アルブミン，コレステロール，クレアチニン，シスタチン C，尿素窒素，尿酸，免疫グロブリン，血清補体価，ASO，抗核抗体，ANCA，HBV，HCV，血液ガス分析など） • 尿検査（比重，沈査，蛋白，潜血，糖，尿中電解質，β_2 マイクログロブリンなど） • 腹部超音波検査 • 腎生検（必要な場合） • 遺伝学的検査（必要な場合）
感染後急性糸球体腎炎	1〜2 週間前の咽頭炎，扁桃炎，溶連菌感染症の既往，浮腫，高血圧	
原発性慢性糸球体腎炎 （IgA 腎症，膜性増殖性糸球体腎炎，膜性腎症，急速進行性糸球体腎炎など）	過去の検尿異常歴	
二次性慢性腎炎 （紫斑病性腎炎，ループス腎炎，ANCA 関連腎炎など）	過去の検尿異常歴，紫斑，関節痛，発熱，皮疹の既往	
遺伝性腎疾患 （アルポート Alport 症候群など）	血尿・腎炎・腎不全の家族歴	
その他 （溶血性尿毒症症候群，過度の運動など）	先行する胃腸炎症状（発熱，嘔吐，下痢，血便），乏尿，浮腫，運動歴	• 上記の血液，尿検査 • 便培養

26

血尿、蛋白尿

があげられるが，とくにミオグロビン尿は，血尿との鑑別を必要とする最も重要なものであり，けいれん，炎症性筋疾患，毒素，外傷，広範囲の火傷などの後にしばしば急性腎不全を合併して出現するため，血尿を評価する場合は，見た目の色調だけではなく，尿沈渣まで評価することが大切である．

血尿の原因部位は，腎，腎盂，尿管，膀胱，尿道と多岐にわたるが，出血部位の推定に最も有用な方法は，赤血球形態の評価である．赤血球形態が均一な球状である場合には，非糸球体性の原因 表1-135 を考える．非糸球体性の原因は，主に泌尿器科的な疾患であるが，月経や外性器出血など他部位からの出血の混入にも注意が必要である．一方，尿中赤血球の80%以上が多彩で大きさが不揃いな変形赤血球（コブ状，断片状，標的状など）である場合には，糸球体性の原因 表1-136 を考える．いずれの場合も表に示したような問診・診察，検査を行って診断を進めていくが，とくに，腎疾患の既往や家族歴（腎炎・透析歴の有無，アルポート Alport 症候群などの遺伝性腎疾患で合併する難聴の有無），特異的な症状（急激な体重増加や浮腫，肉眼的血尿，腹痛，紫斑，関節痛など）は，糸球体性血尿を鑑別する上で非常に重要な所見となる．

B 蛋白尿

3歳児検尿では，尿蛋白（±）以上，学校検尿では，尿蛋白（1+）以上（30mg/dL以上）を陽性と判定しているが，正確に尿中蛋白排泄量を評価するためには，24時間蓄尿が有用である．しかし，小児の場合，24時間蓄尿はしばしば困難であることから，1日の尿蛋白排泄量と相関を示す早朝尿の蛋白クレアチニン比〔mg蛋白/mgクレアチニン（0.15以上が陽性）〕で評価する．ここで注意が必要なことは，正確な評価のためには，眠前に排尿し，早朝第一尿（安静時尿）の中間尿を用いて検査をすることが重要ということである．思春期の学童で高頻度に認める体位性（起立性）蛋白尿は，安静時には蛋白尿を認めず，起立したり，運動したりすると蛋白尿を認める特徴があることから，鑑別のために早朝第一尿（安静時尿）で評価することは非常に重要である．

小児の蛋白尿は，前述した体位性（起立性）蛋白尿と一過性（機能性）蛋白尿および持続性蛋白尿に分類されるが，小児の蛋白尿単独例では一過性蛋白尿も頻度の高い原因であり，発熱やけいれん，運動，ストレス，脱水などにより引き起こされる．一方で，持続性蛋白尿は，早朝第一尿で1か月以上あけて2回以上連続で尿蛋白を認める状態で，病的ではない体位性蛋白尿や一過性蛋白尿と異なり，重篤な腎疾患と関連する病的蛋白尿である可能性がある（ 表1-137 ：蛋白尿の原因）．病的蛋白尿は，主に①糸球体性蛋白尿（糸球体上皮細胞や基底膜が障害された結果，アルブミンなどの高分子蛋白が尿中に漏出），②尿細管性蛋白尿（近位尿細管の再吸収障害によりβ_2マイクログロブリンなどの低分子蛋白が尿中に漏出）に分類される．また小児ではまれであるが，骨髄腫などが原因で，血中で高濃度となった蛋白が糸球体から尿細管に大量に漏出する③腎前性蛋白尿も存在する．

蛋白クレアチニン比（g/g・Cr）が，0.15〜0.4の場合は，6〜12か月程度，0.5〜0.9の場合は，3〜6か月程度，1.0〜1.9の場合は，1〜3か月程度持続する場合は，腎生検が必要であるため小児腎臓専門施設に紹介する必要がある．また，血尿と蛋白尿が同時に認められる場合は，60%以上が最終的に慢性糸球体腎炎と診断されるという報告もあることから，積極的な腎生検の適応とな

表1-137 蛋白尿の原因

体位性（起立性）蛋白尿		
一過性（機能性）蛋白尿	発熱，けいれん，運動，ストレス，脱水など	
持続性蛋白尿	①糸球体性蛋白尿	・免疫介在性腎炎 　IgA腎症，膜性増殖性腎炎，ループス腎炎，紫斑病性腎炎など
		・ネフローゼ症候群 　特発性ネフローゼ症候群（微小変化型，巣状分節性糸球体硬化症など），単一遺伝子異常に伴うネフローゼ症候群
		・糸球体障害 　糖尿病性腎症，逆流性腎症など
	②尿細管性蛋白尿	・（先天性）遺伝性疾患 　先天性腎尿路異常，ファンコーニ Fanconi 症候群，近位尿細管性アシドーシスなど
		・後天性疾患 　尿細管間質性腎炎，中毒性腎症（薬剤，重金属など），腎盂腎炎など
	③腎前性蛋白尿	多発性骨髄腫，アミロイドーシスなど

りうるため，より早い時期に専門施設への紹介を検討する必要がある．

3歳児検尿や学校検尿で尿異常を指摘されたものの中には，原発性慢性糸球体腎炎だけでなく，**アルポート症候群**などの遺伝性腎疾患患者も一定数存在することが判明しており，検尿異常を適切に評価し，遺伝学的検査や腎生検などにより早期診断を行うことが非常に重要である．

1) 柳原　剛．血尿・蛋白尿への対応―学校検尿・3歳児検尿を中心に．小児内科．2023; 55: 1085-93.
2) 坂井智行．検尿の診かた―尿の採取法，蛋白尿・血尿・糖尿の評価方法．小児内科．2023; 55: 1070-4.
3) 五十嵐　隆．腎疾患の主要症状．In: 小児腎疾患の臨床．改訂7版．東京：診断と治療社；2019. p.24-57.
4) 五十嵐　隆．診断．In: 小児腎疾患の臨床．改訂7版．東京：診断と治療社；2019. p.58-110.
5) 血尿診断ガイドライン編集委員会．血尿診断ガイドライン2023．BQ14 小児の血尿の発見契機，有病率，原因疾患はどのようなものか？　東京：ライフサイエンス出版；2023. p.45-6.
6) 血尿診断ガイドライン編集委員会．血尿診断ガイドライン2023．BQ16 小児の血尿患者を一般小児科医が小児腎臓医に紹介するのはどのような場合か？　東京：ライフサイエンス出版；2023. p.51-3.
7) 日本小児腎臓病学会，編．小児の検尿マニュアル―検尿にかかわるすべての人のために．改訂2版．Q26 蛋白尿単独の異常があった場合，どのように診断をすすめ管理を行いますか？　東京：診断と治療社；2022. p.67-70.

〈市川裕太，野津寛大〉

27 尿量・排尿の異常

A 尿量の異常をきたす疾患とその鑑別

　正常小児の尿量は，循環動態や飲水量などによる変動はあるが，一般的に（体重×50）mL/日〔約（体重×2）mL/時間〕である．腎尿路疾患をはじめとした様々な疾患により尿量が異常な減少や増加を呈することがあり，病態により注意点や治療法が異なるため鑑別が重要である．

▶a. 尿量の減少: 乏尿 / 無尿と尿閉

　いずれも尿量の減少を意味するが，乏尿（oliguria）は腎における尿産生自体が低下し膀胱に尿貯留を認めない病態を指し，一般に小児では尿量が 400mL/m^2/日以下（乳幼児: 1mL/kg/時間以下，以降: 0.5mL/kg/時間以下）とされる．ただし，病態生理学的には尿毒症毒素などの不要な物質を体外に排出するために最低限必要な尿量より少ない状態が乏尿であるため，病歴や症状なども考慮して個々の状況に応じて判断されるべきであり，上記の尿量は絶対的な基準ではない．なお，無尿（anuria）は極端な乏尿と捉えられる．一方で，尿閉（urinary retention）は腎での尿産生は行われ膀胱内に尿貯留が認められるが排泄されない病態を指し，狭義の腎後性乏尿（後述）にあたる．

　急激に尿量の減少を認める症例では，まず診察時の第一印象にて循環不全徴候（ショックバイタルなど）を認める場合は速やかに治療介入に移る．これを認めない場合は，問診と診察および腹部超音波検査による評価を行って乏尿か尿閉かを鑑別する．尿閉であれば，対症療法として尿道カテーテルなどを用いて導尿を行い，速やかに症状を緩和することが可能である．乏尿であれば，血液検査（血算 / 血液ガス分析 / 血清・血漿検査; クレアチニン，尿素窒素，尿酸，電解質，総蛋白，アルブミン，血糖など）や尿検査〔定性検査: 蛋白，潜血，糖 / 沈査（赤血球形態を含む）/ 比重 / 浸透圧 / 生化学検査: クレアチニン，電解質，尿酸，β_2マイクログロブリンなど〕などの追加検査を行って腎前性，腎性，腎後性の鑑別を進め，病態に応じた治療を行う（各病態により乏尿をきたす代表的な鑑別疾患を 表1-138 に列挙する）．

（i）腎前性

　腎血流の低下により尿の産生量が低下する病態である．小児で最も多い病態は脱水症であり，一般的な治療法は急速輸液による循環動態の補正である．ただし心原性ショックに伴う腎血流量低下の場合は急速輸液により状態が悪化する可能性があるため注意が必要である．

（ii）腎性

　糸球体や尿細管など腎そのものの異常により尿の産生量が低下する病態である．腎前性との鑑別ポイントを 表1-139 にあげる．腎性乏尿をきたす疾患としては感染関連糸球体腎炎や薬剤性の急性尿細管壊死や間質性腎炎などが鑑別としてあがり，詳細な病歴聴取（先行感染，検尿異常の既往歴，家族歴，薬剤歴など）が重要である．なお，急性腎障害についての詳細は他項を参照されたい．

（iii）腎後性

　尿の産生量は正常であるものの，尿路（尿管，膀胱，尿道）の閉塞や神経因性膀胱などにより

9 症候と鑑別診断

表1-138 乏尿をきたす病態・疾患

病態		原因・疾患
腎前性	循環血漿量の低下	脱水，出血，熱傷，敗血症，ネフローゼ症候群
	有効血管内容量の低下	心不全，敗血症，アナフィラキシーショック，薬剤（NSAIDs，ACE 阻害薬など）
腎性	急性尿細管壊死	虚血，薬剤（シスプラチン，アミノグリコシド系抗菌薬，造影剤など）
	急性間質性腎炎	特発性，薬剤（NSAIDs，PPI など），感染症（エルシニアなど）
	糸球体腎炎	溶連菌感染後糸球体腎炎，急速進行性糸球体腎炎
	血管性	溶血性尿毒症症候群，腎動静脈血栓症
腎後性	両側尿細管閉塞	両側性尿路結石，後腹膜腫瘍
	尿道閉塞	後部尿道弁，尿道狭窄，結石
	その他	神経因性膀胱，薬剤（抗ヒスタミン薬，抗コリン薬など），ヒンマン Hinman 症候群
その他	慢性腎臓病	先天性腎尿路異常，ネフロン癆
	SIADH	中枢神経病変，胚病変，異所性 ADH 産生腫瘍，疼痛・ストレスなど

表1-139 腎前性乏尿と腎性乏尿の検査所見

項目	腎前性乏尿	腎性乏尿
血液尿素窒素 / 血清クレアチニン比	>20	<10〜15
尿比重	>1.020	1.010 前後
尿浸透圧（mOsm/kg・H_2O）	>500	<350
尿ナトリウム濃度（mEq/L）	<20	>40
FENa*（%）	<1	>2

*FENa＝｛（尿中ナトリウム濃度 / 血清ナトリウム濃度）/（尿中クレアチニン濃度 / 血清クレアチニン濃度）｝×100

　排泄される尿量が低下する病態である．腹部超音波検査によって膀胱内の尿貯留や尿管・腎盂の拡張の有無を確認することで比較的容易に診断可能である．腎後性乏尿には尿閉状態も包括されるが，両側尿路結石など膀胱内に尿貯留を認めない症例があることには注意が必要である．

（iv）その他

　種々の原因による慢性腎臓病が進行し，末期腎不全に至ると尿量の低下をきたすが，これは通常緩やかに進行するため鑑別は比較的容易である．また，抗利尿ホルモン不適切分泌症候群（syndrome of inappropriate secretion of antidiuretic hormone: SIADH）は糸球体濾過量が保たれていても尿量が減少する状態であり注意が必要である．小児の呼吸器感染症罹患時などにしば

しば経験するが，種々の原因により抗利尿ホルモン（antidiuretic hormone: ADH）産生が亢進し，基本的に脱水所見や腎機能障害は認めず，検査にて低ナトリウム血症や血漿浸透圧の低下を示す．SIADH が疑われる場合は輸液量と輸液内容を調整し，低ナトリウム血症の進行を防止する必要がある．

▶b. 尿量の増加：多尿

尿量が異常に増加した状態を多尿（polyuria）とよび，一般的に **1 日尿量が乳児期で 400mL/日以上，年長児で 2000mL/m² /日以上，成人で 3000mL/日以上**の状態とされる．その病態は，尿中のグルコースや尿素など浸透圧を持つ物質が増加することによる浸透圧利尿と，過剰摂取された自由水が尿中に排泄される結果尿量が増加する水利尿に分類される．鑑別に有用な検査所見として**尿浸透圧**があり，浸透圧利尿では 300mOsm/kg・H_2O 以上，水利尿では 250mOsm/kg・H_2O 以下となる．

多尿をきたす代表的な疾患を 表1-140 に示す．浸透圧利尿による多尿の原因としては糖尿病や利尿薬の使用が多く，水利尿による多尿の原因としては心因性や尿崩症（中枢性および腎性）などがあげられる．中枢性尿崩症では脳腫瘍などの原因により ADH が正常に分泌されず多尿をきたす．一方で，腎性尿崩症では ADH 分泌は正常であるものの，腎における ADH 受容体の異常により多尿をきたす．腎性尿崩症の主症状は年齢によって異なり，新生児期・乳児期には不機嫌，哺乳力低下，発熱，嘔吐，便秘，成長発達遅滞などであり，年長児以降では多飲多尿，口渇，夜尿，水腎・水尿管症などを主訴として発見されることが多い．これらの疾患の鑑別は，尿検査（比重，浸透圧），血液検査（電解質，血糖，浸透圧，ADH），水制限試験，ADH 負荷試験などを組み合わせて行う．中枢性尿崩症が疑われる場合は，頭部 MRI や CT，腫瘍マーカーの検査が重要である．

表1-140 多尿をきたす病態・疾患

病態		原因・疾患
浸透圧利尿		糖尿病，腎不全，薬剤（グリセオール，マンニトール）など
水利尿	水分摂取過剰	心因性多飲，神経症，精神疾患，医原性
	中枢性尿崩症	遺伝性：*AVP* など
		先天異常症候群：正中頭蓋顔面欠損，全前脳症，下垂体低形成 など
		二次性：脳腫瘍（頭蓋咽頭腫など），脳炎 / 脳症，頭蓋内出血，白血病，ランゲルハンス Langerhans 細胞組織球症，特発性 など
	腎性尿崩症	遺伝性：*AVPR2*，*AQP2* など
		薬剤性：シスプラチン，シクロスポリン，リチウム，バナジウム など
		尿細管障害を伴う慢性腎臓病，尿細管間質性腎炎，尿細管性アシドーシス，バーター Bartter 症候群 など

B 排尿異常をきたす疾患とその鑑別

　排尿異常（dysuria）とは，蓄尿機能と尿排泄機能の異常に関するすべての症状を指し，神経因性膀胱や尿路異常，腎不全などの疾患による**器質的排尿異常症**と，器質的異常のない**機能的排尿異常**に大別される．代表的な臨床症状として，①下着がいつも尿で濡れている（遺尿症），②排尿回数の増加（頻尿），③5歳以上で1か月に1回以上の就眠中の尿失禁がある（夜尿症），④勢いよく尿が出ない／排尿時間が長い，⑤尿路感染症を繰り返すなどがある．これらの症状は主観的であり，症状を正確に把握するために入院観察や排尿日誌の利用が必要な場合がある．

　排尿異常をきたす代表的な疾患を 表1-141 にあげる．排尿異常が疑われる症例では，**まず器質的排尿異常症の除外が重要**である．乏尿や多尿をきたす疾患を疑う症状の有無を含めた現病歴や，尿路感染症などの既往歴，成長発達歴，家族歴などの詳細な問診を行い，身体所見では腰仙部の皮膚瘻など脊髄疾患を疑う所見の有無についてはとくに注意が必要である．一般的な尿検査や腹部超音波検査については全例で確認することが望ましい．なお，正常小児の膀胱容量は「(32×年齢) mL」または「30mL＋（年齢×30mL）」の式で推算されるが，膀胱容量は個人差が大きいため判断には注意を要する．器質的疾患が疑われる場合，腎尿路超音波検査，尿流動態検査，腎動態シンチグラフィ，頭部および脊髄のMRIなど必要に応じた検査を行って鑑別を進め，診断に応じた治療を行う．

　機能的排尿異常の多くは中枢神経機能や内分泌系機能の未熟性に由来し，経時的に改善し自然治癒する可能性がある．一方で，患児やその家族の心理的ストレスとなり患者の**QOL低下**をきたす可能性があるため，十分な説明と支援が必要である．

表1-141 排尿異常をきたす病態・疾患

病態	原因・疾患
器質的	先天性腎尿路異常（低形成腎，異形成腎，尿管異所開口など），ネフロン癆，慢性腎臓病　神経因性膀胱（脊髄髄膜瘤，二分脊椎症など），膀胱尿管逆流症，尿路感染症，尿路結石，中枢性／腎性尿崩症，糖尿病，シスチン尿症，高カルシウム尿症，てんかん，遺糞症　など
機能的	過活動性膀胱，心因性（心因性多飲，ヒンマンHinman症候群など），発達障害，精神疾患　など

〈近藤　淳，野津寛大〉

28 月経異常

　月経は，約1か月周期で起こり限られた日数で自然に終了する子宮内膜からの出血と定義される．**視床下部 – 下垂体 – 性腺（卵巣）系によるホルモン分泌調節とフィードバック機構により，正常な月経周期が保たれる**．月経開始日を第1日とし，次回の月経開始前日までを月経周期（日数）とする．正常な月経周期は25〜38日とされ，持続日数は3〜7日間（平均5日間），月経血量

表1-142	月経異常のチェックポイント

1. 年齢
2. 身長，体重（数年間の推移）
    →成長曲線・肥満度曲線（BMI）の作成
3. 初経の有無
4. 月経周期，持続期間，経血量
5. ストレス（精神的・身体的）
6. 内服薬
7. 乳汁分泌
8. 月経以外の症状
9. 妊娠

は平均 50～60g とされる．月経異常のチェックポイントを 表1-142 に示す．

① 月経発来異常：10 歳未満の初経の発来を早発月経，15 歳以上の初経の発来を遅発月経とよぶ．18 歳で初経の発来がないものを**原発性無月経**という．これまでにあった月経が 3 か月以上停止したものを**続発性無月経**という．

② 月経周期異常：周期が 24 日以内を頻発月経，39 日以上を稀発月経という．思春期女児に多い．

③ 持続期間異常：出血持続日数が 2 日以内を過短月経，8 日以上を過長月経という．

④ 月経血量異常：150mL 以上の出血を過多月経という．

⑤ 月経困難症：腰痛や下腹部痛などに対する治療が必要であるものをいう．

⑥ 月経前緊張症：月経発来の数日前から，易疲労感・抑うつ・不安などを訴える．

⑦ 機能性子宮出血：器質的原因によらない不正性器出血をいう．視床下部 – 下垂体 – 性腺（卵巣）系の障害，未熟性により起こるが，排卵を伴わないことが多い．

⑧ 思春期早発症：性成熟が早期にみられる疾患で，女児では以下の診断基準がある．適切な治療を行わないと，低身長となる．
    ⅰ 7 歳 6 か月までに乳房がふくらみ始める．
    ⅱ 8 歳までに，陰毛，腋毛が生える．
    ⅲ 10 歳 6 か月までに月経が始まる．
    （日本小児内分泌学会 HP より）

▶**a. 原発性無月経** 表1-143

月経の発来には，視床下部 – 下垂体 – 性腺（卵巣）系によるホルモン分泌調節，ホルモンの標的臓器である子宮内膜の反応性，および月経血の通過が保たれていることが必要である．したがって，こうした調節機構，反応性，あるいは構造に障害が生じると初経の発来がみられない．

① **中枢性**：視床下部 – 下垂体障害に基づくゴナドトロピン（卵胞刺激ホルモン・黄体形成ホルモン）分泌不全により卵巣機能が低下する．下垂体の発生異常や分娩外傷（骨盤位分娩など），および初経発来前の脳腫瘍などの中枢障害でみられる．

② **卵巣性**：X 染色体短腕の異常による**ターナー Turner 症候群**（代表的な核型は 45，X）では，

表1-143 月経異常の原因

1. **中枢性**
   下垂体機能低下症（先天性・後天性）
   カルマン Kallmann 症候群（嗅覚異常を合併）
   分娩外傷（骨盤位分娩）
   高プロラクチン血症
   摂食障害
   肥満
   脳腫瘍
   ストレス
2. **卵巣性**
   多嚢胞性卵巣症候群
   卵巣形成不全（ターナー Turner 症候群など）
   アンドロゲン不応症
   化学療法
   放射線療法
3. **腟閉鎖**
   腟閉鎖症
   処女膜閉鎖症
4. **その他**
   アンドロゲン過剰（先天性副腎過形成症）
   甲状腺機能異常症（亢進症・低下症）

卵巣の形成不全による無月経と低身長をきたす．一方，アンドロゲン（男性ホルモン）不応症（核型　46, XY）では，精巣から分泌されるアンドロゲンに対する受容体異常により外性器は女性型となる．卵巣は存在せず，無月経となる．また，卵巣の外科的切除，化学療法あるいは放射線療法によっても卵巣の機能は低下する．

③ 腟閉鎖：腟閉鎖症と処女膜閉鎖症がある．

④ アンドロゲン過剰：副腎過形成症（21-水酸化酵素欠損症）では，適切な治療が行われないと副腎由来の過剰なアンドロゲンにより外性器の男性化と無月経をきたす．

▶**b. 続発性無月経** 表1-143

思春期の続発性無月経の原因の中で，体重減少によるものが最多である．この背景には，思春期女児のやせ願望があり，食行動の問題を抱えていることも多い．その他，精神的・身体的ストレス，甲状腺機能異常，多嚢胞性卵巣症候群，および薬剤性が知られている．なお，病的なもの以外に妊娠が鑑別診断となる．

月経異常の検査項目を 表1-144 に，鑑別のためのチャートを 図1-59 に示した．

表1-144 月経異常の検査項目

1. 一般血液検査
    血液一般（特にヘモグロビン, ヘマトクリット）
    総蛋白, アルブミン, AST, ALT, LDH, 総ビリルビン, CK, 総コレステロール, 中性脂肪, 血糖, 尿素窒素（BUN）, クレアチニン, ナトリウム, カリウム, クロール
2. 内分泌学的検査
    卵胞刺激ホルモン（FSH）, 黄体形成ホルモン（LH）, プロラクチン, エストラジオール, テストステロン, 甲状腺機能検査（TSH, 遊離型 T4）, 副腎皮質機能検査（ACTH, コルチゾール, 17αプロゲステロン）
    染色体検査（十分な説明と承諾後に）
3. 画像検査
    超音波検査
    MRI（骨盤腔・下垂体・脳）

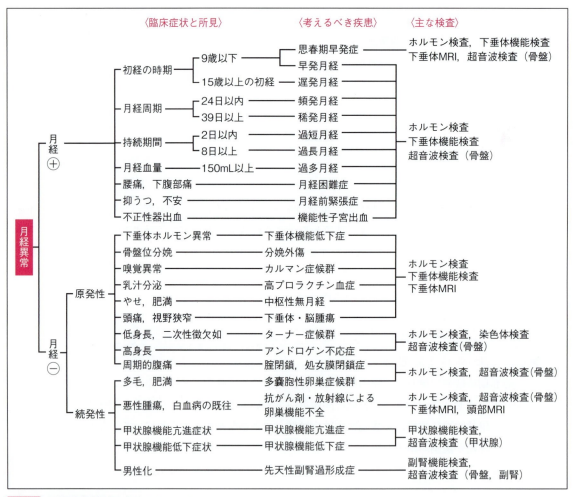

図1-59 月経異常鑑別のためのチャート

〈鬼形和道〉

29 四肢痛

　小児期の四肢痛の原因となる疾患は，骨折や脱臼，捻挫などの外傷性疾患が多く，整形外科を受診することが多い．しかしなかには白血病や血友病などの血液腫瘍疾患，若年性特発性関節炎などの自己免疫疾患，代謝内分泌疾患，感染症によるものなどがあり，小児科で見逃してはならないものも多い．四肢痛の原因となる疾患を診断するためには，丁寧な問診と診察に加え，血液検査や画像検査を実施していく必要がある．線維筋痛症や心因性疼痛など通常の検査では異常所見を認めず診断に至ることが難しいものもあり，小児四肢疼痛発作症（ナトリウムチャネル 1.9 の機能異常）などの新しい疾患も報告されており[2)]，鑑別診断は多岐にわたる 表1-145．

　問診では，痛みが急性のものか慢性のものか，痛みの強さや持続性，関節可動域制限や朝のこわばり，熱感の有無，感染症の罹患歴や家族歴の有無を聴取する．スクリーニング検査としては，血算，白血球分画，赤沈，CRP，X線検査を行い，発熱を伴う場合は化膿性股関節炎などを考慮し血液培養を採取する．鑑別疾患の精査のためには，関節穿刺による関節液検査，抗核抗体，リウマチ因子，補体，腫瘍マーカー，骨髄穿刺，骨シンチグラフィー，MRI検査，眼科的検査などを行う 表1-146．

表1-145 小児の四肢痛の鑑別疾患

外傷	骨折，捻挫，脱臼，神経損傷
整形外科疾患	単純性・化膿性股関節炎，骨髄炎，大腿骨頭すべり症，ペルテス Perthes 病，オスグッド Osgood 病，シーバー Sever 病，肘内障
筋・腱疾患	筋炎，腱鞘炎
血液腫瘍性疾患	白血病，悪性リンパ腫，ランゲルハンス Langerhans 細胞組織球症，神経芽細胞腫，骨肉腫，ユーイング Ewing 肉腫，横紋筋肉腫，軟骨肉腫，血友病による関節内出血
代謝内分泌疾患	筋型糖原病，ファブリー Fabry 病，ゴーシェ Gaucher 病，脂肪酸代謝異常，低ホスファターゼ症，くる病，ポルフィリン症
自己免疫疾患	若年性特発性関節炎，関節リウマチ，SLE，皮膚筋炎，混合性結合組織病，IgA 血管炎，川崎病，炎症性腸疾患関連関節炎
感染症	インフルエンザウイルス，マイコプラズマ，パルボウイルス B19，手足口病，溶連菌
神経・精神疾患	ニューロパチー，線維筋痛症，複合性局所疼痛症候群，肢端紅痛症，小児四肢疼痛発作症，アロディニア，むずむず脚症候群，心因性疼痛
その他	凍傷，成長痛，虐待

表1-146 四肢痛の鑑別に必要な検査

1. スクリーニング検査
   - 血液検査（血液一般，白血球分画，生化学，CRP，赤沈）
   - X線検査
   - 血液培養（発熱を伴う場合）
2. 確定診断のための検査
   - CT/MRI検査
   - 関節穿刺による関節液検査（細胞数，グラム染色）
   - 抗核抗体，リウマチ因子，免疫グロブリン，補体
   - 免疫・血清学的検査
   - 眼科的検査
   - 腫瘍マーカー
   - 骨髄検査
   - 骨シンチグラフィー

文献
1) 関口進一郎. 四肢の痛み. 小児科診療. 2007; 70 (suppl): 289-91.
2) 野口篤子. 小児四肢疼痛発作症の臨床的特徴. 小児保健研究. 2023; 82: 289-41.

30 発達の遅れ

　発達の遅れを認める児をみる際には，これまでの発達のマイルストーンを評価し，いつから発達の遅れが始まったのか（遅れの時期）と発達がゆっくりでも進んでいるか，停滞しているか，退行しているか（遅れの経過）を確認することが重要である．染色体異常や先天異常，脳性麻痺，周産期障害，脳の形成異常（滑脳症，水頭症，脳梁欠損）などの大脳の障害によるものは生後まもなくから発達の遅れを認めるが，ゆっくり発達を認める．一方，先天代謝異常や神経変性疾患，ウエストWest症候群などの難治性てんかんなどは，ある時期まで正常に発達し，発症後に発達が停滞あるいは退行をしていく 図1-60 ．問診では，発達の経過以外に，身長，体重，頭囲などの身体のプロポーション，妊娠中の異常，服薬歴，仮死出生の有無などの周産期歴や家族歴の聴取が必要である 表1-147 ．

　発達の遅れは，運動発達と知能発達を分けて評価するが，両者を明確に分離できない乳幼児は機能的発達過程を評価するために発達検査を行う．発達検査は，外来での聞き取りでも施行が可能で，所要時間も短い遠城寺式乳幼児分析的発達検査法が使いやすい．在胎週数を修正して，運動（移動運動，手の運動），社会性（基本的習慣，対人関係），言語（発語，言語理解）に分けて評価できる．その他にも臨床心理士が対面式で行う新版K式発達検査2001，ベイリーBayley Ⅲ乳幼児発達検査などがある．年長児の知能を評価するにはWISC-Ⅳなどの知能検査を行う．検査全体で数値を出すものと下位項目ごとの比較ができるプロフィール式のものがある．それぞれの発達検査や知能検査の特徴を 表1-148, 149 に示す．

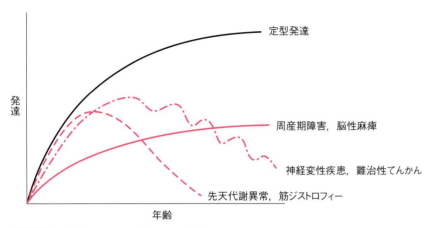

図1-60 各疾患による発達の遅れと経過

表1-147 発達の遅れのある児に必要な問診事項

- 身体のプロポーション（身長，体重，頭囲，形態異常の有無）
- 妊娠歴（妊娠中の異常の有無，母親の服薬歴）
- 周産期歴（仮死出生の有無，呼吸障害の有無，光線療法の有無）
- 家族歴（両親の既往歴，同胞の異常の有無）
- 既往歴（けいれんの有無）
- 予防接種歴

表1-148 主な発達検査

検査名	検査法	適応年齢	所要時間	結果の表示法	特徴
遠城寺式乳幼児分析的発達検査	対面式	0か月～4歳6か月	15分	プロフィール	乳児期早期から発達を評価できる．必要な用具が少なく，検査法が簡便．
日本版デンバー式発達スクリーニング検査	対面式	0か月～6歳	10～20分	暦年齢線を基準に評価	
新版K式発達検査2001	対面式	3か月～13歳	30～60分	発達年齢，発達指数，プロフィール	課題数は多いが，1課題の所要時間が短く，集中の難しい児にも行いやすい．
ベイリーⅢ乳幼児発達検査	対面式 質問紙	1～42か月	30～90分	プロフィール（領域ごとの発達指数）	国際的に広く用いられている発達検査
津守式乳幼児精神発達検査	質問紙	0～7歳	20～30分	発達年齢，発達指数，プロフィール	
KIDS乳幼児発達スケール	質問紙	1～6歳11か月	20～30分	発達年齢，発達指数，プロフィール	

〔鳥取大学医学部脳神経小児科，編．診療実践 小児神経科 小児神経疾患のプライマリ・ケア．改訂第3版．診断と治療社；2016[1]）〕

表1-149 主な知能検査

検査名	適応年齢	所要時間	結果の表示法	特徴
田中ビネー知能検査V	2歳〜成人	30〜60分	精神年齢・知能指数	能力間の差が少ない場合には，比較的短時間で実施できる．
WPPSI知能診断検査	3歳10か月〜7歳1か月	60分	知能指数（VIQ，PIQ，FIQ），プロフィール	ウェクスラー Wechsler 式知能検査の幼児版．偏差IQ．
WISC-IV知能検査	5歳0か月〜16歳11か月	60〜90分	知能検査（全検査IQ），指標（VCI，PRI，WMI，PSI），プロフィール	ウェクスラー式知能検査の幼児版．偏差IQ．4つの指標により分析的評価が可能．重度の知的能力障害には適さない．

〔鳥取大学医学部脳神経小児科，編．診療実践 小児神経科 小児神経疾患のプライマリ・ケア．改訂第3版．診断と治療社；2016[1)]〕

表1-150 全般的発達遅滞の原因疾患

1. 出生前の原因
   - 染色体異常（21トリソミー，脆弱X症候群，1q36欠失症候群などの微細欠失症候群）
   - 形態異常症候群（アンジェルマン Angelman 症候群，ソトス Sotos 症候群，プラダー・ウィリ Prader-Willi 症候群など）
   - 家族性大頭症
   - 脳形成異常（皮質形成異常，脳梁欠損，小脳形成異常）
   - アミノ酸代謝異常，有機酸代謝異常
   - 神経変性疾患（DRPLA など）
   - 神経皮膚症候群（結節性硬化症，スタージ・ウェーバー Sturge-Weber 症候群）

2. 周産期の原因
   - 新生児仮死
   - 呼吸障害
   - 未熟児出生，脳室周囲白質軟化症（PVL）
   - 分娩損傷（頭蓋内出血）
   - 中枢神経感染症（髄膜炎）
   - 低血糖
   - 高ビリルビン血症

3. 出生後の原因
   - 頭部外傷
   - 中枢神経感染症（髄膜炎，急性脳炎・脳症）
   - 低酸素性虚血性脳症（溺水，窒息）
   - 脳血管障害，慢性硬膜下血腫
   - 愛情遮断症候群，虐待
   - 内分泌異常（甲状腺機能低下症）
   - 難治性てんかん（大田原症候群，ウエスト West 症候群，レノックス・ガストー Lennox-Gastaut 症候群など）
   - 低栄養

（佐々木征行，他，編著．国立精神・神経医療研究センター 脳神経小児科診断・治療マニュアル．改訂第4版．診断と治療社；2022[2)]）

　　すべての領域が遅れる5歳未満の児はDSM-5で全般的発達遅滞（global developmental delay）というカテゴリーに分類され，臨床的重症度が評価できる場合は知的発達症/知的発達障害（intellectual developmental disorder）として重症度を示す[3)]．乳児期から発達の遅れを認める場合は，運動発達のみならず視線が合わない，笑わないなどの全般的発達遅滞をとり，筋緊張は低下することが多く，原因としては染色体異常や周産期障害などの脳障害，脳の形成異常などによるものが多い **表1-150** ．全般的発達遅滞を認める児のスクリーニング検査や精密検査について

9 症候と鑑別診断

表1-151 全般的発達遅滞のスクリーニング検査

1. **スクリーニング検査**
   - 血液検査（血液一般，生化学，血液ガス，アンモニア，CK，血糖，甲状腺機能，乳酸・ピルビン酸，尿酸，血清銅）
   - 頭部CT

2. **精密検査**
   - 遺伝学的検査（G-band，マイクロアレイ染色体検査，遺伝子検査，全エクソーム解析）
   - 眼科，耳鼻科などの精査
   - 頭部・脊髄MRI検査，脳波検査
   - 尿・血液での有機酸分析，アミノ酸分析
   - 電気生理学的検査（体性感覚誘発電位，聴性脳幹反応，神経伝導検査など）

（佐々木征行，他，編著．国立精神・神経医療研究センター 脳神経小児科診断・治療マニュアル．改訂第4版．診断と治療社；2022[2] より）

表1-152 フロッピーインファントの鑑別

	筋力低下を示す群	筋力低下を示さない群
抗重力運動	不可〜乏しい	可能
深部腱反射	減弱〜消失	正常〜減弱
原始反射・姿勢反射	減弱〜消失	正常〜減弱
主な疾患	先天性筋ジストロフィー 先天性筋強直性ジストロフィー 先天性ミオパチー 遺伝性ニューロパチー 脊髄性筋萎縮症 ポンペ Pompe 病	周産期脳障害 先天異常 染色体異常（ダウン Down 症候群など） 結合織疾患 良性筋緊張低下症

表1-151 に示す．診断がつけば保護者に見通しについて説明し，外来での指導，医療的ケア支援や療育施設への紹介を行う．

　乳児期から運動発達の遅れを認める場合に，筋緊張が著しく低下し蛙姿勢位や逆U字姿勢を示すいわゆるフロッピーインファントを呈する場合がある．フロッピーインファントには筋力低下をきたすものときたさないものがあり，その両者の鑑別を 表1-152 に示す．筋力低下をきたすフロッピーインファントは神経筋疾患の可能性が高いが，神経筋疾患の中には脊髄性筋萎縮症のように早期に診断がつくことで，核酸医薬品や遺伝子治療などの疾患修飾薬による治療介入が可能となり，神経学的予後が改善する疾患があるため見逃してはならない．

　運動の遅れがなく，社会性と言語発達の遅れがある場合は，自閉スペクトラム症の可能性を考える必要がある．DSM-5では，「社会的コミュニケーションおよび対人的相互反応の持続的な欠陥」と「行動，興味，または活動の限定された反復的な様式」の2項目が自閉スペクトラム症の診断基準となっており，発達の経過を注意深く見守っていく[3]．社会で生きていくには，運動，

30

発達の遅れ

社会性，言語などで表される知的能力以外に，感情のコントロールや対人コミュニケーション能力で表される適応能力も必要であり，集団生活で問題のある児は知的能力のみならず適応能力の評価も必要である．

1) 鳥取大学医学部脳神経小児科，編. 診療実践 小児神経科 小児神経疾患のプライマリ・ケア. 改訂第3版. 東京：診断と治療社；2016.
2) 佐々木征行，中川栄二，小牧宏文，編著. 国立精神・神経医療研究センター 脳神経小児科診断・治療マニュアル. 改訂第4版. 東京：診断と治療社；2022.
3) American Psychiatric Association, 原著. 高橋三郎, 大野 裕, 監訳. DSM-5 精神疾患の診断・統計マニュアル. 東京：医学書院. 2014.
4) 北原 佶. 小児リハビリテーションの変遷と概要. 小児看護. 2006; 29: 965-70.

〈戸澤雄紀〉

総論

10 救急トリアージ

1 小児診療におけるトリアージの重要性

　救急医療現場に訪れる小児のほとんどが軽症患者であるが緊急度や重症度の高い症例が一定数紛れ込んでいることもまた事実である．小児（とくに乳幼児）は，自分の症状や容態を表現することは難しく，緊急度の高い子どもが「泣き止まない」や「機嫌が悪い」といった非特異的な訴えで受診することもしばしばある．このような小児は筋緊張や泣き声，息遣いや皮膚の色に至る全身からそのサインを発しているが，症状を言語化することが難しく，情報共有の妨げとなり，介入の遅れにつながる．軽症例が多数受診する外来で，受診方法（救急車か否か）や保護者の訴え（「早く見て下さい」「すごく苦しそうです」）に左右されず，診療の優先順位を決定する必要があり，その手段としてトリアージは重要である．成人のトリアージに関する知識や技術が応用できる部分も多い一方で，小児特有の評価法や正常値に関する知識が必要である．また，疾患だけでなくその子どもを取り巻く背景や環境にも気を配り，総合的に子どもを診る力が求められる．

2 トリアージの手順

　トリアージの流れは3つのステップに分かれる．まず見た目を評価（第一印象，ステップ1）し，緊急性が高いと判断（緊急度評価，ステップ2）されればバイタルサインの数値化（生理学的評価，ステップ3）を行う．そして必要な介入を行いながら情報収集を行っていく．この際，重症度よりも緊急度の評価が優先されることは意識するべきである 図1-61．また，短時間で評価し，緊急度評価を行った後も一定時間をおいて再評価を行う必要がある．

　① 第一印象〜見た目の評価〜
　② 緊急度の評価
　③ バイタルサインの数値化（生理学的評価）
　④ 情報収集

A 第一印象

　第一印象はまさに見た目の評価であり，多くの医療者は無意識に行っているが，それを言語化するとなると途端に難しくなる．しかし，直感に頼るところが大きいからこそ系統立て，一貫性のある手法で共通認識を持って評価される必要がある．第一印象では Appearance（外観），work of Breathing（呼吸努力），Circulation to skin（皮膚への循環）を評価する 図1-62．

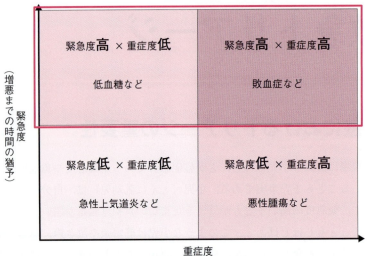

図1-61 緊急度と重症度

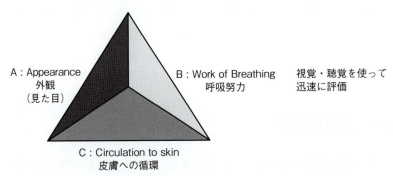

図1-62 第一印象（initial impression）Pediatric Assessment Triangle: PAT
第一印象とは PAT と呼ばれる3つの構成因子を素早く評価判断することである．すなわち，見た目，呼吸努力，皮膚への循環の3つを評価する．

▶ **a. Appearance**

　Appearance は **TICLS**〔Tone（筋緊張），Interactiveness（周囲への反応），Consolability（精神的安定），Look/Gaze（視線/注視），Speech/Cry（会話/啼泣）〕や PALS〔Play（遊んでいるか），Activity（活発に動いているか），Look/Gaze（視線は合うか），Speech/Smile（おしゃべりしたり笑っているか）〕といった語呂合わせ 表1-153 を使うと覚えやすい．それぞれの異常から想定される疾患群を表に記す 表1-154．それぞれの項目について簡単に解説する．

（i）Tone

　乳幼児は通常，上下肢を屈曲して丸まるような姿勢でいることが多い．親の腕の中にいる患児の手足がだらんとしており，筋緊張が感じられないような場合は速やかに対応を始める必要がある．また，診察や処置には抵抗を示し，筋緊張が強まることが多いが，全く無抵抗でいるのは危ないサインといえるだろう．

10 救急トリアージ

表1-153 外観におけるチェックすべき特徴

TICLS* として

Tone（筋緊張）
動いているか？　診察に対して抵抗しているか？　筋緊張はよいか？　元気はあるか？
グッタリしていないか？

Interactiveness（周囲への反応）
人，物，音が容易に注意をそらすか，引くか？　おもちゃやペンライトなどに手を伸ばして遊ぶか？
遊びや保護者の干渉に無関心ではないか？　周囲に気を配っているか？

Consolability（精神的安定）
保護者があやすことで落ち着きを取り戻すか？　優しくすることで啼泣や興奮が落ち着くか？

Look/Gaze（視線/注視）
視線が合うか？　眼に生気がなくぼんやりとしていないか？

Speech/Cry（会話/啼泣）
泣き声や会話が力強く，自発的であるか？　弱く，こもった，かすれた声ではないか？

*tickles は「くすぐる」という意味があるが，これに合わせて覚えて，子どもの外観を評価する．
（小児救急学習用テキスト．初版．東京：診断と治療社；2006. p.18-48）

表1-154 Pediatric Assessment Triangle（PAT）から予想される疾患群

	PAT	脳障害・全身性疾患	呼吸障害	呼吸不全	代償性ショック	非代償性ショック	心肺不全
Appearance	T：tone ぐったりしていないか？ I：interactiveness 興味を示すか？ C：consolability 機嫌は？　遊んでいるか？ L：look/gaze 視線は合うか？ S：speech/cry 会話は可能か？　泣き方は？	○	―	○	―	○	○
Breathing	呼吸数は？　浅いか深いか？　努力呼吸は？	―	○	○	―	○	○
Circulation	P：pallor 蒼白（不適切な血流） M：mottling まだら皮膚（血管収縮・拡張が混在） C：cyanosis チアノーゼ（低酸素血症）	―	―	―	○	○	○

○は症状を認める場合，―は症状を認めない場合

主な病因：
- 一次的脳機能障害
  - 揺さぶられ症候群
  - 頭部外傷
- 全身性疾患
  - 敗血症
  - 低血糖
  - 薬物誤飲
  など

- 喘息
- 細気管支炎
- クループ
- 気道異物
- 肺炎
など

- 重症喘息
- 胸部外傷
- 肺挫傷
- 緊張性気胸
- 血胸
- 肺出血
など

- 脱水
- 下痢
- 嘔吐
- 下血
など

- 重症胃腸炎
- イレウス
- 熱傷
- 腹部外傷
- 重症感染症
など

- 多発外傷
- 心肺停止
- SIDS
- ALTE
など

（ⅱ）Interactiveness

　　小児科の診察室には様々なキャラクターのイラストが貼ってあったり，おもちゃがおいてあったり，また小児科外来を担当する医師や看護師の名札には目を引くマスコットがついていたりすることがある．問題のない小児は，そういったものにいくらか興味を示し，反応するだろう．手を伸ばしてつかもうとするかもしれない．また名前を呼ばれたり，音がするとそちらを向き，何らかの反応を示すだろう．全く周囲の物や人に興味を示さない，反応がない場合は問題を抱えている可能性を考える必要がある．

（ⅲ）Consolability

　　通常子どもは保護者に抱かれて穏やかに眠っているのがいわゆる"普通"だろう．保護者に抱かれても苦しそうに泣き続けていたり，ぐったりとしている時，適切にあやしても全く穏やかにならない時は何らかの異常が隠れているのかもしれない．

（ⅳ）Look/Gaze

　　通常の乳児は生後1か月頃より追視が始まり，2か月頃には目線が合うようになる．接触した際に全く追視がなくぼんやりしているような場合は緊急性が高い状態かもしれない．

（ⅴ）Speech/Cry

　　啼泣の強さや声に注目する．力強く泣き，あやすとおさまるような場合は問題ないことが多い．また，かすれた泣き声やこもった泣き声が聞かれる際には気道の異常を疑って対応する．

▶ b. work of Breathing

　　小児の心停止の原因として呼吸原性の要素が大きいことはよく知られている．呼吸障害は呼吸窮迫→呼吸不全と重症度が進行するが，呼吸不全に陥ってしまった場合は心停止が迫っており，緊急処置が必要になる．そのため，呼吸窮迫の時点で小児の呼吸状態の異常をいち早く見出すことが肝要である．しかしただ眺めるだけでは異常を見出すのは難しく，呼吸状態を一目見て判断するためには自分の耳や目を十分に活用して評価に当たる必要がある．ここでは呼吸数，耳で聞こえる異常な呼吸音や姿勢，呼吸努力について説明する．

（ⅰ）呼吸数

　　時計やストップウォッチを見ながら測定する呼吸数ではなく，ここでは異常に速い/遅い呼吸かどうかの確認を行う．この部分の素早い判断のためには小児の正常な呼吸についての診療経験と慣れを必要とする．一見して呼吸数が異常に遅い/速い場合には酸素投与や補助換気といった介入が速やかに必要となる．

（ⅱ）耳で聞こえる音

　　診察室に入室する前，もしくは入室時から「ぜーぜー」という異常な呼吸音が聞こえてくることがあるかもしれないが，このように聴診器を使用せずとも異常な呼吸音が聞こえてくるときは呼吸が切迫している可能性がある．その他にも「うーうー」とうなるような呻吟は呼吸努力を示すし，嗄声やこもったような声は気道のトラブルを示唆する．オットセイの鳴き声のような咳とも表現される犬吠様咳嗽はクループに特徴的な所見である．

（ⅲ）姿勢

　　「呼吸が苦しい」と言葉に出すのは難しいかもしれないが，子どもたちは自分が呼吸するのに楽な姿勢を自然ととっていることも多い．それが"sniffing position""tripod position" 図1-63 （呼

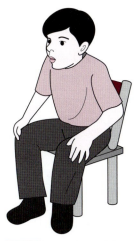
図1-63 tripod position

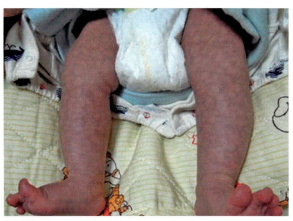
図1-64 網状チアノーゼ

吸を楽にするため，"カメラの三脚"のように，手を膝や大腿部に置き，上体を前かがみにする姿勢）である．これらは気道開通の体位であり，このような姿勢をとらないといけない状態であることを見逃して長時間フォローがないままにしたり，泣かせたり，安易に臥位をとらせたりすると呼吸状態の増悪につながりかねない．また，臥位になりたがらないなど，起坐呼吸を示唆するエピソードにも注意が必要である．

（iv）呼吸努力，呼吸様式

小児は成長に伴ってだんだん腹式呼吸から胸式呼吸へと変わっていく．そのため，短時間で呼吸様式の異常を見出すには普段から年齢に応じた正常の胸や腹の動きに見慣れておく必要がある．小児の呼吸努力を確認するためのチェックポイントとしては，シーソー呼吸，呻吟，鼻翼呼吸，陥没呼吸などがあげられる．眺めていてなんとなくおかしいということに気づいても，自分で情報を「見に」いく必要がある．呼吸不全が進行した乳児においては吸気時に胸が陥没するように下がりシーソー呼吸を呈する．気道が切迫する患児では吸気努力とともに胸骨上窩が陥没していることがあり，速やかな気道確保を要することもあるかもしれない．

▶ c. Circulation to skin

皮膚に現れる循環不全の所見としては①皮膚色（チアノーゼ，顔色不良等），②毛細血管再充満時間（capillary refill time: CRT）に注目する．末梢が冷たく，網状チアノーゼが出現している場合は循環不全の徴候として速やかに酸素投与や輸液の検討などを行う必要がある 図1-64 し，CRTが2秒以上に延長している場合は末梢循環不全があるものとして対応を開始する必要がある．

B 緊急度評価

これらの評価を家族に状況を聞きながら30秒程度で行い，得られた情報から緊急性の高い徴候を見つけ出す必要がある．緊急度は 図1-65 のようにいくつかのレベルに分類されるが，緊急性が高いと判断される場合は速やかに対応を開始する．広いスペースでデバイスにアクセスが良い蘇生室などに移動し，人を集める．呼吸，脈がないと判断した場合は速やかに蘇生を開始する．

	Level I	Level II	Level III	Level IV	Level V
再評価時間＆対応	0 min. 蘇生	15 min. 緊急	30 min. 準緊急	60 min. 準々緊急	120 min. 非緊急
中枢神経	GCS=3-9	GCS=10-13	GCS=14-15	GCS=14-15	GCS=14-15
呼吸機能	R.R>+/-2SD SpO₂<90%	R.R>+/-1SD SpO₂<92%	R.R>NR SpO₂=92-94%	R.R=NR SpO₂>94%	R.R=NR SpO₂>94%
循環・血管機能	H.R>+/-2SD	H.R>+/-1SD Capi.ref.>4s.	H.R>NR Capi.ref.>2s.	H.R=NR Capi.ref.<2s.	H.R=NR Capi.ref.<2s.

	Resp.rate (HR) /min			Heart.rate (HR) /min		
	+/-2SD	+/-1SD	NormalR.	+/-2SD	+/-1SD	NormalR.
Birth-3m.	10-80	20-70	30-60	40-230	65-205	90-180
3m.-6m.	10-80	20-70	30-60	40-210	63-180	80-160
6m.-1y.	10-60	17-55	25-45	40-180	60-160	80-140
1y.-3y.	10-40	15-35	20-30	40-165	58-145	75-130
6y.	8-32	12-28	16-24	40-140	55-125	70-110
10y.	8-26	10-24	14-20	40-120	45-105	60- 90

対応先	救命救急部門	一般外来・初期救急部門

図1-65 バイタルサインと緊急度トリアージ

R. R: 呼吸数，H. R: 心拍数，Capi. Ref.: Capillary refill time（単位: 秒）
（吉田一郎，監訳．APLS 小児救急学習用テキスト．初版．東京: 診断と治療社; 2006. p.18-48 より一部改変）

緊急性が高い場合は徴候に応じて酸素投与や補助換気，輸液路確保等を行う．準緊急など"少し待てる"状態でも，設定された時間ごとに再評価を行っていく必要がある．小児は予備能が少なく，短時間で急激な状態悪化をきたすことはしばしばである．

C バイタルサインの数値化と ABCDE アプローチ

第一印象で見た目の評価を行い，緊急度の評価を行った後，もしくは同時にバイタルサインを数値化する．客観的な数値であり共通言語として使用できるが，呼吸数や脈拍は年齢，月齢ごとに正常値が異なり，発熱や啼泣等の影響も加味するとその解釈には注意が必要である．

その後，もしくはそれと同時に ABCDE アプローチで初期評価での異常がどの部分に由来するものかに迫っていく．

▶a. 呼吸数，心拍数

年齢，月齢別の呼吸数，心拍数の正常範囲を 図1-66a, b に示す．同じ呼吸数，心拍数でも年齢によって正常範囲に入ることも，異常値に入ることもある．「呼吸数20回/分」は成人ではやや速めに感じられるが，乳児においては徐呼吸であり，緊急性が高い可能性がある．年齢における正常値をすべて記憶しておくのは難しいためいつでも参照できるように印刷するなどしてポケットに持っておくとよい．また，通常体温が上昇すると心拍数も呼吸数も上昇するため，考慮する必要がある．啼泣や発熱の影響もないのに±2SD を超える場合は速やかに診療を開始する．

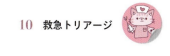

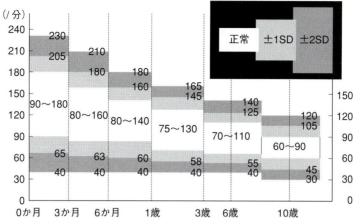

図1-66a 心拍数の年齢別正常値とSD値

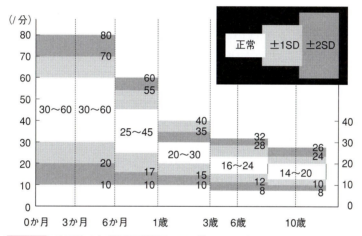

図1-66b 呼吸数の年齢別正常値とSD値

▶b. 血圧

　小児の低血圧の基準は＜70＋2×年齢 mmHg とされている．小児の低血圧は代償機能が破綻している可能性を示唆し，緊急性が高い．一方，小児の高血圧も頭蓋内疾患や心不全など重症疾患を示唆する．血圧の測定は重要であるが，マンシェットの選択など慣れも必要である．血圧の数値化にこだわるあまり緊急性の高い患児の時間を無駄に費やすことがないよう，第一印象とも併せてスピード感を持って評価する必要がある．

▶c. ABCDE アプローチ

A：気道

　顔の近くで児の呼吸を聞き，感じながら上気道狭窄を示唆する所見などがないかを見て確認する．呼吸努力があるのに気流を全く感じないのは気道閉塞のサインであり緊急で介入を必要とする．

B: 呼吸

　呼吸数，SpO_2 を数値化するとともに呼吸のパターンも確認する．不規則な徐呼吸は中枢性の病変に由来するかもしれない．初期評価に引き続き呼吸努力を確認するが陥没呼吸一つをとってもどこを見るかは重要で，軽度の呼吸苦を訴える学童が一見通常の呼吸をしているように見えても服をめくって確認してみると肋間が陥没していることもある．漫然と見るだけでなく，呼吸努力を"見に"いかなくてはならない．前述の耳で聞こえる呼吸音や聴診所見とも合わせて吸気/呼気で努力が強いのかなども併せて評価できるとよい．

C: 循環

　心拍数，血圧は機器を用いれば数値化することができるが，すぐに機器が使用できなければ中枢（頸動脈や上腕動脈，大腿動脈），末梢（橈骨動脈や足背動脈）を触知し，強さやリズムの不整などにも注意して観察する．末梢の皮膚色を見て，触ることで湿潤や冷感を確認する．CRT も確認し循環不全の徴候がないかを総合的に判断する．

D: 意識

　小児の意識レベルの評価のためには AVPU scale や Glasgow Coma Scale，Japan Coma Scale が用いられる 表1-155, 156．AVPU scale は成人小児共通であるが，GCS，JCS は小児，乳児用がある．意識障害の鑑別のため AIUEO TIPS を示す 表1-157．成人でも利用される語呂合わせであるが，A に虐待，I に腸重積という小児特有の疾患も入っていることは注目すべきである．

E: 外表と体温

　できれば全身の衣服を脱がせ，細かな外傷性変化や皮下出血などがないか確認する．散在する紫斑は重症疾患を示唆するし，新旧混在する，説明のつかないあざは身体的虐待を検出するきっかけになるかもしれない．

▶d. 体重

　通常，バイタルサインには含まれないが，重要な情報である．薬剤の投与量決定や脱水の評価等に用いられる．また，数か月で全く体重増加のみられない乳児には器質的疾患だけでなく，社会的に緊急度の高いマルトリートメント（不適切養育）が隠れている可能性もある．得られた体重の情報が最新のものであるかの確認は必要である．

表1-155 AVPU scale

分類	刺激	応答タイプ	反応
Alert 覚醒している	普通の環境	適切	年齢相応の正常な周囲への反応
Verbal 言葉刺激に反応する	簡単な指示または音刺激	適切 不適切	名前に反応する 非特異的または錯乱
Painful 痛み刺激に反応する	痛み	適切 不適切 病的	痛みから逃れようとする 無目的か，痛みの局在と無関係な発声や動き 病的な動きを見せる
Unresponsive 反応がない	どのような刺激にも全く反応なし	病的	病的姿勢をとる

10 救急トリアージ

表1-156 3-3-9度方式（JCS）と Glasgow coma scale（GCS）

3-3-9度方式（JCS）		Glasgow coma scale（GCS）			
		Eye（開眼）	Voice（発語）	Movement（運動能）	計
Ⅰ	0	自発的に(4)	見当識あり(5)	命令に従う(6)	15
	1	↓	↓		
	2		会話混乱(4)		14
	3				
Ⅱ	10	声掛けにより(3)	↓		13
	20	↓	不適正言語(3)	↓	12
	30	疼痛により(2)	理解不明の語(2)	疼痛部認識(5)	9
Ⅲ	100	反応なし(1)	反応なし(1)	↓	7
	200			逃避屈曲反応(4)	6
				異常屈曲反応*(3)	5
				四肢伸展反応**(2)	4
	300	↓	↓	反応なし(1)	3

*：除皮質硬直肢位，**：除脳硬直肢位

表1-157 意識障害の鑑別疾患（AIUEO TIPS）（北九州市立八幡病院・小児救急センター）

A： Alcohol（アルコール）年長児では考慮
　 Abuse（虐待）年少児では常に考慮が必要
I ： Infection（感染）脳炎・髄膜炎および敗血症など重症感染症
U： Uremia（尿毒症）O157感染で見られる溶血性尿毒症など
E： Electrolytes（電解質）体液を大量に喪失する状態で起こりうる
　 Encephalopathy（脳症）インフルエンザ脳症に代表される
O： Overdose Ingestion（過量服薬）薬物は常に考慮しておく

T： Trauma（外傷）頭部に限らず胸部外傷（低酸素），出血性ショックを考慮
I ： Insulin/Hypoglycemia（インスリン/低血糖）糖尿病患児，ケトン血性低血糖症など考慮すべき
　 Intussusception（腸重積）・絞扼性イレウスでは意識障害が起こる
P： Psychogenic（心因性）過換気や詐病などでも意識障害を起こす
S： Seizures（けいれん）有熱性けいれん，無熱性けいれんなどの重積が多い
　 Stroke/Shock（脳血管障害/ショック）もやもや病，動静脈奇形など脳血管異常での出血など，
　 ショックの場合にも低血圧で意識障害となる
　 Shunt（シャント）脳室・腹腔内シャント児のシャント不全なども忘れない

▶内因性オピオイド，エンドトキシンが関与!?

D 情報収集

SAMPLE〔Signs/Symptoms（徴候 / 症状），Allergy（アレルギー），Medications（薬物療法），Past history（既往歴），Last food or liquid（最後の飲食），Event（受診の原因となった事象）〕という語呂合わせがよく用いられる 表1-158．

小児において発達，発育や予防接種歴等も重要な情報であり，収集したい．その際母子手帳を確認することで，多くの情報を得ることができるため，是非活用したい．また，情報収集の際は受診の背景を考えながら情報を整理する必要がある．なぜ，この子どもはこのタイミングで受診したのか，現在の対応で患児，保護者の不安に思っている点を聞き出せているか，虐待をはじめとして，社会的に高リスクとなるような状況にないのかなど，いたるところにアンテナを張り巡らせて情報収集をしなくてはならない．とくに虐待に関しては子どもの安全を守るという観点から細やかな配慮と対応力が要求される．CHILD ABUSE という語呂合わせ 表1-159 で上手く情報収集したい．

表1-158 小児 SAMPLE の構成要素

構成要素	説明
Signs/Symptoms（徴候 / 症状）	症状，疼痛，発熱の起こり方と性質 年齢にふさわしい苦痛の徴候
Allergy（アレルギー）	既知の薬物への反応，その他のアレルギー歴
Medications（薬物療法）	使用中の薬剤の正確な薬品名と用量 最後に使用した時間と用量 鎮痛薬 / 解熱薬を使用した時間と用量
Past history（既往歴）	妊娠歴，労働歴，出産歴 病歴，外傷歴，予防接種歴
Last food or liquid（最後の飲食）	最後に飲食や授乳をした時間
Events leading to the injury or illness（外傷や疾病の原因）	現在の事象を引き起こす鍵となった出来事 発熱の既往

表1-159 CHILD ABUSE

C	care delay 受療行動の遅れ	損傷が生じてから受診までの時間軸に不審なところがないか
H	history 問診上の矛盾	語る人によりヒストリーが異なる 一貫性がない．現症と合致しない．
I	injury of past 損傷の既往	短期間で何度も受傷 複数科を受診している場合もある
L	luck of nursing ネグレクトによるもの	何がいつどこでどのようにを語れない 定期受診や検診，予防接種
D	development 発達段階との矛盾	ハイハイをしないこどもは骨折しないはず
A	attitude 養育者，こどもの態度	養育者のこどもやスタッフに対する態度 こどもの養育者に対する態度
B	behavior こどもの行動特性	緊張度がきわめて高い，攻撃的な言語が多い 過度になれなれしい，落ち着きがないなど
U	unexplainable ケガの説明がない，できない	ケガの説明がない．話のできるこどもが"わからない"という
S	sibling きょうだいによる加害を訴える	重度，複数個所のケガを幼小児が加えることはまれ
E	environment 環境上のリスク	家族：社会的孤立，経済的要因，複雑家庭 こども：望まぬ出産，そだてにくさ

まとめ

　小児のトリアージについて述べた．先述したように小児のトリアージにおいては五感をフル活用して見た目の異常を評価し，共通言語に直す作業が必要である．しかし，大切なのは五感だけではなく，直感，第六感も重要である．実際「何かおかしい」という感覚（gut feeling）の感度は62%，特異度は97%という報告もあり「何かおかしい」という直感は大切にしたい．

　また，短時間で評価を終え，緊急性の高い場合に介入が行えるようにするには「これぐらいの年齢（月齢）なら体格はこれくらいで，発達はこれくらい」という正常な発達をある程度理解しておくなど，門番としての広く，深い知識と経験が必要となる．もの言えぬ子どもたちが全身から発する緊急性の高いサインを感知し，共通言語に置き換えて共有していく力を養うため，我々は日々の研鑽を忘れてはならない．

〈奥村能城，伊藤英介〉

総論

11 院内感染対策

1 院内感染対策の意義

医療現場における感染対策の重要性が高まっている．標準予防策に加えて感染経路別予防策を知り，実行していくことが重要である．

2 感染対策の実際

A 標準予防策

標準予防策とは，患者と医療従事者の双方の感染リスクを軽減する目的で，患者の感染症の有無にかかわらず，汗以外の血液，体液，分泌物，排泄物，傷のある皮膚，粘膜等の湿性生体物質を感染性があるものとして捉えて対応することである．

標準予防策には手指衛生が必須であり，石鹸と流水による手洗いと，水を使わないアルコール製剤の使用がある．手袋を使用する場面では，外した後にも手指衛生を施行する．

B 感染経路別予防策

病原体別の感染経路を理解して，感染経路を遮断するために，標準予防策に加えて実施するべき感染予防策である．

▶a. 空気感染予防策

飛沫核が空気中に浮遊して感染を拡大させる，結核，水痘，麻疹が対象となる．陰圧換気された個室隔離とする．医療従事者はN95マスクを着用し，水痘，麻疹患者に対しては，これらのウイルスに免疫を有する職員が優先して対応する．

▶b. 飛沫感染予防策

飛沫を介して感染するインフルエンザ，マイコプラズマなどの病原体が対象となる．個室管理，もしくは同じ感染症患者を1つの病室に収容するコホーティングを行う．医療従事者はサージカルマスクを着用する．

▶c. 接触感染予防策

患者との直接接触もしくは医療器具や環境物品等を介して感染するノロウイルスや薬剤耐性菌などが対象となる．個室隔離が推奨される．医療従事者は手袋，ガウンを着用する．医療器具は患者個別使用とする．

〈家原知子〉

各 論

各論

1 周産期の疾患

Ⅰ. 出生前

1 染色体と遺伝子

A ヒトゲノムの構造

　ヒトは配偶子である1個の精子と1個の卵子が受精した1個の受精卵から始まり，その遺伝情報は正確にコピーされながら，分裂・増殖や分化により，成人のヒトは約37兆個の細胞，200種類の組織から構成されている．よって，**基本的にすべての細胞は同じ遺伝情報を持つ**．ヒトの遺伝情報はヒトゲノム（human genome）とよばれ，細胞の核内にある核DNAと，細胞質内のミトコンドリア内にあるミトコンドリアDNAから構成される．

　デオキシリボ核酸（deoxyribonucleic acid: DNA）は糖，リン酸，4種類の塩基〔アデニン（A），グアニン（G），シトシン（C），チミン（T）〕の基本単位（ヌクレオチド）がつながった1本鎖の高分子化合物（ポリヌクレオチド）であるが，ヒトの細胞においては2本のDNAが逆並行の二重らせん構造をとり，アデニンとチミン，グアニンとシトシンがそれぞれ相補的に向かい合い，水素結合により緩やかに結合し塩基対を形成しながら，右巻きの二重らせん構造（double helix）をとる 図2-1 ．

　ヒトゲノムは核DNAにおいては1セットあたり30億塩基対からなり，配偶子（精子と卵）は1セット（ハプロイド），それ以外の細胞は2セット（ダイプロイド）の遺伝情報を持つ．一方，ミトコンドリアDNAは16568塩基対からなる環状DNAで，1細胞あたり数十〜数千コピー含まれる．

　受精卵における遺伝情報の変化は体のすべての細胞が共通に持つことになり，次の世代にも伝わりうる変化であり**生殖細胞系列（germline）の変化**とよばれる．一方，分裂の途中で獲得された遺伝情報の変化は一部の細胞のみに限局し，通常次の世代に伝わることはなく**体細胞（somatic）の変化**とよばれる．これらは，臨床上厳密に区別する必要があり，前者の遺伝子の検査は「**遺伝学的検査**」とよばれている．後者は，とくにがんに関連する．

　機能を持つ遺伝情報の単位は遺伝子とよばれ，蛋白質をコードしているが，蛋白質をコードしていない遺伝子（非コードRNA遺伝子）もある．DNAがRNAに転写（transcription）され，RNAが蛋白質に翻訳（translation）される過程を分子生物学におけるセントラルドグマとよぶ．遺伝子はエクソンとイントロンからなり，成熟RNAではイントロン部分が除去されている（スプライシング）図2-2 ．

1 周産期の疾患

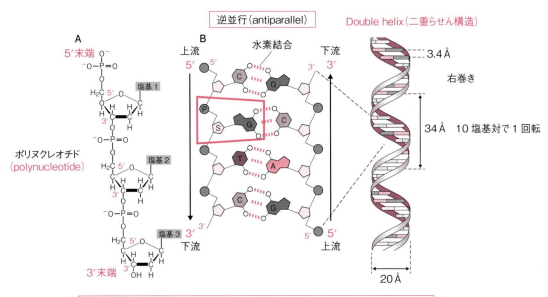

図2-1 DNA

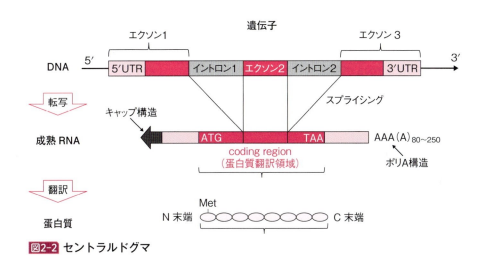

図2-2 セントラルドグマ

蛋白質をコードしている約2万種類の遺伝子のうち、どの遺伝子が転写され、翻訳されるかは、細胞、組織ごとに異なっている。よって、生殖細胞系列（germline）のDNA変化を検出する検査は核を持つすべての細胞（通常は血液を用いる）で可能であるが、RNAや蛋白質の検査はそれぞれが転写あるいは翻訳されている細胞や組織を用いる必要がある。

B 染色体

　核内のDNAは通常糸状を呈しているが，細胞分裂時にのみ凝集し，染色体として現れる．約2mの長さを持つDNAは約10μmの核内において，ヒストン蛋白質に巻き付いたクロマチン構造，30nmの直径を持つソレノイドを形成し，折りたたまれて存在している．染色体ではDNAが1/10000に凝縮している 図2-3．

　染色体は，1番から22番までの22種類の常染色体と，XおよびYの2種類の性染色体からなる．通常，男性，女性とも両親由来の2セット（ダイプロイド）の22種類の染色体を持ち，男性はXとY，女性では2つのXの性染色体を持ち，正常男性核型は46,XY，正常女性核型は46,XXと表記される．

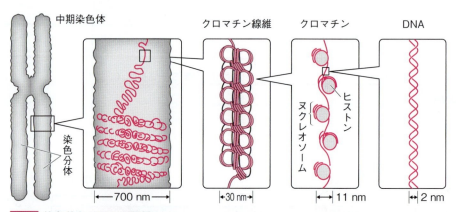

図2-3 染色体とDNAの関係

C 遺伝学的検査

　生殖細胞系列（germline）のDNA変化を検出する検査は遺伝学的検査とよばれ，一塩基レベルの変化から染色体数の変化まで幅広く，適切な検査を選ぶ必要がある．また，特定の疾患のみを診断するのが目的なのか（FISH法），網羅的な検索により遺伝学的異常を検出するのが目的なのか（染色体検査，マイクロアレイ検査，次世代シークエンス法など）を把握しておく必要がある．後者においては，診断の目的とは異なる予想外の変化（二次的所見）が検出される可能性があり注意が必要である 図2-4．

　遺伝学的検査における基準となる配列は参照配列（reference sequence: RefSeq）とよばれ，参照配列との違いは，バリアント（variants）とよぶが，必ずしも，「異常，あるいは，病的意義がある」ことを意味しているわけではないことに注意する．臨床では，バリアントを5段階（pathogenic, likely pathogenic, variants of unknown significance: VUS, likely benign, benign）に分類している．

▶ a. 染色体検査

　日常診療において用いる染色体検査はGバンド分染法であり，バンド（縞模様）がハプロイド

1 周産期の疾患

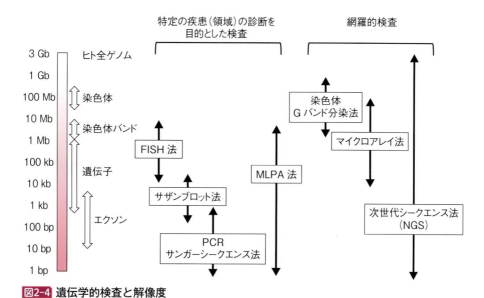

図2-4 遺伝学的検査と解像度

あたり550バンドのものを観察する．1バンドあたり5Mb（1Mb=100万塩基対），平均45遺伝子を含んでいることになる 図2-5a．検出率は3〜5%である．網羅的検査方法であり，特異度・解像度は低いが，染色体構造異常を検出する唯一の方法である．

染色体には「住所」があり，例えば，発語と言語に関わる遺伝子，*FOXP2*（注意；ヒトの遺伝子名は大文字で斜体字で書く）は，7q31.3（なな-キュー-さんいち-てん-さん）に局在する，と表現する．これは，7番染色体の長腕3丁目1番地3号を意味し，31を「さんじゅういち」とは読まない 図2-5b．

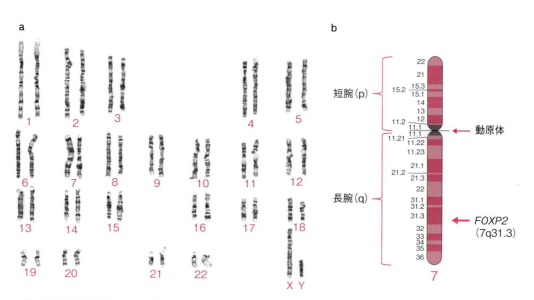

図2-5 正常男性核型（46,XY）と染色体の構造

▶b. CGH マイクロアレイ染色体検査

　患者と正常コントロールの末梢血液に含まれる DNA を断片化し，それぞれ異なる蛍光色素で標識し，1 から 22 番の常染色体，および X と Y の性染色体のプローブを貼り付けたスライドグラス上で競合的にハイブリダイズすることにより，欠失や重複を検出する方法である 図2-6 ．網羅的検査方法であり，解像度は高く，100kb 以上の微細な欠失重複を検出し，診断率は 15% と高い．先天異常症候群を疑う場合，第一選択すべき検査法である．

▶c. FISH 法

　臨床症状から特定の疾患を疑い，その責任領域の欠失や重複の有無を確認する特異性の高い検査方法である．

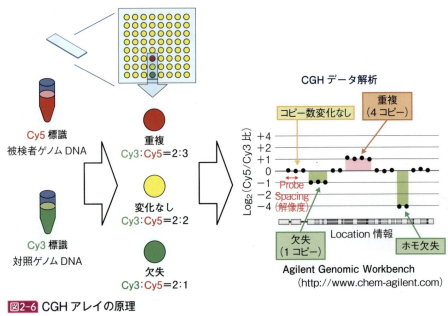

図2-6 CGH アレイの原理
CGH: comparative genomic hybridization

2 染色体異常症およびゲノム病

　健常な夫婦の 3% で，1 歳までに明らかとなる形態的・機能的異常のある児を持つ．約半数は原因不明であり，染色体異常は 10〜15% である 図2-7 ．医療的治療を必要としない小奇形は一般の 10〜15% で認めるが，3 種類以上の小奇形の存在は先天異常症候群を考慮する．染色体異常症の頻度は 125 人に 1 人程度である．

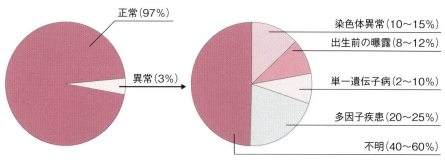

図2-7 形態的・機能的異常のある児の出生割合と内訳

A 常染色体の異数性

染色体の異数性（aneuploidy）は，ヒトの染色体異常症の中で最も頻度が高い．特定の染色体が正常の1対（2本）ではなく，3本あるトリソミー（trisomy）と，1本しかないモノソミー（monosomy）がある．このうち，13トリソミー（パトウ Patau 症候群），18トリソミー（エドワーズ Edwards 症候群），21トリソミー（ダウン Down 症候群）の3疾患のみが生存可能であり，NIPT（非侵襲的出生前診断）の対象疾患となっている．3疾患の臨床特徴を 表2-1 に示す．

トリソミーの生じるメカニズムは，精子あるいは卵形成時の減数分裂の不分離が原因となるが，**女性の高齢出産による卵形成時の第1減数分裂不分離が大きな要因**となっている（図2-8，表2-2）．なお，**男性の高齢化は遺伝子レベルの突然変異のリスクの上昇に関連**する．

表2-1 21トリソミー，18トリソミー，13トリソミーの臨床特徴

特徴	21トリソミー	18トリソミー	13トリソミー
頻度（生産児）臨床所見	700人に1人 低緊張，低身長，頸部の余剰皮膚，単一手掌線，第五指内弯	6000〜8000人に1人 高緊張，胎児期発育不良，握った手指の重合，揺り椅子状の足底	5000〜15000人に1人 小頭症，斜めの前額，握った手指の重合，揺り椅子状の足底，多指（趾）
特徴的顔貌	平坦な後頭部，内眼角贅皮，眼瞼裂斜上	下顎の後退，耳介低位	眼球異常，口唇口蓋裂
知的障害	中等度から軽度	重度	重度
他の共通した特徴	先天性心疾患，十二指腸閉鎖，白血病のリスク，若年性認知症のリスク	先天性心疾患，哺乳困難	重度中枢神経の形態異常，先天性心疾患
予測される寿命	60年	典型的には2，3か月で，ほぼ全員が1年未満*訳注	50%が1か月未満，90%以上が1年未満

*訳注：1年生存率は5〜10%
〔Thompson & Thompson Genetics and Genomics in Medicine, 9th. (2023) を参考に作成〕

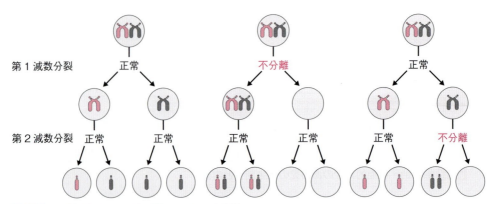

図2-8 21番染色体の減数分裂における不分離

表2-2 母親の出産年齢とダウン症候群発生率

母年齢（歳）	出生頻度
＜20	1/1667
20〜24	1/1587
25〜29	1/1087
30〜34	1/763
35〜39	1/248
40〜44	1/79
45〜49	1/24

（Hook EB. Lancet. 1976; 308: 33-4 より）

　ダウン症候群における要因を表に示す 表2-3 ．トリソミー型ダウン症候群の同胞の再発危険率は母親の年齢に依存する（正確には若干高くなる）が，ロバートソン Robertson 転座の場合（後述），両親のどちらかがロバートソン転座の保因者である可能性があり，この場合，次子の再発危険率は高くなる．21番染色体が関わる均衡型相互転座の保因者の母親から不均衡型転座の子が生まれる確率は 10〜15%，同じく父親からは数パーセントといわれている 図2-9 ．ダウン症候群の診断は FISH 法，CGH マイクロアレイ法，染色体検査のいずれでも可能であるが，ロバートソン転座等の染色体構造異常の有無は，染色体検査のみで検出可能である．なお，トリソミーの原因による症状の差はない．

　先天異常症候群の世界的な標準教科書 Smith's Recognizable Patterns of Human Malformation において，1st ed.（1970）から 4th ed.（1988）までは，18トリソミーに対する医療として，「延命のためのあらゆる医療手段の制限を推奨している」と記載されていたが，5th ed.（1997）から最新版 8th ed.（2021）では，「両親の個人的な感情や，乳幼児一人ひとりの状況を考慮しなければならない」とその記載が大きく変更されている．

　データの蓄積により，考え方は時代とともに大きく変わりうることに注意したい．

表2-3 ダウン症候群の要因

患児の原因	成因	割合			同胞の再発危険率
標準型トリソミー	父親の減数分裂不分離	3〜5%	第1減数分裂	25%	低い
			第2減数分裂	75%	
	母親の減数分裂不分離	85〜90%	第1減数分裂	75%	母親の年齢に依存する
			第2減数分裂	25%	
ロバートソン転座		4%	新生突然変異	75%	低い
			両親が均衡型転座保因者	25%	高い
体細胞分裂		3〜5%			低い
その他		1%			原因による

(Gardner and Sutherland's Chromosome Abnormalities and genetic counseling 5th ed. を参考に作成)

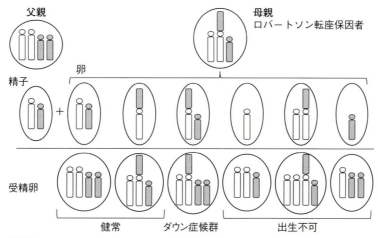

図2-9 母親がロバートソン転座保因者の場合の受精卵の組合せ

B 染色体構造異常

　染色体検査で検出される主な染色体構造異常を示す 図2-10．部分的な遺伝子の過剰（トリソミー）あるいは不足（モノソミー）により発症する．常染色体の相互転座には均衡型と不均衡型がある．均衡型相互転座は遺伝情報の過不足がなく，一般集団の400人に1人（200組の夫婦に1組）で認め，本人の健康には影響はないが，両親のどちらかが均衡型相互転座の保因者の場合，減数分裂時の多様な配偶子の組み合わせにより，受精卵が不均衡型相互転座（部分モノソミー＋部分トリソミー）を持つ可能性があり，先天異常や知的障害を持つ児の出生や反復・習慣流産の原因となる．均衡型転座の保因者である親から不均衡型転座の児が生まれる率は父が保因者の場

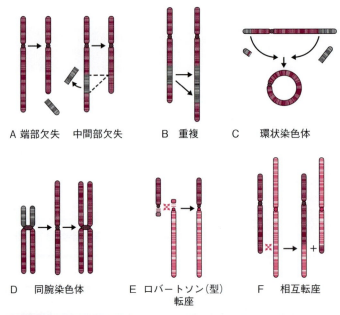

図2-10 染色体の構造異常

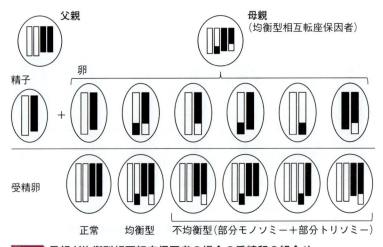

図2-11 母親が均衡型相互転座保因者の場合の受精卵の組合せ

合5%, 母が保因者の場合10%前後と推定されるが, 転座部分の大きさにより幅がある 図2-11. 症状のある患児で均衡型相互転座が検出された場合は, その構造異常が患児の症状と関連があるか, その解釈に慎重を要し, CGHマイクロアレイ法などによる微細欠失などの有無を確認する.
〈例〉5p欠失症候群

C ゲノム病：微細欠失／重複症候群

複数の遺伝子（遺伝子群）を含む領域が欠失あるいは重複することにより, 発達遅滞, 知的障

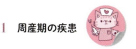

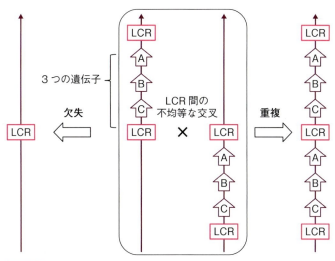

図2-12 2本の相同染色体のLCR間の不均等な交叉

害，先天的形態異常など多彩な症状を呈する疾患である．隣接遺伝子症候群ともよばれる．遺伝子群が low copy repeat（LCR）とよばれる相似した構造に挟まれた領域では，第1減数分裂時の非アレル間相同染色体組換え（non-allelic homologous recombination: NAHR）により，患者間で同じ部位の切断点を持つ欠失や重複を持つ配偶子が形成される可能性がある 図2-12．患者により異なる部位に切断点を持ち欠失や重複する場合もある．いずれにしても，同じ欠失や重複を持つ患者間でも多様な症状（表現型）を呈することに注意し，個性を尊重することが望まれる．FISH法，あるいは，CGHマイクロアレイ法で診断される．

〈例〉22q11.2欠失症候群：約90個の遺伝子を含む22q11.2領域の欠失により発症する．先天性心疾患，特徴的顔貌，胸腺低形成による免疫不全，口蓋裂，低カルシウム血症，知的障害などを呈し，成人での統合失調症の発症頻度が高い．

D 片親性ダイソミー

正常女性核型と同じ46,XXを呈していても，すべての染色体が父親由来（雄性発生 androgenesis）であれば胞状奇胎，母親由来（雌性発生 parthenogenesis）であれば奇形腫を呈することから，**正常のヒトの発生には両親由来の情報が必要であることがわかる**．

卵における一つの染色体の減数分裂時の不分離により0本の染色体を持つ卵，あるいは2本の染色体を持つ卵が1本の染色体を持つ精子と受精した場合，精子由来の染色体が複製することにより（モノソミーレスキュー），あるいは，脱落することにより（トリソミーレスキュー），片親（父親あるいは母親）由来の染色体を持つ状態を片親性ダイソミーとよぶ．

片親性ダイソミーでは，遺伝情報量は正常と変わりないが，親由来により遺伝子の発現が異なる刷り込み遺伝子（後述）が含まれている場合に臨床的に問題となる．また，片親性ダイソミーは，常染色体潜性遺伝性疾患の責任遺伝子にバリアントを持つ場合にホモ接合となり発症の原因となる 図2-13．

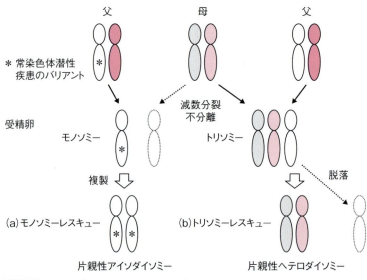

図2-13 片親性ダイソミーのメカニズム

E ゲノムインプリンティング病

　メンデル Mendel 遺伝の基本は2本の相同染色体の遺伝子の価値は同じであることにあるが，その例外として刷り込み遺伝子とX染色体不活化（後述）がある．前者は，親由来により遺伝子の発現パターンが異なり，染色体上には散在することなく，クラスターを作って存在している．父親由来で発現する遺伝子（母方刷り込み遺伝子）と母親由来で発現する遺伝子（父方刷り込み遺伝子）がある．精子の（父親由来）染色体は女性の性腺においては母親由来に，卵由来の（母親由来の）染色体は男性の性腺では父親由来に書き換えられる．この書き換えの異常を刷り込み変異とよぶ．

〈例〉プラダー・ウィリ Prader-Willi 症候群：病態を模式図で示す．父親由来で発現する遺伝子がないことが共通していることがわかる 図2-14．

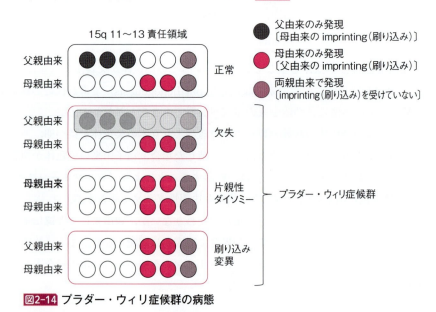

図2-14 プラダー・ウィリ症候群の病態

F 性染色体

性染色体にはX染色体とY染色体の2種類があり、通常、男性はX染色体とY染色体、女性は2本のX染色体を持つ。未分化性腺は、元型として女性の内・外性器が形成されるが、*SRY*を持つY染色体が存在することにより男性の内・外性器の形成に至る。最近、性は男か女かの二者択一ではなく、**性スペクトラム**として捉えられている。性分化疾患は「各論4 内分泌疾患」の章を参照。

▶a. 性染色体異数性

性染色体の異数性により発症する。常染色体の異数性と異なり、母親の高年齢との関連はない。代表的な疾患を示す **表2-4** 。ターナー Turner 症候群は頻度が高く、先天性心疾患、低身長、無月経を主訴に小児科外来を訪れることが多い（詳細は「各論4 内分泌疾患」を参照）。クラインフェルター Klinefelter 症候群も頻度が高いが、診断実際に診断されているのは25%程度である。

▶b. X染色体不活化

46,XX の核型を持つ女性は、父親由来（Xp）と母親由来（Xm）のX染色体を2本持ち、一方のX染色体は不活化されている。Xp と Xm のどちらが不活化されているかは、細胞により異なり、モザイク状となっている。これをX染色体不活化とよぶ。デュシェンヌ Duchenne 型筋ジストロフィーに代表される**X染色体潜性遺伝形式の疾患は、通常男性が発症するが、女性において、病的バリアントを持つX染色体の不活化されている細胞の割合により様々な程度で発症する**可能性がある。

表2-4 性染色体異数性の代表的疾患

特徴	47,XXY クラインフェルター症候群	47,XYY	47,XXX Xトリソミー	45,X ターナー症候群
頻度	1/600 男性	1/1000 男性	1/1000 女性	1/2500～4000 女性
臨床所見	高身長	高身長，他は典型的な男性の外見	低緊張，発達の遅れ；言語と学習障害，平均より身長は高い傾向	低身長，翼状頸，リンパ浮腫，先天性心疾患のリスク
認知・知性	言語性IQは平均以下，学習障害	言語性IQは平均以下，言語発達の遅れ，読書困難	正常から平均以下（言語性IQ，動作性IQの低下）	典型的には正常，しかし，動作性IQが言語性IQを下回る
行動	明らかなものはない；社会適応が乏しい傾向だが正常な人間関係を築ける	低いIQに関連すると思われる，特定の行動面での問題	典型的には問題ない；不安と低い自尊心；社会性が低い	典型的には正常，しかし社会適応が低い
性分化・妊孕性	性腺機能不全，無精子症，不妊	正常	一部は妊孕性が低い？卵巣機能不全？	性腺形成不全，性成熟の遅れ，不妊

〈和田敬仁〉

3 環境因子による先天異常（薬剤，感染，など）

A 概念

先天異常は出生児の約3％に起こる．先天異常は，単一遺伝子の変異によるものが15〜20％，染色体異常によるものが5〜10％，環境要因が5〜10％，原因不明が65〜70％といわれている．環境要因としては，薬剤，感染，化学物質，放射線などがあげられる．受胎後4〜16週頃までの器官形成期に，このような外部からの影響に曝露されると，流産となったり，先天異常を発症したりする可能性がある．

B 薬剤による先天異常

▶a. 抗けいれん薬

抗てんかん薬に催奇形性があることは，1960年代から警告されていた．ヒダントイン（フェニトイン）の服用では，眼間開離，扁平鼻根，弓状の上口唇，口蓋裂，爪や指の低形成，子宮内から始まる発育遅延，軽度から境界域の知的障害などを認める．ヒダントインを服用している妊婦の約10％に発症するといわれており，母体のヒダントインの血中濃度とは相関しない．また，他の抗てんかん薬との併用で発症率が高くなる．メカニズムとして，ヒダントインによる葉酸低下などが考えられる．ヒダントイン服用中の妊婦は可能な限り他の薬剤に変更するか，変更できない場合は，併用を避け，葉酸の予防投与を行う．

▶b. アンジオテンシン変換酵素阻害薬・アンジオテンシンⅡ受容体拮抗薬

妊娠中期から末期に妊婦に投与されると，胎児の腎尿細管異形成症の原因となり羊水過小，肺低形成，四肢拘縮等をきたすことから，妊婦には禁忌薬である．

▶c. 胎児アルコール症候群

米国では，原因の明らかな知的障害の中では，胎児アルコール症候群が一番多いとされている．胎児発育遅延や低身長，知的障害，眼裂狭小，長い人中などが知られている．この原因は，脳と頭蓋顔面の構造が，他の組織より相対的にアルコール毒性に感受性が高いためといわれている．

C 感染による先天異常

先天性感染症のうち，トキソプラズマ（Toxoplasma），風疹（Rubella），サイトメガロウイルス（Cytomegalovirus），単純ヘルペスウイルス（Herpes simplex virus）によるものは，子宮内発育遅延，中枢神経系の異常，肝脾腫，発疹，眼底所見，骨変化など，類似した症状を呈することから，一連の疾患として頭文字を取り，TORCH症候群とよばれている．

▶a. 先天性トキソプラズマ症

トキソプラズマ症は，人畜共通の感染症であり，母体が妊娠初期に感染すると，先天性トキソプラズマ症を発症する．水頭症，脳内石灰化，網膜脈絡膜炎などがみられる．

▶b. 先天性風疹症候群

妊娠初期，とくに妊娠16週までに風疹ウイルスに初感染すると，先天性風疹症候群を発症することがある．白内障，難聴，先天性心疾患（動脈管開存症，肺動脈狭窄），小頭症などがみられる．予防のためには，妊娠前のワクチンが有効である．

▶c. 先天性サイトメガロウイルス感染症

妊娠中に，サイトメガロウイルスに感染すると，先天性サイトメガロウイルス感染症を引き起こす．約10%が出生時に症候性といわれている．症候性の場合，子宮内発育遅延，肝脾腫，血小板減少，出血斑，感音性難聴，頭蓋内石灰化などがみられ，予後不良である．また，出生時に無症候であっても，長期には難聴，精神発達遅滞となるケースがあることが知られている．近年，生後3週間以内の新生児尿検査，ガンシクロビルによる治療が保険適用になった．

4 先天異常症候群

A 概念

解剖学的に離れた複数の形態異常を認める場合，先天異常症候群と称する．先天異常症候群は，単一遺伝子病や染色体異常症である可能性が高い．比較的多くみられる先天異常症候群を列挙する．

▶a. マルファン Marfan 症候群

全身の結合組織の異常により，高身長，細く長い四肢，くも指，漏斗胸または鳩胸，脊柱側弯，関節過伸展，水晶体亜脱臼，解離性大動脈瘤，大動脈弁閉鎖不全，僧帽弁逸脱などがみられる．10万人に4〜6人と推定され，常染色体顕性遺伝と突然変異がある．とくに心疾患の治療，大動脈解離の予防など，合併症の管理が重要である．フィブリリン1，形質転換増殖因子（TGF）β受容体1, 2の異常などが判明している．

▶b. ヌーナン Noonan 症候群

眼間開離，眼瞼下垂などの特異顔貌，先天性心疾患（とくに，肺動脈弁狭窄，肥大型心筋症など），骨格異常（翼状頸，外反肘など），低身長，精神発達遅滞などを特徴とする常染色体顕性遺伝疾患である．1万人に1人程度と考えられている．*PTPN11*などの遺伝子異常も特定されている．心疾患をはじめ，症状に合わせた治療，療育や支援が大切である．

▶c. プラダー・ウィリ Prader-Willi 症候群

プラダー・ウィリ症候群は，15番染色体長腕の部分欠失，または母性片親性ダイソミーによる疾患で，筋緊張低下，色素低下，外性器低形成，アーモンド様の目，などを特徴とする．精神発達遅滞を伴い，幼児期以降に肥満，過食傾向となることから，適切な指導で予防することが大事である．低身長に対して成長ホルモン補充療法の適応となる．

▶d. CHARGE 症候群

CHARGE 症候群は，虹彩欠損・網膜欠損（Coloboma），先天性心疾患（Heart disease），後鼻孔閉鎖（Atresia choanae），成長障害と精神遅滞（Retarded growth and development），外性

器異常（Genital anomalies），耳介の形態異常・難聴（Ear anomalies and deafness）などの特徴を持つ．*CHD7*（8q12.1）の変異が知られている．多彩な症状を持つため，包括的な治療，療育，フォローアップが大切である．

〈和田和子〉

II．新生児疾患

1 低出生体重児

▶**a．概念**

出生体重2500g未満の児を**低出生体重児**とよぶ．さらに，なかでも出生体重が1500g未満の児を**極低出生体重児**，1000g未満の児を**超低出生体重児**とよぶ．通常早産は低出生体重となるので，低出生体重児はおおむね**早産児**となる．この関係を 図2-15 に示す．

低出生体重児の発生頻度は，近年も減少傾向にない．そのため，全出生数の減少にもかかわらず，低出生体重児の出生数は明らかな減少傾向にない 図2-16 ．年間の全出生の9〜10％，すなわち，およそ7〜8万人は低出生体重児として出生している．近年低出生体重児が増加した理由は，

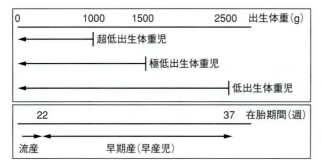

図2-15 低出生体重児と早産児の関係

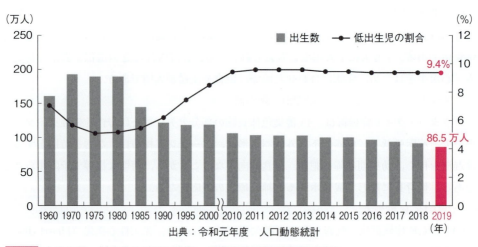

図2-16 全出生数，低出生体重児出生数，低出生体重児出生率の推移

母体の出産年齢の上昇，母体合併症妊娠の増加，母体の栄養管理内容の変化，多胎児の増加などが考えられている．

▶ b. 症状

通常低出生体重児は早産児なので，臓器機能の未熟性が問題となる．

① 呼吸：肺機能の成熟が不十分なため，**肺サーファクタント欠乏**による**呼吸窮迫症候群**を発症し，換気不全を起こす．また，呼吸中枢の未熟性のため，**無呼吸発作**を認める．

② 循環：心機能は未熟で，容易に心不全に陥る．また，動脈管の閉鎖が遅れ，**動脈管開存症**を起こす頻度が高い．

③ 体温調節：体重と体温調節能力は正比例するので，低出生体重児は体温維持能力が低い．さらに，皮膚の水分透過性が高いため，皮膚からの**不感蒸泄**も多い．そのため出生後に容易に低体温に陥るので，保温が重要である．そこで，出生体重2000g未満では，出生後は保温のために保育器に収容する．また同様に，高温の環境におかれると容易に高体温となる．すなわち，至適環境温の範囲が狭い．

④ 栄養：貯蔵栄養量が少ないため，長期の飢餓に耐えられない．また，哺乳能力も不十分である．したがって，出生体重2000g未満の場合には，グルコース輸液を併用する．また，経口哺乳が可能となるまでは経管栄養を行う．

⑤ 水分代謝：一般に低出生体重児の体の水分量は80％以上と高い．しかも，これらの水分は細胞外に存在している．出生後はこの水分が減少するので，低出生体重児の生理的体重減少率は10〜20％と，通常の出生体重の児と比べて2倍程度となる．

⑥ 腎機能：尿を産生する能力が低いが，同時に尿を濃縮する能力も低い．そのため，見かけ上の尿量は保たれている．しかし，希釈尿であるため，代謝機能の調節能力は低く，容易に代謝性アシドーシスとなる．

⑦ 代謝：胎盤を通じて絶えず母体から供給されていたグルコースとカルシウムは，出生後突然供給されなくなる．低出生体重児ではこれらの物質の体内貯蔵量が少ないため，容易に低血糖あるいは低カルシウム血症を起こす．したがって，出生後はこれらの物質を静脈内投与する必要が生じることが多い．

⑧ 黄疸：多血で，胎児赤血球が分解され，さらに肝臓の黄疸処理酵素である**グルクロン酸抱合酵素**の活性が未熟なため，黄疸が増強遷延しやすい．

⑨ 免疫（「総論4 発達-5 免疫系の発達」62頁参照）

⑩ 血液：骨髄での造血能が低いこと，鉄の貯蔵量が少ないことから，貧血を生じる頻度が高い．

▶ c. 管理

① 呼吸管理

早産・低出生体重児で認められる呼吸器疾患としては，**呼吸窮迫症候群**，**新生児一過性多呼吸**，**慢性肺疾患**，**未熟児無呼吸発作**などがあるが，これらについては，各疾患の項で詳しく述べ，ここでは呼吸管理の一般的な方法を述べる．

呼吸管理の基本は酸素投与であるが，酸素投与時にとくに注意すべき点は，投与酸素を必ず加温・加湿することと，過剰酸素投与を回避することによって重症の**未熟児網膜症**を予防することである．吸入した気体は肺胞に達すると必ず37℃，100％に加温・加湿された状態となる．した

がって，すでに加温・加湿した気体を投与すれば，児自らが吸入した気体を加温・加湿する必要がなくなる．当然早産・低出生体重児はこの吸入された気体を加温・加湿する能力が低いので，酸素を加温・加湿せずに投与すると，気道の乾燥による粘膜損傷，低体温の原因となる．その他に早産・低出生体重児への酸素投与では，過剰投与による未熟児網膜症の重症化の危険性がある．早産・低出生体重児の網膜の血管は十分に成長していない状態で出生している．この網膜血管は動脈血中の酸素分圧が上昇すると，過剰に増殖し，未熟児網膜症を悪化させる．この増殖が進行すると網膜が剥離し，重症例では視力を失う．したがって，早産・低出生体重児に酸素を投与する時は，常に血液中の酸素分圧をモニタする必要がある．現在のこの目的に使用されるモニタとしては，**経皮酸素分圧モニタ**と**酸素飽和度モニタ**がある．前者は皮膚に加温したセンサを連続して貼り付ける必要があるため，皮膚の脆弱な超低出生体重児には不向きである．一方，酸素飽和度モニタは，低酸素血症には敏感に反応するが，過剰な酸素分圧の上昇の評価には使用できない．そこで，近年は，酸素飽和度モニタでSpO_2を85〜95％に保つことで，低および高酸素血症を防いでいる．なお，ある程度の未熟児網膜症の発症は，早産・低出生体重児では避けることができないので，発症予防ではなくて過剰な酸素投与による重症化予防が一番重要である．

② 循環管理

早産・低出生体重児の心機能の調節能力は弱く，体重あたりの循環血液量は80mL/kgと成人に比べて多い．限られた心機能でより多くの循環血液を拍出することが早産・低出生体重児の心臓に求められる．したがって，投与水分量，とくに輸液量は正確に調節する必要がある．さもなければ，容易に心機能の代償能力を超えてしまう．そのため，とくに輸液を行う場合には，輸液量を体重，尿量，生後日数，呼吸障害の有無を考慮して決定する必要がある．しかも，輸液量は，時間尿量を参考に適宜変更する必要がある．

動脈管開存症については296，465頁を参照．

③ 体温管理

胎児の体温は母体の体温と平衡し，胎児自ら体温を調節する必要はないが，出生後は自ら体温を調節する必要が生じる．したがって，新生児管理のなかで体温管理は重要であるが，とくに早産・低出生体重児の体温管理は，児の予後を左右するほど重要であるといっても過言ではない．ヒトは環境温度が高くても低くても，身体の体温を一定に保つために必要な**酸素消費量**が増加する．そして，この酸素消費量が一番少なくなる環境温度を**中性温度**あるいは**至適温度**とよんでいる 図2-17 ．早産・低出生体重児はこの中性温度の範囲がきわめて狭く，この範囲から逸脱すると

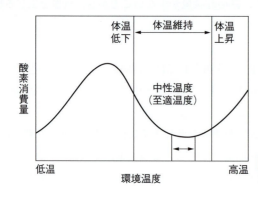

図2-17
温度環境と酸素消費量の関係

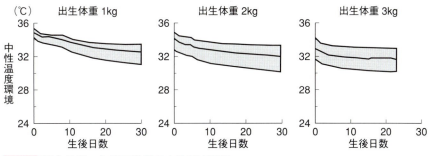

図2-18 出生体重，生後日数別の中性温度環境

児が体温維持のために余分なエネルギーを消費することになり，全身状態に影響を与える．

しかも，この中性温度は出生体重と生後日数により刻々と変化するので，児に合わせた環境温度を調節することが早産・低出生体重児の管理の基本である．図2-18 に出生体重1，2，3kgの児を裸で保育器に収容した時の中性温度環境を示す．体重が軽くなるほど中性温度環境が高く，しかも，範囲が狭いことがわかる．実際の早産・低出生体重児の管理では，保育器の温度をこの中性温度に厳密に合わせる．

ただし，早産・低出生体重児が多くの熱を失う状況であれば，いくら環境温度を調節しても，体温を維持することができない．早産・低出生体重児が体温を失う経路は，**伝導**，**蒸散**，**対流**，**放射**である．これらの経路での熱量の喪失を最小限にする必要があるが，保育器に収容することである程度この目的が達成できる．とくに，保育器内を加湿することは，蒸散によって奪われる気化熱を減らすことにつながる．

④ 栄養

早産・低出生体重児の栄養は，経腸摂取可能な栄養量とそれを補う輸液の総和で調整される．体重別の授乳計画を 表2-5 に示す．出生体重2000g未満では経管栄養で開始する．初回投与量を1日ごとに増加させる．

⑤ 水分管理，電解質，代謝管理

経腸栄養で不足する水分量は輸液で補い，経腸栄養が100mL/kg/日となれば，輸液を終了して経腸栄養単独とする 図2-19．輸液は電解質を含まないグルコース輸液で開始し（通常は10％グルコース），尿量の増加がみられたら，電解質を輸液中に追加する．また，必要に応じて輸液にカルシウムを追加する．

表2-5 低出生体重児の授乳計画

出生体重（g）	初回投与量（mL）	開始生後日数（日）
〜999	0.5〜1.0×8	2
1000〜1499	1.0〜2.0×8	1
1500〜1999	2.0〜4.0×8	1
2000〜2499	4.0〜5.0×8	0

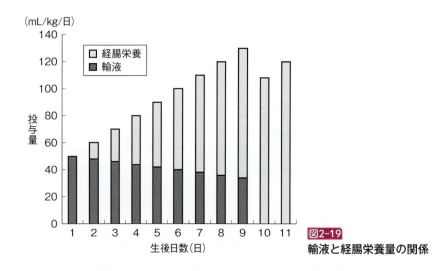

図2-19 輸液と経腸栄養量の関係

⑥ 黄疸の治療

早産・低出生体重児では，より低い血中ビリルビン濃度でビリルビン脳症（核黄疸）が認められるので，在胎週数別の光療法基準値に従って治療を開始する（病的黄疸の項292頁参照）．なお，早産・低出生体重児では，黄疸処理酵素の未熟性のために，生後1～2か月を過ぎても明らかな黄疸を認める遷延性黄疸となることが多い．

⑦ 感染予防

易感染状態のため，早産・低出生体重児に接触する時は，必ず標準的な感染防止対策を実施する．

⑧ 貧血予防

出生時の体内鉄貯蔵量が少ないので，経腸栄養が確立したら，鉄剤を投与することを検討する．

▶ **d. 予後**

母子保健統計に基づく在胎週数別の新生児死亡率を 図2-20 に示す．

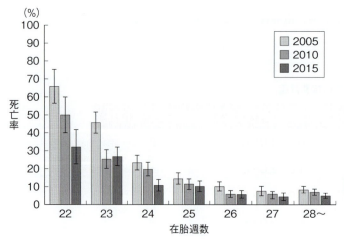

図2-20 在胎週数別の新生児死亡率の推移
(Miyazawa T, et al. Pediatrics International. 2023; 65: e15493 より)

5年ごとに早産・低出生体重児の死亡率が著明に改善している．とくに在胎28週未満の超早産児の死亡率の改善が顕著である．

2 胎児発育不全

▶ **a. 概念**

子宮内発育不全（intrauterine growth restriction: IUGR）は胎児の発育障害を意味する言葉なので，近年は胎児発育不全（fetal growth restriction: FGR）とよばれるようになった．子宮内で順調に育って正期産として出生した新生児の胎児期の発育を基準にして判定される．超音波で計測した胎児の推計体重が，−1.5SD 未満の場合にいう．一方，出生した新生児の体重が，在胎期間別の出生体重基準値の 10 パーセンタイル未満の児を light-for-gestational age とよぶ．さらに，出生時身長も 10 パーセンタイル未満の場合には，SGA（small-for-gestational age）とよぶ．したがって，FGR（IUGR）と SGA は厳密には区別されるが，一般には同義語として使用されている．原因としては，胎児要因，母体要因，胎盤・臍帯因子などがある．

▶ **b. 症状**

symmetrical FGR と asymmetrical FGR に分類される．両者の違いを 表2-6 に示す．前者は出生体重相当の体型をしており，一見在胎期間が間違っているように見える．しかし，実際には，妊娠早期から胎児発育が障害を受けた結果である．原因として胎児側に異常を認めることもあり，染色体異常症，子宮内感染症などを鑑別する必要がある．脳の発育も障害を受けていることが多いので，一般的に神経発達予後は悪くなる．一方で，後者は妊娠後期に胎児の発育が障害されたもので，胎児は重要臓器である脳への酸素と栄養の供給を保ち，体幹の発育をある程度犠牲にする．そのため，出生時には頭部が体幹に比べて大きく，新生児としては頭が大きく proportion が悪い．妊娠後期の妊娠高血圧症候群などが原因となる．頭囲の発育が保たれているので，出生後の神経発達は正常となることが多い．

▶ **c. 治療**

① **新生児仮死への対応**：胎児発育障害の原因としてすでに胎盤機能低下の状態が存在するので，胎児および新生児の低酸素虚血状態が発生する頻度が高い．そこで，出生時の新生児蘇生を確実に行えるスタッフが分娩に立ち会う．

② **低血糖の予防**：貯蔵エネルギーが十分でないため，出生後に容易に低血糖に陥る．そこで，出生後定期的に血糖値を測定し，50mg/dL 以下であれば，グルコース輸液を考慮する．

表2-6 symmetrical および asymmetrical FGR の特徴

分類	体型の特徴	頭囲	発生時期	予後
symmetrical FGR	頭部と体幹のバランスが保たれている	小さい	妊娠初期	よくない
asymmetrical FGR	体幹に比べて頭部が大きい	正常	妊娠後期	よい

③ 多血症: 胎盤機能低下を補うために，胎児の造血が亢進し，多血症となることがある．多血症があると血液が粘稠となり，臓器の血流障害を起こす．これを過粘稠度症候群とよぶ．このような症状が認められたら，部分交換輸血を実施する．

▶d. 予後

① 神経発達予後: FGR（IUGR）の原因が染色体異常や子宮内感染症の時には，神経発達障害を認めることが多い．一方，asymmetrical FGR で，頭囲発育が保たれている場合には，通常の神経発達が期待できる．ただし，良好な神経発達予後を期待するためには，出生後の合併症である低血糖の確実な予防が必要である．

② 身体発育予後: asymmetrical FGR の場合には，2歳頃までに発育が追いつく（catch-up）ことが多い．しかし，2歳頃までに追いつかない場合には，成人後も小柄な体格となることが知られている（SGA性低身長症とよぶ）．3歳になっても身長がcatch-up しない SGA 性低身長症に対しては，成長ホルモン療法の適応がある．

3 新生児仮死

▶a. 概念

出生した新生児にみられる呼吸循環不全の状態で，低酸素血症，高炭酸ガス血症，代謝性アシドーシスが混在する．そしてこれらの結果，脳，心臓を含め，全身の臓器機能が低下し，種々の臓器機能障害の症状を呈する症候群である．

▶b. 症状

全身臓器の機能障害を認めるが，とくに以下の臓器の障害が発生する頻度が高い．

① 呼吸障害: 正期産児の新生児仮死では，胎便吸引症候群を起こすことがある．

② 循環障害: 心筋虚血による心収縮力の低下，弁逆流を認め，さらに全身臓器の血流が障害を受ける．また，出生後も肺動脈が拡張しないため，新生児遷延性肺高血圧症を認めることもある．

③ 代謝障害: 高乳酸血症，低血糖，低カルシウム血症によるさらなる臓器の機能障害を認める．

④ 腎障害: 腎実質障害のため，乏尿となる．また，抗利尿ホルモン不適切分泌症候群（SIADH）のために尿量が低下することもある．

⑤ 神経障害: 低酸素と虚血のために中枢神経細胞が障害を受け，低酸素性虚血性脳症（HIE）となる．その結果，自発運動の低下あるいは消失，意識障害，全身けいれん，易刺激性を認める．

▶c. 診断

新生児仮死を起こすような出生前の胎児機能不全の徴候（例: 胎児心拍モニタで遷延性の徐脈），出生時のアプガー Apgar スコアの低値（5分後6点以下），臍帯動脈血での pH 7.0 以下の酸血症，全身臓器の機能障害などから総合的に診断される．

▶d. 検査

血液検査では代謝性アシドーシスの持続，逸脱酵素の高値（AST，LDH，CK）を認める．一

1 周産期の疾患

方，頭部の画像診断では，頭部エコーによる脳浮腫所見，CT あるいは MRI による広範な大脳および基底核障害を認める．

▶e. 治療

新生児仮死の蘇生法（NCPR：標準化された日本版新生児蘇生法）に則り蘇生して，新生児仮死による障害を最小限にする．そのためには，新生児蘇生法講習会修了者最低1名が必ず分娩に立ち会えるようにする．一方，重症新生児仮死発症後は，全身臓器の機能をサポートするとともに，低体温療法が一般的な治療法となっている．近年は，低体温療法に加えて幹細胞療法が試みられている．

▶f. 予後

新生児仮死の原因，程度，蘇生による回復などの因子が予後を左右する．重症例では重度の脳性麻痺となる．

4 呼吸器疾患

A 呼吸窮迫症候群 respiratory distress syndrome（RDS）

▶a. 概念

未熟性に基づく肺サーファクタント欠乏により，肺胞の広範な無気肺を呈する呼吸障害である．

▶b. 症状

出生後に呼吸窮迫症状，すなわち，多呼吸，呻吟，陥没呼吸，チアノーゼを認める．そして，これらの症状は進行性に悪化する．

▶c. 診断

胸部 X 線写真および胃液のマイクロバブルテストで診断する．図2-21 は RDS の児の胸部 X 線写真で，肺野全体の網状顆粒状陰影および気管支透亮像（air bronchogram）を認める．重症度の分類としてボムセル Bomsel 分類がある 図2-22．透過性の低下は広範な無気肺の結果である．一方，気管支透亮像は，広範な無気肺の中で，気管支にのみ空気が含まれるため，気管支が浮き上がって写るためである．マイクロバブルテストは，新生児の出生直後の胃液（胃内羊水）をガラス管の中で泡立たせ，小さな気泡の数で判定するものである．肺サーファクタントを胎児が産生していれば，小さな気泡の数が増える 図2-23．

▶d. 治療

人工肺サーファクタント補充療法（気管内に投与する）が根本的な治療法である 図2-24．人工肺サーファクタントは牛の肺から抽出したもので，サーファクテン® の商品名で販売されている．

▶e. 予後

人工肺サーファクタント補充療法が開発されてからは，本疾患による死亡は確実に防げるようになった．

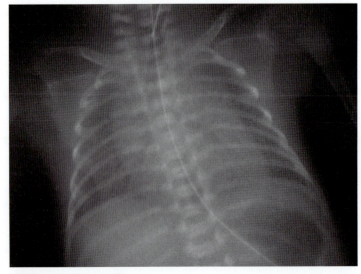

【代表的な所見】
1. 網状顆粒状陰影
2. すりガラス状陰影
3. 気管支透亮像

	所見
認める	ベル型胸郭 間質性肺気腫
認めない	葉間胸膜肥厚 胸水 斑状影

図2-21 呼吸窮迫症候群

【臨床的特徴】
- 在胎 32 週未満の早産児に好発する．在胎 30 週未満で約 50%，在胎 35〜36 週では 2%．
- 生直後から生後数時間以内に進行性の呼吸障害が出現する．
- 人工肺サーファクタント投与により所見が著明に改善する．

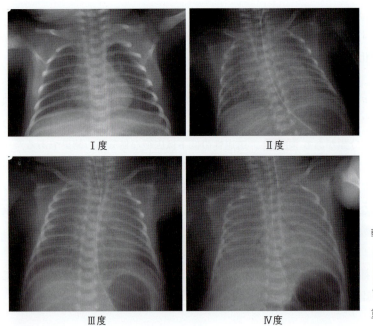

GRADE	肺野透過性	心陰影
I	正常	鮮明
II	軽度低下	鮮明
III	軽度低下	不鮮明
IV	低下	不鮮明

図2-22 呼吸窮迫症候群（Bomsel 分類）

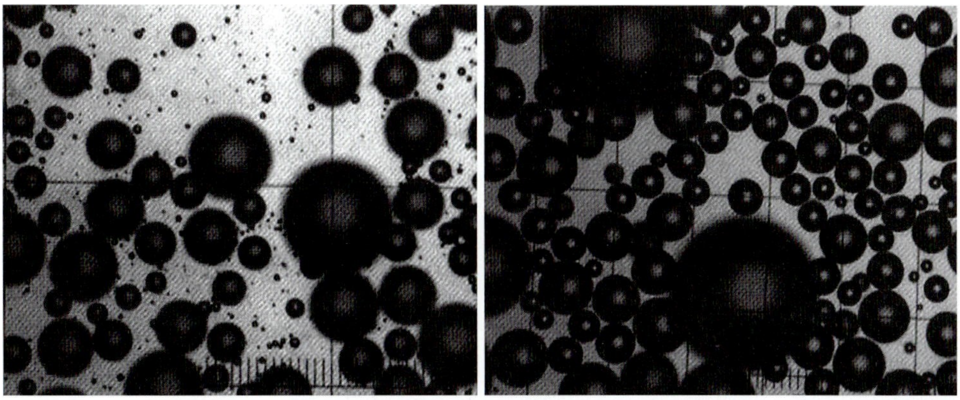

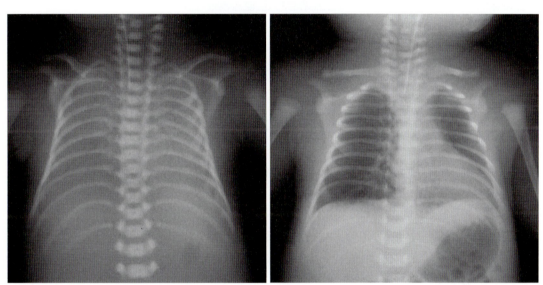

RDSでない　　　　　　　　　　　RDS

図2-23 マイクロバブルテスト

投与前　　　　　　　　　　　投与後2時間

図2-24 胸部単純X線写真（人工肺サーファクタント投与前後）

B 胎便吸引症候群 meconium aspiration syndrome（MAS）

▶a. 概念

胎児が低酸素虚血に曝されると，子宮内で胎便を排泄する．その結果，羊水は胎便で混濁する．さらに，胎児は低酸素虚血に対する防御反応として喘ぎ呼吸を行う．その結果，胎便で汚染された羊水が肺内に侵入する．気道内の胎便は気道を閉塞するとともに，化学性肺炎を引き起こす．また，肺サーファクタントを不活化する．その結果，呼吸障害が生ずる．

▶b. 症状

皮膚の胎便による黄染と，呼吸障害を認める．また，新生児仮死や新生児遷延性肺高血圧症の症状を認めることが多い．

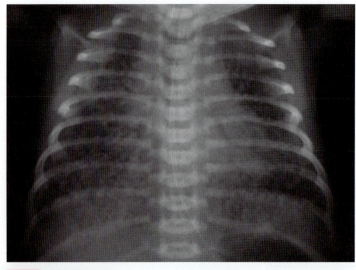

図2-25 胎便吸引症候群

【臨床的特徴】
- 正期産児や過期産児に生じる．
- Air leak の合併が多い．
- 続発性肺水腫や化学性肺炎をきたす．
- 換気血流の不均衡の存在は低酸素血症をきたしやすく，さらに肺血管攣縮による新生児遷延性肺高血圧症を合併しやすい．

▶ **c. 診断**

気管挿管チューブから胎便が吸引されれば確定診断される．胸部 X 線では，胎便による全肺野の肺炎像を認める 図2-25 ．

▶ **d. 治療**

呼吸障害の管理が基本となる．人工肺サーファクタントによる気道内の胎便の洗浄が有効との報告がある．さらに，一部の症例では，新生児仮死，新生児遷延性肺高血圧症の治療が必要となる．

▶ **e. 予後**

生命予後は呼吸障害の程度，新生児遷延性肺高血圧症の合併に依存するが，近年本症の発生率および死亡率は著しく低下した．一方，低酸素性虚血による脳障害（HIE）を合併する場合には，神経発達予後に影響を与える．

C 新生児一過性多呼吸 transient tachypnea of the newborn（TTN）

▶ **a. 概念**

出生前の肺胞を満たしていた肺水の出生後の吸収遅延である．肺水が肺胞中に存在するため，呼吸障害をきたす．

▶ **b. 症状**

肺水が吸収されるまでは，多呼吸，呻吟，陥没呼吸，チアノーゼなどの呼吸窮迫症状を呈する．ただし，RDS と異なりこれらの症状は進行性でなく，通常数日で軽快する．

1 周産期の疾患

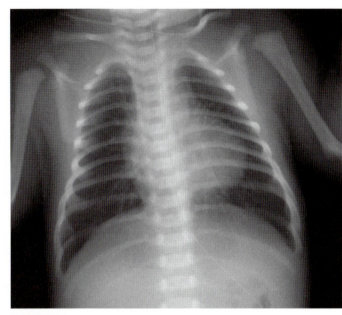

【代表的な所見】
1. 索状影
2. 葉間胸膜肥厚

	所見
認める	胸水 気管支周囲影 過膨張
認めない	顆粒状陰影 斑状影 浸潤影

図2-26 新生児一過性多呼吸
【臨床的特徴】
- 早産児や陣発前の予定帝王切開に多い．
- 通常24時間から48時間で改善する．
- 治療を要さないか酸素投与のみで済むことが多いが，人工呼吸器管理を必要として遷延する場合もある．

▶ c. 診断

他の呼吸器疾患が除外され，胸部X線で肺門部の索状影があれば診断可能である．図2-26 に新生児一過性多呼吸の胸部X線像を示す．RDSとの相違は，気管支透亮像を認めないことである．

▶ d. 治療

肺水が吸収されて症状が改善するまで，呼吸障害のサポートを行う．軽症例では酸素投与，重症例では気管挿管，人工換気，さらには二次的なサーファクタント欠乏に対して，人工肺サーファクタント補充療法が必要となる．

▶ e. 予後

呼吸器疾患としては一過性であり，予後は良好である．

新生児の呼吸器疾患として重要な3疾患（RDSとMAS，TTN）の鑑別についてのポイントを 表2-7 に示す．

表2-7 3疾患のまとめ

	RDS	MAS	TTN
在胎週数	早産児	正期産児	（遅）早産児
分娩方法		経腟	予定帝王切開
特徴的な胸部X線所見	網状顆粒状陰影 気管支透亮像	斑状影	索状影
肺過膨張	−	＋	＋
胸水	−	−	＋

D 慢性肺疾患 chronic lung disease（CLD）

▶a. 概念

わが国では，「先天異常を除く肺の異常により，酸素投与を必要とするような呼吸窮迫症状が新生児期に始まり，日齢 28 を超えて続くもの」を慢性肺障害とよび，2023 年に厚生労働省科学研究班より，児の背景因子および胸部 X 線所見から I〜V の病型に慢性肺疾患を分類している．表2-8 に慢性肺疾患の 2023 年の厚生労働省科学研究班分類を示す．

疾患の本態は，未熟な肺に対する組織損傷の結果起こる肺組織の線維化である．したがって，より未熟な早産・低出生体重児ほど重症化する．肺損傷が，呼吸管理などによる侵襲により，主に出生後に生じるものと子宮内感染症によって出生前に惹き起こされているものに大別される．

▶b. 症状

生後 28 日を超えて認める多呼吸，努力呼吸，陥没呼吸などの呼吸窮迫症状と胸部 X 線所見の変化である．

▶c. 診断

生後 28 日を超えてみられる呼吸窮迫症状と胸部 X 線所見から診断する．図2-27 に Bubbly/Cystic 所見なしの CLD の胸部 X 線像，図2-28 に Bubbly/Cystic 所見ありの CLD の胸部 X 線像を示す．

▶d. 治療

根本的な治療は存在せず，酸素投与による対症療法が主体となる．重症例では人工換気を実施するが，人工換気自体が肺損傷を起こし，CLD をさらに悪化させる．他に，一酸化窒素吸入療

表2-8 新生児慢性肺疾患　厚生労働省科学研究班分類（2023）

病型 [a]	病理学的 CAM [c]	胸部単純 X 線写真正面像上の Bubbly/Cystic 所見（日齢 28 以内）[d]
I (s) [b]	−	+
II (s) [b]	−	−
III (s) [b]	+	+
IV (s) [b]	+	−
V	分類不能 [e]	

a. 「病理学的絨毛膜羊膜炎（CAM）」「胸部単純 X 線写真正面像上の Bubbly/Cystic 所見」「Small-for-gestational age（SGA）」の 3 つの項目を用いて 5 つに分類し，病型を表記
b. SGA は出生体重が 10 パーセンタイル未満のものとし，SGA（＋）の場合には病型に「s」を付ける．
　　例）SGA（−）の場合は I，II，III，IV，SGA（＋）の場合は，I s，II s，III s，IVs と表記する．
c. CAM は，病理学的診断（Blanc 分類または Redline 分類）に基づいたものとし，Stage は問わない．
d. X 線所見変化は日齢 28 以内に出現したものとし肺を正中線で左右に分け，さらに各々を上下に分割して計 4 つの区域に分け，そのうち 3 つの領域においてびまん性の泡状 / 囊胞性領域（直径 1.0〜10.0mm）と索状影が認められるものとする（胸部単純 X 線写真正面像を参照）
e. 胎盤病理検査所見が不明の場合は，胸部単純 X 線写真正面像所見の有無にかかわらず，V 型に分類する．

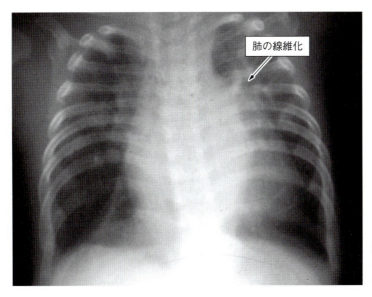

図2-27
Bubbly/Cystic 所見なしの
CLD の胸部 X 線像

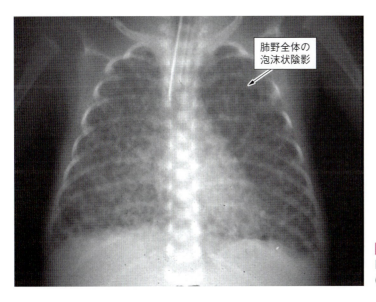

図2-28
Bubbly/Cystic 所見ありの
CLD の胸部 X 線像

法，水分制限，肺動脈拡張薬の投与を行う例もある．CLD 児の一部では，HOT（在宅酸素療法）を導入することがある．

▶ e. 予後

　慢性の呼吸窮迫症状は長期に続き，軽快するのに数年必要とする児も存在する．また，CLD の児は RS ウイルス感染症が重症化すること，喘息を発症する頻度が高いことが知られている．また長期の呼吸障害のため，発育が障害されることもある．

5 病的黄疸

▶ **a. 概念**

胎児は多血症状態で出生するが，出生後はこの余分な赤血球が急速に溶血するので，すべての新生児は出生後に黄疸を認める．これを生理的黄疸とよぶ．一方，生理的黄疸の範囲を超えてビリルビン濃度が上昇する状態が病的黄疸である．病型としては，早発黄疸，重症黄疸，遷延性黄疸に分類される 図2-29．

▶ **b. 症状**

① 早発黄疸：生後24時間以内に肉眼で確認可能な黄疸が出現（生後24時間以内に血中ビリルビン濃度が5mg/dLを超える）．
② 重症黄疸：血中ビリルビン濃度が15mg/dL以上となる．
③ 遷延性黄疸：生後4週以降でも黄疸を認める．

▶ **c. 診断**

皮膚の黄染と血中ビリルビン濃度の測定で重症度は診断される．一方，病的黄疸の原因については種々の原因があり，系統的な検査が必要である．血液型不適合による溶血性黄疸の場合には，母親と児の血液型の組み合わせが問題となる．表2-9 に血液型不適合による溶血性黄疸を起こしうる母児の血液型の組み合わせを示す．

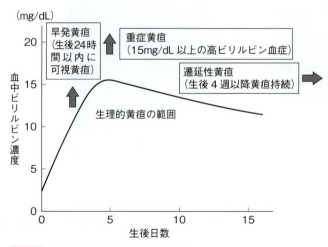

図2-29 生理的黄疸と病的黄疸の関係

表2-9 母児間の血液型不適合の組み合わせおよび発症条件

母親	児	発症条件
O型	AまたはB型	母が移行型の抗Aまたは抗B抗体を持つ
Rh陰性	Rh陽性	第1子がRh陽性で，以降のRh陽性児

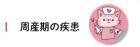

1 周産期の疾患

▶ d. ビリルビン脳症の診断

　重症黄疸ではビリルビン脳症（核黄疸）を起こす．脳の基底核にビリルビンが沈着し，神経細胞を破壊する．核黄疸の診断は臨床症状で行われ，第Ⅰ～Ⅳ期に分類される 表2-10．第Ⅰ期の段階で治療を行えば神経障害は可逆的であるが，それ以降であれば，脳障害の後遺症を伴う．黄疸の色素であるビリルビンは，血液中ではアルブミンと結合した状態（間接ビリルビン）で存在するが，低アルブミン血症や溶血などによってビリルビンが過剰に産生される場合，抗菌薬やインドメタシンなどの薬剤使用によりアルブミンとの結合が阻害される状況では，アルブミンと結合しないフリーの状態のビリルビン（アンバウンドビリルビン unbound bilirubin: UB）が増加する．UB は分子量が小さいため血液脳関門を通過しやすく，このような状況はビリルビン脳症（核黄疸）のリスクとなる．早産児においては，高間接ビリルビン血症を伴わない症例の中にも高 UB 血症の症例が含まれている可能性があり，日齢 7 以降もビリルビン脳症の危険がある．近年，超早産児の生存率が高くなったことに伴い，早産児ビリルビン脳症の存在が知られるようになってきた．そのため，早産児ビリルビン脳症の新規発生を可能な限り減らすために，在胎週数別の UB を用いた新しい黄疸管理法 表2-11 が提案され，現在早産児ビリルビン脳症の発症が予防できるかについての検証が行われている．

表2-10 ヴァン・プラグ Van Praagh の核黄疸の病期分類

病期	時期（発病後）	症状	可逆性
Ⅰ期	2～3 日	筋緊張低下，嗜眠，哺乳力の低下	可逆的
Ⅱ期	約 3 日～1 週	筋緊張亢進，後弓反張，発熱，けいれん	不可逆的
Ⅲ期	1 週間以降	筋緊張低下	不可逆的
Ⅳ期	1～1.5 年	痙性症状，アテトーゼ型脳性麻痺，難聴	不可逆的

表2-11 光療法の基準（森岡の基準）

在胎週数または修正週数	TB, mg/dL ＜24 時間	＜48 時間	＜72 時間	＜96 時間	＜120 時間	≧120 時間	UB, μg/dL
22～25 週	5/6/8	5/8/10	5/8/12	6/9/13	7/10/13	8/10/13	0.4/0.6/0.8
26～27 週	5/6/8	5/9/10	6/10/12	8/11/14	9/12/15	10/12/15	0.4/0.6/0.8
28～29 週	6/7/9	7/10/12	8/12/14	10/13/16	11/14/18	12/14/18	0.5/0.7/0.9
30～31 週	7/8/10	8/12/14	10/14/16	12/15/18	13/16/20	14/16/20	0.6/0.8/1.0
32～34 週	8/9/10	10/14/16	12/16/18	14/18/20	15/19/22	16/19/22	0.7/0.9/1.2
35 週以降	10/11/12	12/16/18	14/18/20	16/20/22	17/22/25	18/22/25	0.8/1.0/1.5

表の値は，Low モード光療法（Low PT）/High モード光療法（High PT）/ 交換輸血（ET）の適応基準値である．
TB: 総ビリルビン，UB: アンバウンドビリルビン．
〈注〉
- Low モード光療法ではアトムフォトセラピーアナライザⅡ（アトムメディカル，東京）で約 10～15μW/cm^2/nm，High モード光線療法では約 30μW/cm^2/nm である．
- 修正週数に従って治療基準値が変わることに注意．

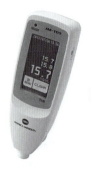

図2-30 経皮黄疸計 / JM-105™
経皮黄疸計（JM-105, コニカミノルタ株式会社）.
コニカミノルタホームページ（https://www.konicaminolta.jp/healthcare/products/jm/jm105/index.html）より

▶e. 検査
　血中のビリルビン濃度を測定する前に，皮膚の黄疸計 図2-30 でスクリーニングし，高値の場合には血液検査で確認する．

▶f. 治療
　血中ビリルビン濃度が光療法の基準を超えれば，光療法を開始する 表2-11 ．光療法が必要であっても，母乳を中止する必要はない．光療法が無効な場合には，交換輸血を実施する．

▶g. 予後
　核黄疸Ⅱ期以上に進まなければ，とくに後遺症は起こさない．核黄疸Ⅱ期以上になれば，脳性麻痺となる可能性が高い．近年は，とくに超早産児のビリルビン脳症の報告が増えており，適切にビリルビンのモニタリングを行い，光療法や交換輸血などの治療を遅延なく行うことが重要である．

6 分娩外傷

▶a. 概念
　分娩時に新生児に加わる物理的圧迫による外傷．出現部位，病態により分類される．

▶b. 症状
① 頭部の出血
- 産瘤：産道通過時の先進部に認める皮下の浮腫である．波動は触れず，圧痕を生じる．出生直後に認め，生後数日で消失する．
- 頭血腫：産道通過時の頭部に加わった外圧により生じた，頭蓋骨と骨膜の間の出血である．したがって，骨縫合を越えることはない．出生後2〜3日で明らかとなり，波動を触れる．重症黄疸の原因となる．血腫内部の石灰化により次第に硬くなり，2〜3か月で吸収されるが，一部は頭蓋骨と一体化することがある．
- 帽状腱膜下出血：主に吸引分娩児に認める．頭皮の帽状腱膜と骨膜の間の皮下組織に出血する．出生直後には目立たないが，その後急速に増大する．皮下組織は比較的粗なので，出血は顔面および後頸部まで広範囲に広がる．そのため，出血性のショックを起こし，時に致死的となる．

② 顔面の出血
- 眼球結膜出血：多くの児に認めるが処置は不要である．

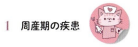

③ 骨折
- 鎖骨骨折：鎖骨部の触診で偶然気づかれることが多い．比較的高頻度で発生するが，とくに処置は不要である．
- 上腕骨骨折，大腿骨骨折：固定術が必要である．
- 頭蓋骨骨折：鉗子分娩や吸引分娩で生ずることがあるが，ほとんどは自然治癒する．

④ 末梢神経損傷
- 顔面神経麻痺：鉗子分娩後に認めることがあるが，数日で軽快する．
- 上腕神経叢麻痺，横隔神経麻痺：児頭と肩が引き伸ばされることによって生じる末梢神経障害である．上腕神経叢麻痺の上位型はエルブ Erb 麻痺とよばれ，上腕神経叢の C_5, C_6 の障害である．モロー Moro 反射は左右非対称となるが，把握反射は温存される．下位型はクルンプケ Klumpke 麻痺とよばれ，C_7, C_8, Th_1 の障害である．把握反射も消失する．横隔神経麻痺では，患側の横隔膜が挙上する．

⑤ その他
- 胸鎖乳突筋血腫：分娩時，とくに骨盤位分娩時に胸鎖乳突筋が過伸展され血腫を生じる．斜頸との関係については結論が得られていない．

7 未熟児無呼吸発作

▶ a. 概念

早産児の呼吸中枢の機能が未熟なため，突然中枢性に無呼吸となって低酸素血症となる．あるいは，気道が閉塞して無効な換気のために，呼吸を続けていながら低酸素血症となり，最終的に無呼吸となることもある．前者を中枢性，後者を閉塞性の無呼吸発作とよぶ．早産児の場合には，閉塞性から容易に中枢性無呼吸となり，これを混合性無呼吸とよぶ．

▶ b. 症状

20秒以上の無呼吸発作，あるいは20秒以内であっても，徐脈（100/分以下）あるいはチアノーゼを伴うものを無呼吸発作と定義する．

▶ c. 診断

未熟性以外の原因として，感染症，低血糖，低カルシウム血症などがないかを確認する．また，中枢性無呼吸か閉塞性無呼吸かは呼吸心拍モニタの連続記録結果で判断することができる．

▶ d. 治療

中枢性無呼吸に対しては，呼吸中枢を刺激するキサンチン製剤（カフェイン）を投与する．また，閉塞性無呼吸に対しては，気道の確保を行う．また，低濃度の酸素投与や経鼻的持続陽圧呼吸療法（nasal continuous positive airway pressure: nCPAP）を行うことで，中枢性，閉塞性を問わず，無呼吸発作の発生頻度が減少する．呼吸中枢は修正在胎週数で36週頃になると成熟するので，以降は治療が必要となくなることが多い．

〈長野伸彦，森岡一朗〉

8 未熟児動脈管開存症

▶ a. 概念

　動脈管は大動脈と肺動脈とをつなぐ血管で，胎児期には開存しているが，正期産児の多くは出生後 24～48 時間以内に自然に閉鎖して動脈管索となる．動脈管血流は，出生後の肺血管抵抗の低下に伴い，大動脈から肺動脈に流れるようになるため，動脈管内の酸素分圧が上昇する．動脈管の閉鎖には，①酸素分圧の上昇による酸素刺激，②胎盤で産生されるプロスタグランジン E_2（PGE_2）の児への供給が途絶えることの 2 つの要因が関与している．早産児では，酸素刺激に対する反応が弱いこと，さらに PGE_2 の代謝が遅いことなどにより動脈管閉鎖が遅延する．その結果，動脈管を介する肺血流量が増加し，左心系への容量負荷が生じて無治療の場合，心不全に陥る．

▶ b. 臨床所見・診断

　収縮期または連続性雑音を聴取する．さらに心尖拍動，bounding pulse を認める．肺血流増加，肺うっ血および体血流減少に伴う臨床所見を呈する．すなわち頻脈，多呼吸，尿量減少，低血圧，消化不良などがみられる．

　上記の所見に加えて，胸部 X 線検査で心拡大，肺うっ血所見などを認める．確定診断および治療適応の判断は心臓超音波検査による 図2-31 ．

▶ c. 治療

　内科的治療としては，人工呼吸管理，水分制限，利尿薬などの使用に加えて，PG 生合成抑制作用があるインドメタシンやイブプロフェンが使用される．これらの治療が無効な場合には，動脈管結紮術やクリッピング術などの外科治療が行われる．近年では内視鏡下動脈管閉鎖術，カテーテル治療なども試みられている．

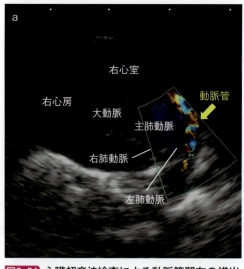
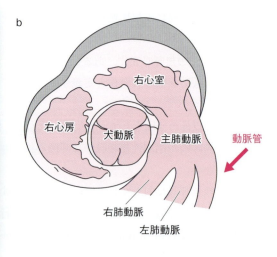

図2-31 心臓超音波検査による動脈管開存の描出
a. 大動脈弁レベルでの短軸像．動脈管は，大動脈から左肺動脈側の主肺動脈に流入する血流として認められる（黄色矢印）．
b. 大動脈弁レベルでの短軸像のシェーマ．

▶d. 予後

　適切なタイミングで治療介入できれば生命予後は良好である．しかしながら，脳室内出血，肺出血，消化管穿孔などの重篤な合併症を併発した場合には，予後不良である．

9 新生児遷延性肺高血圧症

▶a. 概念

　胎児循環では，動脈管および卵円孔を介する血流はそれぞれ，肺動脈から大動脈，右心房から左心室に流れるが，出生後は肺血管抵抗の低下により，両者を流れる血流が逆方向になる．その後，動脈管，卵円孔はそれぞれ動脈管索，卵円窩となって閉鎖して新生児循環が確立される．新生児遷延性肺高血圧症（persistent pulmonary hypertension of the newborn: PPHN）は，出生後も肺血管抵抗高値が続き肺高血圧が残存する結果，高度の低酸素血症を呈する重篤な疾患である．PPHN は，特発性，肺実質疾患，肺血管床の減少，新生児仮死，感染症，母体に使用された薬剤の影響など，様々な原因で発症しうる．

▶b. 臨床所見・診断

　Ⅱ音の亢進，三尖弁逆流に伴う収縮期雑音を聴取する．中心性チアノーゼ，呼吸障害などの鑑別診断には心臓超音波検査が有用である．チアノーゼ性心疾患が否定されて，短軸像での心室中隔の扁平化，三尖弁逆流の存在，動脈管および／または卵円孔を介する血流の右左短絡が認められれば，PPHN と診断される．

▶c. 治療

　酸素投与，人工呼吸管理，体血圧維持の目的でカテコラミンや volume expander などの投与，あるいは血管拡張薬などが併用される．血管拡張薬の中で，第一選択とされているのは一酸化窒素（nitric oxide: NO）吸入療法である．肺胞から肺血管の平滑筋を介して血管内に入った NO は，ヘモグロビンと結合してメトヘモグロビンなどに代謝されるため，体血管への NO の効果は制限される．すなわち，NO 吸入療法は，肺血管拡張によって肺血圧を低下させるが，体血圧への影響はきわめて少ないことから，PPHN に対する理想的な血管拡張薬といえる．注意すべき副作用は，メトヘモグロビン血症である．その他の血管拡張薬は全身の血管に作用するため，体血圧低下を招く可能性もあることから NO 吸入療法と併用して使用されることが一般的である．これらの治療に不応の場合には，膜型人工肺療法を考慮する．膜型人工肺療法は肺高血圧を改善するための治療ではないこと，侵襲が大きいことなどから，全身状態を考慮して適応を判断する必要がある．

▶d. 予後

　聴覚障害や脳性麻痺，さらに慢性肺疾患などの神経発達予後に影響を及ぼす合併症を併発することがある．原因疾患によっては，生命予後にかかわる．

10 壊死性腸炎

▶ **a. 概念**

壊死性腸炎（necrotizing enterocolitis: NEC）は，生命予後，神経発達予後に影響を及ぼす重篤な消化器疾患の一つである．とくに早産児，極低出生体重児で発症頻度が高い．NECは腸管の未熟性，低酸素血症，細菌感染，経腸栄養（とくに人工乳で多い），腸管血流の低下を招く先天性心疾患など様々な要因で発症し，腸管の壊死性変化をきたす．

▶ **b. 臨床所見・診断**

臨床所見と腹部X線所見から診断する．腹部膨満，胆汁性あるいは血性嘔吐，血便などを認める．腹部症状以外では，活気の低下が初期症状の一つとしてみられることが多い．その他，体温不安定，無呼吸発作，徐脈，低血圧などがみられる．NECが進行して消化管穿孔をきたすと，汎発性腹膜炎を併発して，敗血症性ショックに陥る．腹部X線検査では，**腸管ガスの拡張像**，**腸管壁内ガス像**，**門脈内ガス像**などを認める 図2-32．消化管穿孔を起こした場合には，腹腔内遊離ガス像を認める．

▶ **c. 治療**

前述した腹部症状を認め，NECが疑われる場合には，直ちに禁乳とし，適切な輸液，抗菌薬投与を行う．消化管穿孔をきたした場合には，緊急に外科手術を行う．

▶ **d. 予後**

病変が広範囲に及んだ場合には予後不良である．

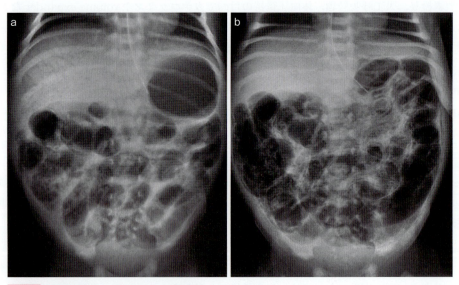

図2-32 壊死性腸炎の腹部単純X線所見
a．肝内門脈ガス像を認める．
b．腸管ガス拡張像に加えて，腸管壁内ガス像を認める．

11 新生児メレナ

▶a. 概念

メレナとは，ギリシャ語で黒色便を意味する．新生児メレナは，新生児期に下血による黒色便を認める疾患に対してだけではなく，吐血に対しても使用される疾患の総称である．新生児メレナは，新生児自身の消化管出血のために生じる真性メレナと，母体由来の血液が児の消化管に混入することによって生じる，仮性メレナに分類される．

▶b. 臨床所見・診断

真性メレナの原因の一つとして，ビタミンK欠乏性出血があげられる．この場合には，PIVKA-Ⅱが高値を示す．ビタミンKは胎盤移行性が低いこと，母乳中に含まれる量が少ないこと，さらに新生児ではビタミンKを産生する腸内細菌叢が十分には確立されていないことなどが原因で発症する．その他の原因として急性胃粘膜病変などがあげられる．仮性メレナは，妊娠・分娩経過中に胎盤から出血した血液の混入や，母親の乳頭裂傷などによる直接授乳時の児への混入などが原因となる．

両者の鑑別として，Apt試験が有用である．これは成人血のヘモグロビンであるヘモグロビンAに比べて新生児血の大部分を占めるヘモグロビンFがアルカリ抵抗性を示す特徴を利用した検査である．吐血または下血成分を調整した検体に1%NaOHを加えると，ヘモグロビンFが含まれている新生児血は，ピンク色のまま変色しない．一方，ヘモグロビンAが含まれている母体血は，ピンク色から黄褐色に変色する．

▶c. 治療

仮性メレナは，母体血の混入による吐血・下血であるため治療適応はない．その旨を保護者に説明して，母子同室を継続する．真性メレナでは，必要な検査を実施するとともにビタミンK製剤を投与する．その後，原疾患に応じた治療を実施する．

▶d. 予後

真性メレナの予後は，原疾患による．

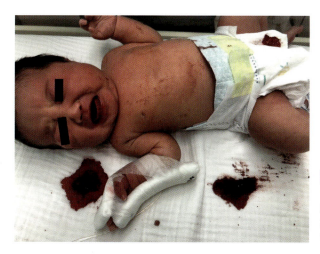

図2-33 新生児メレナの臨床写真
日齢1に吐血のため新生児搬送となった正期産児．Apt試験の結果，真性メレナと診断した．急性胃粘膜病変を疑った．輸液管理およびH₂受容体拮抗薬の投与で症状は改善した．

12 多血症

▶a. 概念

多血症は，静脈血でのヘマトクリット（Hct）値が65％あるいはヘモグロビン（Hb）値が22g/dL以上と定義されている．原因は胎盤を介する赤血球の児への流入によるものと，赤血球産生亢進によるものとに大別される．過粘稠度症候群の合併の有無が問題となる．

▶b. 臨床所見・診断

前述した定義を満たした場合に多血症と診断する．黄疸，低血糖などを認める．過粘稠度症候群を合併した場合には，血液粘稠度の亢進によって臓器血流が障害される．その結果，チアノーゼ，多呼吸，無呼吸発作などの呼吸・循環器症状，易刺激性，けいれんなどの中枢神経症状に加えて，哺乳不良，嘔吐，腹部膨満などの消化器症状など多様な症状が認められる．重篤な合併症として壊死性腸炎，腎静脈血栓症，脳梗塞などがある．

▶c. 治療

Hct値65～69％で無症状の場合，輸液量を増加してHct値を再検する．有症状の場合には，部分交換輸血を施行する．Hct値70％以上の場合には，無症状であっても部分交換輸血を考慮する．

▶d. 予後

過粘稠度症候群を合併した児の神経学的予後は，非合併児と比較して有意に悪い．したがって，適切なタイミングで部分交換輸血を施行することが重要である．

13 未熟児貧血

▶a. 概念

未熟児貧血は，早産児に発症する貧血を指し，早期未熟児貧血と晩期未熟児貧血に分類される．早期未熟児貧血，晩期未熟児貧血はそれぞれ，生後1～2か月頃，4か月頃に発症する．早期未熟児貧血は，出生後に子宮内に比べて酸素濃度が高い環境にさらされて赤血球産生が抑えられること，胎児期のヘモグロビン（Hb）の半減期が成人血より短いこと，出生後の著しい体重増加に応じたHb産生が追いつかないこと，Hb低下に対するエリスロポエチンの産生反応が弱いことなどの原因で生じる．一方，晩期未熟児貧血は，鉄の貯蔵量が少ないことが原因で生じる．

▶b. 臨床所見・診断

貧血が進行すると皮膚色が蒼白となり，心拍数増加，体重増加不良などの臨床所見を認める．血液検査でHbの低下を認め，頭蓋内や腹腔内出血による失血，溶血性貧血，感染症など貧血をきたす他の疾患を除外して診断する．

▶c. 治療

Hb値と臨床所見に応じて，赤血球濃厚液の輸血，鉄剤の内服に加えてエリスロポエチン製剤を投与する．

▶ d. 予後

適切に治療すれば予後は良好である．

14 頭蓋内出血

▶ a. 概念

新生児頭蓋内出血の特徴は，①正期産児と早産児で出血しやすい部位が異なること，②静脈性出血が多いことなどがあげられる．

①，②は以下の機序による．正期産児では，分娩外傷などに伴うくも膜下出血や硬膜下出血などの頻度が多い．くも膜や硬膜に存在する橋静脈が分娩外傷によって物理的に破綻して出血する．一方，早産児，とくに極低出生体重児では，非外傷性脳室内出血の頻度が多い．胎生8週に側脳室に接する部位に脳室上衣下胚層が形成されて，34～35週頃まで存在する．脳室上衣下胚層は血流が豊富で，脳実質内に流入する部位に静脈系の流出路が集束している．さらに，解剖学的にこの部位の血管がほぼ直角に曲がっているため，出血しやすい．脳室上衣下胚層は側脳室に接していることから容易に側脳室内に出血が穿破する．以上の理由で，早産児では脳室内出血が生じやすい．

▶ b. 臨床所見・診断

新生児では，大泉門や小泉門が開いているため脳圧亢進症状を認めにくい．したがって，臨床所見が先行して診断に至る症例は少ない．発熱，無呼吸や新生児発作などの非特異的所見を認めることがあるが，軽度の出血では無症状である．早産児の脳室内出血は，定期の頭部超音波検査などで診断されることが多い 図2-34 ．

正期産児の頭蓋内出血を疑った場合には，頭部CTやMRI検査を実施して診断する．

▶ c. 治療

臨床的に無症状で軽症の場合には注意深く経過観察する．中等症以上では，新鮮凍結血漿などを投与する．貧血が進行した場合には，赤血球濃厚液を投与する．まれではあるが，正期産児の硬膜下やくも膜下出血で，外科治療が必要となることもある．脳室内出血後水頭症を認めた場合

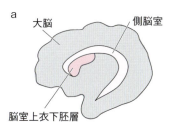 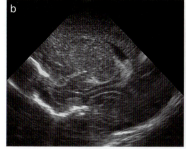 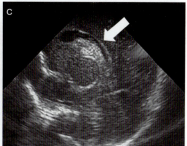

図2-34 頭部超音波検査による早産児の脳室内出血の診断
a．早産児の大脳，側脳室および脳室上衣下胚層のシェーマ（矢状断面）．
b．正常な頭部超音波画像（矢状断面）．
c．脳室内出血画像（矢状断面）．矢印は脳室内出血部位を示す．

には，脳室内腹腔シャント術が施行される．体重が小さいなどの理由で，一期的に脳室内腹腔シャント術を施行することが難しい場合には，シャント術が可能な状態になるまで髄液リザーバーを留置することがある．

▶ **d. 予後**

出血の程度による．無症状から重篤な神経学的後遺症を残す症例，死亡症例まで様々である．

15 脳室周囲白質軟化症

▶ **a. 概念**

脳室周囲白質軟化症（periventricular leukomalacia: PVL）は，早産児の深部白質に認められる中枢神経障害一つで，出生前後の虚血，低酸素，あるいは炎症などが関与していると考えられている．PVL の好発部位は側脳室後角の上外側の深部白質である．この部位は大脳皮質から脊髄に下行する下肢を支配する運動神経が走行している．PVL では，この領域が障害される結果，下肢優位の痙性両麻痺を生じる早産児特有の脳性麻痺の原因となる．日本における極低出生体重児での PVL の発症頻度は 3%程度である．

▶ **b. 臨床所見・診断**

入院中に痙性両麻痺症状を呈することはまれである．したがって，入院中に頭部超音波検査や MRI 検査を施行して診断する．PVL は病理学的に障害を受けた深部白質が巣状壊死を起こして嚢胞形成を呈するタイプと，びまん性白質障害を呈するタイプの 2 つに分類される．

嚢胞形成を呈する PVL を嚢胞性 PVL といい，頭部超音波検査で診断可能である 図2-35．頭部超音波検査では嚢胞部分は均一な低エコー領域として認められる．一方，びまん性白質障害を頭部超音波検査で診断することは難しいため，退院前あるいは修正 40 週頃に頭部 MRI 検査を施行する．びまん性白質障害によって，白質容量の減少や側脳室の壁不正などが認められる．

▶ **c. 治療**

PVL に対する根本的な治療法は確立されていないため，症状に応じた適切なリハビリテーショ

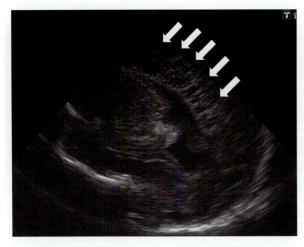

図2-35 頭部超音波検査による嚢胞性脳室周囲白質軟化症の所見（矢状断面）
側脳室周囲に複数の嚢胞性病変を認める（矢印）．

1　周産期の疾患

ンを実施する．

▶d．予後

　病変部位が広範囲に及ぶと，下肢だけではなく上肢の麻痺も呈する．病変が視放線に及ぶと視力にも影響が及ぶ．脳性麻痺に加えて，将来的にはてんかんを発症することもある．

16 低血糖

▶a．概念

　低血糖は新生児の徴候として，最も一般的に遭遇する所見の一つである．ブドウ糖は，脳のエネルギー源として非常に重要な役割を果たしているため，重症の低血糖では低血糖性脳症を発症して恒久的な中枢神経障害を引き起こす．以上の理由から，低血糖は迅速な対応が求められる新生児の重要な代謝異常の一つであると考えてよい．

▶b．臨床所見・診断

　低血糖の臨床所見は，自律神経と中枢神経症状の2つからなる．自律神経症状としては，低血糖に対する自律神経系の反応によって，易刺激性，発汗，頻脈，蒼白などが認められる．一方，中枢神経症状としては，中枢神経系のエネルギー欠乏に対する反応によって，哺乳不良，異常啼泣，筋緊張低下，けいれんなどが認められる．しかしながら，これらすべては低血糖以外でも認められる非特異的症状であるため，臨床所見から低血糖と診断することは難しい．したがって，これらの症状を認めた場合はもちろんであるが，無症状であっても，低血糖のハイリスク児では，血糖値を測定する必要がある．しかしながら，血糖値による低血糖の統一された診断基準はない．その理由は，①血糖値は出生後に刻々と変化するため1ポイントの値だけでは判断が難しいこと，②ブドウ糖の代替エネルギーであるケトン体が，低血糖時にどの程度利用されているかの評価ができないこと，③血糖値がどの程度低ければ低血糖性脳症を発症しうるかなどが不明であるからである．

▶c．治療

　統一された低血糖の診断基準が確立されていない代わりに，米国小児科学会では，治療介入が必要な血糖値のカットオフ値を定めている[1]．前述した低血糖症状を認め，血糖値40mg/dL未満の場合には，直ちに治療介入する．無症状の場合には出生後時間によってカットオフ値が異なる．すなわち，出生後4時間までは血糖値25mg/dL未満，生後4〜24時間までは35mg/dL未満を治療介入のカットオフ値と定めている 表2-12 ．治療介入後は，哺乳前の血糖値を45mg/dL以上に維持することを目標としている[1]．

表2-12 治療介入が必要な血漿中の血糖値のカットオフ値

Ⅰ 低血糖症状あり：	血糖値＜40mg/dL
Ⅱ 低血糖症状なし：	
1．出生〜生後4時間まで：	血糖値＜25mg/dL
2．生後4〜24時間まで：	血糖値＜35mg/dL

治療は，10%ブドウ糖の静注や持続点滴を実施する．反応が悪い場合にはグルカゴンやステロイド投与も行われる．高インスリン性低血糖に対してはジアゾキシドが使用される．

▶ d. 予後

低血糖発症の基礎疾患がなく，低血糖性脳症を予防できれば，予後は良好である．

1) Committee on Fetus and Newborn; Adamkin DH. Postnatal glucose homeostasis in late-preterm and term infants. Pediatrics. 2011; 127: 575-9.

17 低カルシウム血症

▶ a. 概念

血清カルシウム（Ca）は，①腸管からの吸収，②腎臓の尿細管からの再吸収，③骨からの遊出によって調節されている．新生児では，出生後に母体からのCaの供給が途絶えるために生後12〜24時間頃にCa濃度が低下する．この状況下で，①〜③のどれかが障害されると，低Ca血症を呈する．

▶ b. 臨床所見・診断

低Ca血症に陥っても無症状であることが多い．無呼吸や筋緊張低下などの臨床所見を呈することがある．しかしながら，これらの所見は非特異的であるため，臨床所見のみから低Ca血症と診断することは難しい．

一般的には，正期産児で血清Ca＜8.0mg/dL，早産児で血清Ca＜7.0mg/dL，あるいはイオン化Ca（iCa^{2+}）＜0.8mmol/Lの場合に低Ca血症と診断する．低Ca血症は，糖尿病母体児，早産児，新生児仮死などが原因となりうる．

▶ c. 治療

心電図モニタを見ながら，グルコン酸カルシウムを緩徐に静注する．急速静注すると，徐脈や血圧変動などが生じるためである．その後，必要に応じて持続点滴する．

▶ d. 予後

基礎疾患がなければ予後は良好である．

18 新生児TSS様発疹症

▶ a. 概念

新生児TSS様発疹症（neonatal toxic shock syndrome-like exanthematous disease: NTED）は，黄色ブドウ球菌から分泌されるスーパー抗原性外毒素であるTSST-1によって生じる疾患である．TSST-1が感染に罹患した新生児のT細胞を刺激することによって，過剰な免疫反応が引き起こされて，高サイトカイン血症を呈する．その結果，後に述べる臨床所見を呈する．NTED

の原因は，小児や成人にみられる毒素性ショック症候群（toxic shock syndrome: TSS）と同一であるが，成人とは臨床所見は異なる．TSST-1 産生株であれば，メチシリン感受性黄色ブドウ球菌，メチシリン耐性黄色ブドウ球菌のどちらも NTED の原因となりうる．

▶b. 臨床所見・診断

NTED を発症すると体幹部を中心として赤色小丘疹，発熱，血小板減少，黄疸の増強などの臨床所見を示す．臨床診断基準は，発疹を認め，以下の 3 項目，すなわち①発熱 38℃以上，②血小板減少（＜15 万/μL 未満），③ CRP 弱陽性（1〜5mg/dL）のうち 1 つ以上を合併し，既知の疾患を除いたものとされている．しかしながら，早産児では，発熱を認める症例は少なく，逆に低体温に陥る症例も存在する．さらに，無呼吸発作が増悪することもあるため注意を要する．

▶c. 治療

正期産児は，経過観察で自然軽快することが多い．黄疸が増強して，治療基準を超えた場合には，光療法を実施すれば改善することがほとんどである．一方，早産児では，ショックなどの重篤な合併症を認めることもあるため，初期から適切な抗菌薬を投与する．

▶d. 予後

一般的に正期産児は予後良好であるが，早産児は合併症の程度が強いため必ずしも予後良好とはいえない．

19 未熟児網膜症

▶a. 概念

未熟児網膜症は，早産児に発症する網膜血管の発育異常である．早産児の網膜血管は，出生後に網膜の辺縁まで伸展する．その過程で，未熟な網膜血管は狭小化や蛇行を生じて，未熟児網膜症を発症する．自然寛解する症例もあるが，牽引性網膜剥離を合併して失明する症例もある注意すべき疾患である．

▶b. 診断・検査対象

眼底検査で診断する．一般的には，在胎期間 34 週以下，出生体重 1800g 以下，あるいは高濃度酸素を必要とした症例などが検査対象となる．

▶c. 治療

主に網膜光凝固療法と抗血管内皮細胞増殖因子（vascular endothelial growth factor: VEGF）抗体薬の眼内投与が行われる．網膜光凝固療法は，無血管領域へのレーザー照射によって，この領域からの VEGF の放出抑制を期待して実施される．未熟児網膜症では，眼内の VEGF が過剰産生されている．抗 VEGF 抗体薬は，過剰な VEGF の作用を抑制する目的で使用される．これらの治療に反応が悪い場合には，硝子体手術が施行される．

▶d. 予後

網膜光凝固療法を受けた児は，近視や乱視などの屈折異常が生じやすい．重症例では失明することがある．

〈内山　温〉

各論

2 先天性代謝異常症

　先天性代謝異常症は遺伝子の変化に伴う代謝酵素の機能異常により，様々な代謝異常に伴う疾患である．原因は，各代謝酵素をコードする遺伝子の病的バリアント（変異）に伴い生ずる．代謝がうまくされないことにより，代謝される物質がたまり障害を起こしたり，代謝産物が減ることにより障害を起こしたり，代謝されない物質が別の経路で代謝され障害を起こすことにより疾患が発症する．異常をきたす代謝物質の種類により 表2-13 のように分類される．アミノ酸が増加すればアミノ酸代謝異常症，有機酸が増加すれば有機酸代謝異常症とよぶ．代謝異常による症状は，その代謝物質による．また，その代謝異常が生ずる細胞内の場所（小器官）によりライソゾーム病，ペルオキシソーム病と分類されることもある．

　臨床症状は代謝される物質により異なる．神経障害，発育障害，急性脳症，肝腫大，特異的顔貌，骨格異常，眼底異常などがあるが，どのような症状がでるのか疾患により様々である．一般検査所見としては，その代謝される物質の増減が認められるほかに，肝機能障害，低血糖，高アンモニア血症，代謝性アシドーシスなど各疾患特異性の検査所見を示すことがある．

　治療は，異常代謝物質を蓄積させないための食事療法や，異化亢進を起こさないように十分なカロリー摂取，異常代謝物質を体外に排泄させる治療，補酵素の大量投与や欠乏する物質の補充

表2-13 先天性代謝異常症の分類

分類	異常を示す主な代謝産物	代表的な疾患
1. アミノ酸代謝異常症	アミノ酸	フェニルケトン尿症，メープルシロップ尿症，ホモシスチン尿症など
2. 有機酸代謝異常症	有機酸	メチルマロン酸血症，プロピオン酸血症，イソ吉草酸血症など
3. 脂肪酸代謝異常症	脂肪酸	中鎖アシル CoA 脱水素酵素（MCAD）欠損症，極長鎖アシル CoA 脱水素酵素（VLCAD）欠損症，CPT1 欠損症，CPT2 欠損症など
4. 糖質代謝異常症	グリコーゲン，ガラクトースなど	糖原病，ガラクトース血症など
5. ムコ多糖症	ムコ多糖	ハーラー Hurler 病，ハンター Hunter 病，モルキオ Morquio 病など
6. リピドーシス	リン脂質，糖脂質など	ゴーシェ Gaucher 病，ニーマン・ピック Niemann-Pick 病，ファブリー Fabry 病
7. 脂質代謝異常症	コレステロール，カイロミクロン，中性脂肪など	家族性高脂血症など
8. 金属代謝異常症	銅，鉄，亜鉛など	ウィルソン Wilson 病，メンケス Menkes 病など
9. 核酸代謝異常症	プリン，ピリミジン，尿酸など	レッシュ・ナイハン Lesch-Nyhan 症候群など

2 先天性代謝異常症

などがある．最近は骨髄移植や酵素補充療法が行える疾患も増えてきたが，治療法のない疾患も多く，その場合は対症療法で対応する．

日本人は人種的にきわめて先天性代謝異常症が少ない民族のため，これまで臨床上でくわすことはまれであったが，グローバル化が進む中，先天性代謝異常症に出会う機会が増えると考えられ，医療の現場での知見が求められる．

1 新生児マススクリーニング

　新生児期に発見し，早期に治療介入することにより，病気の発症や障害の発生を予防できる疾患を見つける事業が行われている．これを「新生児マススクリーニング」という．昭和52年（1977年）より日本全国で行われている．当初は5疾患（フェニルケトン尿症，メープルシロップ尿症，ホモシスチン尿症，ヒスチジン血症，ガラクトース血症）であったが，1979年に先天性甲状腺機能低下症，1989年に先天性副腎過形成症が加わり，1993年よりヒスチジン血症が除外され6疾患で運用されていた．2014年よりタンデムマス分析法による測定が加わり2024年9月現在20疾患で運用されている 表2-14．一枚の血液ろ紙に新生児の血液を染み込ませスクリーニングセンターに送付すると数日で20疾患についての異常がわかる 図2-36．異常を指摘された場合は速やかに地域の二次精査病院に紹介され，疾患の精査を行い，罹患しているならば治療を行う．現在，先天性代謝異常症，ホルモン異常症以外に新たに神経疾患の脊髄性筋萎縮症や免疫疾患の重症複合免疫不全症を含む9～10疾患が新たに加えるべきマススクリーニングの対象疾患として検討されている．いずれも同じ血液ろ紙を用い，数滴の血液より迅速にスクリーニング検査を行えることが利点である．

表2-14 わが国で行われている新生児マススクリーニング対象疾患

	対象疾患		発見頻度	主な症状	主な治療
1	アミノ酸代謝異常症	フェニルケトン尿症	1/7万人	精神発達遅滞	低たんぱく食，フェニルアラニン除去乳，BH4（一部），酵素補充療法
2		メープルシロップ尿症	1/50万人	代謝性アシドーシス，精神発達遅滞	分枝鎖アミノ酸制限，肝移植
3		ホモシスチン尿症	1/80万人	精神発達遅滞，てんかん，骨粗鬆症や高身長（マルファンMarfan症候群様体型），水晶体亜脱臼，血栓症	メチオニン制限，ベタイン
4		アルギノコハク酸合成酵素欠損症（シトルリン血症1型）	1/53万人	高アンモニア血症，けいれん，昏睡	低たんぱく食，血液浄化療法，アンモニア排泄促進剤
5		アルギノコハク酸尿症	1/7万人	高アンモニア血症，けいれん，昏睡	低たんぱく食，血液浄化療法，アンモニア排泄促進剤

表2-14 つづき

	対象疾患	発見頻度	主な症状	主な治療
6	有機酸 代謝異常症	メチルマロン酸血症	1/11 万人	ケトアシドーシス，高アンモニア血症，急性脳症	低たんぱく食，特殊ミルク，L-カルニチン，水溶性ビタミン，血液浄化療法，肝移植
7		プロピオン酸血症	1/4.5 万人	代謝性アシドーシス，精神発達遅滞	低たんぱく食，特殊ミルク，L-カルニチン，水溶性ビタミン，血液浄化療法，肝移植
8		イソ吉草酸血症	1/50 万人	高アンモニア血症，昏睡，血小板減少，体臭	低たんぱく食，ロイシン除去乳，L-カルニチン，グリシン
9		メチルクロトニルグリシン尿症	1/15 万人	けいれん，昏睡，代謝性アシドーシス，高アンモニア血症，低血糖，肝機能障害	低たんぱく食，ロイシン除去乳，L-カルニチン
10		ヒドロキシメチルグルタル酸血症	きわめてまれ	嘔吐，けいれん，低血糖，代謝性アシドーシス	低血糖の補正，L-カルニチン
11		複合カルボキシラーゼ欠損症	1/100 万人	呼吸障害，意識障害，けいれん，代謝性アシドーシス，ケトーシス，高アンモニア血症	ビオチン
12		グルタル酸血症 I 型	1/21 万人	頭囲拡大，神経症状，錐体路症状	低たんぱく食，リジン・トリプトファン除去乳，L-カルニチン
13	脂肪酸代謝 異常症	中鎖アシル CoA 脱水素酵素（MCAD）欠損症	1/13 万人	筋力低下，肝腫大，呼吸障害，心不全	脂肪制限，特殊ミルク，非加熱コーンスターチ，L-カルニチン
14		極長鎖アシル CoA 脱水素酵素（VLCAD）欠損症	1/16 万人	筋力低下，肝腫大，呼吸障害，心不全，横紋筋融解症	長鎖脂肪酸制限，MCT ミルク，非加熱コーンスターチ，L-カルニチン
15		三頭酵素 / 長鎖 3 ヒドロキシアシル CoA 脱水素酵素欠損症	<1/100 万人	心筋症，重度の低血糖，横紋筋融解症	長鎖脂肪酸制限，MCT ミルク，非加熱コーンスターチ，L-カルニチン，DHA 補充
16		カルニチンパルミトイルトランスフェラーゼ I 欠損症	1/30 万人	けいれん，意識障害，呼吸障害，低血糖，高アンモニア血症	高炭水化物低脂肪食，MCT ミルク，MCT パウダー，アンモニア排泄促進剤
17		カルニチンパルミトイルトランスフェラーゼ II 欠損症	1/26 万人	けいれん，意識障害，呼吸障害，低血糖，高アンモニア血症	高炭水化物低脂肪食，MCT ミルク，MCT パウダー，アンモニア排泄促進剤
18	糖代謝 異常症	ガラクトース血症	1/90 万人	食欲不振，下痢，嘔吐，低血糖，肝腫大，敗血症，髄膜炎	乳糖除去乳，乳製品除去，乳糖除去
19	ホルモン 異常症	先天性甲状腺機能低下症	1/2100 人	成長障害，精神発達遅滞	L-サイロキシン補充
20		先天性副腎機能低下症	1/2 万人	低血糖，色素沈着，女児においては外性器の男性化	糖質コルチコイド補充，ミネラルコルチコイド補充

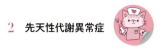

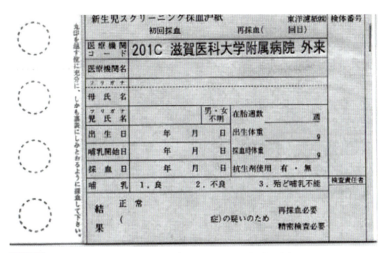

図2-36 新生児マススクリーニングで用いられる血液ろ紙
新生児の踵を注射針やブラッドランセットで穿刺し，点線で囲まれている範囲を少し越えるように血液を染み込ませる．

2 アミノ酸代謝異常症

アミノ酸を代謝する酵素の異常により，アミノ酸の体液中の濃度が上昇することに起因する異常で臓器障害をきたす病気である．

A フェニルケトン尿症（PKU）

フェニルアラニンをチロシンに代謝するフェニルアラニン水酸化酵素（PAH）の異常により，血中のフェニルアラニン濃度が上昇し精神発達遅滞やチロシンの低下による色白や赤毛などの色素低下をきたす．古典型とよばれる重症型は9万人に1人の頻度で出生する．新生児マススクリーニングで発見し早期より血中フェニルアラニンを下げる**食事療法**（低たんぱく食＋フェニルアラニン除去乳）を行うことで正常の知能発達を望める．また，病型によってはPAHの補酵素であるテトラヒドロビオプテリン（BH4）が奏効する．2023年より酵素補充療法が日本国内でも行えるようになった．

マターナルPKU：フェニルケトン尿症の女性患者が妊娠した時に，胎児は患者ではないのに，母親から胎盤を通して高濃度のフェニルアラニンに曝されるため，精神発達遅滞，小頭症，先天性心疾患を持って生まれることがあり，これをマターナルPKUとよぶ．予防のために，妊娠前より母親の厳重なフェニルアラニン血中濃度の管理が必要である．

B メープルシロップ尿症

分枝鎖アミノ酸（バリン，ロイシン，イソロイシン）を代謝する分子鎖α-ケト酸脱水素酵素の

欠損により，上記アミノ酸と分枝鎖ケト酸が上昇する．これらの上昇によりケトアシドーシスと重篤な中枢神経障害を発症する．治療はロイシン・イソロイシン・バリン除去ミルクを用いた分枝鎖アミノ酸食事療法であるが，急性期に死亡することも少なくない．

C ホモシスチン尿症

メチオニンの代謝産物のホモシステインが血中に蓄積し，尿中ホモシスチンの排泄が増加する常染色体潜性疾患である．シスタチオニンβ合成酵素の欠損により生ずる．知的障害，高身長，クモ状指，水晶体亜脱臼，血栓症を示す．治療はメチオニン制限による食事療法，ピリドキシン大量用療法，ベタインを用いる．

D シスチン尿症

塩基性アミノ酸（シスチン，リジン，アルギニン，オルニチン）の腎尿細管での再吸収する尿細管転送酵素（SLC3A1 または SLC7A9）の異常により塩基性アミノ酸が尿中に大量に排泄される．このうちシスチンは溶解度が低いためシスチン結石ができやすく，小児期より腎結石をきたす．治療は尿のアルカリ化と薬物療法としてチオプロニンなどを用いる．

E 尿素サイクル異常症

体内で生成されたアンモニアを尿素として排泄するための代謝経路（尿素回路）の酵素異常のために高アンモニア血症をきたす疾患である．新生児期より発生する高アンモニア血症により，嘔吐，哺乳力低下，多呼吸，けいれん，意識障害を起こす．代謝に関わる酵素により種々の病型があり，疾患全体としては3〜5万人に1人の頻度である．最も多いのはX連鎖性遺伝形式をとるオルニチントランスカルバミラーゼ（OTC）欠損症である．このほか，カルバミルリン酸合成酵素（CPS-1）欠損症，シトルリン血症などがある．治療はたんぱく制限食，残余窒素排泄促進剤（フェニル酢酸ナトリウム，安息香酸ナトリウム，塩酸アルギニン）を用い，高アンモニア血症時には血液浄化療法を行う．

3 有機酸代謝異常症

アミノ酸や脂肪酸の代謝経路に関わる酵素の異常により，中間代謝産物の有機酸が蓄積することにより，様々な症状をきたす疾患である．10種類以上の疾患が報告されている．タンデムマス法やGC/MS法で診断される．多くの疾患が新生児マススクリーニングで調べられている 表2-14．

A メチルマロン酸血症

　アミノ酸のバリン，イソロイシン，スレオニン，メチオニン，奇数鎖脂肪酸の代謝経路にあるメチルマロニル CoA ムターゼの異常によりメチルマロン酸が蓄積することにより発症する 図2-37．乳児期早期より，ケトアシドーシス，高アンモニア血症をきたし哺乳力低下，嘔吐，呼吸障害，筋緊張低下，昏睡，けいれんなどの急性症状で発症する．頻度は11万人に1人である．治療は食事療法，L-カルニチンの投与などであり，急性期には血液浄化療法を必要とすることもしばしばである．

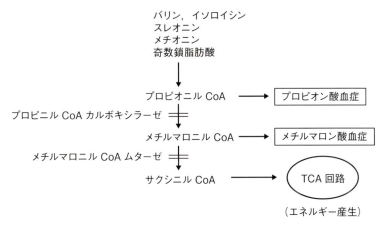

図2-37 有機酸の代謝経路と疾患
バリン，イソロイシンなどのアミノ酸や奇数鎖脂肪酸は代謝をされてプロピオニル CoA となる．このプロピオニル CoA はメチルマロニル CoA に変換され，さらにサクシニル CoA に変換されたのちエネルギー源として使用される．プロピオニル CoA カルボキシラーゼの異常でプロピオニル CoA が蓄積しプロピオン酸血症を発症する．メチルマロニル CoA ムターゼの異常でメチルマロニル CoA が蓄積しメチルマロン酸血症を発症する．

B プロピオン酸血症

　メチルマロン酸の一つ上流にあるプロピオニル CoA カルボキシラーゼの異常によりプロピオン酸が蓄積する病気である．新生児マススクリーニングに組み入れられたことにより軽症例も多数見つかるようになり日本人での頻度は4.5万人に1人である．症状，治療はメチルマロン酸と同じである．

C イソ吉草酸血症

　アミノ酸のロイシンの代謝経路にあるイソバレリル CoA 脱水素酵素の異常により中間代謝産物のイソ吉草酸が体内に増加する．症状は哺乳不良，嘔吐，意識障害，無呼吸，血小板減少による脳内出血，けいれんがある．嘔吐発作時に「足の蒸れた」とか「汗臭い」という特異な体臭がある．頻度は50万人に1人である．治療は食事療法，L-カルニチン投与などである．

4 脂肪酸代謝異常症

　私たちの長時間にわたる空腹時の主要なエネルギーの供給は脂肪酸のβ酸化である．そのため長時間絶食や，感染などでエネルギーの需要が高まった時に脂肪酸のβ酸化の障害があると全身のエネルギー不全が起こり，突然死や急性脳症をきたす．8種類ほどの疾患が見つかっている．タンデムマス解析で発見できるため新生児マススクリーニングにも加えられている疾患もある 表2-14 ．

A 中鎖アシル CoA 脱水素酵素（MCAD）欠損症

　中鎖脂肪酸のβ酸化ができないため，新生児期にけいれん，意識障害，呼吸障害，心不全で発症する．日本人での頻度は13万人に1人であるが，白人では1万人に1人であり「乳児突然死症候群」の主要な原因として知られている．治療は食事療法とL-カルニチン療法であり，長時間の絶食を避けることが大切である．低血糖を抑えるため夜間非加熱コーンスターチ療法を行う．

B 極長鎖アシル CoA 脱水素酵素（VLCAD）欠損症

　長鎖脂肪酸のβ酸化ができないため，新生児期にけいれん，意識障害，呼吸障害，心不全で発症する．日本人での頻度は16万人に1人である．治療は食事療法（長鎖脂肪酸の制限）とL-カルニチン投与であり，長時間の絶食を避けることが大切である．低血糖を抑えるため夜間非加熱コーンスターチ療法を行う．食事療法では中鎖脂肪酸は利用できるため MCT ミルクが用いられる．

5 糖代謝異常症

A 糖原病

　食事より摂取されたブドウ糖の一部は，肝臓や筋肉に糖原質＝グリコーゲンとして蓄えられる．その後，必要時にグリコーゲンを分解しブドウ糖としてエネルギー源として用いる．糖原病はグリコーゲンの合成，分解する過程の酵素に異常が起こり，肝臓や筋肉にグリコーゲンが蓄積する病気である．酵素の局在により肝型と筋型があるが両方にまたがるものもある．これまでに16種類ほどの疾患（0型〜XV型）が見つかっている．

▶a. 糖原病Ⅰ型
　糖原病Ⅰはフォンギルケ von Gierke 病ともよばれ糖原病の中で最も有名な疾患である．頻度は10万人に1人で最も多いⅨ型に次いで多い．肝臓でブドウ糖から作られたグリコーゲンを分解しブドウ糖-1-リン酸に分解する．ブドウ糖-1-リン酸からブドウ糖-6-リン酸に変換した後リン

酸を外しブドウ糖にする酵素（グルコース-6-フォスファターゼ：G6Pase）の欠損症である．ブドウ糖はリン酸を外さないと肝細胞から出られないため，低血糖，高乳酸血症を起こし，肝にグリコーゲンがたまり肝腫大をきたす．人形様顔貌や低身長もきたす．治療は低血糖予防とグリコーゲンを蓄積させないために少量頻回の食事と，夜間非加熱コーンスターチ療法，特殊ミルクである．

▶b. 高乳酸血症

高乳酸血症は様々な代謝疾患で伴うが，図2-38 に示すように，解糖系からクエン酸回路に入る部位でピルビン酸を代謝する酵素の異常により，高乳酸血症，高ピルビン酸血症が起こる．また，クエン酸回路からつながる電子伝達系（呼吸鎖）の異常でも高乳酸血症をきたす．発達障害，筋緊張低下，低血糖，高アンモニア血症をきたす．治療は乳酸アシドーシスの是正と低血糖に対する治療であるが基本的に予後不良なことが多い．

ピルビン酸をオキサロ酢酸に代謝するピルビン酸カルボキシラーゼ（pyruvate carboxylase: PC）欠損症の頻度は25万人に1人，ピルビン酸をアセチルCoAに代謝するピルビン酸脱水素酵素複合体（pyruvate dehydrogenase complex: PDHC）欠損症の頻度はきわめてまれである（世界で400例）．

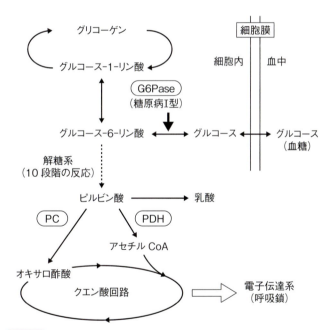

図2-38 糖原病と高乳酸血症の代謝経路
糖原病I型ではG6Paseの異常によりグルコース-6-リン酸からグルコースに変換できない．そのため肝臓のグリコーゲンが分解したグルコースが血中に放出されず，低血糖になり，肝臓にはグリコーゲンが蓄積する．高乳酸血症ではピルビン酸カルボキシラーゼ（PC）やピルビン酸脱水素酵素（PDH）がピルビン酸を代謝できず，乳酸の上昇や，クエン酸回路へのエネルギーのもとになる物質を作れず重篤なエネルギー障害による症状を引き起こす．

▶c. ガラクトース血症

　単糖類のガラクトースは二糖類の乳糖をブドウ糖と形成する．ガラクトースの代謝異常によりガラクトース-1-リン酸が産生されず，たまったガラクトースがガラクチトールに変換される 図2-39 ．それが水晶体に蓄積されるため白内障をきたす．Ⅱ型のガラクトキナーゼ欠損症の症状は白内障のみである．一方，ガラクトース-1-リン酸ウリジルトランスフェラーゼ異常によるガラクトース血症Ⅰ型はガラクトースのみでなくガラクトース-1-リン酸も蓄積する．ガラクトース-1-リン酸は肝毒性が強く，無治療の場合は肝不全，敗血症や髄膜炎を発症し致死的である．日本人における頻度はⅠ型で90万人に1人，Ⅱ型で100万人に1人である．治療は食事からのガラクトースの制限を行う．母乳や一般の人工乳を禁止し，乳糖除去乳や大豆乳を用いる．離乳期以降も乳製品，乳糖の除去を行う．

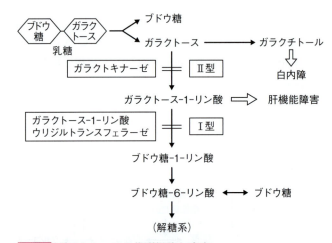

図2-39 ガラクトースの代謝経路と疾患
2糖類の乳糖が分解されてできたガラクトースはそのままでは利用できないので，ガラクトキナーゼによりガラクトース-1-リン酸に変換される．ここが障害されるのがⅡ型である．ガラクトース-1-リン酸はガラクトース-1-リン酸ウリジルトランスフェラーゼによりブドウ糖-1-リン酸に変換されエネルギーに用いられる．ここが障害されるのがⅠ型である．代謝異常により蓄積したガラクトースは白内障を引き起こす．Ⅰ型で蓄積するガラクトース-1-リン酸は肝毒性が強く肝不全を引き起こす．

6 ライソゾーム病

　ライソゾームは細胞内にある小器官で，細胞外から取り込んだ物質や細胞内で生じた老廃物を様々な酵素が分解し再利用するための処理工場である．ライソゾーム内に多数の酵素があり，それぞれ特有の物質（ムコ多糖物質，スフィンゴ脂質，グリコーゲンなど）の分解を担っている．これまでに50種類以上の疾患が報告されている．ライソゾームには点滴で血管内に投与された酵素が細胞内に取り込まれ輸送されるため，近年酵素補充療法による治療が可能になってきている．本項ではライソゾーム病の代表的な疾患について解説する 表2-15 ．

2 先天性代謝異常症

表2-15 主なライソゾーム病

分類	疾患	臨床症状	酵素補充療法
ムコ多糖症	ハーラー Hurler 病（Ⅰ型）	顔貌異常，肝脾腫，骨格変化，精神発達遅滞	+
	ハンター Hunter 病（Ⅱ型）	顔貌異常，肝脾腫，骨格変化，精神発達遅滞	+
	サンフィリッポ Sanfilippo 病（Ⅲ型）	顔貌異常，肝脾腫，骨格変化，精神発達遅滞	
	モルキオ Morquio 病（Ⅳ型）	骨・関節症状	+
スフィンゴリピドーシス（糖脂質蓄積症）	ゴーシェ病	肝脾腫，骨折，精神発達遅滞	+
	ニーマン・ピック Niemann-Pick 病	肝脾腫，精神発達遅滞	
	ファブリー Fabry 病	神経因性疼痛，被角血管腫，心機能障害，腎機能障害	+
	異染性白質ジストロフィー	筋力低下，神経発達的退行，知的障害	
糖原病	ポンペ Pompe 病（糖原病Ⅱ型）	心不全，筋力低下，呼吸困難	+

A ムコ多糖症

　ムコ多糖物質は，細胞の外側を取り巻き，水分を保持する糖タンパク質である．ムコ多糖症ではライソゾームでムコ多糖物質が分解されていないことにより，全身，とくに骨，結合組織，皮膚などに蓄積し特異な症状をきたす．ハーラー Hurler 病（Ⅰ型），ハンター Hunter 病（Ⅱ型）は特異な顔貌（ガーゴイル様顔貌），低身長，骨格異常をきたす．一方，モルキオ Morquio 病（Ⅳ型）は低身長や骨格異常をきたすが知能は正常である．治療として骨髄移植や酵素補充療法がある．

B スフィンゴリピドーシス

　スフィンゴ脂質は細胞膜の正常な脂質成分であるが，ライソゾームでの酵素欠損により蓄積することにより，全身，とくに神経系，骨や幅広い臓器に障害を引き起こす．ゴーシェ Gaucher 病ではグルコセレブロシドが蓄積し，ニーマン・ピック Niemann-Pick 病ではスフィンゴミエリンやコレステロールが肝臓，脾臓，骨髄，神経細胞に蓄積する．ファブリー Fabry 病ではグロボトリアオシルセラミドが蓄積する．ゴーシェ病，ファブリー病には酵素補充療法がある．

7 脂質代謝異常症

　脂質代謝異常として，リピドーシス以外にリポ蛋白異常症による，家族性高脂血症や細胞小器官であるペルオキシソーム内にある酵素の異常により長鎖脂肪酸が蓄積するペルオキシソーム病がある．

A 家族性高脂血症

　低比重リポ蛋白（LDL）受容体または関連する遺伝子異常による家族性高コレステロール血症（familial hypercholesterolemia: FH），カイロミクロンの異化障害による高カイロミクロン血症，高トリグリセリド血症などがある．FH はホモ接合体が 100 万人に 1 人であるがヘテロ接合体の罹患者は 500 人に 1 人と頻度の高い疾患である．15 歳以上の FH のヘテロの診断基準は LDL コレステロール 180mg/dL 以上，腱黄色腫，家族歴の 3 項目のうち 2 項目で診断する．FH の臨床症状として皮膚や腱の黄色腫，動脈硬化のリスクとなり，若年で狭心症や心筋梗塞を発症する可能性があるためスタチン系の薬剤での治療が必要となる．

B ペルオキシソーム病

　ペルオキシソーム病は，細胞小器官であるペルオキシソームに局在する酵素の異常によるものと，ペルオキシソームの形成に関わる遺伝子の異常によるものに分けられる．酵素異常の代表的なものとして副腎白質ジストロフィー（adrenoleukodystrophy: ADL）がある．X 連鎖性潜性遺伝疾患で ABCD1 遺伝子の異常により男性のみに発症する．疾患頻度は 2〜3 万人に 1 人である．3〜10 歳より視力低下，聴力低下，行動異常，成績低下など退行症状がみられ数年で寝たきりの経過をとる．治療は早期の造血細胞移植である．ペルオキシソームの形成に必要な PEX1 遺伝子の異常にツェルベーガー Zellweger 症候群がある．ペルオキシソームが欠損し，乳児期早期に死亡する．

8 その他

A 銅代謝異常症

▶a. ウィルソン Wilson 病

　ウィルソン病は ATP7B 遺伝子による常染色体潜性遺伝疾患で，肝臓から胆汁中への銅排泄障害による先天性銅過剰症である．銅の沈着による肝機能障害，様々な神経症状，精神症状，腎障害をきたす．頻度は 3 万人〜3 万 5 千人に 1 人．低銅食療法，銅キレート剤（D-ペニシラミン，塩酸トリエンチン），酢酸亜鉛．

2 先天性代謝異常症

▶b. メンケス Menkes 病

メンケス病は ATP7A 遺伝子の異常による X 連鎖性潜性遺伝疾患で，腸管での銅の吸収ができない先天性銅欠乏症である．生後2〜3か月頃より神経障害で発症し，短くねじれた赤毛などが特徴である．男児のみに発症し，乳児期に死亡することも多い．

B 核酸代謝異常症

DNA や RNA の構成物質であるプリン，ピリミジンの代謝異常によって起こる疾患群．レッシュ・ナイハン Lesch-Nyhan 症候群はプリン体の再利用に関わる HPRT1 遺伝子の異常による X 連鎖性疾患で男性に発症する．高尿酸血症，精神発達遅滞，自傷行為を特徴とする．アデノシンデアミナーゼ（ADA）欠損症は，生後早期から重症複合免疫不全症のため感染を引き起こす．日本で初めて遺伝子治療が行われた疾患である．治療としてはそのほかに造血幹細胞移植や酵素補充療法がある．

〈丸尾良浩〉

各論

3 代謝性疾患

1 糖尿病

▶a. 概念

糖尿病はインスリンの作用不全により生じる慢性の高血糖を主徴とする代謝疾患群であり，その病態は飢餓と血管障害である．

インスリンは膵臓のランゲルハンス Langerhans 島 β 細胞から分泌されるホルモンであり，脳神経細胞，肝臓，筋肉，脂肪などのインスリン感受性細胞において細胞内へのブドウ糖の取り込みを調整している．取り込まれたブドウ糖は糖代謝に利用され，他の様々な代謝のエネルギー源となったり，肝臓や筋肉ではグリコーゲンに，脂肪細胞では脂肪に変換されて空腹時のエネルギー源として貯蓄されたりする．これらの結果として血糖値が下がるため，インスリンは血糖値を下げることが目的のホルモンというよりも，血糖を利用するためのホルモンという認識の方がふさわしい．

糖尿病ではインスリン分泌不全やインスリン抵抗性増大（もしくはインスリン感受性低下）によってインスリン作用不全が生じ，ブドウ糖の取り込みが障害され，細胞内は飢餓の状態となるため糖代謝を含む様々な代謝が障害される．さらにこの結果として高血糖になるが，高血糖によって血管障害が生じ，慢性合併症が引き起こされることになる．

成因によって次の4つに分類されている．

（i）1型糖尿病

主に自己免疫機序によって膵 β 細胞が破壊され，インスリン欠乏が生じて起こる．膵 β 細胞が破壊された結果，GAD 抗体・IA-2 抗体などの膵島関連自己抗体が出現するが，その後，症状発症まで通常は数か月〜数年はかかるとされる．高血糖症状出現後3か月以内にインスリン治療が必要になる急性型が一般的である．他には進行が緩やかでインスリン治療が必要になるのがより長期の緩徐進行型，逆により急速に進行して症状出現後1週間以内にインスリン治療が必要になる劇症型がある．一部で膵島関連自己抗体陰性の症例も存在する．1型糖尿病は HLA などの遺伝因子になんらかの環境因子が加わって発症するとされるが，詳細は不明である．発症率や性別，疾患感受性 HLA には人種差があり，日本人種と他人種では異なっている．発症率は黄色人が低く，白人が高い傾向があり，15歳未満の小児10万人あたりの年間発症者数は日本の2.4人に対して，フィンランド58人，スウェーデン43人，英国28人，米国24人，香港2.0人，韓国1.1人となっている[1]．

性別は世界的には男女差はないとされるが，日本のように男1：女2と女性の割合が高い国や，逆に男性の方が発症しやすい国もある．家族歴は5%程度とされ，家族集積性はあるものの2型糖尿病ほど高くなく，はっきりした遺伝パターンもない．同胞が1型糖尿病を発症した場合は60

歳までに 6〜7%が発症するとされるが，同胞が一卵性双生児の場合は同じく約 65%の発症率となる[2]．

（ⅱ）2 型糖尿病

インスリン抵抗性増大（インスリン感受性低下）やインスリン分泌能低下によってインスリン作用不全となって起こる．インスリン抵抗性は肥満や思春期，妊娠で増加し，インスリン分泌能は加齢とともに低下する．このため肥満，思春期，妊娠，加齢をきっかけに 2 型糖尿病を発症することが多い．日本人のインスリン分泌能はもともと体質的に白人と比べて低く，そのため通常であれば問題がない程度の生活習慣の負荷であっても糖尿病を発症することがある．健康増進法において 2 型糖尿病が生活習慣病に分類されていることもあり，生活習慣が問題の主体と思われがちであるが，体質に問題がなければ生活習慣に問題があっても糖尿病を発症することはないため，実際には体質の問題が大きい．このため 2 型糖尿病では家族歴に 2 型糖尿病を認めることが多い．ただし，肥満がある方が発症しやすいため 2 型糖尿病では肥満者の割合は高くなる．これを反映して日本人小児 2 型糖尿病では男子の 8 割，女子の 6 割に肥満を認める．2 型糖尿病の発症率は年齢を増すごとに発症率も増していくが，10 歳前に発症することはまれである．

（ⅲ）その他の特定の機序・疾患による糖尿病

遺伝因子として遺伝子異常が同定されたものや，他の疾患・条件に伴うものが該当する．前者としては膵 β 細胞機能やインスリン作用の伝達機能に関わる遺伝子異常があり，新生児糖尿病や若年発症成人型糖尿病（maturity-onset diabetes of the young: MODY），ミトコンドリア糖尿病，脂肪萎縮症などが該当する．後者としては膵外分泌疾患，内分泌疾患，肝疾患，薬剤や化学物質によるもの，感染症，免疫機序によるまれな病態，その他の遺伝的症候群で糖尿病を伴うことの多いもの（ダウン Down 症候群やプラダー・ウィリ Prader-Willi 症候群など）がある．

① 新生児糖尿病

主に生後すぐから数か月以内に発症するが，生後 6 か月未満発症の糖尿病を新生児糖尿病と診断する．これは 1 型糖尿病では膵島関連自己抗体が出現してから症状発症まで通常は数か月〜数年はかかるため，生後 6 か月未満に発症する糖尿病では 1 型糖尿病はまれなためである．新生児糖尿病では種々の遺伝子異常が原因となっていることが多く，治療が生涯必要である永続性と生後 18 か月までに治療が中止できる一過性に分類されるが，一過性の場合であっても大部分が思春期以降に糖尿病を再発するとされている．

② 若年発症成人型糖尿病（MODY）

種々の遺伝子異常が原因となり発症する糖尿病である．以前は 25 歳未満発症，非肥満，顕性遺伝性を特徴とするとされてきたが，実際には 25 歳以上での発症例，肥満例，孤発例も少なくない．MODY は基本的には治療が必要であるが，GCK 遺伝子異常による MODY ではインスリン分泌の血糖閾値が上昇するものの，インスリン分泌が保たれ，無症状かつ合併症もきわめて少ないことから妊娠期以外は治療が不要とされる．

（ⅳ）妊娠糖尿病

妊娠中に初めて発見または発症した糖尿病に至っていない耐糖能異常であり，妊娠中の明らかな糖尿病，糖尿病合併妊娠は含まないと定義されている．妊娠中の母胎双方に対する影響があるため特別な配慮が必要とされるだけでなく，将来，糖尿病を発症するリスクが高いとされる．定

義上，小児ではまれな状態である．

▶ **b. 病態と症状**

図2-40 に病態と症状をまとめている．成因により様々な原因でインスリン作用不全となることで，脳神経細胞，肝臓，筋肉，脂肪などの**インスリン感受性細胞のブドウ糖の取り込みが障害**される．**ブドウ糖が利用できない結果として高血糖**となるが，血糖値が腎での糖再吸収閾値（概ね180mg/dLとされる）を超えていると尿糖が排泄されるようになる．このとき高張尿となるが，人体は一定以上の高張尿の排泄ができないため，腎での水の再吸収が抑制され，尿が薄められる．結果として多尿となり，脱水が生じるので，口渇から多飲となる．

一方，**細胞内はブドウ糖の取り込みが減るため飢餓の状態**となる．ブドウ糖が不足すると糖新生（蛋白からブドウ糖やケトン体を産生）や脂肪酸β酸化（脂肪からケトン体を産生）といった異化反応が生じることから，血糖値のさらなる上昇を招く．加えて糖質の利用障害があることから，糖質不足を補うため糖摂取を増やそうとして食事量も増える．そして1型糖尿病や進行した2型糖尿病などで重度のインスリン分泌不全があると栄養（利用）障害から体重減少を生じるようになる．小児では身長増加不良（結果として低身長）や体重増加不良といった成長障害が起こる．

さらに**高血糖により血管障害**が生じ，これが細小血管症（網膜症，腎症，神経障害）や大血管症（動脈硬化による脳梗塞，心筋梗塞，心不全，糖尿病足病変）を引き起こす．

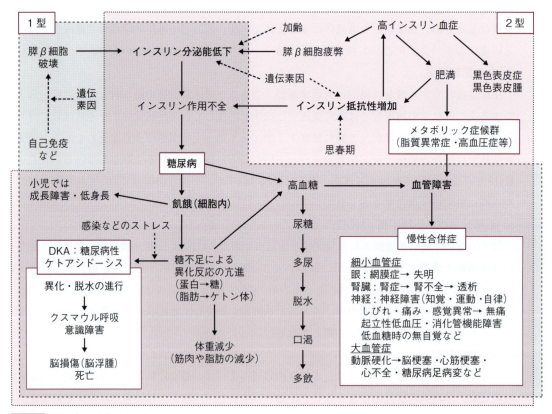

図2-40 糖尿病の病態と症状

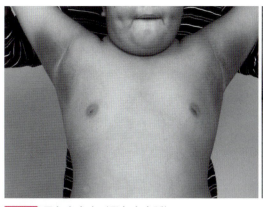
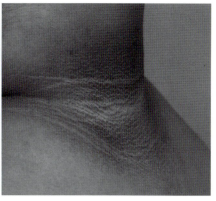

図2-41 黒色表皮症（黒色表皮腫）
頸部と腋窩の皮層が肥厚して色素沈着を認める．高インスリン血症によって皮膚が肥厚して生じるため，こすっても色は落ちない．

　感染症などの肉体的なストレスが生じると副腎から糖質コルチコイドが分泌されるが，これによりインスリン抵抗性が上昇するため，糖尿病ではインスリンの相対的な不足が生じる．このとき異化反応が亢進し，ケトン体産生が過剰となり，ケトーシスが生じる．ケトン体は有機酸であることから過剰なケトーシスは代謝性アシドーシスを引き起こし，**糖尿病性ケトアシドーシス（diabetic ketoacidosis: DKA）**となる．DKAでは呼吸性アルカローシスの状態を作ってアシドーシスを是正するため，**クスマウル Kussmaul** 呼吸（深く速い呼吸）が生じる．細胞内外の脱水も進行し，さらに神経細胞における糖不足や種々の代謝異常から意識障害が生じる．DKAは重篤な急性合併症であり，脳の低灌流と炎症から脳損傷（脳浮腫）を生じると死亡率が高くなる．DKAの初期症状として嘔吐や便秘，腹痛などの胃腸症状を呈することも多く，胃腸炎や便秘症と診断されて診断が遅れることもある．DKAは1型糖尿病で多いが，2型糖尿病でも起こりうる．清涼飲料水の過飲でDKAを発症した場合を**ペットボトル症候群**というが，高血糖で脱水となって水分を欲することや，細胞が糖質不足で糖分を欲することで誘発されて生じる．

　2型糖尿病でインスリン抵抗性の高い場合は病初期には高インスリン血症となるため，これにより肥満が増悪し，さらにインスリン抵抗性が高まる悪循環となる．高インスリン血症によって頸部や腋窩，腹部のベルトラインに**黒色表皮症（黒色表皮腫）**が生じる 図2-41．膵β細胞の負担が増すことで，β細胞が疲弊し，インスリン分泌能の低下を招き，糖尿病の病態が悪化する．

　糖尿病の診断時の抑うつ症状や不安は正常な適応反応であるが，その後も持続・増悪することがある．糖尿病に伴う精神的負担（**糖尿病ジストレス**）は糖尿病患者の3〜6割に存在し，摂食障害や気分障害，不安障害，行動障害などの精神障害の有病率は一般集団よりも高い．さらに糖尿病ジストレスは血糖管理悪化の要因ともなる．また，2型糖尿病では精神心理的な問題は糖尿病の結果のみならず，発症要因としても重要になる．

▶**c. 診断**

　糖尿病の診断基準は小児においても成人と同様である．空腹時血糖値126mg/dL以上，ブドウ糖負荷試験2時間血糖値200mg/dL以上，随時血糖値200mg/dL以上，HbA1c 6.5%以上のいずれかがあれば糖尿病型とし，以下の場合に糖尿病と診断する．

<糖尿病の診断基準>
① 別日に糖尿病型を2回確認する．ただし1回は必ず血糖値で確認する．同一採血で血糖値とHbA1cの両者で糖尿病型の場合も糖尿病と診断する．
② 血糖値の糖尿病型を1回確認し，糖尿病の典型的症状（口渇・多飲・多尿・体重減少）や確実な糖尿病網膜症といった慢性高血糖症状の存在を確認する．
③ 過去に「糖尿病」と診断された証拠（上記の①と②）がある．

ただし，新生児～乳児期中期は胎児型ヘモグロビンが残存している影響でHbA1cの値は参考にならない．ブドウ糖負荷量は**成人では75g**であるが，**小児では1.75g/kg体重（標準体重を用いても可，上限75g）**が基準とされている．また，1型糖尿病の鑑別には膵島関連自己抗体（GAD抗体やIA-2抗体など）を測定する．新生児糖尿病や一部のMODY（GCK遺伝子異常など）や脂肪萎縮症の診断においては遺伝子診断が推奨されている．

▶ **d. 治療**

小児糖尿病治療の目標は，糖尿病に併発しやすい合併症の発症・増悪を防ぎ，健康な小児と同様な生活の質（quality of life: QOL）を保ち，健康な小児と変わらない寿命をまっとうすることにあるが，治療は小児の成長・発育に即したものとし，精神的に不安定であることに対して十分配慮すべきとされている．

身体面では血糖管理となるが，HbA1cを7%未満にすることを目標としている．しかし，HbA1cは過去数か月の血糖値の平均に相関するため，血糖変動の質を評価することができない．このため近年は血糖値が70～180mg/dLの間にある時間割合：**time in range（TIR）**が新たな指標として提唱されている．TIRは**持続グルコース測定（continuous glucose monitoring: CGM）**によるセンサグルコース値より算出されるが，TIRが70%を超えることが目標とされる．さらに高血糖の時間割合であるtime above range（TAR）が25%未満，低血糖の時間割合であるtime below range（TBR）が4%未満も目標として推奨されている．このようなこともあり，とくに1型糖尿病ではCGMやインスリンポンプといったデバイス 図2-42 の重要性が増している．

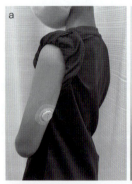
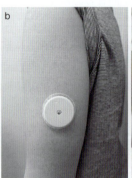
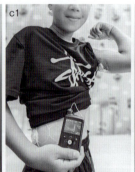
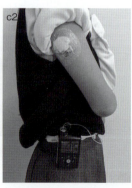

図2-42 糖尿病デバイス
a：リアルタイム持続グルコース測定器（rtCGM），b：間欠スキャン式持続グルコース測定器（isCGM），c1とc2：専用のrtCGMと連動したインスリンポンプ（インスリンポンプ：c1は手に持ち，c2は腰部分にかけている．rtCGM：c1・c2ともに上腕に装着，c1では腰背部にインスリンポンプ穿刺部が見える）．

3　代謝性疾患

　精神面では糖尿病ジストレスをはじめとする精神面の問題に対する**心理社会的ケア**が重要になる．心理社会的ケアは糖尿病を持つすべての者とその家族に提供されるべきとされており，予防的介入も診断後や思春期前などの節目節目に行うようにする．

（ⅰ）食事・運動

　病型にかかわらず，小児思春期の食事は性別・年齢別の標準体重に対するエネルギー必要量や活動量などを考慮し，**健常な活動と成長に十分なエネルギーを摂取することを基本**とする．摂取エネルギーは軽度肥満を伴う場合には 95 % 程度に，中等度以上の肥満の場合には 90 % 程度に制限し，肥満の解消を目指す．運動も病型にかかわらず，心血管合併症や代謝障害の予防のため毎日 60 分の中等度以上の有酸素運動と週 3 回の筋力トレーニングが推奨されるが，これは WHO が一般小児に推奨しているものと同じである．インスリン治療中の場合，運動中だけでなく，運動直後から 24 時間程度は低血糖となりやすいため，適切なタイミングでの補食，追加インスリンおよび基礎インスリンの減量といった対応が必要となるが，その量は運動の種類や強度，さらに個人差を考慮して決める．2 型糖尿病の場合は糖尿病になりやすい体質のハンデがあり，食事・運動に人一倍の注意が必要であることに配慮しつつ，本人が理解できるよう指導する．

（ⅱ）薬物療法

　2 型糖尿病では HbA1c 7 % 以上が薬物治療開始の目安となり，一般的にはメトホルミンで治療を開始する．日本で小児 2 型糖尿病の治療薬として 2024 年 9 月現在承認されているのはグリメピリド（9 歳以上），メトホルミン（10 歳以上）と各種インスリン製剤（年齢制限なし）のみである．また新生児糖尿病や MODY の中にはスルホニル尿素薬（SU 薬）に反応する病型があり，その場合は SU 薬の中でも主としてグリベンクラミドが用いられる．

（ⅲ）インスリン治療

　2 型糖尿病でも HbA1c が高値で薬物療法での効果が十分に期待できない場合や薬物療法を行っていても十分な効果がない場合，DKA を伴う場合にはインスリン治療が必要になる．基礎インスリンだけを追加する場合や 1 型糖尿病に準ずる頻回注射を行う場合など状況によって様々である．

　1 型糖尿病ではインスリン治療が基本となる．ペン型デバイスを用いたインスリン自己注射には，注射回数が 1 日 3 回以下の**従来法** 図2-43a と，1 日 1〜2 回の持効型インスリン製剤による基礎インスリン投与に加えて，超速効型インスリン製剤による食事ごとの追加インスリン投与を行う**頻回注射法** 図2-43b があり，後者が低血糖や高血糖が少なく血糖管理の観点で優れている．また，**インスリンポンプ療法** 図2-42c1・c2 図2-43c は皮下に穿刺したカニューレを通して超速効型インスリン製剤を投与することで基礎インスリン投与と食事ごとの追加インスリン投与を行う．この方法は基礎インスリン投与量を時間ごとに変更できるためより生理的なインスリン投与が可能である．頻回注射法とインスリンポンプ療法は**インスリン強化療法**とよばれる．以前は低年齢を中心に従来法が行われることが多かったが，最近はインスリン強化療法がほとんどとなった．

　食事の際の追加インスリン量は**応用カーボカウント**[注]から求められる食事用インスリンに，血糖値是正のための補正用インスリンを加減して決定されるが，症例ごとに糖質／インスリン比（超速効型・速効型インスリン 1 単位で処理できる食事の摂取糖質グラム数）やインスリン効果値（超速効型・速効型インスリン 1 単位を投与することで下がる血糖値），目標血糖値を決めておく必要

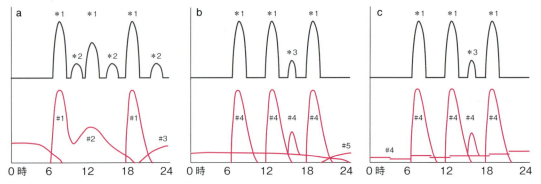

図2-43 インスリン治療
上段（グレー）は糖質供給量，下段（赤）はインスリン量の変化を模式的に示している．
a：従来法．インスリン過剰となる時間があるため低血糖予防に補食が必要となる．
b：頻回注射法．間食やおかわりの際にも超速効型インスリン投与を行う．
c：インスリンポンプ療法．基礎インスリン量が時間毎に変更可能である．追加インスリンはボタン操作で投与する．
＊1：食事，＊2：補食（低血糖予防），＊3：間食，#1：速効型〜超速効型インスリン，#2：中間型インスリン，
#3：中間型〜持効型インスリン，#4：超速効型インスリン，#5：持効型インスリン

$$\text{追加インスリン量（単位）} = \underbrace{\frac{\text{食事で摂取する糖質量（g）}}{\text{糖質／インスリン比（g／単位）}}}_{\text{食事用インスリン量}} + \underbrace{\frac{\text{測定血糖値}^*\text{（mg/dL）} - \text{目標血糖値（mg/dL）}}{\text{インスリン効果値（mg/dL／単位）}}}_{\text{補正用インスリン}}$$

（用語）糖質／インスリン比（g／単位）：（超）速効型インスリン1単位で処理できる食事の摂取糖質グラム数
　　　　インスリン効果値（mg/dL／単位）：（超）速効型インスリン1単位を投与することで下がる血糖値
　　　　目標血糖値（mg/dL）：補正で目指す血糖値．多くは100〜120 mg/dL，乳幼児では140 mg/dLのことも．
（注）　＊測定血糖値は食事をするときは食前血糖値となる．

（例1）糖質／インスリン比が15 g／単位，インスリン効果値が70 mg/dL／単位，目標血糖値120 mg/dLの場合に
　　　食事で摂取する糖質量が90 g，食前血糖値が225 mg/dLであったとき

$$\text{追加インスリン量（単位）} = \frac{90\,(g)}{15\,(g／単位)} + \frac{225\,(mg/dL) - 120\,(mg/dL)}{70\,(mg/dL／単位)} = 6\,(単位) + \frac{105\,(mg/dL)}{70\,(mg/dL／単位)}$$

$$= 6\,(単位) + 1.5\,(単位) = 7.5\,(単位)$$

（例2）同じ条件で食事で摂取する糖質量が60 g，食前血糖値が85 mg/dLであったとき

$$\text{追加インスリン量（単位）} = \frac{60\,(g)}{15\,(g／単位)} + \frac{85\,(mg/dL) - 120\,(mg/dL)}{70\,(mg/dL／単位)} = 4\,(単位) + \frac{-35\,(mg/dL)}{70\,(mg/dL／単位)}$$

$$= 4\,(単位) - 0.5\,(単位) = 3.5\,(単位)$$

（例3）同じ条件で眠前の血糖値が190 mg/dLであったとき（食事はしないので摂取する糖質量は0g）

$$\text{追加インスリン量（単位）} = \frac{0\,(g)}{15\,(g／単位)} + \frac{190\,(mg/dL) - 120\,(mg/dL)}{70\,(mg/dL／単位)} = 0\,(単位) + \frac{70\,(mg/dL)}{70\,(mg/dL／単位)}$$

$$= 0\,(単位) + 1\,(単位) = 1\,(単位)$$

図2-44 糖質量と血糖値から追加インスリン投与量を求める方法

3 代謝性疾患

がある 図2-44．従来のように食事に対する追加インスリン量を固定する場合，良好な血糖管理を目指すには**基礎カーボカウント**注を行って糖質の摂取量や摂取タイミングを一定にする必要がある．また，インスリン投与量は様々な要因（年齢，体重，思春期段階，糖尿病罹病期間や段階，注射部位の状態，食事摂取量や吸収，運動，毎日の日課，血糖測定値，併発疾患，月経周期など）が影響する．

〈注〉**カーボカウント**は英語では carbohydrate counting（carb counting）とよばれ，食事中の炭水化物（糖質）の量を計算するが，糖質を一定にしてインスリン投与量を固定する基礎カーボカウントと食事中の糖質の量に合わせてインスリン投与量を変更する応用カーボカウントがある．

1型糖尿病では血糖測定回数が多いほど，CGM 使用率が高いほど，血糖管理が良好になることが報告されている．とくにアラート機能を持ったリアルタイム CGM（rtCGM）では有意に HbA1c が低下，TIR が上昇する．さらに rtCGM を搭載したインスリンポンプもあり，低血糖予防機能を持つものは低血糖の重症度低下や頻度減少に効果がある．さらに基礎インスリンの自動調節機能や自動補正インスリン投与機能で高血糖も抑制するポンプも使用されるようになったが，年齢やインスリン投与量による使用制限がある．

（iv）シックデイ

シックデイは感染症などによる発熱，下痢，嘔吐・食欲不振のために食事が摂れない状態であり，血糖値が不安定になりやすい．通常は高血糖になりやすく，インスリン増量が必要になることが多いが，胃腸炎では低血糖になって，インスリンやその他治療薬の減量が必要になることがある．このような場合でも1型糖尿病や重度のインスリン分泌不全の状況でインスリン治療を行っているときに**インスリンを完全に中断するのは DKA を招くため禁忌**である．一般的にはシックデイでは脱水予防のため，十分に水分を摂取し，できるだけ摂取しやすい形で糖分とエネルギーを補給する．

（v）低血糖

血糖値 70mg/dL 未満を一般的に低血糖という．低血糖では**交感神経症状**として頻脈，発汗，血圧上昇，手指振戦，顔面蒼白などを，**中枢神経症状**として倦怠感，生あくび，集中力低下，会話停滞などを認める．低血糖が進行すると異常行動，意識喪失，けいれん，昏睡が出現する．脳細胞が利用できるエネルギーはブドウ糖とケトン体のみであるが，インスリン過剰による低血糖ではケトン体が産生されないため，他の低血糖以上に脳細胞への影響が大きい．

低血糖時はブドウ糖 0.3g/kg（最大 15g，過剰摂取で高血糖にならないように摂取量の調整が必要）を経口摂取させる．15分後に血糖値が 70mg/dL 以上に改善しない場合はこれを繰り返す．けいれんや意識障害を起こして患者自身が対応できない重症低血糖の場合にはグルカゴン投与（グルカゴン点鼻の適応は4歳以上，グルカゴン筋注は年少児 0.5mg・年長児 1.0mg），もしくはブドウ糖静注を行う．ブドウ糖静注は末梢血管硬化症や急激な浸透圧変化を避けるため，10〜20%ブドウ糖液 0.2（〜0.5）g/kg を数分以上かけて行うようにする．

（vi）DKA（糖尿病性ケトアシドーシス）

DKA は高血糖，アシドーシス，ケトーシスがあれば生化学的診断される．DKA の治療は生理

食塩水点滴などによる水とナトリウムの補充（循環改善および脱水に対する治療），糖代謝改善のためのインスリンおよびブドウ糖の投与，カリウムやリンなど不足する電解質の補充からなる．**身体所見や検査データの適切なモニタリング**を行う．インスリンは早期投与により脳損傷，低カリウム血症，急激な浸透圧低下によるショックなどのリスクがあるため，生理食塩水点滴開始1時間以降に持続点滴（0.05〜0.10単位 / kg体重 / 時）で開始する．アシドーシスに対する重炭酸ナトリウムの投与や人工呼吸器の使用も脳損傷のリスクを上げるため原則として避ける．脳損傷の発生時には正常な血圧を維持するよう輸液量を調整し，マンニトール（もしくは高張食塩水）を投与する．

（vii）患者教育・環境整備

治療法にかかわらず本人や家族は日々多くの治療上の判断を行う必要があり，その能力を高めることが求められる．**糖尿病教育**は診断直後から始まり，双方向的で継続的に行われる必要がある．糖尿病教育は血糖管理における身体的なものだけでなく，心理社会的なものも含む．糖尿病を持つ子どもたちが疾患の理解や自己管理が年齢に応じて行えるよう，糖尿病に対する最新知識を持つ小児糖尿病の専門家からなる多職種チームによる包括的・構造的な教育と心理社会的支援が必要とされる．

学校での血糖測定やインスリン投与，低血糖時の補食などの治療に関連した行為をどこでどのように行うかなどの**環境調整**も重要になる．これらをプライバシー等に配慮して保健室などの別室で行うこともあるが，疾患の受け入れに影響が出たり，低血糖や高血糖への対応が遅れたり，教育機会喪失などを招くこともあるため，本人や保護者が納得の上で病状を公開して教室で行うことも検討される．とくに低血糖の対応に関しては十分な検討が必要である．

2 高インスリン血症

▶a. 病態と症状

新生児・乳児期の持続性低血糖症のうち最も多い疾患が**先天性高インスリン血症**（congenital hyperinsulinaemia: CHI）である．CHI は生後間もなく発症し，多くは3〜4か月以内に軽快する一過性のものと，以後も持続する持続性のものに大別されるが，持続性 CHI は乳児期以降に症状が明らかになることもある．一過性 CHI の頻度は約17000出生に1人とされ，原因は糖尿病母体児や，SGA 出生児，新生児期の呼吸器・循環器疾患などに伴うことが多いが，ごく一部に遺伝子異常を認める．持続性 CHI の頻度は約35400出生に1人とされ，原因は大部分が遺伝子異常によると考えられている．インスリンの存在により，血糖上昇作用のあるグルカゴン分泌を認めないこと，脂肪酸 β 酸化も生じないため脳におけるブドウ糖の代替エネルギーであるケトン体産生を認めないため重篤な症状をきたしやすい．このため CHI では低血糖により意識障害，けいれんなどの症状をきたすほか，反復性・持続性低血糖により高頻度にてんかん，発達遅滞などの高度の中枢神経後遺症を残す．

▶b. 治療

持続する低血糖に対して高濃度ブドウ糖輸液，胃瘻・経管などによる持続注入，コーンスター

チ・糖原病用ミルクなどの栄養療法のほか，インスリン分泌抑制作用のあるジアゾキシド内服が行われる．無効な場合には，オクトレオチド頻回・持続皮下注，グルカゴン持続静注，副腎皮質ステロイド静注などが行われることがある．内科的な治療で血糖値を維持できない場合は膵亜全摘が行われるが，術後に糖尿病を高頻度で発症する．

3 ケトン性低血糖・アセトン血性嘔吐症

▶a. 病態と症状

小児では肝臓でのグリコーゲン蓄積が少なく，さらに糖新生の能力も成人と比べて弱いため，食事摂取不良があると低血糖をきたしやすい．このようなとき脂肪酸β酸化によって脂肪が分解されてケトン体（ブドウ糖の代替エネルギー）が産生され，ケトーシスが生じる．ケトン体は有機酸であるが，通常は酸塩基調整機能が働くので糖尿病など特殊な状況がなければアシドーシスになることはない．ケトーシスでは頭痛，腹痛，嘔気・嘔吐をきたすため，さらに食事摂取ができず悪循環となり，アセトン血性嘔吐症とよばれる．低血糖をきたすとケトン性低血糖となり，低血糖症状（糖尿病の項を参照）が生じる．ケトン性低血糖は1歳半から5歳の間に生じることが多いが，糖新生の基質となる筋由来のアラニンが不足しやすいためであり，筋肉量が増してくる8〜9歳頃に自然軽快を認める．

鑑別疾患としては肝型糖原病（肝腫大）やシトリン欠損症（糖質嫌いで蛋白質を好む食嗜好）などの先天性代謝異常症，副腎皮質機能低下症や下垂体機能低下症などの内分泌疾患がある．また絶食期間が長いほど生じやすく，重篤な感染症やネグレクトがないかなど，その背景には注意が必要である．

▶b. 治療

治療はブドウ糖の投与であり，軽症では経口補水液の摂取，中等症以上では点滴により行う．一般的には低血糖による中枢神経系の重篤な後遺症はなく，予後良好とされるが，長時間の空腹を避け，早期に発見して糖質の補給を行って発症を予防する．

4 脂質異常症

▶a. 病態と診断

小児の脂質異常症の基準は空腹時の採血で総コレステロール（TC）220mg/dL以上，LDLコレステロール（LDL-C）140mg/dL以上，トリグリセリド（TG）140mg/dL以上，HDHコレステロール40mg/dL未満，non-HDLコレステロール（non-HDL-C）150mg/dL以上である．小児において問題となるのは主に家族性高コレステロール血症（familial hypercholesterolemia: FH）であり，有病率は300人に1人とされる．FHはコレステロールのLDL受容体およびその関連遺伝子変異に伴う遺伝性疾患で，主として常染色体顕性遺伝（優性遺伝）形式をとる．FHは動脈硬化性疾患の発症リスクが高く，小児期からの早期診断および早期介入が重要となる．FHの診

断は高 LDL-C 血症と家族歴などから診断されるが，ネフローゼ症候群，肥満，甲状腺機能低下症，神経性食思不振症，糖尿病，クッシング Cushing 症候群，褐色細胞腫，食事性，胆汁うっ滞性肝障害，薬剤性（ステロイド，シクロスポリンなど）といった続発性高 LDL-C 血症を呈する疾患や，まれではあるものの FH 以外の原発性高 LDL-C 血症を除外する必要がある．乳児は母乳により高 LDL-C 血症を生じる例があり，この場合は母乳育児終了後に再検査する．

▶b. 治療

食事療法（年齢性別相当のエネルギー摂取，コレステロール摂取量 200mg/日未満，トランス脂肪酸摂取の制限など）や運動療法（運動習慣の維持と継続など）などの生活習慣の改善でも LDL-C 180mg/dL 以上が持続する場合，男女にかかわらず 10 歳以上で薬物療法開始を検討する（ピタバスタチンが 10 歳から適応あり）．重症例（LDL-C が 200mg/dL 以上が持続）ではより早期から治療が必要なことがある．治療開始後は小児では LDL-C 140mg/dL 未満（成人では同 100mg/dL 未満）維持を目標にする．

5 ビタミン関連疾患

▶a. 概要

表2-16 にビタミンの欠乏症状と過剰症状についてまとめた．ビタミン関連疾患において小児で最も多いと思われるビタミン D 欠乏症（くる病）については追記する．

表2-16 ビタミンの欠乏症状と過剰症状

種類	欠乏症状	過剰症状	多く含む食品や供給源
脂溶性ビタミン			
ビタミン A	成人：暗順応障害から夜盲症，小児：眼球結膜乾燥症からの失明，成長阻害，骨および神経系の発達抑制など	頭痛，脳脊髄圧上昇，皮膚の落屑，脱毛，筋肉痛，過剰蓄積による肝障害，妊婦では催奇形性	魚の肝油，レバー，卵黄，バター，緑色葉野菜，黄色野菜，ニンジン
ビタミン D	低カルシウム血症，新生児：頭蓋骨の石灰化不良による頭蓋癆，小児：くる病，成人：骨軟化症，高齢者：骨粗鬆症性骨折リスク増加（二次性副甲状腺機能亢進症）	高カルシウム血症に伴う食欲不振，悪心・嘔吐，腎障害，異所性石灰化	魚の肝油や魚肉，キノコ類 ＋ 直射日光への曝露（紫外線 B 波の照射）による皮膚での合成
ビタミン K	血液凝固遅延（新生児メレナ・母乳栄養児で多い乳児の頭蓋内出血），骨折リスクの上昇	とくに報告されていない	緑色葉野菜，大豆，植物油 ＋ 腸内細菌による合成
ビタミン E	溶血性貧血，神経脱落症状	筋力低下，疲労，悪心，下痢	植物油，ナッツ類

表2-16 つづき

種類	欠乏症状	過剰症状	多く含む食品や供給源
水溶性ビタミン			
ビタミンB$_1$（チアミン）	脚気（腱反射消失，筋力低下，心不全），神経炎や脳組織への障害によるウェルニッケ・コルサコフ Wernicke-Korsakoff 症候群（ウェルニッケ Wernicke 脳症とその後のコルサコフ Korsakoff 症候群），高乳酸血症	とくに報告されていない	全粒穀類，肉（とくに豚肉およびレバー），ナッツ類，豆類，イモ類
ビタミンB$_2$（リボフラビン）	口内炎，口角炎，舌炎，脂漏性皮膚炎，成長抑制	とくに報告されていない	牛乳，チーズ，レバー，肉，卵
ナイアシン（ニコチン酸）	ペラグラ（皮膚炎，下痢，精神神経症状）	とくに報告されていない	レバー，赤身肉，魚，家禽，豆類，全粒粉シリアル
ビタミンB$_6$	ペラグラ様症候群，脂漏性皮膚炎，舌炎，口角症，リンパ球減少症，成人：うつ状態，錯乱，脳波異常，けいれん発作	感覚性末梢神経障害（進行性の感覚性運動失調や重度の位置覚および振動覚障害が手袋靴下型に分布）	レバー，全粒粉シリアル，魚，豆類
ビタミンB$_{12}$	巨赤芽球性貧血，ハンター Hunter 舌炎，脳・脊髄の白質障害，末梢神経障害	とくに報告されていない	肉類（牛肉，豚肉，レバー），家禽，卵，牛乳，乳製品，魚介類
葉酸	巨赤芽球性貧血，妊婦において胎児の神経管閉鎖障害	とくに報告されていない	様々な植物性食品や肉類，とくに生の緑色の葉野菜，果物，レバー
ビオチン	乾いた鱗状の皮膚炎，萎縮性舌炎，食欲不振，むかつき，吐き気，憂うつ感，顔面蒼白，性感異常，前胸部の痛み	とくに報告されていない	レバー
ビタミンC	皮膚・血管などのコラーゲン合成障害による壊血病（全身の点状・斑状出血，歯肉の腫脹・出血，疲労倦怠，易刺激性，貧血など）	とくに報告されていない	柑橘類，トマト，イモ類，ブロッコリー，イチゴ，ピーマン

（厚生労働省 日本人の食事摂取基準 2020，MSD マニュアルプロフェッショナル版 https://www.msdmanuals.com/professional より作成）

▶b. 治療

　ビタミン欠乏症の場合は当該ビタミンの補充を行う．ビタミン K 不足による出生後数日で起こる**新生児メレナ**（消化管出血）や約 1 か月後に起こる**特発性乳児ビタミン K 欠乏症**（頭蓋内出血）の予防のため，出生直後よりビタミン K の経口投与が行われるが，胆道閉鎖症やシトリン欠損症など脂質の吸収に問題がある場合は経静脈的投与が必要になる．

ビタミン過剰症の場合は当該ビタミンの投与を中止する．ビタミンD過剰症の場合はそれに伴う高カルシウム血症の治療としてさらに生理食塩水の点滴，コルチコステロイドやビスホスホネートを投与する．

<ビタミンD欠乏症（くる病，低カルシウム血症）>

　ビタミンDは食事からの摂取と日光の紫外線による皮下での合成の2つの供給源がある．これらのビタミンDは，はじめに肝臓，続いて腎臓で活性化されて活性型となり，主に腸管からのカルシウムおよびリンの吸収を高め，正常な骨形成および石灰化を促進する．ビタミンDが不足すると骨石灰化が障害されることで小児ではくる病，成人では骨軟化症とよばれる状態となるが，小児では成長にも影響を及ぼす．日本でも日焼け止めの使用を含めた日光照射（紫外線）不足や偏食などを背景にビタミンD欠乏を認めることは多く，母乳栄養児でそのリスクが高い．母乳のビタミンD含有がもともとミルクよりも少ないことに加えて，母体のビタミンD欠乏がその背景にある．

　くる病は，①ビタミンD低値に加えて，②X線写真で成長軟骨帯（骨端線）の拡大や毛羽立ちといった特徴的なくる病変化を認め，③高アルカリホスファターゼ（ALP）血症と，④血中副甲状腺ホルモン（PTH）高値を認めるときに疑われる．さらに，⑤生理的な範囲を超えた内反膝（O脚）・外反膝（X脚）などの下肢変形 図2-45 や頭蓋癆，肋骨念珠，関節腫脹，成長障害といった特徴的な臨床症状・身体徴候があり，⑥低リン血症または低カルシウム血症がある場合はくる病と確定診断される．低カルシウム血症のためけいれん，テタニー，易刺激性を伴うとビタミンD欠乏性低カルシウム血症とよばれるが，この場合は②X線写真のくる病様変化が明確でないこともある．

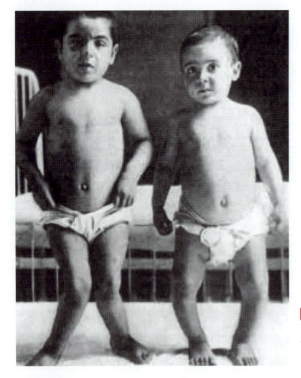

図2-45
ビタミンD欠乏くる病による下肢変形
下肢の弯曲が認められるが，ビタミンD投与で改善する

3　代謝性疾患

治療はビタミンDの補充であり，本邦では活性型ビタミンD経口剤が処方されることがあるが，腎結石などの副作用が生じやすく慎重な投与が必要である．一方，諸外国では天然型ビタミンD（年齢によらず1日1000〜2000単位程度）によって治療されることが多く，ビタミンD欠乏症の予防のため出生時から月齢6か月まで1日1回400単位（10μg）の天然型ビタミンD服用が推奨されている．2020年における日本の摂取目安量は1歳未満1日5μg，1〜2歳同3〜3.5μg，12〜14歳同8〜9.5μg，成人8.5μgである．

6 微量元素関連疾患

人体を構成する主な元素は炭素，酸素，水素，窒素といった多量元素であり，多量元素以外の元素は無機質（ミネラル）とよばれる．カルシウム，リン，硫黄，カリウム，ナトリウム，塩素，マグネシウムといった少量元素は多量元素よりも体内量が少ないが，人体に必要であり，多量元素と合わせて（必須）常量元素とよぶ．さらにこれらよりも少量であるが，体に必要な元素とし

表2-17 微量元素の機能と欠乏症状

	機能と欠乏症状
鉄	ヘモグロビンやミオグロビン，および多数の酵素を構成し，欠乏により小球性貧血や運動機能，認知機能等の低下，異食症（食品以外のもの，とくに氷が食べたくなる），さじ状爪，レストレスレッグス（むずむず脚）症候群を招く．
亜鉛	蛋白と結合することによる触媒作用や構造維持作用を有する．欠乏により，皮膚炎や味覚障害，慢性下痢，免疫機能障害，成長遅延，性腺発育障害などが生じる．
銅	約10種類の酵素の活性中心に存在し，エネルギー生成や鉄代謝，細胞外マトリクスの成熟，神経伝達物質の産生，活性酸素除去などに関与する．欠乏により，鉄投与に反応しない貧血，白血球減少，好中球減少，脊髄神経系の異常などが生じる．
マンガン	ピルビン酸脱炭酸酵素などの酵素の構成成分であり，欠乏により，成長抑制とびまん性の骨の脱石灰化が生じる．
ヨウ素	体内では甲状腺に70〜80%が存在し，甲状腺ホルモンを構成する．欠乏でも過剰でも，甲状腺腫や甲状腺機能低下症，妊娠中の胎児甲状腺機能低下（先天性甲状腺機能低下症）を生じる．
セレン	セレノシステイン残基を有する蛋白質（セレノプロテイン）として生理機能を発現し，抗酸化システムや甲状腺ホルモン代謝において重要である．欠乏により，心筋障害や筋肉痛，皮膚の乾燥・薄片状化，爪床部白色変化などが生じる．
クロム	近年，必須の栄養素とする根拠がないと考えられ始めている．
モリブデン	いくつかの酵素の補酵素として働く．欠乏により，神経過敏，昏睡，頻脈，頻呼吸が起こったという報告がある．
コバルト	ビタミンB_{12}を構成する．欠乏によりビタミンB_{12}欠乏症が生じる．

（厚生労働省 日本人の食事摂取基準2020，MSDマニュアルプロフェッショナル版 https://www.msdmanuals.com/professional より作成）

て鉄，亜鉛，マンガン，銅，セレン，ヨウ素，モリブデン，クロム，コバルトの（必須）微量元素がある．微量元素は生体内では酵素や生理活性物質の活性中心として働き，それらの機能の発現や維持に関与している．

　微量元素が無添加か含有量が少ない場合の長期間の経静脈栄養や経腸栄養剤の使用，インスタント・加工食品に偏った食事摂取，難治性下痢症やクローン Crohn 病などによる消化管からの吸収障害，低出生体重児などで微量元素欠乏症が起こりやすい．日本ではヨウ素以外の微量元素では日常生活において過剰摂取は起こりにくいが，サプリメントの不適切な摂取で起こる可能性がある．

7　電解質異常

Ⅰ．ナトリウムと水の異常

A　総論

　体内に存在している水分（体水分）の量は，体重の 60〜70%（新生児では 80%），成人男性で 50〜60%，高齢者で 45〜50% とされる．そのうち 2/3（体水分を体重の 60% とすると体重の 40%）は細胞内，1/3（同体重の 20%）は細胞外に存在し，さらに細胞外液の 3/4（同体重の 15%）は間質液，1/4（同体重の 5%）が血管内に血漿として存在する．低年齢ほど細胞外液量が多いため，体水分量の割合が高くなる．

　細胞外液の浸透圧はほとんどナトリウム（Na）とクロール（Cl）で形成される．このため，Na 濃度は細胞外液の浸透圧の指標となり，低 Na 血症では低浸透圧，正 Na 血では等浸透圧，高 Na 血症では高浸透圧となるが，高脂血症・異常蛋白血症による偽性低 Na 血症では正常浸透圧に，高血糖・マンニトール投与に伴う高浸透圧による希釈性低 Na 血症では高浸透圧になる．また血清 Na 濃度の基準値は年齢により異なり，0 か月〜2 歳で 135〜143mEq/L，3 歳で 136〜144mEq/L，12〜20 歳で 138〜144mEq/L であるが[3]，Na 濃度は Na 量÷水分量であることから，低 Na 血症においても高 Na 血症においても，表2-18 のように Na と水の双方の評価が必要になる．

B　低ナトリウム血症

▶a．病態と症状

　血清 Na 濃度が基準値（一般に 135mEq/L）を下回るときに低 Na 血症とされる．低 Na 血症は多種多様な原因で引き起こされるため，体液量は過剰から不足まで様々であり，症状も溢水によるものから脱水によるものまで幅が広い．低 Na 血症が急激に進行する場合，けいれんや意識障害などの中枢神経症状を伴うが，通常は時間をかけて低 Na 血症が起こるため，低 Na 血症による症状はほとんどなく，次に示す体液量の異常に伴う症状を呈する．

3 代謝性疾患

表2-18 水とナトリウムの関係

		ナトリウム量				
		増加＋＋	増加＋	不変	減少－	減少－－
水分量	増加＋＋	正 Na 血	低 Na 血症	低 Na 血症	低 Na 血症	低 Na 血症
	増加＋	高 Na 血症	正 Na 血	低 Na 血症	低 Na 血症	低 Na 血症
	不変	高 Na 血症	高 Na 血症	正 Na 血	低 Na 血症	低 Na 血症
	減少－	高 Na 血症	高 Na 血症	高 Na 血症	正 Na 血	低 Na 血症
	減少－－	高 Na 血症	高 Na 血症	高 Na 血症	高 Na 血症	正 Na 血

- **体液量減少（脱水）** の所見：体重減少，ツルゴールの低下，皮膚・口腔粘膜・舌の乾燥，腋窩の乾燥，頻脈，起立性低血圧，眼球陥没，爪の毛細血管再充満時間延長など．
- **体液量増加（溢水）** の所見：体重増加，下腿前脛部・足背部の浮腫，胸水，腹水，頸静脈怒張など．

▶b. 原因

① Na 喪失：消化管（下痢，嘔吐，消化管ドレナージ），皮膚（発汗，熱傷，死腔への体液の移動など），腎臓（利尿薬，Na 喪失性腎症，アルドステロン欠乏，中枢性塩喪失症候群など）．

② 浮腫を伴う Na と水の増加：うっ血性心不全，肝硬変，ネフローゼ症候群，腎不全．

③ 水の増加：抗利尿ホルモン不適切分泌症候群（SIADH），副腎不全（コルチゾール欠乏），重度の甲状腺機能低下症，低張性輸液，水中毒，淡水による溺水．

④ 高脂血症・異常蛋白血症による偽性低 Na 血症，高血糖・マンニトール投与に伴う高浸透圧による希釈性低 Na 血症．

▶c. 治療

治療は溢水を伴う低 Na 血症の場合は水分制限，脱水を伴う低 Na 血症の場合は Na の補充，ホルモン不足の場合は当該ホルモンの補充など病態により異なるため，初期評価が重要になる．慢性低 Na 血症で Na 濃度を急速に是正した場合，細胞外液の浸透圧が上昇して脳容積が減少することによって浸透圧性脱髄症候群を発症する危険がある．この場合，仮性球麻痺による構語障害，四肢麻痺，けいれん，意識障害などが生じ，重篤な場合は死亡するので血清 Na 濃度をモニタリングしながら注意して治療を行う．

C 高ナトリウム血症

▶a. 病態と症状

血清 Na 濃度が基準値（一般に 145mEq/L）を超えるときに高 Na 血症とされる．原因は下記のように様々あるが，Na 過剰よりも水分不足のことが多く，高度な細胞内脱水が特徴であり，それに伴う症状を呈する．高 Na 血症自体による症状は口渇であるが，脳細胞収縮による中枢神経系の機能障害を生じると，錯乱，神経筋の興奮性亢進，反射亢進，けいれん，または昏睡に至る

場合がある.

▶b. 原因

① 水の喪失と補給不足: 消化管（Na 喪失を上回る水喪失がある水様性下痢），腎臓（中枢性尿崩症，腎性尿崩症，造影剤使用による浸透圧性利尿）.

② 水の摂取不足: 嚥下困難，呼吸困難，意識障害，口渇中枢障害（脳腫瘍等の器質性視床下部障害）.

③ Na 排泄障害: 原発性アルドステロン症やクッシング症候群などによるアルドステロン過剰症.

④ Na 過剰投与: Na 濃度の高い高張輸液，海水による溺水.

▶c. 治療

主に水分の投与となるが，慢性の高 Na 血症で急速に Na 濃度を下げると脳の溶質過剰による脳浮腫を起こす危険があり，48 時間以上かけて是正すべきとされる.

Ⅱ. カリウムの異常

A 総論

カリウム（K）は体内では細胞内に 98％が存在し，細胞外に存在するのは 2％程度である. 血清 K 濃度の基準値は年齢により異なり，0 か月で 4.1〜6.0mEq/L，6 か月で 4.0〜5.4mEq/L，1 歳で 3.6〜5.1mEq/L，3 歳で 3.6〜4.8mEq/L，6〜12 歳で 3.6〜4.7mEq/L，15〜20 歳で 3.7〜4.7mEq/L であり，年少ほど K は高い[3]. K は酸塩基平衡の維持，心機能の維持，神経伝達や筋収縮に関与している.

B 低カリウム血症

▶a. 病態と症状

血清 K 濃度が基準値（一般に 3.5mEq/L）を下回るときに低 K 血症とされる. K が 2.5〜3.5mEq/L で脱力，筋力低下，テタニー，嘔吐，食欲不振を，K が 2.5mEq/L 未満で四肢麻痺，呼吸筋麻痺，心室性不整脈，イレウスを認め，持続性低 K 血症では尿濃縮力低下による多飲多尿や成長障害をきたす.

▶b. 原因

① K 摂取不足: 飢餓.

② 体外への K 喪失: 消化管（嘔吐，下痢），腎臓（利尿薬，尿細管性アシドーシス，アルドステロンの作用亢進），原発性アルドステロン症，偽性アルドステロン症（グリチルリチンを含有する薬品や甘草の過剰服用）.

③ 細胞外から細胞内への K の移動: アルカローシス，インスリン（リフィーディング症候群や大量投与時），カテコラミン，β_2 刺激薬（気管支拡張薬）の過剰摂取.

④ 体表面からの喪失: 発汗，熱傷.

⑤ 偽性低 K 血症: 室温での血液検体放置（血液細胞への K 取り込み，白血病などで顕著）.

3 代謝性疾患

▶**c. 治療**

　K 補充を行うが，非緊急時は経口的に，緊急時は経静脈的に行う．経静脈的投与時，K の急速静注は心停止を起こすため禁忌であり，心電図モニターの上で持続静注する．また，末梢静脈からの投与は一定の濃度（40mEq/L）と速度（0.4mEq/kg/時，最大 20mEq/時）を超えると静脈炎を生じるため，必要であれば中心静脈投与とする．

C 高カリウム血症

▶**a. 病態と症状**

　血清 K 濃度が基準値（一般に 5.5mEq/L）を超えるときに高 K 血症とされる．小児では 6.5〜7.0mEq/L まで無症状のことが多いが，重症高 K 血症（7.0mEq/L 超）では筋力低下，手足のしびれや脱力，麻痺，下痢，心伝導異常による動悸や失神を生じ，心室性細動を生じると致死的である．

▶**b. 原因**

① K 排泄低下：腎不全，アルドステロン欠乏を伴う副腎不全（主に 21 水酸化酵素欠損症などの先天性副腎過形成症）．
② 細胞内から細胞外への K の移動：アシドーシス，インスリン欠乏．
③ K 過剰負荷：保存血輸血や K 含有製剤などの体外からのもの，横紋筋融解・外傷・血管内溶血・化学療法による腫瘍崩壊などの体内からのもの．
④ 偽性高 K 血症（溶血，白血球増多，血小板増多）．

▶**c. 治療**

　心電図変化を認めた場合もしくは K が 6.5mEq/L を超える場合は速やかに治療を開始する．グルコン酸カルシウムの緩徐静注によって速やかに心筋細胞膜の興奮抑制が生じるが，効果は一時的であるため，次いでグルコース・インスリン（GI）療法や β₂ 刺激薬吸入や重炭酸ナトリウム静注による K の細胞内移動促進，ループ利尿薬やイオン交換樹脂や透析療法による体外排泄などを行う．

III. 酸塩基平衡の異常

▶**a. 病態**

　血液の pH は，血液中の重炭酸イオン（HCO_3^-）と水素イオン（H^+）の緩衝（化学的緩衝），肺からの CO_2 排泄（肺での調節），腎臓での重炭酸の再吸収と H^+ の排泄（腎臓での調節）によって 7.35〜7.45 に維持されている．pH が 7.35 未満の状態を**アシデミア**，pH が 7.45 を上回ると**アルカレミア**とし，酸（H^+）の蓄積またはアルカリ（HCO_3^-）の欠乏を引き起こす生理的過程を**アシドーシス**，アルカリの蓄積または酸の欠乏を引き起こす生理的過程を**アルカローシス**としている．酸塩基平衡の異常には 表2-19 に示した 4 つの病型があるが，2 つの異常が組み合わさって生じる混合性の場合もある．代償性変化がなければ，アシドーシス＝アシデミア，アルカローシス＝アルカレミアであるが，代償性変化によって pH は基準値に収まっていることもある．

表2-19 酸塩基平衡の異常の病型

病型	基本病態（一次変化）	pHの変化	代償性変化
代謝性アシドーシス	HCO_3^- 低下	低下	PCO_2 低下[注]
代謝性アルカローシス	HCO_3^- 上昇	上昇	PCO_2 上昇
呼吸性アシドーシス	PCO_2 上昇	低下	HCO_3^- 上昇
呼吸性アルカローシス	PCO_2 低下	上昇	HCO_3^- 低下

注：糖尿病性ケトアシドーシスでは大量のケトン体に伴う代謝性アシドーシスが生じるが，呼吸が深く速くなるクスマウル呼吸によって PCO_2 を下げて呼吸性アルカローシスを起こすことで代償しようとする．

▶b. 治療

　いずれも原疾患の治療が重要である．状況によっては代謝性アシドーシスや代謝性アルカローシスでは血液透析が検討される．呼吸性アシドーシスでは状況によって気管挿管または非侵襲的陽圧換気による人工呼吸管理が行われるが，呼吸性アルカローシスは生命を脅かすことはないため，pHを低下させるための介入は不要である．代謝性アシドーシスでは治療として重炭酸投与が行われることがあるが，アシドーシスに対するホメオスターシス維持機構の存在，予後改善のエビデンス不足や副作用の観点から心肺蘇生時に限らず，ルーチンの投与は推奨されていない．**糖尿病性ケトアシドーシス（DKA）では重炭酸の投与は原則禁止**とされているが，脱水治療とインスリン投与によりアシドーシスは改善する．

1) International Diabetes Federation. IDF Diabetes Atlas. 6th edition. 2013. https://diabetesatlas.org/idfawp/resource-files/2010/07/IDF_diabetes_atlas_sixth_edition_en.pdf
2) Redondo MJ, Jeffrey J, Fain PR, et al. Concordance for islet autoimmunity among monozygotic twins. N Engl J Med. 2008; 359: 2849-50.
3) 奥山虎之．小児臨床検査基準値（国立成育医療研究センター）．小児科学レクチャー．2013; 2: 531-43.

〈松井克之〉

各論

4 内分泌疾患

1 成長ホルモン分泌不全性低身長

▶a. 概念

　低身長とは同性，同年齢の集団において，標準身長に比べて−2 標準偏差（−2SD）以下の場合を指す．原因としては体質性，家族性など病的でないものが多いが，成長ホルモンの分泌不全によるものが成長ホルモン分泌不全性低身長（growth hormone deficient short stature: GHD）である．低身長の約 10％である．下垂体前葉からの成長ホルモン（GH）の分泌低下による．原因として特発性が多い．骨盤位分娩や新生児仮死が関与している可能性も示唆されているが多くの場合は不明である．割合は少ないが脳腫瘍や頭部放射線照射，頭部外傷に伴う器質性のものもある．まれではあるが成長ホルモン遺伝子の異常などによるものもある．

▶b. 症状

　一般的には 3 歳頃までに低身長が現れる．器質性で下垂体が障害される場合は他の下垂体ホルモンの欠乏症状を伴うことがある．重症型の場合は新生児期より低血糖などの症状で発症することがある．成長ホルモンには肝臓に作用し IGF-1（インスリン様成長因子 1，別名：ソマトメジン C）という成長因子を分泌させ成長させる間接作用と，骨の成長軟骨板に作用し骨を伸ばす直接作用がある 図2-46 ．

▶c. 診断・検査

① 成長曲線の作成を行い身長が−2SD 以下であることを確認する 図2-47 ．
② 成長障害をきたす種々の疾患を除外する．
③ 手根骨 X 線撮影（左手）を行い骨年齢が遅れていることを確認する．
④ 成長ホルモン分泌刺激試験にて GH の分泌低下を確認する．GH の頂値が 6ng/mL 以下（GHRP2 負荷では 16ng/mL）を分泌低下と判断する．
⑤ IGF-1 の低下．

▶d. 治療

　遺伝子組み換え成長ホルモンを毎日自宅で皮下注射をする．2022 年より長時間作用型の遺伝子組み換え成長ホルモンが発売されており週 1 回の在宅自己注射で治療ができるようになった．

▶e. 備考

　日本における成長ホルモン治療は GHD 以外にターナー Turner 症候群，軟骨無形成症，慢性腎不全，プラダー・ウィリ Prader-Willi 症候群，SGA（small-for-gestational age）性低身長，ヌーナン Noonan 症候群，SHOX 異常症の各疾患に伴う低身長に対しての治療が認められている．

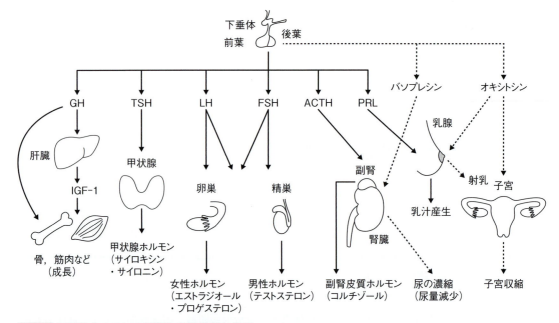

図2-46 下垂体ホルモンの種類と標的臓器と作用
GH: 成長ホルモン, TSH: 甲状腺刺激ホルモン, LH: 黄体形成ホルモン, FSH: 卵胞刺激ホルモン, ACTH: 副腎皮質刺激ホルモン, PRL: プロラクチン, IGF-1: インスリン様成長因子1（別名ソマトメジンC）.

2 中枢性尿崩症

▶a. 概要

尿崩症は腎臓での尿の濃縮ができず, 尿中に多量の水分が喪失されるため, 多飲・多尿をきたす疾患である. 下垂体後葉より分泌される抗利尿ホルモン〔バソプレシン（AVP）ともいう〕の分泌不全による中枢性尿崩症 図2-46 と腎臓での作用不全による腎性尿崩症がある.

▶b. 症状

口渇・多飲・多尿である. 中枢性尿崩症は脳腫瘍や外傷により下垂体後葉機能が障害され起こる器質性とそのような変化がみられない特発性がある. 特発性においても脳腫瘍が潜んでいることがあるため, 5年間はMRIでの経過観察が必要である. 中枢性尿崩症の1%に家族性中枢性尿崩症が認められる. これはバソプレシン遺伝子（*AVP*）の病的バリアントによる常染色体顕性遺伝疾患である. 腎性尿崩症は, 新生児期に発熱を伴う脱水症状で発症し多くは1歳未満で診断される. 腎臓でのAVPの作用するバソプレシン2型受容体遺伝子（*AVPR2*）が大半をしめX連鎖性や水の透過性をコントロールするアクアポリンA2遺伝子（*AQP2*）の病的バリアントに起因する.

▶c. 診断

尿量や飲水量を観察する. 1日尿量3000mL以上（小児においては3000mL/m^{2}以上）, 尿浸透圧300mOsm/L以下をもって尿崩症とする. 中枢性尿崩症の場合はそれに加えてバソプレシンの分泌低下, 5%高張食塩水試験において血清Na濃度が上昇しても分泌が低下している. 頭部

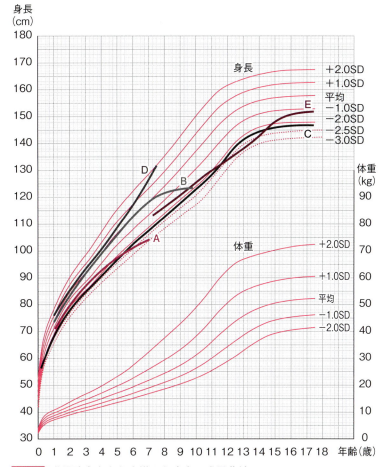

図2-47 成長障害をきたす様々な疾患の成長曲線
A：成長ホルモン分泌不全性低身長
B：後天的な原因による成長障害，低身長（脳腫瘍，橋本病，虐待など）
C：病的でない低身長（家族性低身長，体質性低身長）
D：思春期遅発症
E：後天的な上向きの成長障害（思春期早発症，バセドウ病）
〔成長曲線：横断的標準身長・体重曲線（0〜18歳）女子（SD表示）（2000年度乳幼児身体発育調査・学校保健統計調査）．本成長曲線は，LMS法を用いて各年齢の分布を正規分布に変換して作成した．そのためSD値はZ値を示す．−2.5SD，−3.0SDは，小児慢性特定疾病の成長ホルモン治療開始基準を示す．加藤則子，他．Clin Pediatr Endocrinol. 2016; 25: 71-6 より〕

MRI，T1強調画像で下垂体後葉のシグナルの消失．バソプレシン負荷試験で尿浸透圧の上昇と尿量の低下．腎性尿崩症の場合はそれに加えて，濃縮能以外の腎機能が正常なこと，バソプレシン負荷試験を行っても尿浸透圧の上昇がみられないことにより中枢性尿崩症と鑑別される．水制限試験はどちらの尿崩症でも診断に有効であるが，脱水によるショックを誘発することがあるので必要な場合のみ実施する．糖尿病による多飲多尿や心因性多飲多尿との鑑別が必要である．

▶**d. 治療**

どちらの尿崩症も渇感に誘発された飲水を妨げないことが大切である．中枢性尿崩症ではAVPの誘導体であるDDAVPの点鼻または口腔内溶解錠による補充が有効である．腎性尿崩症には根

本的な治療はない.

3 甲状腺機能低下症

甲状腺機能低下症は甲状腺ホルモン分泌が低下した状態で先天性と後天性に分類される. 先天性の場合は中枢性 (下垂体低形成), 甲状腺性 (無形成, 低形成, 異所性, ホルモン合成障害), 末梢性 (甲状腺ホルモン受容体異常, MCT8 異常) に分けられ, 後天性には自己免疫疾患の橋本病がある.

A 先天性甲状腺機能低下症

▶a. 概要

先天性甲状腺機能低下症は 2100 人に 1 人 と小児の内分泌疾患の中で最も多い疾患である. 多くが甲状腺性で, そのうちの 8 割は低形成, 異所性, 無形成の形態の異常で 2 割がホルモン合成障害でありたくさんの遺伝子が関わる (*TSHR, SLC5A5, SLC26A4, SLC26A7, TG, TPO, DUOX2, DUOXA2, IYD*). 中枢性をのぞき甲状腺性と末梢性では甲状腺刺激ホルモン (TSH) が上昇するため 図2-46 , それを指標として新生児マススクリーニングで発見される. 中枢性については TSH の上昇がみられないため現在の新生児マススクリーニングで発見することは難しい. 過去にクレチン症とよばれたが, これは欧州などのヨード欠乏地域における風土病の名称なので, 現在は用いない.

▶b. 症状

甲状腺ホルモンは代謝を活性化させるため新生児期より成長・発達に必要である. 出生後より長期間にわたり不足すると成長障害, 知的障害をきたす.

新生児期の症状としては 表2-20 にあるように不活発や増加不良, 遷延する黄疸など甲状腺ホルモンの作用不足による症状である.

▶c. 診断

新生児マススクリーニングで発見されたり, 症状より疑われる場合, TSH, 血清甲状腺ホルモン (遊離サイロニン: fT3, 遊離サイロキシン: fT4) やサイログロブリンを測定する. 甲状腺エコーで甲状腺の大きさと形態を確認する. 無形成や異所性では正常位置に甲状腺はみられず, 低形成で小さな甲状腺が確認できる. またホルモン合成障害では甲状腺の腫大を認める. 母体の造影剤によるヨード曝露により一過性の甲状腺機能低下症をきたす場合もある. 新生児マススクリーニングで発見された場合は膝関節の単純 X 線撮影を行う. 重症の場合は大腿骨遠位骨頭核が出現しないため早期治療への参考となる.

▶d. 治療

出生後診断がつき次第, 甲状腺ホルモン製剤 (レボチロキシン) の補充を行うことで正常な知能発達を得られる. 早期の治療が大切である.

4　内分泌疾患

表2-20 甲状腺機能低下症と亢進症の症状

甲状腺機能低下症	甲状腺機能亢進症
新生児期（先天性甲状腺機能低下症）	新生児バセドウ病
不活発，低い泣き声，体重増加不良，低体温，新生児黄疸の遷延，巨舌，便秘，腹部膨満，皮膚乾燥，圧痕を残さない浮腫（粘液水腫），小泉門の開大	眼球突出，甲状腺腫大，頻脈，易刺激性
幼児期～学童期（先天性甲状腺機能低下症，橋本病）	幼児期～学童期（バセドウ病）
1）神経精神症状：不活発，記銘力の低下，学力低下，無気力 　筋力低下 2）代謝低下による症状：全身倦怠，低体温，徐脈，身長の伸びの低下，体重増加，食欲低下，粘液水腫，便秘，寒がり，月経不順 3）その他：甲状腺腫	1）神経精神症状：落ち着きがない，集中力の低下，学力低下，情緒不安定 　筋力低下，手足の震え（振戦） 2）代謝亢進による症状：全身倦怠，動悸，頻脈，身長の伸びの促進，るいそう，食欲亢進，慢性の下痢，心不全，発汗過多，月経不順 3）その他：眼球突出，甲状腺腫，複視，脱毛

3

甲状腺機能低下症

Ｂ　橋本病（慢性甲状腺炎）

▶a.　概念

　橋本病（慢性甲状腺炎）はバセドウ病と同じく自己免疫疾患である．女児に多く学童期以降にみられ思春期以降に増加する後天性の甲状腺機能低下症である．自己抗体である抗甲状腺ペルオキシダーゼ抗体（抗 TPO 抗体）や抗サイログロブリン抗体（抗 TG 抗体）を介する免疫機構の異常により甲状腺に慢性的な炎症が起こり，甲状腺組織が少しずつ破壊されるため甲状腺ホルモンの分泌が低下していく．やや硬くびまん性に腫脹した甲状腺腫を認める．甲状腺ホルモンの分泌低下が進むと甲状腺機能低下症症状を呈する．

▶b.　症状

　甲状腺腫と **表2-20** に示すような機能低下症状を認める．成長率の低下を認めることもあり，学校検診を契機に見つかることもある．また，粘液水腫による体重の増加や検査で高コレステロール血症を契機に発見されることがある **表2-20** ．

▶c.　診断

　甲状腺に対する自己抗体（抗 TPO 抗体，抗 TG 抗体）が陽性になる．甲状腺機能低下状態まで進めば TSH の上昇や fT3，fT4 の低下がみられる．甲状腺機能低下症に伴う正球性正色素性貧血，血清クレアチニンキナーゼの上昇やコレステロールの上昇がみられる．甲状腺エコーではびまん性に腫大し，血流の低下した甲状腺を認める．

▶d.　治療

　甲状腺機能低下をきたしている場合には甲状腺ホルモン製剤（レボチロキシン）の補充を行う．

341

4 甲状腺機能亢進症

▶a. 概要

　血中甲状腺ホルモンが増加することにより代謝が亢進する病態である．その大部分は自己免疫疾患のバセドウ Basedow 病（グレーブス Graves 病）である．Basedow はこの病気を発見したドイツ人医師の名前で Graves はもう1人の報告者のイギリス人医師の名前である．原因は血中の抗 TSH 受容体抗体（TRAb）が原因である．抗体が受容体に結合すると甲状腺ホルモンが過剰に産生され甲状腺機能亢進状態となる．

▶b. 症状

　発症のピークは思春期年齢で女性に多い．甲状腺腫，頻脈，眼球突出が3主徴である．代謝亢進による発汗，動悸，体重減少など様々な症状がみられる 表2-20．眼球突出は眼窩組織の線維芽細胞に正常では発現しない TSH 受容体が発現することによると考えられている．甲状腺クリーゼは甲状腺機能亢進状態が著しい場合に，感染やストレスを契機に発症する重篤な甲状腺機能亢進状態で，昏睡，死亡に至る場合がある．成長期の小児の場合は成長率の増加を認める 図2-47．

▶c. 診断

　甲状腺に対する自己抗体（TRAb）が陽性になる．TSH の低値や fT3，fT4 の上昇がみられる．臨床症状と合わせて診断する．甲状腺エコーではびまん性に腫大し，血流の増加した甲状腺を認める．

▶d. 治療

　抗甲状腺薬で治療を行う．チアマゾール（MMI）とプロピオチオウラシル（PTU）の2種類があるが小児においては肝機能障害を起こしやすい PTU は禁忌である．MMI においても肝機能障害（5%）と発疹などがあるが，重篤なものとして投与開始後4〜8週後に起こる無顆粒球症がある．服用後，咽頭痛や発熱を認めた場合は直ちに内服をやめ血液検査を受ける必要がある．

　小児においては適応がないが，成人では放射線ヨードの内服治療も行う．またコントロール困難例には甲状腺の亜全摘手術が行われる．成人に比べ小児の寛解率は低いが10年ほどの内服で半分は寛解に至る．

5 新生児バセドウ病

▶a. 概念

　母体がバセドウ病の場合，母体血中の抗 TSH 受容体抗体（TRAb）は IgG 抗体のため胎盤を通過し胎児に移行する．移行した抗体により胎児の甲状腺が刺激される．そのため，出生後に頻脈，多呼吸，易刺激性などの甲状腺機能亢進症状，甲状腺腫，眼球突出などを認める．血液検査にて TSH の抑制，fT3，fT4 の上昇，移行抗体の上昇がみられる．母体が抗甲状腺薬を内服している場合は，児に移行した抗甲状腺薬の影響が消失する生後1週間前後から症状が出てくることがあるので注意を要する．移行した母の抗体が消失する生後5か月頃には児の甲状腺機能は正常

化する．症状が著しい場合は心不全など起こすこともあるので，その間は抗甲状腺薬を用いることもある．

6 中枢性思春期早発症

▶ a. 概要

思春期が近くになると視床下部より黄体形成ホルモン放出ホルモン（LH-RH）がスパイク状に分泌される．その刺激により下垂体より性腺刺激ホルモンである黄体形成ホルモン（LH），卵胞刺激ホルモン（FSH）の分泌が盛んとなり，精巣から男性ホルモンであるテストステロン，卵巣から女性ホルモンであるエストラジオールの分泌が増加し二次性徴が発現する 図2-46 ．種々の原因により性腺刺激ホルモンの分泌が開始されて二次性徴が早期に発来した場合を中枢性思春期早発症とよぶ．女児に多くその場合は原因が不明である特発性が多く，男児の場合は脳腫瘍（過誤腫）などの器質的病因が多いので注意が必要である．

▶ b. 症状

思春期の開始は女児は乳房の発育がタナー Tanner 分類2度で開始したと考える．男児の場合は精巣容量が4mLを超えたところで判断する．ホルモン的にはこの頃に LH が 0.4mIU/mL を超えたことで判断する．思春期早発症ではこれが早い 表2-21 ．また成長曲線を描くことにより思春期の始まりを確認できる 図2-47 ．

▶ c. 診断

血中性腺刺激ホルモン（LH, FSH），女児ではエストラジオール（E2），男児ではテストステロンが上昇する．性ホルモンの作用で骨年齢が進行するので手根骨X線撮影を行い確認する．LH-RH 負荷試験を行い，LH や FSH が成人レベルの反応をしていることを確認する．頭部 MRI 検査で下垂体腺腫や脳腫瘍（過誤腫など）の有無を確認する．超音波検査で発育した子宮や卵巣での卵胞の発育の確認，卵巣嚢腫がないことなどを確認する．鑑別すべき疾患として女児の場合は早発乳房や自律性機能性卵巣嚢腫がある．

▶ d. 治療

LH-RH アナログの月1回の皮下注射（酢酸リュープロレリン）または毎日の点鼻（ブセレリン酢酸塩）を行う．治療の目的としては幼児期からの性ホルモンの分泌は成長を促進させるが，骨年齢の促進による骨端線の早期閉鎖を起こすため，最終身長が低くなることが予測される場合

表2-21 思春期早発症の主な症状

男の子	女の子
・9歳までに精巣が発育する ・10歳までに陰毛が生える ・11歳までに腋毛，ひげが生えたり，声変わりがみられる	・7歳6か月までに乳房が膨らみ始める ・8歳までに，陰毛，腋毛が生える ・10歳6か月までに月経が始まる

は積極的に治療を行う．しかし，思春期早発症の診断基準を満たすが比較的年齢も高く良い最終身長が予想できる場合は必ずしも治療は必要ない．この場合は二次性徴を消失させて，患児社会心理的な問題の改善を図ることが目的となる．

7 先天性副腎過形成症

▶ **a. 概念**

副腎でのコレステロールから副腎皮質ホルモン合成に関与する酵素の先天的欠損・異常により，副腎からの糖質コルチコイドであるコルチゾールと鉱質コルチコイドであるアルドステロンの産生が低下する疾患群である．欠損する酵素により病型が異なる．21水酸化酵素欠損症が90％を占めるため，本病型について説明する 図2-48．常染色体潜性遺伝疾患で疾患頻度は日本では18000人に1人である．新生児期に21水酸化酵素が働かないためコルチゾールの欠乏とアルドステロンの欠乏による電解質異常による副腎不全症状で死亡したり，男性ホルモン（デヒドロエピアンドロステロン：DHEA）の増加による女児の外陰部の男性化がみられ性別判定の誤認が問題となるので，1989年より新生児マススクリーニングの対象になっている．

▶ **b. 症状**

生後1週間頃より副腎不全による嘔吐が始まる．コルチゾール不足に対し下垂体より副腎皮質刺激ホルモン（ACTH）が過剰分泌される．ACTHが産生されるときにメラノサイト刺激ホルモン（MSH）も一緒に作られるため全身の色素沈着がみられる 図2-48．腋窩や陰部の色素沈着は特徴的である．女児の場合は陰核肥大，大陰唇の癒合および腟口の狭小化〜閉鎖外陰部の男性化

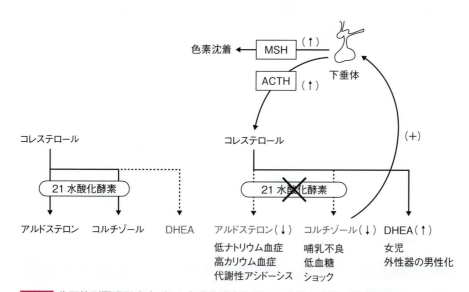

図2-48 先天性副腎過形成症（21水酸化酵素欠損）の病態と症状，検査所見
コルチゾールが欠乏するとネガティブフィードバックにより下垂体からのACTHの分泌が過剰になる．この時にMSHも一緒に産生されるため色素沈着が起こる．ACTHの刺激により副腎皮質でのホルモン合成は盛んになるが，21水酸化酵素欠損によりDHEAが大量に作られ，女児では外性器の男性化が起こる．DHEA：デヒドロエピアンドロステロン（副腎性アンドロゲン）．

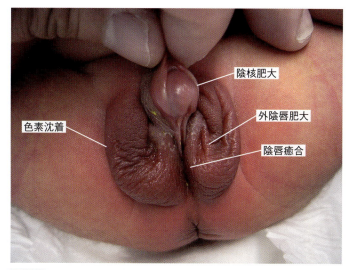

図2-49 先天性副腎過形成症（21水酸化酵素欠損）女児の出生時の外性器所見
陰核肥大や陰唇融合など男性化を認める．外見上，男児か女児かの判断が難しい．

がみられる 図2-49．腟の上半分から子宮・卵巣は性染色体に支配されているので異常はみられない．

▶c. 診断

新生児マススクリーニングでは21水酸化酵素異常で代謝されず上昇する17-水酸化プロゲステロン（17-OHP）を測定して発見している．ACTHの上昇，コルチゾール，アルドステロンの低下，低血糖，血清ナトリウムの低下，血清カリウムの上昇がみられる．酵素活性の低下の程度が大きいほど副腎不全の症状が顕著になる．

▶d. 治療

糖質コルチコイドの補充，鉱質コルチコイドの補充を行う．乳児期の塩分を食事からとらない時期には塩化ナトリウムをミルクに加え補充する．女児においては外陰部の男性化の程度に応じて，陰核縫縮術や腟形成術を3歳までに終える．卵巣，子宮，卵管は正常なので，腟を形成して性交ができれば妊娠出産は可能である．

8 性分化疾患

▶a. 概念

性分化とは，性染色体に基づき，性腺（精巣，卵巣），解剖学的性（内性器，外性器）が形成されるが，その過程に障害が起こることにより染色体，性腺，外性器が一致しないまたは非定型的な症状を性分化疾患（difference of sex development: DSD）とよぶ．様々な原因により生じる 表2-22．臨床的には女性の男性化のステージングを対象としたプラダーPrader分類を用い，男性の女性化のステージングにはキグレイQuigley分類を用いて評価する 図2-50．

表2-22 性分化疾患の分類

性染色体異常に伴う性分化疾患

    A）45, X（ターナー Turner 症候群など）

    B）47, XXY（クラインフェルター Klinefelter 症候群）

    C）45, X/46, XY〔混合性性腺異形成，卵精巣性（ovotesticular）DSD〕

    D）46, XX/46, XY〔キメラ，卵精巣性（ovotesticular）DSD〕

46, XY 性分化疾患（46, XY DSD）

    A）性腺（精巣）分化異常

        1. 完全型性腺異形成（スワイヤー Swyer 症候群）

        2. 部分型性腺異形成症

        3. 精巣退縮症候群

        4. 卵精巣性（ovotesticular）DSD

    B）アンドロゲン合成障害・作用異常

        1. アンドロゲン合成障害（17β-HSD 欠損症，5α-還元酵素欠損症，リポイド副腎過形成症など）

        2. アンドロゲン不応症（完全型，部分型）

        3. LH 受容体異常（ライディッヒ Leydig 細胞無形成，低形成）

        4. AMH および AMH 受容体異常（ミュラー Müller 管遺残症）

        5. コレステロール合成障害（スミス・レムリ・オピッツ Smith-Lemli-Opitz 症候群）

    C）その他（重症尿道下裂，総排泄腔外反など）

46, XX 性分化疾患（46, XX DSD）

    A）性腺（卵巣）分化異常

        1. 卵精巣性（ovotesticular）DSD

        2. 精巣発生異常　Testicular DSD（*SRY* 転座，*SOX9* 重複など）

        3. 性腺異形成症

    B）アンドロゲン過剰

        1. 胎児性（21-水酸化酵素欠損症，11β-水酸化酵素欠損症，POR 異常症など）

        2. 胎児胎盤性アンドロゲン過剰症（アロマターゼ欠損症）

        3. 母体性（Luteoma，外因性など）

    C）その他（総排泄腔外反，腟閉鎖，MURCS など）

46, XY, DSD, 46, XX, DSD に共通して起こりうる性分化疾患

    A）未分化性腺への分化異常

        1. 性腺無形成症

        2. 泌尿生殖系分化異常（デニス・ドラッシュ Denys-Drash 症候群，フレイジャー Frasier 症候群，WAGR 症候群）

    B）卵精巣性（ovotesticular）DSD

    C）視床下部 – 下垂体 – 性腺系の異常（カルマン Kallmann 症候群，複合型下垂体機能低下症，GnRH 受容体異常症，SF1 異常症，DAX1 異常症など）

（http://jspe.umin.jp/medical/files/webtext_170104.pdf より作成）

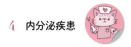

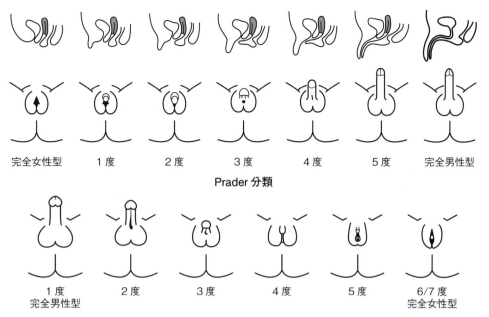

図2-50 Prader 分類と Quigley 分類
Quigley 分類では，恥毛発育ありが6度，恥毛発育なしが7度.

▶ **b. 性分化疾患**

　性分化疾患は，性染色体が 46, XX であっても性腺，内性器，外性器に様々な男性化徴候を認めるものを 46, XX, DSD，性染色体が 46, XY であっても性腺，内性器，外性器に様々な男性化障害を持つものを 46, XY, DSD とよぶ．卵巣と精巣の両者を持つものは卵精巣性 DSD に分類される．前項目の副腎過形成症の女児にみられる男性化は 46, XX, DSD である．外見は女性であるアンドロゲン不応症は 46, XY, DSD である．

▶ **c. 性決定**

　日本の戸籍法では出生後14日以内に出生届けをしなければならず，この時に性別についても届出の義務がある．しかし，性分化疾患などですぐに性別を決定できない場合など正当な理由がある場合は，医師の診断書を添えれば生後14日以降でも受理されるため決定を急いではいけない．性の決定には十分経験のある施設で，小児科医，看護師，泌尿器科医，産婦人科医，臨床遺伝専門医，認定遺伝カウンセラー，臨床心理士など多職種による診療チームで治療方針などを含めて行う．

〈丸尾良浩〉

各論

5 リウマチ性疾患・結合組織病

　小児期にみられるリウマチ性疾患は，若年性特発性関節炎，全身性エリテマトーデス，若年性皮膚筋炎，混合性結合組織病，抗リン脂質抗体症候群，血管炎症症候群（高安動脈炎，結節性多発動脈炎，川崎病など），シェーグレン Sjögren 症候群，ベーチェット Behçet 病，全身性強皮症などがあり，成人で経験されるリウマチ性疾患すべてが認められる．しかし，小児期のリウマチ性疾患は，その病態の表現型が成人と大きく異なり，決して小児リウマチ疾患は成人疾患の「小型化」でないことを忘れてはならない．小児リウマチ性疾患の特徴として，①病期が小児期の分だけ長期にわたり，その時期が成長期にあたること，②成人例と比較して多臓器に障害が及ぶこと，③経過が進行性で臓器障害の程度が重いこと，④薬剤の効果，副作用に小児特有のものがあること，などがあげられる．いずれの疾患も全身性の慢性炎症の特徴を有しており，長期予後を見据えた全身性アプローチを必要とし，早期でかつ正確な診断と治療法の構築が求められている．ここでは，小児リウマチ性疾患のうち最も頻度の高い 3 疾患について述べる．

1 若年性特発性関節炎（若年性関節リウマチ）

▶a. 疾患概念と病型分類

　若年性特発性関節炎（juvenile idiopathic arthritis: JIA）は，滑膜炎による関節の炎症が長期間繰り返す結果，関節軟骨および骨破壊が進行し関節拘縮や障害を引き起こす原因不明の慢性の炎症性疾患である．国際リウマチ学会および世界保健機関の小児リウマチ専門委員会の分類案（ILAR/WHO 分類）で，小児期の慢性関節炎を「若年性特発性関節炎（JIA）」とよび，慢性に経過するすべての関節炎疾患を，①全身型関節炎，②少関節炎，③多関節炎〔リウマトイド因子（RF）陰性〕，④多関節炎（RF 陽性），⑤乾癬関連関節炎，⑥付着部炎関連関節炎，⑦その他（6週間以上持続する小児期の原因不明の関節炎）の 7 カテゴリーに分類している．

　ここでは，わが国の小児リウマチ診療の実情に合わせ，本疾患群を病態の異なる「全身発症型（systemic-onset JIA，以下 s-JIA）」（弛張熱，発疹，関節症状などの全身症状を主徴とし，症候の 1 つとして慢性関節炎を生じる），「関節炎型関節炎（articular JIA，以下 a-JIA）」（関節炎が病態の中心となり，関節滑膜の炎症による関節の腫脹・破壊・変形を引き起こし機能不全に陥る）の 2 群に大別して考えていくことにする．

▶b. 疫学

　JIA の頻度は，わが国では小児人口 10 万人対 10～15 人であり，欧米の頻度と違いはない．しかし病型ごとの頻度は，わが国と欧米とでは異なる．すなわち，s-JIA は，わが国では約 20%，欧米では約 10%，a-JIA はわが国では多関節型が多く，欧米では少関節型が多い．

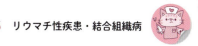

5 リウマチ性疾患・結合組織病

▶c. 定義

（ⅰ）s-JIA

2週間以上続く弛張熱を伴い，①典型的な紅斑，②全身のリンパ節腫脹，③肝腫大または脾腫大，④漿膜炎，の項目の1つ以上の症候を伴う関節炎．なお，乾癬を認める例や乾癬の家族歴を認める例は除外する．

（ⅱ）a-JIA

少関節型は発症6か月以内に1～4か所の関節に限局する関節炎で，(a) 持続型（全経過を通して4関節以下の関節炎）と (b) 進展型（発症6か月以降に5関節以上の関節炎）がある．多関節型はRF陰性（発症6か月内に5か所以上に関節炎が及ぶ型でRF陰性）とRF陽性（発症6か月内に5か所以上に関節炎が及ぶ型でRFが3か月以上の間隔で測定して2回以上陽性を示す型）に分類される．

▶d. 病態

（ⅰ）s-JIA

Interleukin（IL）-6/IL-6 受容体（R）が病態形成の核となっていることが判明している．不明の要因により炎症性サイトカイン，とくにIL-6の過剰産生が生じることでIL-6R産生が促進され，IL-6/IL-6Rの複合体形成が細胞表面受容体であるgp130に結合することにより，様々な生物学的反応が惹起される．臨床的にみられる弛張熱，急性炎症蛋白質誘導（CRP，アミロイドA，赤沈値上昇），破骨細胞活性化（成長障害，骨吸収），抗体産生亢進（高γグロブリン血症），T細胞活性化（滑膜増殖），巨核球の分化誘導（血小板増加）などはIL-6の関与で説明がつく．また，本病態はT細胞およびマクロファージの異常活性化状態を生じ，活性化T細胞からはM-CSF，IFN-γ，可溶性IL-2受容体（sIL-2R），活性化マクロファージからはIL-1β，IL-6，TNF-αなどの多種の炎症性サイトカインの過剰産生により「マクロファージ活性化症候群」（macrophage activation syndrome: MAS）が惹起されることがある．

（ⅱ）a-JIA

感染症，自己免疫機序，外傷，ストレスなど外的要因が誘因となるが，生体側の反応性，HLA型の均一性（RF陽性型とHLA-DR4との密接性）から遺伝的要因も重要である．病初期の炎症の主座は滑膜炎にある．正常な滑膜細胞はA型とB型の2種類により構成されており，A型細胞は多くの点でマクロファージに類似しており，B型細胞は線維芽細胞である．関節炎初期には，この滑膜細胞およびその周囲に炎症性サイトカインが分泌され，微小血管内皮細胞の活性化および損傷が進行し，さらに樹状細胞の浸潤が始まりこの細胞により自己抗原の提示が行われるようになる．滑膜細胞はパンヌス形成という重層化を起こし，軟骨から滑膜細胞層へ血管新生が生じ炎症細胞の供給が増加する．パンヌスからはIL-6を主とするサイトカインが分泌され，進展期に入ると自己反応性T細胞の感作，増殖が起こり非特異的B細胞活性化に至り，RFや免疫複合体産生が始まる．炎症関節が発症後1～2年経過するうちに破壊が進行し瘢痕化も加わり，長期経過を経て線維性関節拘縮を呈するようになる．

▶e. 診断のための臨床検査

（ⅰ）s-JIA

本病型は，発病初期にはよく診断に難渋する．血液検査でも特異的な検査項目はない．家族歴，

1 若年性特発性関節炎（若年性関節リウマチ）

現病歴の聴取を詳しく行う必要がある．検査としては，赤沈値，血清アミロイド A，CRP 値によって，炎症の程度を調べる．1 万以上しばしば 3 万〜4 万/μL と白血球数が著明に増加し，とくに好中球が 80〜90% を占める．RF，抗核抗体は一般に陰性であり，他の自己抗体も出現しない．赤沈値，CRP，血清アミロイド A は高値となる．また炎症が数か月以上にわたり慢性化すると，血清 IgG も増加する．フェリチン値が増加する例も多く，著増例ではマクロファージ活性化症候群への移行に注意が必要となる．検査所見としての疾患特異的マーカーがないため，とくに関節炎がはっきりしない例や典型的皮疹を欠く例では，感染症，白血病などの悪性腫瘍，他の発熱性疾患（不明熱）を除外することが重要となる．

（ii）a-JIA

検査値としては，炎症所見の評価（赤沈値，CRP，血清アミロイド A など），血清反応による関節炎の評価〔マトリックスメタロプロテイナーゼ（MMP）-3，FDP-E 分画など〕，病型の判断（RF，抗核抗体）を明らかにし，滑膜炎や軟骨破壊の指標とする．また，新しい標識マーカーとして抗環状シトルリン化ペプチド（CCP）抗体の検出が推奨されており，この抗体の診断的意義と予後推定が可能であるとする報告が多い．関節部位の単純 X 線検査では，発症後数か月の間は一般的には所見は得られないため，有意な所見がないからといって，本症を否定できない．関節炎が長期間持続した例では，X 線検査で関節裂隙の狭小化や骨の辺縁不整などを認める．また，罹患関節の造影 MRI により，関節滑液の貯留と増殖性滑膜炎の存在を確認する．多関節型は，臨床的には最も多様な型であり，鑑別診断がとくに重要である．

▶f. 治療

（1）初期治療

（i）s-JIA 図2-51a

本疾患は非ステロイド性抗炎症薬（NSAIDs）のみでは 50% 近くが寛解に至ることがなく，これまでステロイド薬の効果に依存する以外なかった．シクロスポリン A（CsA），メトトレキサート（MTX）などを併用することも少なくないが，それぞれ単独で治療効果はうすい．CsA には多剤耐性遺伝子産物（P-glycoprotein）を抑制することにより，ステロイド効果を補完する役割が考えられている．MTX は，本病型においても関節炎症状のみが主病態と考えられる場合は投与を行うこともある．

ステロイド薬の種類，量，投与方法（内服，静脈注射，パルス療法，リポ化ステロイドの使用など），内服の分割法，減量方法など，こまめに状況に対応し，効果を得つつ副作用に留意する．減量方法はきわめて慎重に行う．

（ii）a-JIA 図2-51b

臨床所見，血液検査所見，鑑別診断，造影 MRI などを総合的に検討し，確実に診断を行ったあと，迅速に適切な治療を行う．

診断確定までは NSAIDs を用いるがそれにより鎮痛効果は得られ，一部の例では関節炎そのものも鎮静化する．しかし多くの例では CRP や赤沈値など炎症マーカーの鎮静化には至らない．炎症マーカーが陽性である例は，鎮痛に成功しても炎症が持続していると考えるべきであり，次の段階の治療に移る．なお NSAIDs で治療効果を認める例ではそのまま維持する．NSAIDs 不応例とは，2〜3 週間の内服経過で，①関節痛，関節腫脹などの炎症所見の鎮静化が得られないも

5 リウマチ性疾患・結合組織病

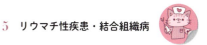

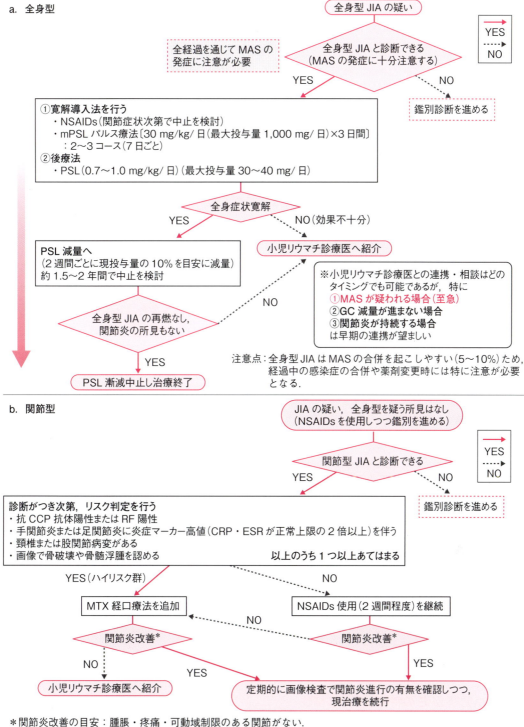

図2-51 JIA の治療チャート
〔日本リウマチ学会小児リウマチ調査検討小委員会，編．若年性特発性関節炎診療ハンドブック 2017．メディカルレビュー社，2017 より許諾を得て転載〕

の，②赤沈値，CRP など炎症マーカーの正常化が得られないもの，とする．

NSAIDs 不応例では，できるだけ早く **MTX 少量パルス療法**へ移行する．MTX は，著しい効果と，その効果に対しわずかな副作用しか認めないことから，NSAIDs で炎症を抑制できない例に対し選択される薬剤である．わが国だけでなく，国際的に標準的な治療薬として使用されている．成人に比べ小児では腎からの排泄が早いなど特有の薬物動態をとることから，欧米では本症の治療として小児例において 10〜15mg/m^2/週を週 1 回・皮下注または内服する方法が採用されている．MTX 投与 24 時間後に，葉酸 5〜10mg 食後 1 回内服することもある．内服して 6〜12 時間後に嘔気を訴える例があるが，鎮吐薬の併用で嘔気を抑制できる場合がある．

このように，第 1 段階で NSAIDs を，第 2 段階で MTX 少量パルス療法を中核とする併用療法により，70〜75％の患児を炎症抑制に導くことができる．

(2) 初期治療が奏効しない患児への対応

(ⅰ) s-JIA

本症は確定診断が困難なことや初期治療が重要で MAS への移行がしばしば認められることから，基本的には専門医と連携を組んで治療を進めることが求められる．①治療経過でステロイド薬の減量が困難である場合，② MAS への病態転換が考えられる場合，③治療経過が思わしくなく次の段階の治療を要すると判断された場合などは，難治例として次の段階の治療を行う．最近では，**抗 IL-6 レセプターモノクローナル抗体であるトシリズマブ**が本疾患に著効することが明らかになっており，有用な治療法として認められている．また，抗 IL-1 製剤であるカナキヌマブも臨床試験を経て本邦でも適用を取得し，他の生物学的製剤が無効な際に効果を示している．

(ⅱ) a-JIA

上記より依然 a-JIA のうち 25〜30％の患児は第 3 段階の治療を必要としており，これらの治療不応例は専門医との密接な連携により**生物学的製剤（トシリズマブ，エタネルセプト，アダリムマブ，アバタセプト）の適応か否かの判断**を行うことになる．従来の治療に対する反応性の判断は，3〜6 か月が適当であると考えられる．① MTX 少量パルス療法およびその併用療法で 3 か月間以上治療を行っても，関節炎をはじめとする臨床症状および血液炎症所見に改善がなく治療が奏効しない場合，②同治療法でも経口ステロイド薬の減量が困難またはステロイド依存状態にあると考えられる場合，③ MTX 基準量にても忍容性不良（嘔気，肝機能障害など）である場合などは，生物学的製剤の導入を考慮して全身型同様速やかに専門医に相談する．

2 全身性エリテマトーデス

▶a. 小児期 SLE の特徴とその多様性

小児期発症全身性エリテマトーデス（systemic lupus erythematosus: SLE）は，初発時〜3 年の経過で**ループス腎炎が 90％の症例**でみられ，組織所見も発症時からすでに WHO 分類Ⅲ〜Ⅴ型の重症例が多く，また**約半数に他のリウマチ性疾患（シェーグレン症候群，抗リン脂質抗体症候群など）のオーバーラップ**を認めるなど重症例が多い．小児 SLE の長期予後を予測することは困難であるが，考えられる危険因子として，①男児であること，②腎組織所見が WHO 分類でⅢ

型以上であること，③中枢神経異常を有すること，④他のリウマチ性疾患を合併していること，などがあげられる．さらに疾患活動性の激しい時期が成長期にあたることや，成人に比べ罹病期間が長いなどの小児例に独特な特徴もあり，本症におけるこれらの特徴をすべて把握した上で治療法を選択していく必要がある．

▶ b. 臨床症状と検査所見の特徴

(i) 臨床症状

初発症状として，発熱，全身倦怠感，皮膚の紅斑，関節痛，筋痛，出血傾向，腎炎による浮腫，けいれんなどが報告されているが，いずれも特異的な症状ではないので，診断までに時間を要することがある．また経験的には，初発時の症状は再発時にも繰り返す傾向にある．これらの症状から**診断はまず SLE を疑うこと**から始まり，以下の検査所見により診断を確定する．

(ii) 検査所見

血液検査により「病名診断」の確定を行うと同時に，「活動性診断」を行う．血算では，白血球数減少（4000/μL 以下），血小板数減少（10 万〜15 万/μL），貧血傾向（ヘモグロビン 8〜10g/dL）を示す．赤沈値は亢進（>30mm/hr）しているが，CRP は陰性を呈する．もし CRP 陽性であれば感染症の併発を考慮する．血清補体価の低下〔C3<50mg/dL，C4<10mg/dL，総補体価（CH50）<20U/mL〕は一義的にループス腎炎の進行を表し，ループス腎炎を高頻度に伴うため著しい低補体血症は SLE の高い活動性を表すと考えてよい．高γグロブリン血症（蛋白分画γグロブリン>20％，IgG>1800〜2000mg/dL）も持続する炎症反応の結果として認められる．尿検査では，**低補体血症**が始まり 3〜6 か月経過すると**尿蛋白**が出現するので初診時に尿検査で蛋白陽性であれば，病状はすでに 3〜6 か月前から始まっていたと考える必要がある．発病初期には血尿を伴うこともある．自己抗体検査では，染色型が均質型/斑紋型の混合核型を持つ抗核抗体の陽性を認め，**抗二重鎖(ds)DNA 抗体高値**が診断に有用である．一方，成人で SLE 特異性が高いとされる抗 Sm 抗体の陽性率は，小児では 16％と低い．ループス腎炎は，腎生検所見で WHO 分類Ⅲ型，Ⅳ型であるメサンギウム領域のびまん性増殖性変化を呈する例が約半数を占める．組織学的検索（免疫学的蛍光法を含む）は，SLE の診断的価値も高く，治療方針決定の重要因子となる．中枢神経系に対しては，脳波，頭部 CT または MRI，脳血流シンチグラム（SPECT）検査が重要である．脳波所見では高振幅徐波をみるのが特徴的であり，CT では高頻度に大脳基底核に石灰化を認める．SPECT により前頭葉〜側頭葉にかけて脳血流低下をしばしば認め，無症候性の血流異常の存在が示唆される．呼吸器に対しては，呼吸機能検査にて %DLco の低下を認め，胸部 X 線や心エコーにてそれぞれ胸水，心嚢液貯留を認めることがある．眼科的にはぶどう膜炎や眼底に綿花状白斑を認めることがあり，また治療薬として用いるステロイド薬による白内障や眼圧上昇などの精査が必要である．

▶ c. 診断

小児 SLE の診断には，**旧厚生省研究班の診断の手引き**が用いられる 表2-23 ．これは成人 SLE の ACR 基準（1982）に，低補体血症を加えて 12 項目としたもので，ACR 基準と同様に 4 項目以上をいずれかの時期に満たせば小児 SLE である可能性が高い．この診断基準と ACR 基準を用いて実際の症例を検討してみると，「小児 SLE 診断の手引き」は ACR 基準に比べて，とくに初期の診断感度に優れている（初診時の診断感度 77％ vs 69％，特異度 98％ vs 98％）．なお，1997

表2-23 小児 SLE の診断基準（1986 年旧厚生省診断の手引き）

1. 頰部（蝶形）紅斑
2. 円板状紅斑
3. 光線過敏症
4. 口腔内潰瘍
5. 関節炎
6. 漿膜炎（胸膜炎・心膜炎）
7. 腎障害（0.5g/日以上の蛋白尿，細胞性円柱）
8. 神経障害
9. 血液学的異常
   （溶血性貧血，白血球<4000/μL，リンパ球<1500/μL　血小板<10万/μL）
10. 免疫学的異常
   （抗 DNA 抗体，抗 Sm 抗体，抗リン脂質抗体）
11. 抗核抗体陽性
12. 低補体血症

＊1〜11 は 1997 年 ACR の改定基準，12 は小児基準の追加項目.
＊診断は，観察期間に経時的にあるいは同時に，12 項目のうちいずれか 4 項目以上を満たす際に
なされる.

年に ACR 診断基準の小改訂が行われ，免疫学的異常の項において「LE 細胞陽性」は削除され，「梅毒反応偽陽性」は「抗リン脂質抗体陽性」へ変更された.

　小児 SLE は後述するように初診時の活動性が高く，病態もきわめて複雑である．したがって治療方法を選択するにあたり，単に診断基準を満たしただけの診断では不充分である．諸報告をもとに治療選択を目指した「診断のための三段階プロセス」を実践する.

　①小児 SLE 診断の手引きに即した「病名診断」と「活動性診断」を行う（第１段階），②全身諸臓器（とくに中枢神経系，腎，循環器，呼吸器など）について，傷害とその程度を把握するために個別臓器の検索を行う（第２段階），③オーバーラップするリウマチ性疾患（とくにシェーグレン症候群，抗リン脂質抗体症候群）の精査を行い，その存在と程度を明確にする（第３段階）.

▶**d. 治療**

　治療チャートを **図2-52** に示す．的確に治療を施行していくためには，以下のポイントを考慮した上で症例に適した治療法を選択する必要がある.

① 病勢を早期に鎮静させて臓器障害の進行を阻止し，質の高い日常生活を長期にわたり患者に提供することが治療目標であり，そのためには早期の積極的な治療で炎症を抑制する必要がある.

② 治療を「寛解導入療法」と「寛解維持療法（後療法）」に分けて考える.

③ 血液・血清学的な検査所見，ループス腎炎の病理組織像，中枢神経・末梢神経障害や他の臓器障害の有無などから軽症例，中等症例，重症例，超重症例に分類し，初期治療の方法を選択する．それぞれについて，経口プレドニゾロン，メチルプレドニゾロン・パルス（mPSL）療法，シクロホスファミド・パルス（IVCY）療法，その併用などの選択肢があるが，重症

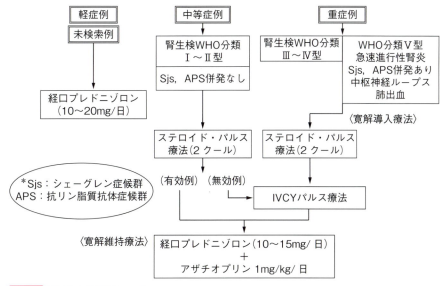

図2-52 SLEの治療チャート

性の判断やIVCY療法導入にあたっては専門医への相談が欠かせない．病態によっては，血漿交換療法，二重濾過血液浄化療法などのオプションもある．

④ ステロイド薬は炎症を抑制はするが，通常使用量では免疫抑制作用はごくわずかで，SLEを治癒に導く薬剤ではない．本質的にステロイド薬は生理的物質であり，過剰量により全例に肥満，骨粗鬆症，成長障害，尿糖陽性などの副作用が出ることが少なくない．

▶**e. 新生児ループス**

母親がSLE，シェーグレン症候群などの自己抗体を保有している場合，これらの自己抗体が経胎盤的に胎児に移行し，出生後自己抗体を保有した新生児が生まれ，発熱，皮疹などのほか房室ブロックなど比較的重症な不整脈を呈することがある．

3 若年性皮膚筋炎

▶**a. 臨床的特徴**

若年性皮膚筋炎（juvenile dermatomyositis: JDM）は，病名が示すように成人とは異なる小児特有の発症病理が想定されている．その特徴は横紋筋内の血管炎に続発する筋線維の壊死・萎縮であり，細小血管炎を基礎とする皮膚組織の変化にある．すなわち，その病態は血管炎症による変化を基盤としており，皮膚・筋肉を養っている血管に炎症が生じることにより，組織への酸素と栄養の供給が不足し，その血管が支配している筋肉が周辺部から破壊されていく．またもう1つの特徴は皮下石灰化を認めることであり，全国調査の結果からその頻度は約28％と推定された．

JDMに特有な皮疹と筋線維の崩壊を伴う筋炎に加え，皮下石灰化は皮下組織とくに脂肪織炎の結果生じることが報告され，本症の実態は皮膚－皮下組織－筋を系統的に侵す炎症的病態であることがわかってきた．

▶b. 診断と活動性の把握

（i）臨床症状

　微熱の持続，倦怠感の発現とともに，筋力低下，筋痛が起こり，幼少児では日常動作の退行的変化として認識されることが多い．抱っこを要求する，階段の昇降を嫌がる，ゴロゴロ寝転ぶ時間が増える，などの生活活動作の変化から気づかれることが多い．皮膚症状は特徴的であり（手指小関節伸側面の敷石状の発赤疹：ゴットロン Gottron 徴候，ヘリオトロープ疹，蝶形紅斑，poikiloderma など），視診により判断できる．筋炎は，客観的に捉えることが重要で，上腕二頭筋，前腕筋，大腿四頭筋，腓腹筋のそれぞれについて手掌を使って把握し，疼痛の誘発を試みる．また腹直筋，僧帽筋，腸腰筋についても圧痛の有無を確かめる．

（ii）診断

　成人と同様，特有の皮疹，筋症状の客観的把握，血液検査異常所見〔CK，アルドラーゼ，AST，LDH など筋原性酵素とミオグロビンの上昇，赤沈値亢進，フィブリン分解産物（FDP-E，D-dimer）の上昇〕，筋電図，把握痛のある四肢筋の MRI（罹患筋肉内の T2 強調像における高信号域の証明）および筋生検所見などにより行われる．とくに CK，アルドラーゼなどの筋原性酵素の上昇が診断や活動性マーカーとして重要であるが，複数のマーカーを判断に用いることが必要であり，とくに CK 値の動きだけで病勢を判断することは危険である．小児では CK が上昇しない例がみられるとの報告もある．また，筋原性酵素値が正常域に入っても JDM の特徴といえる血管炎症候が強い症例では，赤沈値，FDP-E，sIL-2R 値が高値を示し寛解状態に入らない症例も少なくない．すなわち，筋原性酵素の正常化だけで，病状の鎮静化と見誤ることがあってはならない．

　異所性皮下石灰化部の成分はカルシウム・アパタイトであり，石灰化が進行する前段階として皮下の貯留液の蓄積および局所の発赤を伴う皮下組織炎が生じる．この貯留液は「カルシウム・ミルク」とよばれ，液内容には大量の炎症性サイトカインが含まれることが明らかになった．このことは原病による局所の炎症反応が持続して病態に関与していることを如実に示しているが，この状態でも血液検査上異常値を全く示さない症例が少なくないことを留意すべきである．

　JDM の診断基準はいまだないが，国内では成人の皮膚筋炎のための診断基準である旧厚生省改訂診断基準（1997 年）を用いることが多い 表2-24a ．この診断基準を用いる場合，表2-24b に示した臨床所見・検査所見を総合的に診断する必要がある．

▶c. 治療

（i）薬物療法

　JDM の治療は，発病時の筋炎の程度により決定する．ただし血清筋原性酵素の上昇が必ずしも筋炎の程度を的確に示すわけではないため，筋痛・筋把握痛，ガワーズ Gowers 徴候の程度などの臨床所見や MRI，筋電図などの検査所見を併用して総合的な判断をすることが重要である．

　JDM にはいくつかの病型が知られており，個々の病型に沿った治療法が選択される．

　① 最も一般的なブルンスティング Brunsting 型（約90%）の治療：抗炎症薬であるステロイド薬と免疫抑制薬の併用が基本となる．経口プレドニゾロン 10〜15mg/日程度に加えて，アザチオプリン 25〜100mg/日，またはメトトレキサート 4〜8mg/週を用いる．ステロイド薬が開始されると CK 値やミオグロビンは速やかに正常化していき，CK 値は活動性標識には

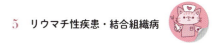

表2-24a 皮膚筋炎・多発性筋炎の旧厚生省改訂診断基準

1. 診断基準項目
    1) 皮膚症状
        a) ヘリオトロープ疹：両側または片側の眼瞼部の紫紅色浮腫性紅斑
        b) ゴットロン徴候：手指関節背側面の角質増殖や皮膚萎縮を伴う紫紅色紅斑
        c) 四肢伸側の紅斑：肘，膝関節などの背面の軽度隆起性の紫紅色紅斑
    2) 上肢または下肢の近位筋の筋力低下
    3) 筋肉の自発痛または把握痛
    4) 血清中筋原性酵素の上昇（CK，アルドラーゼ）
    5) 筋電図の筋原性変化
    6) 骨破壊を伴わない関節炎または関節痛
    7) 全身性炎症所見（発熱，CRP上昇または赤沈亢進）
    8) 抗Jo-1抗体陽性
    9) 筋生検での筋炎の病理所見：筋線維の変性および細胞浸潤
2. 診断基準判定
    皮膚筋炎：1) の皮膚症状の a) ～c) の1項目以上を満たし，かつ経過中に2)～9) の
            項目中4項目以上を満たすもの
    多発筋炎：2)～9) の項目中4項目以上を満たすもの
3. 鑑別診断を要する疾患
    感染による筋炎，薬剤性ミオパチー，内分泌異常に基づくミオパチー，筋ジストロフィー，
    その他の先天性筋疾患

表2-24b 若年性皮膚筋炎の診断手順

1. 臨床症状：上下肢の近位筋の筋力低下（歩行不能，手の挙上困難，起立困難）
           筋把握痛（上腕筋群，大腿筋群）
           皮膚症状（ヘリオトロープ疹，ゴットロン徴候，四肢伸側の紅斑）
2. 血液検査：筋原性酵素（CK，アルドラーゼ）の上昇，炎症反応（CRP，白血球数，赤沈値，ネオプテリン）の亢進，凝固線溶系（FDP，フォン・ヴィレブランド von Willebrand 因子）の亢進
3. 画像検査：近位筋のMRI検査（筋炎部はT2強調，脂肪抑制により高信号を示す）
4. 生理機能検査：筋電図（筋原性変化 short, small, polyphasic motor unit, fibrillation, insertional irritability, high frequency repetitive discharge）
5. 病理組織検査：筋生検（筋肉内の血管を中心とした細胞浸潤），皮膚生検（皮下血管を中心とした細胞浸潤）

注）確定診断には筋電図・筋生検を行い診断するが，筋炎は巣状に生じることがあり，検査部位の決定にはMRIを用いて慎重に決定する必要がある．
注）筋原性酵素はステロイド治療により改善を認め，筋力低下など臨床所見の改善もみられることが多い．しかし筋原性酵素の改善にもかかわらず，筋症状が続く場合には炎症所見・凝固線溶系検査を用いて総合的に判断する必要がある．

使用できなくなる．この時点でアルドラーゼ，赤沈値，FDP-E 値の正常化が目標になる．ただし，皮膚所見の改善は，この治療法では通常は得られない．

② 全身に及ぶ血管炎の著しい例，激症型（約 10％）や消化管出血を伴うバンカー Banker 型 (rare)，ステロイド薬では 1〜3 年以内に再燃を繰り返す例：IVCY 療法の選択が必須である例がある．このような例については，IVCY 療法についての了解を得るためにも専門医への相談が欠かせない．治療の実際は，速効的効果を得るためにまず mPSL 療法 2 クールを行い，その後 IVCY 療法へ移行する．寛解維持には経口プレドニゾロン 10〜20mg/日とアザチオプリン，MTX などの併用を行う．

③ CK 値が数万 IU/L に及ぶ激症型：ステロイド薬の速効性効果を狙って mPSL 療法を 2 クール行い，引き続いて IVCY 療法に移行する．ミオグロビン値も急速に上昇するがクラッシュ症候群と同様の急性腎不全の原因となるため，血漿交換療法を考慮する．いずれの場合でも，薬物療法のほか，筋力低下・筋拘縮に対する理学療法を炎症鎮静化の後，速やかに行うことも治療上重要である．

　皮下石灰化に対応できる治療法は開発されていない．皮下組織炎や脂肪組織炎にはステロイド薬は無効である．大量γグロブリン療法は長期的予後についての検討は行われていない．CsA は間質性肺炎に有効とする報告が多いが，筋炎そのものについての長期的効果は明らかではない．

（ii）理学療法

　筋痛や筋力低下が本症の臨床的特徴であるため，それに付随して生じる筋萎縮や関節拘縮が問題となる．早期の炎症鎮静化を図り，可及的速やかにリハビリテーションの導入を考慮する必要がある．

（iii）今後の展望

　現在本疾患で残された問題は，いかに早期診断と早期治療介入が行えるかと，皮下石灰化の原因究明とその治療法の確立といえる．石灰化周囲にはカルシウム・ミルクが貯留し，この液が濃縮し皮下組織の膠原線維にカルシウムが沈着して石灰塊が生じるが，この過程に周囲の脂肪織炎と脂肪細胞から放出される炎症性サイトカインが関与している．今後，この石灰塊形成を阻止できる根本的な治療法の開発が望まれる．

　また，2008〜2009 年に行った難治性リウマチ性疾患の全国調査では，他のリウマチ性疾患と比較して JDM での死亡例の比率が高く（4.8％），死亡例では間質性肺炎合併例が目立っている．今後，間質性肺炎合併例を含めた難治性病態に対するガイドラインの確立が急務である．

〈森　雅亮〉

各論

6 免疫，アレルギー疾患

1 免疫不全

A 原発性免疫不全症と続発性免疫不全症

　生体は非自己である有害物から自己である体や組織を守る仕組みを有しており，この生体防御機構を免疫とよぶ．生体防御機能が破綻をきたすと非自己である病原体を認識して攻撃できなくなり，いわゆる易感染性を示し，免疫不全症といわれる病態となる．先天的（遺伝的）要因によるものと二次的要因によるものがあり，それぞれ原発性免疫不全症（primary immunodeficiency: PID），続発性免疫不全症（secondary immunodeficiency: SID）とよばれる．SID はウイルス感染，放射線などの外的要因，あるいは悪性腫瘍，低栄養，自己免疫疾患などの内因的要因によってもたらされる免疫不全状態であり，病気本体によるものだけでなく，抗がん剤，免疫抑制薬，分子標的薬，バイオ医薬品などの治療に基づくものもあり，免疫不全状態は複雑である．本稿では PID を中心に免疫不全について解説する．PID は易感染性のみならず，自己を攻撃する自己免疫疾患，がん細胞を攻撃しない悪性腫瘍，病原体でないものを攻撃するアレルギー，病原体が存在しないのに攻撃する自己炎症性疾患も発症することがあり，これらの疾患が前面となって発症する PID も少なからず存在する．

B 原発性免疫不全症の診断と治療

　免疫不全状態で共通して認められる臨床症状は易感染性である．易感染性とは，①反復感染，②感染の重症化・遷延化，③異常な経過あるいは不測の合併症，④病原性の低い病原体に対する感染（日和見感染）を示す．厚生労働省原発性免疫不全症候群調査研究班では「PID を疑う 10 の徴候」を作成している 図2-53．これらのうち 1 つでもあれば PID の可能性がないかを専門医に相談するように啓蒙している．02，04，06，07 は反復感染，01，09 は重症感染，03，05 は持続感染，08 は日和見感染を示唆する徴候である．なかでも診断に最も有用なのは 10 の家族歴である．PID は X 連鎖潜性遺伝形式をとる疾患も多く，母方の兄弟や叔父・伯父が乳児期に感染症などで亡くなっていないかを聴取する．

　PID の確定診断は遺伝子診断であるが，その前に一般検査ならびにフローサイトメトリーによる検査を行う．一般検査では血算ならびに血液像を調べる．生後まもなくから重度の好中球減少症を認める場合には，重症先天性好中球減少症（severe congenital neutropenia: SCN）が疑われる．リンパ球減少を認める場合には T 細胞減少症すなわち細胞性免疫不全症が疑われる．血小板サイズの低下を伴う血小板減少症を認める場合にはウィスコット・オルドリッチ Wiskott-Aldrich

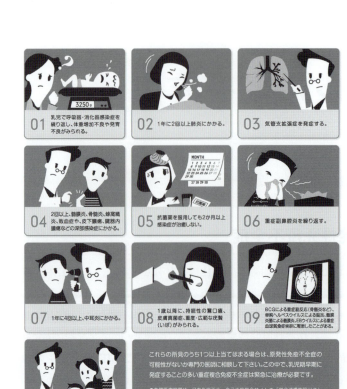

図2-53
小児用原発性免疫不全症を疑う10の徴候
日本免疫不全・自己炎症学会：日本語版原発性免疫不全症を疑う10の徴候（小児用）
(Jeffrey Modell Foundation: 10 Warning Signs of Peimary Immunodeficiency より改変)
（日本免疫不全・自己炎症学会．https://jsiad.org/wpcontent/uploads/2024/10/10warning-Child_F.pdf より許諾を得て転載）

症候群（WAS）が疑われる．

　ウイルスや真菌に易感染性を認める細胞性免疫不全症を疑った場合，リンパ球数の確認に加えて，フローサイトメトリーによりリンパ球サブセット（T，CD4，CD8，NK，B細胞）を調べる．生後まもなくならT細胞低下を認める場合には重症複合免疫不全症（severe combined immunodeficiency: SCID）やディジョージ DiGeorge 症候群の可能性が高い．T細胞受容体の再構成の際に切り取られる環状DNAであるT-cell receptor excision circles（TREC）をリアルタイムPCR法で定量することによって，ガスリー Guthrie ろ紙血などの微量検体でもT細胞新生能を評価できる．TRECを使ってSCIDに対する新生児スクリーニングがわが国でも広まりつつある．

　反復性細菌感染症の患者をみたら，X連鎖無ガンマグロブリン血症（X-linked agammaglobulinemia: XLA）や分類不能型免疫不全症（common variable immunodeficiency: CVID）などの抗体産生不全を疑い，血清免疫グロブリン値ならびに既感染や接種ワクチンに対する特異抗体価の測定を行う．IgGだけでなく，IgAならびにIgMも同時に評価する．

　好中球減少を認める場合には，自己免疫性好中球減少症を鑑別するために抗好中球抗体を測定する．臍帯脱落遅延に好中球増多を伴う場合には白血球接着不全症を疑い，好中球のCD11/CD18を調べる．リンパ節炎や肛門周囲膿瘍などの化膿性病変を認める場合には慢性肉芽腫症（chronic

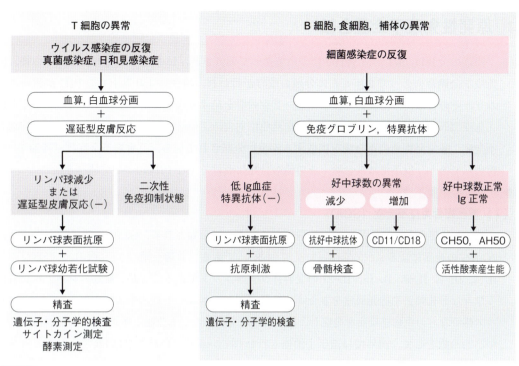

図2-54 PID を疑った場合における一般検査の進め方

granulomatous disease: CGD）を疑い，活性酸素産生能を評価する．以上，PID を疑う場合における一般検査の進め方をフローチャート 図2-54 に示す．

　PID のほとんどは単一遺伝子病であり，原因遺伝子が同定されている．主な PID はフローサイトメトリーでも診断可能であるが，確定診断のみならず，正確な遺伝カウンセリングのためにも遺伝子診断は欠かせない．昨今は同じ臨床像をとりながら，複数の原因遺伝子によって発症するものも少なからず存在し，原因遺伝子も 400 以上と増えてきている．そこで次世代シーケンサーによる網羅的遺伝子解析が遺伝子診断の主流となっており，PID の遺伝子診断は適切な条件下で保険診療として認められている．

　PID はまれな疾患であるが，適切に診断すればほとんどが治療可能であり，見逃さないことが重要である．とくに SCID は速やかに造血細胞移植（hematopoietic cell transplantation: HCT）を行わないと致死的になり，その診断と治療は緊急を要する．拡大新生児スクリーニングによって生後まもなく無症状でも SCID が診断可能となり，予後の改善が期待される．手洗い，うがいといった生活指導に加えて，基本的治療は疾患に応じた抗菌薬，抗真菌薬，抗ウイルス薬などの抗微生物薬投与や必要に応じて隔離などの感染対策となる．低ガンマグロブリン血症を呈する PID に対しては免疫グロブリン定期補充療法を静注あるいは皮下注で行う．いずれも投与直前の IgG 値（トラフ値）を 700mg/dL 以上に保つ．SCID などの一部の PID は HCT が唯一の根治療法である．移植ソース，前処置，移植片対宿主病予防は疾患の種類や患者の状態によって適宜変更する必要があり，移植適応とされる患者は経験が豊富な専門施設での速やかな HCT が望ましい．

C 原発性免疫不全症各論

PID の分類は 1971 年に WHO によって初めて報告され，16 疾患のみであった．その後，国際免疫学会連合によって 2 年ごとに分類の改訂が行われ，現在は 450 以上もの PID が報告されており，その特徴から①複合免疫不全症，②症候群を呈する複合免疫不全症，③抗体産生不全症，④免疫調節障害，⑤食細胞異常症，⑥自然免疫異常，⑦自己炎症性疾患，⑧補体異常症，⑨骨髄不全症，⑩原発性免疫不全症を模倣する疾患に分類されている．⑨骨髄不全症は「各論 12 血液疾患」で扱う．以下では⑨を除くその他の分類における主な PID について述べる．

▶a. 複合免疫不全症

（ⅰ）重症複合免疫不全症（SCID）

SCID は T 細胞，B 細胞，NK 細胞の有無によって分類される．SCID の約半数を占めるのは *IL2RG* の変異による γc 欠損症（X 連鎖 SCID）である．共通 γ 鎖（γc）は IL-2 のみならず，IL-4，IL-7，IL-9，IL-15，IL-21 の受容体サブユニットであることが，複数のシグナル異常による様々な分化障害や機能異常をきたす．乳児早期からニューモシスチス肺炎やサイトメガロウイルス感染などの重症感染症を発症し，根治的治療を行わないと生後 1 年以内に致死的経過をとる．根治的治療として，海外では遺伝子治療も行われているが，わが国では HCT，とくに臍帯血移植が行われている．HCT の成績は感染症を合併しない場合は 90％を超えるが，感染症を合併していると 50％以下とされる．そこで SCID の早期診断のために世界中で TREC 定量による新生児スクリーニングが行われている．

▶b. 症候群を呈する複合免疫不全症

（ⅰ）ウィスコット・オルドリッチ Wiskott-Aldrich 症候群（WAS）

WAS は易感染性，血小板サイズの低下を伴う血小板減少症，湿疹を三徴とする X 連鎖潜性遺伝形式をとる PID である．原因遺伝子は Xp11.22 に局在する *WAS* であり，様々な変異が報告されている．同じ *WAS* 変異によって免疫不全を伴わずに血小板減少症のみを呈する X 連鎖血小板減少症（X-linked thrombocytopenia: XLT）を発症することもある．古典的 WAS は重症感染症や血小板減少による頭蓋内出血などにより致死的経過をとることもあるので，HCT の適応となる．XLT も年齢とともに IgA 腎症の合併による腎不全合併のリスクもあるので，症例によっては HCT の適応となる．

（ⅱ）毛細血管拡張性運動失調症

毛細血管拡張性運動失調症（ataxia telangiectasia: AT）は 1926 年に疾患として報告され，1995 年に原因遺伝子 *ATM* が報告された．1 歳過ぎから小脳失調による歩行困難が出現し，10 歳代で車いすが必要となる．眼球または耳介などの毛細血管拡張は 5 歳過ぎになって気づかれる．約 2/3 で免疫異常を合併し，上気道の呼吸器感染症を頻繁に発症する．血清 α-フェトプロテイン高値は補助的診断として有用である．染色体断裂症候群の一つでもあり，約 15～30％で悪性腫瘍を合併する．通常の化学療法では毒性が強いため，DNA 障害を誘導するような薬剤の用量を減量した化学療法を行う．

（ⅲ）ディジョージ DiGeorge 症候群

特異顔貌，先天性心疾患，低カルシウム血症（副甲状腺低形成による），胸腺低形成による細胞

性免疫不全を呈するPIDである．特異顔貌として，口蓋裂，耳介低位，小耳介，眼瞼裂短縮を伴う眼角開離，短い人中，小さな口，小顎症などがある．先天性心疾患はファローFallot四徴症などの円錐動脈管異常によるものが多い．ほとんどの症例が染色体22q11.2のヘテロ接合微細欠失に起因することから，22q11.2欠失症候群ともよばれる．T細胞が欠損した完全ディジョージ症候群は重症ウイルス感染症により致死的経過をとることがある．海外の一部では胸腺移植が行われているが，わが国ではHCTが行われる．TREC定量による新生児スクリーニングでSCIDと同様に多くの患者が同定されている．

(iv) 高IgE症候群

高IgE症候群（hyper IgE syndrome: HIES）は新生児から発症する重症アトピー性皮膚炎，血清IgEの異常高値，黄色ブドウ球菌による皮膚膿瘍および肺炎，肺炎罹患後の肺囊胞形成，皮膚粘膜のカンジダ症を主徴とする．ほとんどの患者は*STAT3*のヘテロ接合体変異を有する．最近は*STAT3*以外の原因遺伝子（*IL6R, IL6ST, ZNF341*など）がいくつか報告されるようになった．HIESに対する治療は感染予防などの対症的治療が中心であるが，肺囊胞を形成した症例ではアスペルギルス症の治療に難渋することが多い．

▶c. 抗体産生不全症

抗体産生不全症とは様々な細菌に易感染性を示し，低ガンマグロブリン血症を呈するPIDである．B細胞は骨髄において造血幹細胞からプロB，プレB，未熟B細胞へと分化する 図2-55．末梢血においては成熟B細胞へと分化し，最終的には形質細胞へと分化する．この分化過程のどこかに異常があれば，抗体産生不全症となる．

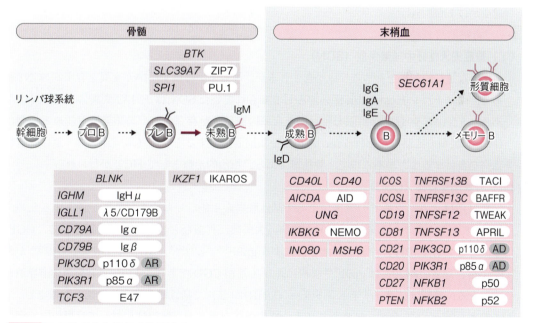

図2-55 B細胞分化と抗体産生不全症
AR: autosomal recessive（常染色体潜性），AD: autosomal dominant（常染色体顕性）．ボックスの左は遺伝子名（イタリック体），右は蛋白名を示す．遺伝子名と蛋白名が同一のものは省略する．

（ⅰ）X連鎖無ガンマグロブリン血症（XLA）

1952年に米国の小児科医ブルトンBrutonによって同定されたPIDであり，ブルトン型無ガンマグロブリン血症ともよばれる．1993年に原因遺伝子が同定され，*Bruton tyrosine kinase*（*BTK*）と命名された．発症頻度は出生10〜20万人に1人程度であり，患者は基本的に男性である．細菌感染を伴う低または無ガンマグロブリン血症の男児で，末梢血B細胞が2%未満であれば，XLAが強く疑われる．XLAと区別しがたい臨床的・免疫学的特徴を有するPIDの一部には原因遺伝子（*IGHM*，*IGLL1*，*CD79A*，*CD79B*など）が同定されているものもあるが，きわめてまれである．治療は感染症に対する抗菌薬治療と免疫グロブリン定期補充療法である．投与直前の血清IgGトラフ値を700mg/dL以上に保つ．

（ⅱ）分類不能型免疫不全症（CVID）

成熟B細胞，とくにメモリーB細胞および形質細胞への分化障害による低ガンマグロブリン血症のため，易感染性を呈するPIDである．CVIDの原因遺伝子は20以上が知られているが，実際にCVID患者で原因遺伝子が同定されるのは10〜15%に過ぎない．臨床的にはXLAと同様に繰り返す細菌感染症を契機に診断される．XLAと異なり，脾腫，肉芽腫性病変，自己免疫疾患，悪性腫瘍の合併を多く認める．治療は免疫グロブリン定期補充療法である．

▶d. 免疫調節障害

（ⅰ）家族性血球貪食性リンパ組織球症

血球貪食性リンパ組織球症（hemophagocytic lymphohistiocytosis: HLH）は発熱，脾腫，2系統以上の血球減少，高トリグリセリド血症または低フィブリノゲン血症，NK活性低下，血清フェリチン高値，可溶性IL-2受容体高値，骨髄または組織における血球貪食像を特徴とするが，遺伝子診断がついたものを家族性HLHとする．治療は免疫化学療法で病勢をコントロールしたら，速やかにHCTを行う．

▶e. 食細胞異常症

（ⅰ）重症先天性好中球減少症（SCN）

様々な遺伝的背景を有する疾患が含まれるが，最も多いのは*ELANE*変異を有するSCN1型である．コストマンKostmann症候群として知られていたSCNは*HAX1*変異によるSCN3型である．*ELANE*や*HAX1*に限らず，様々な原因遺伝子が存在する．易感染性を認める場合にはG-CSF製剤の定期投与を行うが，高用量を長期間投与すると骨髄異形成症候群・急性骨髄性白血病を合併することがあるので，要注意である．根治的治療としてHCTが行われる．

（ⅱ）慢性肉芽腫症（CGD）

NADPHオキシダーゼの障害によって活性酸素産生能，いわゆる殺菌能が低下するため，非H_2O_2産生・カタラーゼ陽性のブドウ球菌，大腸菌，真菌などによる感染を反復する．CGDの原因としてNADPHオキシダーゼを構成するgp91^{phox}，p22^{phox}，p47^{phox}，p67^{phox}，p40^{phox}がある 図2-56．患者の約70%はgp91^{phox}欠損によるX連鎖CGDであり，その他は常染色体潜性遺伝形式をとる．診断はフローサイトメトリー（DHR123法）で活性酸素産生能の低下を確認し，遺伝子検査を行う．ST合剤，抗真菌薬による感染予防を行うが，難治性に対しては根治的治療としてHCTを行う．

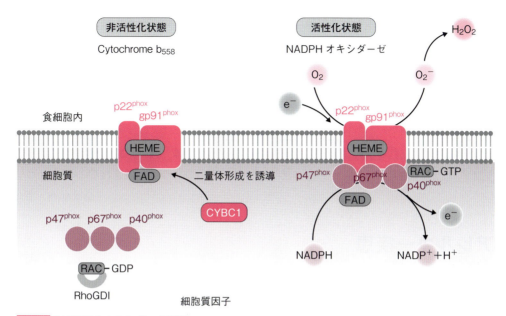

図2-56 NADPHオキシダーゼ機構
活性酸素はNADPHオキシダーゼ複合体によって産生される．gp91^{phox}とp22^{phox}は好中球や単球の細胞膜に結合して存在する膜結合蛋白で，p47^{phox}，p67^{phox}，p40^{phox}は細胞質内に位置する細胞内蛋白である．RACはRhoGDI分子と結合して存在している．細菌などの感染刺激によって，p47^{phox}がリン酸化され構造が変化し，細胞内蛋白が細胞膜に移動し，p22^{phox}と結合する．RACは細胞膜に移動し，p67^{phox}と結合する．その結果，電子伝達系によって，O_2からO_2^-，H_2O_2，OH^-，OCl^-などの活性酸素が産生され，殺菌作用を示す．

▶ f. 自然免疫異常

（i）メンデル遺伝型マイコバクテリア易感染症

抗酸菌やサルモネラ菌などの細胞内寄生菌に対して特異的に易感染性を示すPIDをメンデル遺伝型マイコバクテリア易感染症（Mendelian susceptibility to mycobacterial disease: MSMD）とよぶ．原因として17遺伝子が報告されているが，わが国では常染色体顕性のIFN-γ受容体欠損症と*STAT1*機能喪失変異によるSTAT1欠損症がほとんどである．臨床的にはBCGワクチン接種後に発症する多発骨髄炎，リンパ節炎，関節炎，皮膚炎などの播種性BCG感染症で見つかることが多い．

▶ g. 自己炎症性疾患

自己炎症性疾患は，リウマチ性疾患類似の反復性発熱，関節炎，皮疹といった症状を呈するが，自己抗体は自己抗原特異的T細胞増殖反応が証明されない疾患群であり，「獲得免疫の異常」によるリウマチ性疾患と異なり，「自然免疫の異常」によって発症する．家族性地中海熱が代表的疾患であり，その原因遺伝子*MEFV*の発見を端緒として，数多くの自己炎症性疾患が知られるようになり，PIDの一つとして分類されている．

▶ h. 補体異常症

（i）先天性補体欠損症

補体系は，古典経路，第二経路およびレクチン経路の3つの活性化経路を有し，それぞれC3転換酵素の形成とそれに伴うC3の活性化が生じた結果，様々な生物活性を有する分子を形成し，

終末反応にいたる．先天性補体欠損症では，多くの症例で莢膜を有する細菌に対する反復性感染症を引き起こし，とくに第二経路および終末経路の補体成分の欠損症ではナイセリア属の細菌に対する易感染性を示す．古典経路成分の先天性欠損症では全身性エリテマトーデスや糸球体腎炎などの自己免疫疾患の合併を認める．補体系の検査は血清補体価（CH50）および補体成分 C3，CD4 の血漿蛋白濃度を測定する．

▶i. 原発性免疫不全症を模倣する疾患

この分類に含まれる疾患は先天性ではないが，臨床的には「先天性」免疫不全症と同じ表現型を有する．体細胞変異によるものと自己抗体によるものの 2 つに分類される．

〈金兼弘和，谷田けい〉

2 アレルギー疾患

Ⅰ．アレルギー疾患概論

A アレルギーの定義

アレルギーとは，広義には「免疫反応に基づく生体の全身的または局所的な障害である」と定義され，食物など通常は生体に無害な外来因子に対する不適切な反応（傷害性の反応）を指す．狭義には IgE が主要な役割を担う即時型アレルギーを意味する．アトピーという言葉は，はじめは遺伝的背景を持った過敏症の名称として定義されたが，現在は狭義のアレルギーとほぼ同義に用いられている．

B アレルギー反応の分類

アレルギー反応は，傷害のメカニズムから 4 つの型に分類されるが（ 表2-25 クームスとゲル Coombs & Gell の分類），実際のアレルギー性炎症においては，これらの 4つのメカニズムのいくつかが，同じ患者に空間的また時間的差を持って生じていると考えられる．

表2-25 クームスとゲルの分類

	Ⅰ型	Ⅱ型	Ⅲ型	Ⅳ型
別名	アナフィラキシー型，即時型	細胞傷害性反応	免疫複合体反応（アルサス反応）	細胞性免疫（遅延型）
反応の主体	IgE	IgG，IgM	抗原抗体複合体	リンパ球
主な疾患など	アナフィラキシー，アレルギー性鼻炎	溶血性貧血，血小板減少症	血清病，全身性エリテマトーデス	ツベルクリン反応，同種移植片拒絶，接触皮膚炎

① I型アレルギー：**IgE 抗体が主要な役割を担う反応**による．抗原との接触と症状発現との時間が多くは 15 分から 30 分以内と短く，ほとんどが 2 時間以内に発症する．即時型アレルギーともよばれる．
② II型アレルギー：抗体を介した細胞傷害型，細胞融解型の反応である．細胞表面の抗原に IgG あるいは IgM 抗体が結合し，補体系が活性化され，それに伴い，マクロファージや好中球などの貪食細胞が，補体を介して標的細胞を貪食する．
③ III型アレルギー：可溶性抗原に抗体が結合した免疫複合体が引き金となって組織傷害が起こる．アルサス Arthus 反応ともよばれる．
④ IV型アレルギー：I～III型アレルギーが抗体を介した反応であるのに対して，IV型アレルギーは T リンパ球を介した反応であり，細胞性免疫ともよばれる．遅延型過敏反応（delayed-type hypersensitivity: DTH）と細胞傷害性反応からなり，狭義には DTH を指す．

C 炎症の分類

免疫反応にはリンパ球が重要な役割を果たす．T リンパ球はナイーブ T 細胞からヘルパー T 細胞，キラー T 細胞，抑制性 T 細胞に分化する．分化したヘルパー T 細胞は，産生されるサイトカインにより，Th1 細胞，Th2 細胞，Th17 細胞に分類される．また近年，自然免疫に関わるリンパ球（innate lymphoid cells: ILCs）が発見された．ILC にも ILC1，ILC2，ILC3 の 3 種類がある．免疫反応には Th1 細胞，ILC1 が関わる 1 型，Th2 細胞，ILC2 が関わる 2 型，Th17 細胞，ILC3 が関わる 3 型があり，**アレルギーは 2 型の免疫反応によって起こると考えられ，2 型炎症とよばれる**．

D アレルギー疾患の診断

アレルギー疾患の診断は，問診と診察所見による臨床症状，検査所見，家族歴や既往歴と，類似の臨床症状を示す非アレルギー疾患を除外することより，総合的に行う．

① 問診で訊くべきこと：症状の経過，症状発現の時間（早朝，日中，深夜など），季節，場所（自宅か他所か），症状発現に関連する可能性のあるアレルゲンの曝露との関係，アレルギー疾患や膠原病，免疫異常症の家族歴・既往歴など．
② 基本的検査：末梢血液中の好酸球数，鼻汁中や鼻粘膜の好酸球数あるいは便粘液中好酸球数，血清総 IgE 値．
③ アレルゲンの同定：アレルゲン特異的 IgE 抗体，好塩基球活性化試験[注1]，皮膚試験（プリックテスト，パッチテストなど），アレルゲン特異的リンパ球幼若化試験[注2]，薬剤リンパ球刺激試験[注3]，アレルゲン除去試験，アレルゲン負荷試験．
〈注1〉一部の研究機関でのみ行われている，保険収載なし．
〈注2〉保険収載なし．
〈注3〉薬疹の診断においてのみ保険適用となる．

E アレルギー疾患の治療

アレルギー疾患の治療は，以下の３つを基本とする．治療のアドヒアランスや，薬剤の使い方，環境調整などに関して，患者および保護者の教育も重要である．

① アレルゲンの除去：喘息などではダニ除去などを中心とした室内の環境整備が重要である．食物アレルギーでは，原因食物の必要最低限の除去を行う．

② 薬物療法：急性期にはそれぞれの病態に対応した薬物療法を行う．アレルギー疾患は慢性炎症性疾患であることから，抗炎症薬を基本とした長期にわたる薬物療法が必要である．ガイドラインを参考に，個々の患者に適した治療を行う．

③ 免疫療法：特定のアレルゲンに対する免疫寛容を誘導する抗原特異的免疫療法（以前は減感作療法とよばれた）が行われる．吸入アレルゲンに対する免疫療法は，これまで主に皮下注射で行われてきたが，現在は舌下投与が主流である．食物アレルゲンに対する免疫療法は主に経口で行われるが，アナフィラキシーなどの重篤な症状発現のリスクを伴うため，一部の専門施設で研究レベルで行われるべきものであり，一般には推奨されていない．食物アレルゲンをパッチで皮膚に貼り付ける経皮免疫療法が開発中である．

F アレルギー疾患の予後

小児のアレルギー疾患の一部は，小児の解剖学的成長また免疫学的機能の発達により症状が改善・消失することが知られており，これを寛解とよぶ．疾患によって寛解率は異なる．また，同じ患者で，アトピー性皮膚炎，気管支喘息，アレルギー性鼻炎，というように年齢によって主となる疾患が変化していくことが知られており，アレルギーマーチとよばれている．

Ⅱ．疾患ごとの解説

A 気管支喘息

▶a．概念

小児気管支喘息治療・管理ガイドライン 2023（日本小児アレルギー学会作成）では，以下のように記載されている．

「喘息は，気道の慢性炎症を特徴として，発作性に起こる気道狭窄により，咳嗽，呼気性喘鳴，呼吸困難を繰り返す疾患である．これらの臨床症状は自然ないし治療により軽快，消失するが，ごく稀には致死的となる．気道狭窄は，気道平滑筋収縮，気道粘膜浮腫，気道分泌亢進を主な成因とする．

基本病態は，気道の慢性炎症であり，それに伴う気道過敏性亢進を生じ，これに誘発・悪化因子が作用し気管支平滑筋の収縮，気道粘膜の浮腫，気道分泌亢進による気流制限が引き起こされて喘息症状に至る．気流制限は可逆的であり，反復する．炎症により器質的

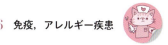

6 免疫，アレルギー疾患

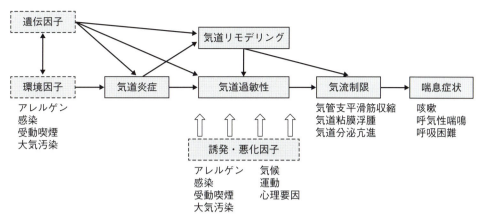

図2-57 小児喘息の成因と病態
(滝沢琢己，他．監修．日本小児アレルギー学会作成．小児気管支喘息治療・管理ガイドライン 2023．
協和企画；2023．p.17，図 2-1 より許諾を得て転載)

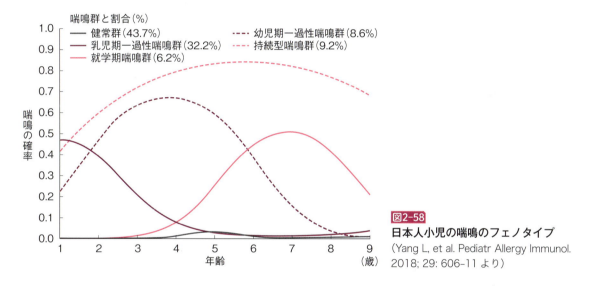

図2-58
日本人小児の喘鳴のフェノタイプ
(Yang L, et al. Pediatr Allergy Immunol. 2018; 29: 606-11 より)

変化である気道のリモデリングが認められる．リモデリングによって気道過敏性はさらに亢進し，気流制限も起こしやすくなる 図2-57．また，喘息の病因には特定の遺伝因子と環境因子の両者が関与すると考えられる」

喘息は均一な疾患ではなく，患者背景や臨床症状などから，いくつかのグループ（フェノタイプ）に分類される．小児では吸入アレルゲン特異的IgE抗体が検出されるアトピー型と，それ以外の非アトピー型とに分類されることが多いが，近年では，予後予測を主な目的として，小児期の喘鳴をフェノタイプに分類する試みがなされている．わが国のコホート研究では，日本人小児の喘鳴は発症時期と予後から 図2-58 のように5つのフェノタイプに分けられた．

▶ **b. 症状**

非発作時には症状は認められない．急性増悪（発作）時の症状は咳嗽，喘鳴，呼吸困難であり，呼吸困難の程度から小発作，中発作，大発作，呼吸不全に分類される 表2-26．陥没呼吸，肩呼

表2-26 急性増悪（発作）治療のための発作強度判定

			小発作	中発作	大発作	呼吸不全
主要所見	症状	興奮状況	平静		興奮	錯乱
		意識	清明		やや低下	低下
		会話	文で話す	句で区切る	一語区切り〜不能	不能
		起坐呼吸	横になれる	座位を好む	前かがみになる	
	身体所見	喘鳴	軽度		著明	減少または消失
		陥没呼吸	なし〜軽度		著明	
		チアノーゼ	なし		あり	
	SpO$_2$（室内気）*1		≧96%	92〜95%	≦91%	
参考所見	身体所見	呼気延長	呼気時間が吸気の2倍未満		呼気時間が吸気の2倍以上	
		呼吸数*2	正常〜軽度増加		増加	不定
	PEF	（吸入前）	>60%	30〜60%	<30%	測定不能
		（吸入後）	>80%	50〜80%	<50%	測定不能
	PaCO$_2$		<41mmHg		41〜61mmHg	>60mmHg

主要所見のうち最も重度のもので発作強度を判定する.
＊1: SpO$_2$ の判定にあたっては，肺炎など他に SpO$_2$ 低下を来す疾患の合併に注意する.
＊2: 年齢別標準呼吸数（回 / 分）
 0〜1 歳: 30〜60 1〜3 歳: 20〜40 3〜6 歳: 20〜30 6〜15 歳: 15〜30
 15 歳〜: 10〜30
（滝沢琢己，他. 監修. 日本小児アレルギー学会作成. 小児気管支喘息治療・管理ガイドライン 2023.
協和企画; 2023. p.148, 表 8-2 より許諾を得て転載）

吸，鼻翼呼吸，起坐呼吸，チアノーゼは呼吸困難の重要な所見である．**発作強度が強くなるにつれて喘鳴は大きくなるが，呼吸不全に陥ると逆に喘鳴は聞こえなくなることに注意する．乳幼児の場合，呼吸困難の程度を症状から把握することは難しいこともあり**，パルスオキシメーターを用いて動脈血酸素飽和度（SpO$_2$）を測定し呼吸障害の程度を確認する.

▶**c. 診断**

　気管支喘息の診断は，**症状，検査所見，アレルギー素因などから総合的に行う．症状として「発作性の咳嗽・喘鳴を伴う呼吸困難を繰り返す」ことが重要である**．気管・気管支狭窄などの解剖学的な異常，心疾患，RS ウイルスによる細気管支炎などの感染症，気道異物など類似の症状を呈する疾患は必ず鑑別する **表2-27**．

▶**d. 検査**

① 呼吸機能検査: 非発作時の末梢気道の狭窄の程度の評価には，フローボリュームカーブを用いる．重症患者では非発作時でも閉塞性の変化を示す．ピークフロー値（PEF）は患者本人の自己ベスト値を確認し，毎日の変動，日内変動を確認する．呼気中の一酸化窒素（FeNO）は，気道炎症を鋭敏に反映して高値となる．検査もさほど困難ではないので，日常診療に取り入れるとよい.

6 免疫，アレルギー疾患

表2-27 鑑別を要する疾患

先天異常，発達異常に基づく喘鳴	その他
大血管の解剖学的異常	過敏性肺炎
先天性心疾患	気管内異物
気道の解剖学的異常	心因性咳嗽
喉頭，気管，気管支軟化症	誘発性喉頭閉塞症（inducible laryngeal obstruction, ILO）
線毛機能不全症候群	気管，気管支の圧迫（腫瘍など）
感染症に基づく喘鳴	うっ血性心不全
鼻炎，副鼻腔炎	アレルギー性気管支肺真菌症
クループ	嚢胞性線維症
気管支炎	サルコイドーシス
急性細気管支炎	肺塞栓症
肺炎	気管支肺異形成症（bronchopulmonary dysplasia, BPD）
気管支拡張症	胃食道逆流症
肺結核	びまん性汎細気管支炎（diffuse panbronchiolitis, DPB）

（滝沢琢己，他．監修．日本小児アレルギー学会作成．小児気管支喘息治療・管理ガイドライン2023．協和企画；2023．p.22，表2-1 より許諾を得て転載）

② アレルギー検査：総IgE値，末梢血好酸球数，アレルゲン特異的IgE抗体値が参考になるが，これらの検査に異常が認められなくとも気管支喘息を否定できない．
③ 胸部X線像：発作時には肺野の透過性亢進，横隔膜の平坦化，肺紋理の増強，肺門部陰影の拡大あるいは増強，肋骨の水平化などが認められる．また，発作を繰り返しているコントロール不良な患者では，非発作時にもこれらの所見がみられることがある．

▶**e. 治療**

気管支喘息の治療は，急性増悪（発作）時の治療と非発作時の治療（長期管理）に分けられる．

（ⅰ）急性増悪（発作）時の治療

急性増悪（発作）時には，図2-59 に示すように発作の強度に応じた薬物療法を行う．病勢が落ち着くまでは，急激な悪化がありうるため，患者のそばを離れず，注意深く観察する．

（ⅱ）非発作時の治療（長期管理）

喘息は慢性疾患であり，発作のないときの長期にわたる管理がきわめて重要である．

① 環境整備：急性増悪（発作）予防に，原因アレルゲン，タバコの煙など喘息増悪因子を除去する．
② 薬物療法：表2-28 のように喘息の重症度および年齢に応じた薬物療法を行う．慢性疾患としての喘息の重症度は，発作頻度により間欠型，軽症持続型，中等症持続型，重症持続型に分類される（見かけの重症度）が，真の重症度は，そのときに行われていた治療内容を加味して評価する 表2-29 ．治療を開始したら，経過により治療のステップアップ・ステップダウンを行う．主な治療薬は，ロイコトリエン受容体拮抗薬とステロイド吸入薬である．吸入療法は，吸入手技がうまくいかないと効果が不充分となるため，手技の指導も重要である．
③ 患者教育：患者とその家族，とくに母親への教育は非常に重要である．喘息は慢性疾患であ

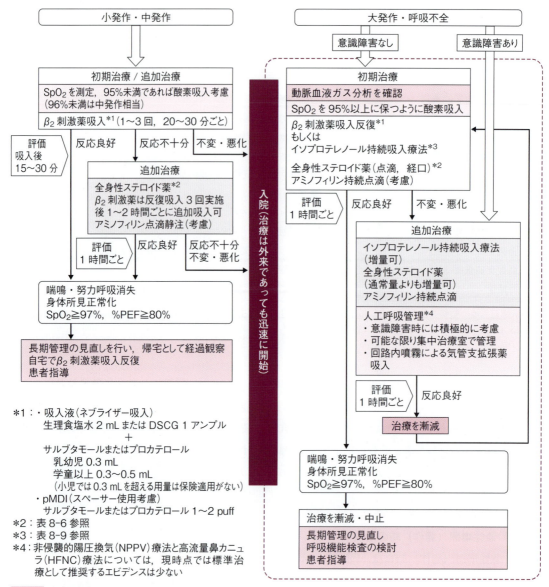

図2-59 急性増悪（発作）の医療機関での対応
(滝沢琢己, 他. 監修. 日本小児アレルギー学会作成. 小児気管支喘息治療・管理ガイドライン 2023. 協和企画; 2023. p.149, 図 8-1 より許諾を得て転載)

注）*2, *3 の表 8 は, オリジナルの「小児気管支喘息治療・管理ガイドライン 2023」の表であり, 本書には掲載されていない.

6 免疫，アレルギー疾患

表2-28 小児喘息の長期管理プラン

5歳以下

	治療ステップ1	治療ステップ2	治療ステップ3	治療ステップ4
			病診連携*2	
基本治療	長期管理薬なし	下記のいずれかを使用 ▶LTRA*1 ▶低用量ICS	▶中用量ICS	▶高用量ICS （LTRAの併用も可）
追加治療	▶LTRA*1	上記治療薬を併用	上記にLTRAを併用 以下を考慮 ▶低用量ICS/LABA への変更*3	以下を考慮 ▶中用量ICS/LABAへの変更*3 ▶ICSのさらなる増量
短期追加治療	貼付薬もしくは経口薬の長時間作用性β₂刺激薬　数日から2週間以内			
	増悪因子への対応，患者教育・パートナーシップ			

6〜15歳

	治療ステップ1	治療ステップ2	治療ステップ3	治療ステップ4
			病診連携*2	
基本治療	長期管理薬なし	下記のいずれかを使用 ▶低用量ICS ▶LTRA*1	下記のいずれかを使用 ▶低用量ICS/LABA*3 ▶中用量ICS	下記のいずれかを使用 ▶中用量ICS/LABA*3 ▶高用量ICS 以下の併用も可 ▶LTRA ▶テオフィリン徐放製剤
追加治療	▶LTRA*1	上記治療薬を併用	以下のいずれかを併用 ▶LTRA ▶テオフィリン徐放製剤	以下を考慮 ▶生物学的製剤*4 ▶高用量ICS/LABA*3 ▶ICSのさらなる増量 ▶経口ステロイド薬
短期追加治療	貼付薬もしくは経口薬の長時間作用性β₂刺激薬　数日から2週間以内			
	増悪因子への対応，ダニアレルゲン特異的免疫療法*5，患者教育・パートナーシップ			

*1：小児喘息に適応のあるその他の抗アレルギー薬を含む
*2：ステップ3以降の治療でコントロール困難な場合は喘息治療に精通した医師の下での治療が望ましい
*3：ICS/LABA使用に際しては原則として他のLABAは中止する（SFCは生後8か月から，FFCは5歳から適用がある）
*4：生物学的製剤は各薬剤の適用の条件があるので注意する（表5-3参照）
*5：ダニアレルギーで特にアレルギー性鼻炎合併例において，安定期%FEV₁≧70%の場合に考慮する（CQ2参照）

ICS，ICS/LABAの用量の目安（μg/日）

		低用量	中用量	高用量
ICS	FP, BDP, CIC	〜100	〜200	〜400*1
	BUD	〜200	〜400	〜800
	BIS	〜250	〜500	〜1,000
ICS/LABA	FP/SLM（SFC）	100/50	200/100	400〜500/100
	FP/FM（FFC）	100/10*2	200/20	400〜500/20
使用例		・SFC 50（pMDI） 　1回1吸入，1日2回 ・FFC 50（pMDI） 　1回1吸入，1日2回	・SFC 100（DPI） 　1回1吸入，1日2回 ・FFC 50（pMDI） 　1回2吸入，1日2回	中用量ICS/LABA＋中用量ICS あるいは ・SFC 250（DPI）*3 　1回1吸入，1日2回 ・FFC 125（pMDI）*3 　1回2吸入，1日2回

*1：小児への保険適用範囲を超える　*2：エビデンスなし　*3：小児適応なし

LTRA：ロイコトリエン受容体拮抗薬　ICS：吸入ステロイド薬
ICS/LABA：吸入ステロイド薬/長時間作用性吸入β₂刺激薬配合剤
FP：フルチカゾン　BDP：ベクロメタゾン　CIC：シクレソニド　BUD：ブデソニド　BIS：ブデソニド吸入懸濁液
SLM：サルメテロール　SFC：フルチカゾン/サルメテロール配合剤
FM：ホルモテロール　FFC：フルチカゾン/ホルモテロール配合剤

（滝沢琢己，他．監修．日本小児アレルギー学会作成．小児気管支喘息治療・管理ガイドライン2023．協和企画；2023．p.88，表5-6より許諾を得て転載）

2　アレルギー疾患

表2-29 小児喘息の重症度分類

症状のみによる 重症度（見かけ上の重症度）	現在の治療ステップを考慮した重症度 （真の重症度）			
治療ステップ	治療 ステップ 1	治療 ステップ 2	治療 ステップ 3	治療 ステップ 4
間欠型 • 年に数回，季節性に咳嗽，軽度呼気性喘鳴が出現する • 時に呼吸困難を伴うが，短時間作用性β₂刺激薬頓用で短期間で症状が改善し，持続しない	間欠型	軽症 持続型	中等症 持続型	重症 持続型
軽症持続型 • 咳嗽，軽度呼気性喘鳴が1回/月以上，1回/週未満 • 時に呼吸困難を伴うが，持続は短く，日常生活が障害されることは少ない	軽症 持続型	中等症 持続型	重症 持続型	重症 持続型
中等症持続型 • 咳嗽，軽度呼気性喘鳴が1回/週以上，毎日は持続しない • 時に中・大発作となり日常生活や睡眠が障害されることがある	中等症 持続型	重症 持続型	重症 持続型	最重症 持続型
重症持続型 • 咳嗽，呼気性喘鳴が毎日持続する • 週に1〜2回，中・大発作となり日常生活や睡眠が障害される	重症 持続型	重症 持続型	重症 持続型	最重症 持続型

（滝沢琢己，他．監修．日本小児アレルギー学会作成．小児気管支喘息治療・管理ガイドライン2023．協和企画；2023．p.26，表2-2より許諾を得て転載）

るが非発作時には症状がないため，**患者および家族の自己判断による休薬・怠薬が起こりやすい**．とくに**思春期患者は軽度の症状を家族に伝えない場合も多く**，重症度判定に影響を及ぼすこともある．

④ 施設療法：難治例や心因反応が発作の誘発に関与していると考えられる症例は，長期施設療法の対象となる．

⑤ アレルゲン特異的免疫療法：アレルギーの原因アレルゲンを投与することで免疫応答を緩和する治療法で，減感作療法ともいわれ，100年以上前から行われてきた．アレルゲンエキスを皮下注射，または舌下投与する．舌下免疫療法の方が小児には行いやすい．

⑥ 生物学的製剤による治療：バイオ技術の発達により，疾患に関わる特定の物質の働きのみを抑制する抗体製剤などが作成され，様々な分野で治療に用いられている．小児の喘息には，抗IgE抗体（オマリズマブ），抗インターロイキン5抗体（メポリズマブ），抗インターロイキン4/13受容体抗体（デュピルマブ），抗TSLP抗体（テゼペルマブ），抗インターロイキン5受容体α抗体（ベンラリズマブ）が保険適用がある（2024年9月現在）．年齢によって適用外となるので注意する．

6 免疫，アレルギー疾患

▶ f. 予後

　小児の気管支喘息は治りやすいと考えられていたが，小児期の喘息が成人期に寛解する割合は6〜65％と報告により差が大きい．アメリカでは，6歳時に喘息と診断されている患者群の22歳時の喘息有病率は57〜72％と高率である，という報告もある．わが国で喘息で死亡する小児の数は，2011年以降は一桁となったが，1990年代は年間100名を超えていた．直接死因は主に窒息で，予期し得ぬ急激な悪化と受診時期の遅れが関与する．死亡前の喘息の重症度はかならずしも重症ではないことに注意を要する．

B アナフィラキシー

▶ a. 概念

　アナフィラキシーは，日本アレルギー学会のアナフィラキシーガイドライン2022で「重篤な全身性の過敏反応であり，通常は急速に発現し，死に至ることもある．重症のアナフィラキシーは致死的になりうる気道・呼吸・循環器症状により特徴づけられるが，典型的な皮膚症状や循環性ショックを伴わない場合もある」と定義されている．以下の2つのいずれかの場合，アナフィラキシーの可能性が高いので，迅速に対応する．

① 皮膚，粘膜，またはその両方の症状（全身性の蕁麻疹，瘙痒または紅潮，口唇・舌・口蓋垂の腫脹など）が急速に（数分〜数時間で）発症した場合で，さらにA. 呼吸困難，呼気性喘鳴などの気道/呼吸器症状，B. 血圧低下または臓器不全に伴う症状（筋緊張低下，失禁，失神など）の循環器症状，C. 重度の消化器症状（重度の痙攣性腹痛，反復性嘔吐など）のいずれか一つ以上を伴った場合

② 典型的な皮膚症状を伴わなくても，当該患者にとっての既知のアレルゲンまたはアレルゲンの可能性がきわめて高いものに曝露された後，血圧低下または気管支攣縮または喉頭症状が急速に（数分から数時間で）発症した場合

▶ b. 機序

　アナフィラキシーの機序には，表2-30 のようなものが考えられている．薬剤や造影剤は，複数の機序によって誘発されると考えられる．

▶ c. 誘因

　日本におけるアナフィラキシーの誘因は多い順に，食物が68.1％，医薬品が11.6％，以下，食物依存性運動誘発アナフィラキシー，昆虫刺症，経口免疫療法の順であった（2015〜2017年の調査）．

▶ d. 症状

　アナフィラキシーでは，多種の臓器に 表2-31 のような症状が起こりうる．症状の重症度分類を 表2-32 に示す．最も重い症状を示した臓器のグレードを，アナフィラキシーの重症度とする．

　また，最初の反応後6〜12時間以内に再度症状が出現することがあり，これを二相性反応とよび，アドレナリンを要する場合もある．アナフィラキシーは，いったん治ったようにみえても，二相性反応に常に注意する．

表2-30 アナフィラキシーの機序

免疫学的機序	IgE の関与あり	食物，薬剤，環境アレルゲン，職業性アレルゲン，造影剤，ラテックス，昆虫毒，など
	IgE の関与なし	非ステロイド性抗炎症薬，造影剤，デキストラン，生物学的製剤など
非免疫学的機序	マスト細胞の直接的な活性化	薬剤，アルコール，物理的要因など
特発性アナフィラキシー	明らかな誘因なし	

表2-31 アナフィラキシーの症状

皮膚・粘膜	紅潮，瘙痒感，蕁麻疹，血管性浮腫，麻疹様発疹，立毛，眼結膜充血，流涙，口腔内腫脹
呼吸器	鼻瘙痒感，鼻閉，鼻汁，くしゃみ 咽頭瘙痒感，咽喉絞扼感，発声障害，嗄声，上気道性喘鳴，断続的な乾性咳嗽 下気道：呼吸数増加，息切れ，胸部絞扼感，激しい咳嗽，喘鳴／気管支痙攣，チアノーゼ，呼吸停止
消化器	腹痛，嘔気，嘔吐，下痢，嚥下障害
心血管系	胸痛，頻脈，徐脈（まれ），その他の不整脈，動悸 血圧低下，失神，失禁，ショック，心停止
中枢神経系	切迫した破滅感，不安（乳幼児や小児の場合は，突然の行動変化，例えば，短気になる，遊ぶのを止める，親にまとわりつくなど），拍動性頭痛（アドレナリン投与前），不穏状態，浮動性めまい，トンネル状視野

(Simons FE, et al. World Allergy Organ J. 2011; 4: 13-37 より改変)

▶e. 治療

　第一選択薬は，アドレナリンの筋注である．アドレナリンには副作用もあるが，アナフィラキシーにおいて，アドレナリン使用の絶対禁忌となる疾患は存在しない．第二選択薬には H_1 抗ヒスタミン薬，β_2 アドレナリン受容体刺激薬，グルココルチコイドがあげられるが，いずれも推奨度のエビデンスレベルは C である．

C 食物アレルギー

▶a. 概念

　食物アレルギーとは，原因食物を摂取した後に免疫学的機序を介して生体にとって不利益な症状（皮膚，粘膜，消化器，呼吸器，アナフィラキシー反応など）が惹起される現象をいう．

　食物摂取により惹起される生体に不利益な反応には，免疫学的機序を介さないものもある．食物に含まれる毒性物質によるもの（フグ毒，鮮度のおちた魚に含まれるヒスタミンによる食中毒など），食物に含まれる薬理作用のある物質によるもの（カフェインなど），酵素欠損・代謝異常（乳糖不耐症など）があり，これらは食物アレルギーの鑑別疾患となる．

376

6 免疫，アレルギー疾患

表2-32 アナフィラキシーにより誘発される器官症状の重症度分類

		グレード1（軽症）	グレード2（中等症）	グレード3（重症）
皮膚・粘膜症状	紅斑・蕁麻疹・膨疹	部分的	全身性	←
	瘙痒	軽い瘙痒（自制内）	瘙痒（自制外）	←
	口唇，眼瞼腫脹	部分的	顔全体の腫れ	←
消化器症状	口腔内，咽頭違和感	口，のどのかゆみ，違和感	咽頭痛	←
	腹痛	弱い腹痛	強い腹痛（自制内）	持続する強い腹痛（自制外）
	嘔吐・下痢	嘔気，単回の嘔吐・下痢	複数回の嘔吐・下痢	繰り返す嘔吐・便失禁
呼吸器症状	咳嗽，鼻汁，鼻閉，くしゃみ	間欠的な咳嗽，鼻汁，鼻閉，くしゃみ	断続的な咳嗽	持続する強い咳き込み，犬吠様咳嗽
	喘鳴，呼吸困難	―	聴診上の喘鳴，軽い息苦しさ	明らかな喘鳴，呼吸困難，チアノーゼ，呼吸停止，$SpO_2 \leqq 92\%$，締めつけられる感覚，嗄声，嚥下困難
循環器症状	頻脈，血圧	―	頻脈（+15回/分），血圧軽度低下，蒼白	不整脈，血圧低下，重度徐脈，心停止
神経症状	意識状態	元気がない	眠気，軽度頭痛，恐怖感	ぐったり，不穏，失禁，意識消失

血圧低下：
　1歳未満＜70mmHg
　1〜10歳＜［70+（2×年齢）］mmHg
　11歳〜成人＜90mmHg

血圧軽度低下：
　1歳未満＜80mmHg
　1〜10歳＜［80+（2×年齢）］mmHg
　11歳〜成人＜100mmHg

（Yanagida N, et al.Int Arch Allergy Immunol. 2017; 172: 173-82, 柳田紀之，他．日本小児アレルギー学会誌．2015; 29: 655-64 より）

　また，近年，食物に含まれた食物以外のアレルゲンによって引き起こされる，食物関連アレルギーがわかってきている．代表的なものとして，魚介類に寄生したアニサキスによるアレルギー，お好み焼きなどの粉に入り込んだダニによる経口ダニアナフィラキシー（パンケーキ症候群），化粧品のコチニール色素によるアレルギーがある．

▶b. 食物アレルギーの分類

（i）発症機序による分類

　IgE依存性反応，IgE非依存性反応，IgE依存性反応・IgE非依存性反応の両方による病態，の3つがある．

（ⅱ）発症時間からの分類

アレルゲン曝露から2時間以内に症状が誘発されるものを即時型反応，2時間以上を経過して症状を認めるものを非即時型反応という．**即時型反応の多くは IgE 依存性，非即時型反応の多くは IgE 非依存性である**．また，アナフィラキシーの場合，即時型反応が出現した数時間後に症状が現れることがあり，これを二相性反応とよぶ．後から現れる症状は遅発型反応とよばれる．

▶c. 疫学

食物アレルギーの有症率は報告によって異なるが，2019年の東京都の3歳児検診で，3歳までに食物アレルギーと医師に診断された児は14.9%で，そのうち60.1%は1歳になるまでに診断されていた．食物摂取から60分以内に症状が出現して医療機関を受診した患者の調査では，年齢は0歳児が最も多く，年齢が長じるほど減少した．即時型症状の原因となったアレルゲンは，鶏卵が最も多く，牛乳，小麦，木の実類，落花生の順であった．

▶d. 症状・臨床病型

（ⅰ）食物アレルギーの症状

皮膚，呼吸器，消化器など，全身の多様な臓器が傷害され，様々な症状を呈する 表2-33 ．

（ⅱ）即時型反応

食物摂取後2時間以内に出現する即時型反応が最も頻度が高い．**即時型反応の最重症がアナフィラキシーショックであり，症状の重症度は，アナフィラキシーの重症度と同じ基準が用いられる** 表2-32 ．

（ⅲ）特殊な病型

① 消化管アレルギー：嘔吐・下痢・腹痛など消化器症状が中心となる食物アレルギーの総称で，いくつかのサブタイプに分類される．

　•即時型反応の一部としての消化器症状：腹痛，嘔吐，下痢が即時型反応の部分症状としてみられることがある．

表2-33 食物アレルギーの症状

臓器	症状
皮膚	紅斑，蕁麻疹，血管性浮腫，瘙痒，灼熱感，湿疹
粘膜	結膜充血・浮腫，瘙痒感，流涙，眼瞼浮腫 鼻汁，鼻閉，くしゃみ 口腔・咽頭・口唇・舌の違和感・腫脹
呼吸器	喉頭違和感・瘙痒感・絞扼感，嗄声，嚥下困難 咳嗽，喘鳴，陥没呼吸，胸部圧迫感，呼吸困難，チアノーゼ
消化器	悪心，嘔吐，腹痛，下痢，血便
神経	頭痛，活気の低下，眠気，不穏，意識障害，失禁
循環器	血圧低下，頻脈，徐脈，不整脈，四肢冷感，蒼白（末梢循環不全）

（海老澤元宏，他，監修．日本小児アレルギー学会食物アレルギー委員会，作成．食物アレルギー診療ガイドライン2021．協和企画：2021．p.21，表2-5 より許諾を得て転載）

- 新生児・乳児食物蛋白誘発胃腸症：新生児期〜乳児期に発症する，嘔吐，下痢，血便などの症状を呈する消化管アレルギー．原因蛋白は牛乳が多いが，最近，卵黄で発症する患者が増加している．新生児・乳児消化管アレルギーと同義に扱われる．また，非 IgE 依存性の病態が主のため，non-IgE-mediated gastrointestinal food allergies（non-IgE GIFAs）ともよばれ，food protein-induced enterocolitis syndrome（FPIES），food protein-induced allergic proctocolitis（FPIAP），food protein-induced enteropathy（FPE）の 3 つの病態を含む．
- 好酸球性消化管疾患：消化管に好酸球が異常集積することによって起こる疾患．病変部位により好酸球性食道炎，好酸球性胃腸炎，好酸球性大腸炎に分けられる．

② 食物依存性運動誘発アナフィラキシー（food dependent exercise induced anaphylaxis: FDEIAn）：特定の食物を摂取した後に運動をすることでアナフィラキシー反応が誘発される．食物のみ，運動のみでは症状は誘発されない．

③ 口腔アレルギー症候群（oral allergy syndrome: OAS）：口唇，口腔，咽頭の粘膜を中心とする IgE 依存性の即時型アレルギー．

④ 花粉 - 食物アレルギー症候群（pollen-food allergy syndrome: PFAS）：花粉に感作された患者が，交叉抗原性のある食物を摂取したときにアレルギー症状をきたすものである．主に口腔アレルギー症状を起こすが，アナフィラキシーとなることもある．

⑤ ラテックス・フルーツ症候群：ラテックスアレルギー患者の約半数で，アボカド，栗，バナナ，キウイなどによりアナフィラキシー，喘鳴，蕁麻疹，OAS などの即時型反応を起こす．ラテックス抗原とこれらのフルーツなどに含まれる抗原との交差反応による．

▶e. 診断・検査

詳細な問診，皮膚反応試験および特異 IgE 抗体の測定，疑わしい食物を除去して症状の改善をみる除去試験，疑わしい食物を摂取させて症状発現の再現性を確認する負荷試験などの結果を総合して行う．食物負荷試験が最も確実な診断法であるが，アナフィラキシーなど即時型の重症な症状が出現した場合には，診断確定のための負荷試験は行わない 図2-60 ．

▶f. 治療

食物アレルギーに特異的な薬物療法はなく，症状を誘発させないように最低限の除去を行う．不適切な除去により栄養障害や摂食障害を引き起こすことがあるので，定期的な体重測定，栄養指導などを行う．以前は乳児期の食物アレルギーは，除去を継続することで 3 歳頃に耐性獲得が期待されると考えられていたが，この方法では就学期を越えても耐性を獲得せず，少量摂取も困難な患者が多くいることがわかってきた．一方，即時型の症例においては，症状を誘発しない安全な量を摂取することで摂取可能量が増加する患者がいることもわかってきた．このため，現在は，経口負荷試験により安全摂取量を確認し，医師の指導のもとで摂取を行うことが多くなっている．一般には，負荷試験で症状誘発がないことが確認された量あるいはそれより少ない量を継続して摂取し，期間をあけて負荷試験を行って摂取量を増量する方法を行う．体調や食後の運動などによって重篤な症状を引き起こす可能性があり，安全係数を考慮した指導が必要である．

消化管アレルギーについては，少量摂取による治療はできない．Non-IgE-GIFAs では，年齢が長じたところで負荷試験で耐性獲得を確認して摂取を開始する．好酸球性消化管疾患では，ス

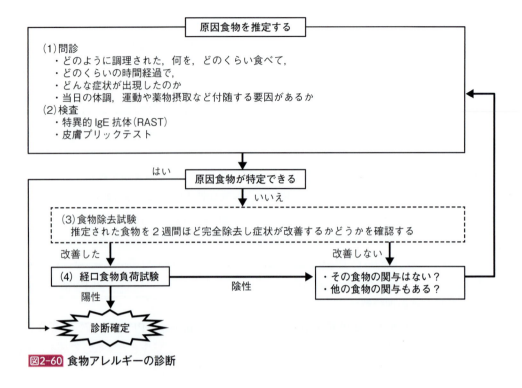

図2-60 食物アレルギーの診断

図2-61 一般向けエピペン®の適応
(日本小児アレルギー学会アナフィラキシーワーキンググループ,「一般向けエピペン®の適応」, 2013年, https://view.officeapps.live.com/op/view.aspx?src=https%3A%2F%2Fwww.jspaci.jp%2Fassets%2Fdocuments%2Fppt-epipen-01.pptx&wdOrigin=BROWSELINK [2024年11月26日閲覧]より許諾を得て転載)

テロイド薬の全身投与が必要になることが多い.

アナフィラキシーの既往のある患者にはアドレナリン自己注射器（エピペン®）を処方する．エピペン®の使用には，日本小児アレルギー学会から「一般向けエピペン®の適応」が提示されているが，アナフィラキシーの徴候があれば，躊躇なく使用することが重要である 図2-61．

集団生活をしている患者では，偶発的なアレルゲンの摂取など，不測の事態に備えて保育園，幼稚園，学校などの担当者と連絡をとり，緊急連絡先，症状出現時の対応を明確にしておく．生活管理指導表を活用する．エピペン®を処方されている患者においては，使用方法，使用のタイミングを学校関係者などにも理解しておいてもらうことが重要である．

2024年2月，米国のFDAは，複数の食物アレルゲンに対してIgE依存性反応を示す食物アレ

6　免疫，アレルギー疾患

ルギー患者の誤食時のアレルギー反応軽減のために，抗IgE抗体の使用を承認した．

▶g．合併症の治療

（ⅰ）アトピー性皮膚炎

近年，環境に存在する食物アレルゲンがバリア機能の低下した皮膚から侵入して食物アレルギーを惹起することが示されている．早期にアトピー性皮膚炎を発症すると食物アレルギー発症のリスクが高まると考えられており，乳児期のスキンケア，アトピー性皮膚炎の治療は重要である．

（ⅱ）気管支喘息

気管支喘息のコントロールが不良であると，食物アレルギーの症状が重症化しやすいため，喘息の治療も必要である．

▶h．予後

耐性獲得率は，アレルゲンや調査したコホートによってかなりの差がある．種実類や甲殻類のアレルギーは，耐性を獲得しづらいといわれている．

D　アトピー性皮膚炎

▶a．概念

日本皮膚科学会の「アトピー性皮膚炎の定義（概念）」によって「増悪・寛解を繰り返す，瘙痒のある湿疹を主病変とする疾患であり，患者の多くはアトピー素因を持つ」と定義されている．アトピー素因とは，①家族歴・既往歴（気管支喘息，アレルギー性鼻炎・結膜炎，アトピー性皮膚炎のうちのいずれか，あるいは複数の疾患），または，②IgE抗体を産生しやすい素因，とされており，患者の多くで認められるが，必須ではない．

▶b．症状

定義にもあるように，痒みのある湿疹が慢性的に増悪，寛解を繰り返す．年齢により湿疹のできやすい場所に特徴があり，患者の皮膚は乾燥していることが多い．時に黄色ブドウ球菌などの感染を起こして，膿痂疹となることもある．

▶c．病態

皮膚の角層の異常や表皮の異常による皮膚のバリア機能の障害から，アレルゲンが皮膚に侵入し，2型の免疫応答が惹起され，局所で炎症が起こる．アトピー性皮膚炎患者では痒み過敏があり，瘙痒感を感じやすい．掻破により皮膚バリア機能の悪化，炎症の悪化が起こり，さらに痒みが増すという悪循環に陥る．

▶d．診断

アトピー性皮膚炎の診断は診断基準に基づいて行う．わが国では日本皮膚科学会基準 表2-34 が用いられている．

▶e．治療

アトピー性皮膚炎の治療の基本は，①薬物療法，②皮膚の生理学的異常に対する外用療法，③悪化因子の検索と対策，の3点であり，同等に重要である．

①　薬物療法：根治療法はなく，対症療法となる．抗炎症外用薬と，内服薬を用いる．抗炎症外

表2-34 アトピー性皮膚炎の診断基準（日本皮膚科学会）

1. 瘙痒
2. 特徴的皮疹と分布
    ① 皮疹は湿疹病変
    • 急性病変：紅斑，浸潤性紅斑，丘疹，漿液性丘疹，鱗屑，痂皮
    • 慢性病変：浸潤性紅斑・苔癬化病変，痒疹，鱗屑，痂皮
    ② 分布
    • 左右対側性
      好発部位：前額，眼囲，口囲・口唇，耳介周囲，頸部，四肢関節部，体幹
    • 参考となる年齢による特徴
      乳児期：頭，顔にはじまりしばしば体幹，四肢に下降．
      幼小児期：頸部，四肢関節部の病変．
      思春期・成人期：上半身（顔，頸，胸，背）に皮疹が強い傾向．
3. 慢性・反復性経過（しばしば新旧の皮疹が混在する）
    乳児では2か月以上，その他では6か月以上を慢性とする．

上記1，2，および3の項目を満たすものを，症状の軽重を問わずアトピー性皮膚炎と診断する．そのほかは急性あるいは慢性の湿疹とし，年齢や経過を参考にして診断する．

除外すべき診断（合併することはある）
    • 接触皮膚炎　• 手湿疹（アトピー性皮膚炎以外の手湿疹を除外するため）
    • 脂漏性皮膚炎　• 皮膚リンパ腫
    • 単純性痒疹　• 乾癬
    • 疥癬　• 免疫不全による疾患
    • 汗疹　• 膠原病（SLE，皮膚筋炎）
    • 魚鱗癬　• ネザートン症候群
    • 皮脂欠乏性湿疹

（日本皮膚科学会，日本アレルギー学会．アトピー性皮膚炎診療ガイドライン2021．アレルギー．2021; 70: 1257-342 より許諾を得て転載）

用薬の主体はステロイド外用薬であり，病変の程度や経過に応じてステロイドのランクを調整する．塗り方も重要であり，量が少ないと効果は期待できない．口径5mmのチューブから，示指の先端から第1関節まで押し出した量（finger tip unit: FTU）がおおよそ0.5gとなり 図2-62，これで成人の掌2枚分を塗る．ステロイド外用療法の目安となる．

　ステロイド外用薬の他の外用薬には，タクロリムス軟膏（カルシニューリン阻害薬），デルゴシチニブ軟膏（Janus kinase阻害薬），ジファミラスト軟膏（ホスホジエステラーゼ4阻害薬）がある，それぞれに特徴があるので，個々の患者に合わせて使用する．薬によって使用可能な年齢が異なるので，注意する．非ステロイド性抗炎症薬の外用は接触性皮膚炎を起こすことがあり，推奨されていない．

　アトピー性皮膚炎は慢性疾患であり，長期のコントロールが重要となる．急性症状を抑制し寛解させたのちに，保湿に加えてステロイド外用薬やタクロリムス外用薬を週2回など間欠的に塗布して寛解を維持するプロアクティブ療法が推奨されている．

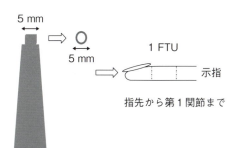

図2-62 finger tip unit（FTU）
口径5mmのチューブから，示指の先端から第1関節まで押し出した量を1FTUという．この量で成人の掌2枚分を塗る

瘙痒の抑制には，抗ヒスタミン薬の内服も併用される．非鎮静性の第2世代の薬剤を選択する．重症例には，カルシニューリン阻害薬（シクロスポリン），Janus kinase 阻害薬（アブロシチニブ，ウパダシチニブ，バリシチニブ）の内服，生物学的製剤である抗インターロイキン4/13受容体抗体（デュピルマブ），抗インターロイキン31受容体A抗体（ネモリズマブ），抗インターロイキン13抗体（レブリキズマブ）の使用を考慮する．これらの薬も使用可能な年齢に注意する．最重症例は原則入院加療とし，経口ステロイド薬も必要に応じて使用する．

② スキンケア：アトピー性皮膚炎の患者の皮膚では，水分保持能，バリア機能の低下や痒みの閾値の低下，易感染性などの機能異常がみられ，これらの対策としてスキンケア（皮膚の清潔と保湿）が重要である．

③ 悪化因子の検索と対策：汗，乾燥，搔破，石鹸や衣服のこすれなどの物理刺激，ダニ，ほこり，ペット，皮膚細菌・真菌感染症などが悪化因子としてあげられる．生活環境の整備（カーペットの使用禁止や動物飼育の禁止，エアコンによる発汗のコントロールなど），ストレス対策を行う．乳幼児では皮膚症状の増悪と食物が関連する場合があるが，不適切な除去は栄養状態を悪化させ，成長にも影響を与えるため，食物とアトピー性皮膚炎の関連は慎重に判断する．

E 薬物アレルギー

▶a. 概念

適切に使用された薬物が，生体に有害な反応を惹起した場合を異常薬物反応（adverse drug reaction）とよび 表2-35 ，発症機序に免疫反応が関与している場合が薬物アレルギーである．ヨード造影剤によるアナフィラキシー様反応やアスピリン喘息などは非免疫学的機序によって起こる．

▶b. 症状

皮膚症状（蕁麻疹，薬疹）が最も多く，その他に全身症状としてアナフィラキシー（様）反応，発熱，リンパ節腫脹，関節痛・関節炎，過敏性肺炎，間質性腎炎，肝障害，汎血球減少などを認める．薬剤誘発性ループスなど自己免疫疾患が誘導されることもある．

薬疹には，紅斑丘疹型，多型紅斑型，スティーヴンス・ジョンソン症候群（Stevens-Johnson syndrome: SJS）型，中毒性表皮壊死症（toxic epidermal necrolysis: TEN）型，紅皮症型，薬剤

表2-35 異常薬物反応（適切な薬物使用によって生じた生体に不利益な反応）

予測可能な反応	毒性反応	
	薬物間の相互作用による有害作用	
予測不可能な反応	薬物アレルギー	免疫学的機序による
	偽アレルギー性薬物反応	非免疫学的機序による
	薬物不耐症	常用量以下の量で惹起される，薬理作用による過大反応
	薬物特異体質反応	遺伝的に規定された代謝異常による，通常の薬理作用からは予測されない反応

性過敏症症候群（drug-induced hypersensitivity syndrome: DIHS）がある．SJS，TEN は紅斑の水疱形成，粘膜障害，呼吸器，消化器，腎障害など全身臓器の障害を伴い，時に生命にかかわる重症薬疹である．

▶**c. 診断・検査**

　問診が最も重要である．薬剤の摂取から症状出現までの時間，症状と経過，以前の薬物使用状況などを確認する．

　診断に使われる検査としては，

　　① 皮膚テスト：プリックテスト，皮内テスト，パッチテスト

　　② 薬剤によるリンパ球刺激試験

　　③ 補体結合反応，クームステスト，血球凝集反応

　　④ 少量負荷試験

があげられる．問診から薬剤アレルギーが疑わしければ，可能な場合，皮膚テスト，血液検査を行う．これらが陰性の場合，または検査ができない場合には少量負荷試験を行う．皮膚テストおよび少量負荷試験は実際に患者に薬剤を投与する方法であり，検査自体により強いアレルギー反応を引き起こす可能性がある．アナフィラキシーや重症薬疹では，負荷試験は行わない．

▶**d. 治療**

　原因と考えられる薬剤をただちに中止する．蕁麻疹など軽度の即時型反応に対しては抗ヒスタミン薬を使用し，アナフィラキシー時にはアドレナリンを投与する．SJS，TEN など重症薬疹にはステロイド薬を第一選択とし，症状に応じてメチルプレドニゾロンパルス療法，大量ガンマグロブリン療法なども行い，最重症例には血液浄化療法も考慮する．また，原因薬を明らかにし，回復後に安全に用いることのできる薬剤の範囲を決めることも重要である．

〈冨板美奈子〉

各論

7 感染症

1 母子感染

　母子感染とは，母体に感染している病原微生物が妊娠・分娩・授乳の過程で胎児・新生児に感染することで成立する．母児感染や垂直感染などとも表記される．母子感染を起こす病原微生物のうち，風疹ウイルスのように胎内感染することで出生時にすでに不可逆的な影響をもたらすもの，B群溶連菌感染症のように新生児期に重篤な感染症を起こすものがとくに重要である．感染経路としては，胎内感染（経胎盤感染など），分娩時感染（産道感染など），出生後感染（経母乳感染など）がある．経胎盤感染を起こし，流産・早産，胎児発育不全，形態異常や発育・発達異常，持続感染を起こす感染症は，とくに TORCH 症候群とよばれる．TORCH 症候群の原因となる病原微生物に明確な定義はないが，TORCH の名称のもとになった，トキソプラズマ，風疹ウイルス，サイトメガロウイルス，単純ヘルペスウイルスのほか，梅毒トレポネーマ，ジカウイルス，パルボウイルス B19，ヒト免疫不全ウイルス，ヒト T 細胞白血病ウイルス 1 型，B 型・C 型肝炎ウイルスなどである．代表的な体内感染症である先天性風疹症候群では，先天性心疾患，白内障，感音性難聴が特徴的な所見である．母子感染では，ワクチン，感染予防教育，母体治療などによる母体の感染予防が重要である．

2 免疫不全における感染症

　免疫機構の全体あるいは一部に異常があり，病原微生物に対しての防御が不全状態にある場合が免疫不全である．健常な状態と異なり，反復感染，重症感染，持続感染，日和見感染（通常では感染症を起こさないような病原体により起こる感染症）が認められることが特徴である．このような状態を易感染性があるという．**免疫不全の原因は，大きく 2 つに分けられ，原発性と続発性である**．原発性免疫不全は，免疫機構の病気であり，遺伝子異常などにより，T 細胞，B 細胞，好中球に異常が生じたり，粘膜の防御システムが破綻することにより感染症が起こる．続発性免疫不全は，様々な要因で起こるが，とくに病気の治療によって起こるものが重要である．血液腫瘍疾患やリウマチ性疾患，自己免疫性疾患などに対して使用されるステロイド，免疫抑制薬，抗腫瘍薬，生物学的製剤は，免疫不全状態を起こす．免疫不全状態で注意が必要な病原微生物の代表は，サイトメガロウイルス，非結核性抗酸菌，ニューモシスチス・イロベチイ，カンジダがあげられる．免疫機構で異常のある部分により，どの病原微生物によるリスクが高くなるかを理解することが必要である．感染症の予防としては，病原微生物への曝露，抗微生物薬の予防投与，ワクチンがあり，免疫不全の種類・状態に応じて選択される．

3 感染症の予防及び感染症の患者に対する医療に関する法律

　この法律は、「感染症法」と略されることが多い。「伝染病予防法」、「性病予防法」、「エイズ予防法」、「結核予防法」が統合された法律である。「感染症の発生を予防し、及びそのまん延の防止を図り、もって公衆衛生の向上及び増進を図ること」を目的とする。「感染症」を、感染力や罹患した場合の重篤性等を基に、一類感染症、二類感染症、三類感染症、四類感染症、五類感染症、新型インフルエンザ等感染症、指定感染症、新感染症の8つに分類し、国・地方公共団体による措置が決められている。とくに、感染症の発生や流行を早期に把握し、対策を立てるために医師による届出について、感染症の分類ごとに定められている 表2-36 。また、本法に基づく施策として、感染症発生動向調査が行われている。五類感染症は日常診療で対応する場面が多いが、全数報告と定点報告（定点機関からのみ報告される）があり、診断後の届出時期は疾患により様々なことに注意し、届出を行う必要がある。届出票は、厚生労働省のホームページからダウンロードできる。

表2-36 感染症法による感染症発生動向調査対象疾病

分類	把握方法	届出期間	対象疾病
一類感染症	全医療機関	直ちに	エボラ出血熱，クリミア・コンゴ出血熱，痘そう，南米出血熱，ペスト，マールブルグ病，ラッサ熱
二類感染症	全医療機関	直ちに	急性灰白髄炎，結核，ジフテリア，重症急性呼吸器症候群（病原体がコロナウイルス属SARSコロナウイルスであるものに限る），中東呼吸器症候群（病原体がベータコロナウイルス属MERSコロナウイルスであるものに限る），鳥インフルエンザ（H5N1），鳥インフルエンザ（H7N9）
三類感染症	全医療機関	直ちに	コレラ，細菌性赤痢，腸管出血性大腸菌感染症，腸チフス，パラチフス
四類感染症	全医療機関	直ちに	E型肝炎，ウエストナイル熱，A型肝炎，エキノコックス症，エムポックス，黄熱，オウム病，オムスク出血熱，回帰熱，キャサヌル森林病，Q熱，狂犬病，コクシジオイデス症，ジカウイルス感染症，重症熱性血小板減少症候群（病原体がフレボウイルス属SFTSウイルスであるものに限る），腎症候性出血熱，西部ウマ脳炎，ダニ媒介脳炎，炭疽，チクングニア熱，つつが虫病，デング熱，東部ウマ脳炎，鳥インフルエンザ〔鳥インフルエンザ（H5N1およびH7N9）を除く〕，ニパウイルス感染症，日本紅斑熱，日本脳炎，ハンタウイルス肺症候群，Bウイルス病，鼻疽，ブルセラ症，ベネズエラウマ脳炎，ヘンドラウイルス感染症，発疹チフス，ボツリヌス症，マラリア，野兎病，ライム病，リッサウイルス感染症，リフトバレー熱，類鼻疽，レジオネラ症，レプトスピラ症，ロッキー山紅斑熱

表2-36 つづき

分類	把握方法	届出期間	対象疾病
五類感染症	全医療機関	直ちに	侵襲性髄膜炎菌感染症，風疹，麻疹
	全医療機関	7日以内	アメーバ赤痢，ウイルス性肝炎（E型肝炎およびA型肝炎を除く），カルバペネム耐性腸内細菌目細菌感染症，急性弛緩性麻痺（急性灰白髄炎を除く），急性脳炎（ウエストナイル脳炎，西部ウマ脳炎，ダニ媒介脳炎，東部ウマ脳炎，日本脳炎，ベネズエラウマ脳炎およびリフトバレー熱を除く），クリプトスポリジウム症，クロイツフェルト・ヤコブ病，劇症型溶血性連鎖球菌感染症，後天性免疫不全症候群，ジアルジア症，侵襲性インフルエンザ菌感染症，侵襲性肺炎球菌感染症，水痘（入院例に限る），先天性風疹症候群，梅毒，播種性クリプトコックス症，破傷風，バンコマイシン耐性黄色ブドウ球菌感染症，バンコマイシン耐性腸球菌感染症，百日咳，薬剤耐性アシネトバクター感染症
	小児科定点	週単位	RSウイルス感染症，咽頭結膜熱，A群溶血性連鎖球菌咽頭炎，感染性胃腸炎，水痘，手足口病，伝染性紅斑，突発性発疹，ヘルパンギーナ，流行性耳下腺炎
	インフルエンザ定点およびCOVID-19定点基幹定点	週単位	インフルエンザ（鳥インフルエンザおよび新型インフルエンザ等感染症を除く），新型コロナウイルス感染症〔病原体がベータコロナウイルス属のコロナウイルス（令和二年一月に中華人民共和国から世界保健機関に対して，人に伝染する能力を有することが新たに報告されたものに限る）であるものに限る〕
	基幹定点	週単位	感染性胃腸炎（病原体がロタウイルスであるものに限る），クラミジア肺炎（オウム病を除く），細菌性髄膜炎（髄膜炎菌，肺炎球菌，インフルエンザ菌を原因として同定された場合を除く），マイコプラズマ肺炎，無菌性髄膜炎
		月単位	ペニシリン耐性肺炎球菌感染症，メチシリン耐性黄色ブドウ球菌感染症，薬剤耐性緑膿菌感染症
	眼科定点	週単位	急性出血性結膜炎，流行性角結膜炎
	性感染症定点	月単位	性器クラミジア感染症，性器ヘルペスウイルス感染症，尖圭コンジローマ，淋菌感染症
	疑似症定点	直ちに	法第14条第1項に規定する厚生労働省令で定める疑似症発熱，呼吸器症状，発疹，消化器症状または神経学的症状その他感染症を疑わせるような症状のうち，医師が一般に認められている医学的知見に基づき，集中治療その他これに準ずるものが必要であり，かつ，直ちに特定の感染症と診断することができないと判断したもの
新型インフルエンザ等感染症	全医療機関	直ちに	新型インフルエンザ，再興型インフルエンザ，新型コロナウイルス感染症，再興型コロナウイルス感染症

＊感染症の流行状況に合わせて変更される場合がある

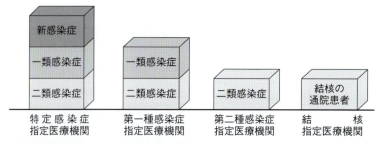
図2-63 感染症指定医療機関と感染症類型の関係　厚生労働省資料

「感染症指定医療機関」は，特定感染症指定医療機関，第一種感染症指定医療機関，第二種感染症指定医療機関，第一種協定指定医療機関，第二種協定指定医療機関，結核指定医療機関がある．特定感染症指定医療機関は，新感染症，一類感染症，二類感染症，新型インフルエンザ等感染症の入院診療を担当し，全国に数か所指定される．第一種感染症指定医療機関は，原則として各都道府県に1か所指定される 図2-63 ．「特定病原体等」は，一種病原体等，二種病原体等，三種病原体等，四種病原体等に分類され，一種病原体等は，国民の生命および健康にきわめて重大な影響を与えるおそれがある病原体とされる．このように，感染症法では，感染症診療や病原体の取り扱い全般について規定されている．

4　学校における伝染病

学校における感染症の流行を予防するため，学校保健安全法施行細則により出席停止基準が定められている．第一種感染症，第二種感染症，第三種感染症があるが，第二種感染症は，罹患数が多く学校において流行を広げる可能性が高い疾患が分類され，感染症ごとにその特徴をふまえた出席停止基準が作成されている 表2-37 ．出席停止期間の算定は，「解熱した後5日を経過するまで」の場合は，解熱した日の翌日を解熱後第1日として算定する 図2-64 ．

5　日本における感染症サーベイランス

日本における感染症サーベイランスは，主に患者発生サーベイランスと病原体検出サーベイランスから成り立つ．感染症サーベイランスは，感染症法に基づき，感染症発生動向調査事業として行われている．患者発生サーベイランスは，感染症に定められた全数届出疾患と定点届出疾患について行われる（「感染症の予防及び感染症の患者に対する医療に関する法律」の頁を参照）．病原体サーベイランスは，医師・医療機関から保健所へ検体が提出され，地方衛生研究所が，その検体で病原体診断や病原体の解析を行う．これらの情報を基に，国立感染症研究所から，感染症発生動向調査週報（IDWR，https://www.niid.go.jp/niid/ja/idwr.html）と病原微生物検出情報月報（IASR，https://www.niid.go.jp/niid/ja/iasr.html）が公表されている．各地域の情報は，地

表2-37 出席停止の期間の基準

種類	名称	出席停止の期間の基準
第一種感染症		治癒するまで
第二種感染症	インフルエンザ（特定鳥インフルエンザおよび新型インフルエンザ等感染症を除く）	発症した後5日を経過し，かつ，解熱した後2日（幼児にあっては，3日）を経過するまで
	百日咳	特有の咳が消失するまで，または5日間の適正な抗菌性物質製剤による治療が終了するまで
	麻疹	解熱した後3日を経過するまで
	流行性耳下腺炎	耳下腺，顎下腺または舌下腺の腫脹が発現した後5日を経過し，かつ，全身状態が良好になるまで
	風疹	紅斑性の発疹が消失するまで
	水痘	すべての発疹が痂皮化するまで
	咽頭結膜熱	主要症状が消退した後2日を経過するまで
	新型コロナウイルス感染症	発症した後5日を経過し，かつ，症状が軽快した後1日を経過するまで
	結核	病状により学校医その他の医師において感染のおそれがないと認めるまで
	髄膜炎菌性髄膜炎	病状により学校医その他の医師において感染のおそれがないと認めるまで
第三種感染症		病状により学校医その他の医師において感染のおそれがないと認めるまで

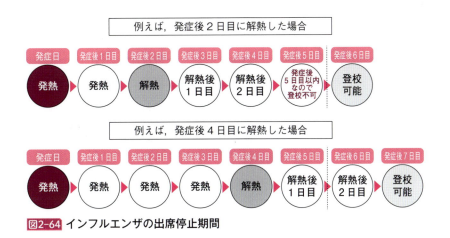

図2-64 インフルエンザの出席停止期間

方感染症情報センター・地方衛生研究所から公表されている．その他，院内感染対策サーベイランス，薬剤耐性サーベイランス，感染症流行予測調査，結核・インフルエンザ・新型コロナウイルス感染症発生状況についても情報公開されている．

6 ウイルス感染症

1. ウイルス感染症の特徴

　ウイルス感染症の病原体であるウイルスについて，その特徴を細菌と比較すると，診断・治療の全体像が理解しやすい．まず，細菌は自己増殖できるが，**ウイルスは自己増殖できないため，ヒトの細胞に感染する**．そのため，細菌に対しては，その細菌の増殖抑制に有効な薬を作ればよく，抗菌薬は細菌に作用する．ウイルスはヒトの細胞に寄生するため，ウイルスのみを取り除くことは難しく，感染している細胞ごと排除するか，細胞の中に薬剤が入るようにしてウイルス増殖を抑制する必要がある 図2-65 ．そのため，抗菌薬に比べて，開発された抗ウイルス薬は少ない．2つ目に，ウイルスは，細菌より数十倍〜百倍ほど小さいため，普通の顕微鏡で診断することができず，抗原検査や核酸検出検査が使われる 図2-66 ．

　ウイルス感染症の原因ウイルスを診断する方法として，**感染しているウイルスを検出する直接診断法**と，**感染したことによる免疫応答を検出する間接診断法**がある．直接診断法の代表的なものは，ウイルス粒子の一部分を検出する抗原検査，ウイルスの核酸（DNA，RNA）を検出する核酸検査（リアルタイムPCR，LAMP法など）である．これらの手法は，診療現場で多く利用されるようになった．現在，主に使用されるウイルス抗原検査・核酸検査の一覧を示す 表2-38 ．

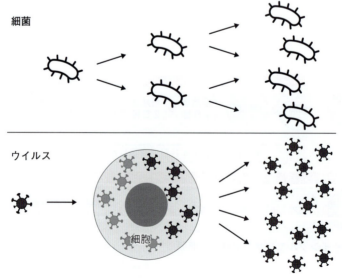

図2-65 ウイルスと細菌の違い（増殖）

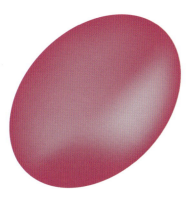
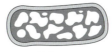

赤血球
直径 7〜8 μm

大腸菌
直径 1〜2 μm

インフルエンザ
ウイルス
直径 0.1 μm

図2-66 ウイルスと細菌の違い（大きさ）

表2-38 主に使用されるウイルス抗原検査・核酸検査

	感染部位	病原ウイルス	検体
抗原検査	呼吸器	インフルエンザウイルス RS ウイルス ヒトメタニューモウイルス アデノウイルス 新型コロナウイルス	鼻咽頭ぬぐい液 鼻咽頭ぬぐい液 鼻咽頭ぬぐい液 咽頭ぬぐい液 鼻咽頭ぬぐい液
	消化器	ノロウイルス ロタウイルス アデノウイルス	糞便，直腸採取便 糞便，直腸採取便 糞便，直腸採取便
	皮膚・眼	単純ヘルペスウイルス 水痘・帯状疱疹ウイルス アデノウイルス	水疱部，角膜上皮 水疱部 角結膜上皮
核酸検査	呼吸器	インフルエンザウイルス 新型コロナウイルス	鼻咽頭ぬぐい液 鼻咽頭ぬぐい液
	消化器	Ｃ型肝炎	血液
	中枢神経	単純ヘルペスウイルス	髄液
	母子感染	サイトメガロウイルス	尿

6 ウイルス感染症

Ⅱ．主なウイルス感染症

A 麻疹（はしか）

▶a．全体像・ポイント

　麻疹は感染力が強く，重篤な急性感染症であり，予防や合併症に対する治療が重要である．ワクチン接種の普及により，その疫学・臨床像が大きく変化した．

▶b．原因ウイルス・流行・潜伏期間

　麻疹ウイルスによる感染症．本来は冬から春に流行し，幼児から学童の罹患が多い．予防接種により発症数は減少し，1歳未満や思春期以降の感染者が相対的に増えた．日本における罹患数は，ワクチン接種の普及により年間100例未満である．潜伏期間は8〜12日．

▶c．臨床像

　発熱を伴って発症し，結膜充血・鼻汁・くしゃみ・咳などのカタル症状が出現する．カタル期が終わる頃に，臼歯対面の頬粘膜に紅暈に囲まれた白色斑点の集簇（コプリック Koplik 斑）が認められる．いったん，解熱傾向を示すが，再上昇時（二峰性発熱）に融合性の小斑状丘疹が顔面・耳介後部より出現し，全身に広がる．合併症がなければ，その後解熱とともに回復する．麻疹では，一過性の免疫不全状態になるため，中耳炎，肺炎，咽頭炎，脳炎など，細菌による二次感染症に注意が必要である．

▶d．診断の流れ

　麻疹は特徴的な臨床所見・経過と流行状況から診断可能な疾患である．ただし，近年はワクチンにより日本では麻疹の流行はなく，麻疹ワクチン接種歴のある場合に症状が軽くなる修飾麻疹の診断が重要である．そのため，麻疹が疑われた場合には，保健所に連絡して，PCR 法・血清抗体測定により確実に診断することが必要である．

▶e．治療・予防

　特異的な治療法はない．細菌の二次感染症に対しては抗菌薬を投与する．ワクチンが予防に有効である．接触後に，ワクチンの緊急接種や，免疫グロブリン投与で発症を予防できるため，状況に応じて使用される場合がある．

B 風疹

▶a．全体像・ポイント

　風疹は健常小児において重症になることは少なく，自然治癒する．しかし，先天性風疹症候群は重篤で後遺症を残す一方，治療法がないため，ワクチン接種による予防が重要である．

▶b．原因ウイルス・流行・潜伏期間

　風疹ウイルスによる感染症．潜伏期間は12〜23日．本来は，小児が罹患する発疹を有する感染症であり，不顕性感染も少なくない．流行に季節性はなく，数年おきに流行する感染症であったが，ワクチンの普及により，日本での罹患数は流行のない年では年間十数名程度である．

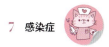

▶ c. 臨床像
- 風疹：発熱，全身性の紅斑性丘疹，リンパ節腫脹（耳介後部・後頭部）が出現する．これらの症状が揃う症例は半数程度であり，不顕性感染も少なくない．思春期以降の風疹では関節痛を伴うことが多い．
- 先天性風疹症候群：妊娠中に母体が風疹に罹患すると，経胎盤的に体内感染が起こる．先天性心疾患，白内障，感音性難聴が三主徴として知られる．

▶ d. 診断の流れ
風疹は，臨床所見・経過から診断するのが困難なことが多い．風疹と疑われた場合には，修飾麻疹との鑑別も必要であり，保健所に連絡して，PCR 法・血清抗体測定により確実に診断することが必要である．臨床所見・経過，母体情報から先天性風疹症候群を疑った場合にも，保健所に連絡して，PCR 法・血清抗体測定確定診断を行う．

▶ e. 治療・予防
風疹・先天性風疹症候群とも特異的な治療法はない．予防接種により感染を予防する．

C おたふくかぜ（流行性耳下腺炎）

▶ a. 全体像・ポイント
特徴的な臨床所見・経過により診断する．**無菌性髄膜炎の合併症に注意**して対症療法を行う．

▶ b. 原因ウイルス・流行・潜伏期間
ムンプスウイルスによる感染症．本来は 1 月から 5 月に学童期までの小児が罹患することが多かったが，ワクチンの普及により発症数は減少した．潜伏期間は 16〜18 日．

▶ c. 臨床像
唾液腺，顎下腺，舌下腺の腫脹を呈する．腫脹は片側の場合，両側の場合がある．発熱，頭痛，嘔吐を伴う場合もある．合併症がなければ，数日から 10 日程度で自然軽快する．合併症として，無菌性髄膜炎・脳炎，難聴が重要である．頻度は低いが，思春期以降のおたふくかぜでは，精巣炎・卵巣炎の合併が知られている．

▶ d. 診断の流れ
基本的に臨床症状で診断する．合併症例など，ウイルス学的な確定診断を行う場合には，通常は血清抗体を測定する．

▶ e. 治療・予防
特異的治療法はない．予防接種により感染を予防する．

D 単純ヘルペスウイルス感染症

▶ a. 全体像・ポイント
単純ヘルペスウイルスは，幅広い年齢に多彩な感染症を起こす．重症疾患では，早期に診断して治療することが重要である．

▶b. 原因ウイルス・流行・潜伏期間

　単純ヘルペスウイルスによる感染症は，日常診療では，皮膚粘膜感染症がよく経験される．重症感染症としては，新生児ヘルペスと単純ヘルペス脳炎が重要である．潜伏期間は，新生児ヘルペスで 2 日から 2 週間．

▶c. 臨床像

- ヘルペス歯肉口内炎：小児における代表的な初感染像で，口腔粘膜，舌，頬粘膜，歯肉などに水疱，発赤，潰瘍を認める．
- カポジ Kaposi 水痘様発疹症：アトピー性皮膚炎などの皮膚炎に単純ヘルペスウイルス感染が重なり，小水疱を伴う紅斑が集簇する．
- 新生児ヘルペス：発熱，哺乳力低下，活気の低下などで発症し，重症例では，けいれんなどの神経症状，肺や肝臓を含む多臓器に障害を起こす．
- 単純ヘルペス脳炎：発熱，けいれん，意識障害，構音障害，性格変化などで発症する．
- 性器ヘルペス：性器に浅い潰瘍性または水疱性病変を形成する．

▶d. 診断の流れ

　皮膚粘膜感染症では，病変部の検体を抗原検出キットや PCR 法で診断する．新生児ヘルペスと単純ヘルペス脳炎では，PCR 法による早期診断が重要である．

▶e. 治療・予防

　抗ウイルス薬であるアシクロビルやバラシクロビルで治療する．重症疾患である，新生児ヘルペス，単純ヘルペス脳炎では，静注薬であるアシクロビルを使用する．

E 水痘・帯状疱疹

▶a. 全体像・ポイント

　水痘は感染力が強く，免疫不全のある小児では重症化しやすい．ワクチン接種の普及により，その疫学・臨床像が大きく変化した．

▶b. 原因ウイルス・流行・潜伏期間

　水痘・帯状疱疹ウイルスによる感染症．水痘は，本来，冬から春にかけて流行し，10 歳未満の小児の罹患が多い．予防接種の普及により，水痘の罹患数は激減した．潜伏期間は 14〜16 日．

▶c. 臨床像

- 水痘（みずぼうそう）：軽度の発熱と発疹で発症する．皮疹は，紅斑，水疱，膿疱，痂皮の順に進行するが，様々な過程の発疹が全身に広がるのが特徴である．1 週間程度で皮疹は痂皮化し，自然治癒するが，抗ウイルス薬を投与して治療する場合が多い．思春期以降と乳児，免疫不全のある小児では重症化しやすい．皮膚の細菌性二次感染が頻度の高い合併症である．
- 帯状疱疹：初感染の際に知覚神経節に潜伏したウイルスが再活性化することにより発症する．知覚神経支配領域に限局して，紅斑を伴い水疱が集簇し，痛みや痒みを伴う．小児ではまれである．

▶d. 診断の流れ

　水痘，帯状疱疹とも臨床症状で診断する．水痘ワクチン接種後に水痘に罹患した場合には症状

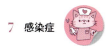

が軽くなり，臨床的な診断が困難となる．ウイルス学的に診断する場合には，抗原検出キットや血清抗体測定により診断する．

▶e. 治療・予防

水痘，帯状疱疹の治療として，抗ウイルス薬であるアシクロビルまたはバラシクロビルを投与する．ワクチンが予防に有効である．接触後に，ワクチンの緊急接種や，免疫グロブリン投与で発症を予防できるため，状況に応じて使用される場合がある．

F Epstein-Barr ウイルス感染症

▶a. 全体像・ポイント

初感染としての伝染性単核球症が重要であり，思春期以降に発症することが多い．

▶b. 原因ウイルス・流行・潜伏期間

エプスタイン・バー Epstein-Barr ウイルス（EB ウイルス）による感染として，伝染性単核球症が代表的である．季節的流行はない．思春期から若年成人の発症が多い．潜伏期間は 30〜50 日．

▶c. 臨床像

小児期では不顕性感染が多い．思春期から若年成人では伝染性単核球症を発症する（伝染性単核球症は他のウイルスが原因でも発症するが EB ウイルスが多い）．発熱，扁桃・咽頭炎，頸部リンパ節腫脹，肝脾腫などを特徴とする．咽頭痛の場合には，著明な扁桃腫脹を伴ったり，軟・硬口蓋に点状出血斑を認める．扁桃や口腔リンパ組織に重度の腫脹が起こることにより，気道閉塞を生じる場合がある．検査所見では，末梢血リンパ球の増多，とくに異型リンパ球の増多が特徴である．

▶d. 診断の流れ

伝染性単核球症は，特徴的な臨床所見・経過，末梢血リンパ球・異型リンパ球の増加により診断する．EB ウイルス感染の診断は，血清抗体価測定により行う．

▶e. 治療・予防

特異的な治療法はない．

G サイトメガロウイルス感染症

▶a. 全体像・ポイント

サイトメガロウイルス感染症は健常小児では，不顕性感染が多い．先天性サイトメガロウイルス感染症は母子感染症として頻度が高く，重要である．

▶b. 原因ウイルス・流行・潜伏期間

サイトメガロウイルスによる感染は，乳幼児の感染が多く，母子感染と免疫不全状態での感染症が重要である．潜伏期間は，通常の感染においては不明である．

▶c. 臨床像

先天性サイトメガロウイルス感染症では，症状を認めない場合も多いが，10〜15％の症例で，子宮内発育遅延，新生児黄疸，出血斑，肝脾腫，小頭症，頭蓋内石灰化，網膜炎，感音性難聴，精神運動発達遅延などを認める．

▶d. 診断の流れ

先天性サイトメガロウイルス感染症では，尿検体を用いた PCR 法によりウイルス学的に診断する．

▶e. 治療・予防

先天性サイトメガロウイルス感染症では，抗ウイルス薬であるバルガンシクロビルにより治療する．

H 突発性発疹

▶a. 全体像・ポイント

高熱を伴う感染症で年少児が罹患することが多い．**熱性けいれんが合併することがある．**

▶b. 原因ウイルス・流行・潜伏期間

ヒトヘルペスウイルス 6B またはヒトヘルペスウイルス 7 による感染症．前者が多い．季節性流行はない．突発性発疹は，多くは 2 歳までに罹患する．潜伏期間は，ヒトヘルペスウイルス 6B では，9〜10 日，ヒトヘルペス 7 では不明．

▶c. 臨床像

高熱で発症し，数日間持続後，解熱とともに斑状丘疹状紅斑が出現する．有熱期に頸部リンパ節腫脹や下痢を認めることがある．合併症として，熱性けいれんや急性脳炎・脳症が重要である．

▶d. 診断の流れ

特徴的な臨床所見・経過で診断可能である．解熱して発疹が出現する前の臨床診断は困難である．急性脳炎・脳症の場合には，PCR 法によりウイルス学的に診断する．

▶e. 治療・予防

特異的な治療法はない．熱性けいれんや急性脳炎・脳症の場合には，抗けいれん薬などによる治療を行う．

I 伝染性紅斑（りんご病）

▶a. 全体像・ポイント

特徴的な紅斑を認める感染症であり，幼児期から学童期にかけて多くみられる．

▶b. 原因ウイルス・流行・潜伏期間

パルボウイルス B19 による感染症である．冬から春にかけて流行し，幼児から学童の罹患が多い．潜伏期間は 4〜14 日．

▶c. 臨床像

両側頰部の紅斑で発症し，体幹，上肢，臀部，下肢に斑状，レース状の紅斑が出現する．軽度の発熱，倦怠感，頭痛などが先行していることがある．紅斑は数日で退色し，自然軽快する．成人期の伝染性紅斑では，通常，関節痛・関節炎を認める．

▶d. 診断の流れ

特徴的な臨床所見・経過から診断可能である．

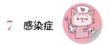

▶e. 治療・予防

特異的な治療法はない．健常小児では経過観察される．

J インフルエンザ

▶a. 全体像・ポイント

インフルエンザは，流行時に多くの小児が感染する．ワクチンによる予防は有効であるが，流行を抑える状況には至っていない．

▶b. 原因ウイルス・流行・潜伏期間

インフルエンザウイルスによる感染症．流行するインフルエンザウイルスにはA型とB型があり，流行ウイルスは流行シーズンにより異なる．日本では，例年12月から3月が流行シーズンとなり，人口の5〜10%が罹患する．15歳未満が罹患者の半数程度を占め，年齢別では，5〜9歳の罹患者が最も多い．潜伏期間は1〜4日．

▶c. 臨床像

典型的なインフルエンザは38℃以上の発熱，頭痛，全身倦怠感，筋肉痛が急速に現れて発症し，乾性咳嗽などの呼吸器症状や消化器症状も認められる．他の呼吸器ウイルス感染症と比較して，全身徴候が目立つ特徴がある．健常小児では1週間程度で自然治癒する．小児における頻度の高い合併症は，中耳炎と肺炎である．肺炎には一次性のウイルス性肺炎と二次性の細菌感染がある．熱性けいれんなどの神経系合併症も注意が必要で，まれではあるが急性脳症も存在する．日本における急性脳症の原因としては最も多い．

▶d. 診断の流れ

診断は，疫学情報，臨床症状，検査所見によって行われるが，一般的に，抗原検出キットにより診断されることが多い．

▶e. 治療・予防

抗インフルエンザ薬により治療されることが多い．抗インフルエンザ薬は，ノイラミニダーゼ阻害薬（オセルタミビル，ザナミビル，ラニナミビル，ペラミビル）とRNAポリメラーゼ阻害薬（バロキサビル）が使用される．ワクチンが予防に有効である．

K RSウイルス感染症（急性細気管支炎）

▶a. 全体像・ポイント

乳児期の急性細気管支炎が重要．重症化リスクのある小児に対して流行期に抗体薬の予防投与が行われる．

▶b. 原因ウイルス・流行・潜伏期間

Respiratory syncytialウイルス（RSウイルス）による感染症としては，乳児における細気管支炎が重要である．1歳までに70%の小児が感染し，2歳までにほとんどの小児が感染し，成人期まで感染を繰り返す．秋から春に流行する感染症として知られていた．日本では2017年頃から流行パターンが変化し，夏にピークを迎えることが多くなった．流行変動の理由は不明であり，

今後の推移に注意が必要である．潜伏期間は 4〜6 日．

▶c. 臨床像

20〜30％の乳幼児では気道の感染が，気管支炎，細気管支炎，肺炎に進展する．とくに，急性細気管支炎では，鼻汁や咳嗽で発症し，頻呼吸，呻吟，陥没呼吸，喘鳴などが出現する．発熱を伴うこともある．胸部 X 線所見では，肺の過膨張などの異常所見を認める．とくに 6 か月未満の乳児や，特定の基礎疾患のある乳幼児の細気管支炎は，重症になりやすく，注意が必要である．

▶d. 診断の流れ

RS ウイルス感染症を疑う場合には，鼻咽頭ぬぐい液を採取して，抗原診断キットにより診断する．

▶e. 治療・予防

特異的な治療法はなく，症状を軽減する対症療法を行う．予防は抗体薬であるパリビズマブやニルセビマブが重症化予防に使用され，早産，慢性肺疾患，先天性心疾患，ダウン Down 症候群，免疫不全を伴う新生児，乳児および幼児などに対して流行期に合わせて投与される．妊婦へのワクチン接種により出生児を予防することも可能である．

L ヒトメタニューモウイルス感染症

▶a. 全体像・ポイント

乳幼児にみられる気道感染症であり，入院治療を必要とする場合が少なくない．

▶b. 原因ウイルス・流行・潜伏期間

ヒトメタニューモウイルスは，冬から春にかけて流行し，ほぼすべての小児が 5 歳までに一度は罹患する．潜伏期間は，3〜7 日．

▶c. 臨床像

発熱，鼻汁，咳嗽などが上気道炎で，さらに喘鳴，副雑音が下気道炎（気管支炎，肺炎）で認められる．早産，慢性肺疾患，先天性心疾患を伴う児は重症化しやすい．

▶d. 診断の流れ

ヒトメタニューモウイルス感染症を疑う場合には，鼻咽頭ぬぐい液を採取して，抗原診断キットにより診断する．

▶e. 治療・予防

特異的な治療法はなく，症状を軽減する対症療法を行う．

M 新型コロナウイルス感染症（COVID-19）

▶a. 全体像・ポイント

小児では軽症例が多いが，重症例の報告もある（今後，臨床像が変化していく可能性がある）．

▶b. 原因ウイルス・流行・潜伏期間

重症急性呼吸器症候群コロナウイルス 2（SARS-CoV-2）による感染症．現時点では季節性はなく，流行を繰り返している．潜伏期間は，2〜14 日．

▶ c. 臨床像

年齢により臨床所見・経過が異なる．小児では，一般的に，発熱，咳嗽，呼吸困難，咽頭痛，頭痛，筋肉痛，倦怠感などが認められ，自然治癒する．不顕性感染も少なくない．小児では，川崎病に類似した小児多系統炎症性症候群（MIS-C）が報告されている．また，重症例として，急性脳症，急性心筋炎，不整脈に注意が必要である．

▶ d. 診断の流れ

抗原検出キット，PCR法などの核酸検出法により診断される．

▶ e. 治療・予防

小児では，重症例に対して抗ウイルス薬，抗体療法薬，免疫抑制薬による治療が行われる．ワクチンによる予防が可能である．

N ライノウイルス感染症

▶ a. 全体像・ポイント

ライノウイルスは，**感冒の原因として最も頻度が高い病原体**である．

▶ b. 原因ウイルス・流行・潜伏期間

ライノウイルスは，小児から成人まですべての人が年に一度は感染し，風邪の2/3の原因と考えられている．通年で流行し，潜伏期間は2～3日．

▶ c. 臨床像

鼻汁，鼻閉，咽頭痛，咳が出現し，2～3日でピークとなり，1週間程度で軽快する．

▶ d. 診断の流れ

臨床所見・経過から診断する．

▶ e. 治療・予防

特異的な治療法はなく経過観察される．

O アデノウイルス感染症

▶ a. 全体像・ポイント

アデノウイルスは通年性に，主に乳幼児に様々な感染症を引き起こす．

▶ b. 原因ウイルス・流行・潜伏期間

アデノウイルス感染症には明確な季節性はないが，**咽頭結膜熱は，主に夏に流行する**．主に乳幼児が，多彩な疾患に罹患する．

潜伏期間は，呼吸器感染症で2～14日，胃腸炎で3～10日．

▶ c. 臨床像

気道感染症（咽頭炎，扁桃炎，気管支炎，肺炎），咽頭結膜熱，急性胃腸炎，流行性角結膜炎を起こす．

- 咽頭結膜熱（プール熱）：発熱，咽頭炎（咽頭発赤，咽頭痛），結膜炎が主な症状である．

- 流行性角結膜炎：角膜には多発性角膜上皮下浸潤がみられ，結膜の充血，結膜出血点，偽膜を伴う．耳前リンパ節の腫脹と圧痛をきたす場合が多い．

▶ d. 診断の流れ

ウイルス学的な診断が必要な場合には，咽頭ぬぐい液，便，角結膜ぬぐい液などを用いて抗原検出キットで診断する．

▶ e. 治療・予防

特異的な治療法はなく，症状を軽減する対症療法を行う．

P 手足口病

▶ a. 全体像・ポイント

特徴的な皮疹を伴い，夏に流行する感染症である．

▶ b. 原因ウイルス・流行・潜伏期間

コクサッキーウイルス A6，A16，エンテロウイルス 71 など複数のウイルスが原因となる．夏に流行し，主に 5 歳未満の乳幼児が罹患する．潜伏期間は 3〜6 日．

▶ c. 臨床像

手，足，下肢，口腔内，口唇などに紅暈を伴う水疱性の発疹が出現する．軽度の発熱を 1/3 程度に認める．数日で自然軽快することが多い．

▶ d. 診断の流れ

特徴的な臨床所見・経過から診断可能である．

▶ e. 治療・予防

特異的な治療法はない．健常小児では経過観察される．

Q ヘルパンギーナ

▶ a. 全体像・ポイント

発熱と口峡部に特有の小水疱を認める夏かぜの一種である．

▶ b. 原因ウイルス・流行・潜伏期間

主にコクサッキーウイルス A 群のウイルスが原因となる．夏から秋に流行し，主に乳幼児が罹患する．潜伏期間は 2〜4 日．

▶ c. 臨床像

高熱で発症し，全身倦怠感，咽頭痛などが出現する．咽頭所見は，軽度に発赤し，口蓋から口蓋帆にかけて発赤を伴った小水疱や小潰瘍が認められる．

▶ d. 診断の流れ

特徴的な臨床所見・経過から診断可能である．

▶ e. 治療・予防

特異的な治療法はない．健常小児では経過観察される．

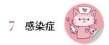

R パレコウイルス感染症

▶ **a. 全体像・ポイント**

パレコウイルス感染症は，乳児で症状の重い感染症を起こすことが知られるようになった．

▶ **b. 原因ウイルス・流行・潜伏期間**

パレコウイルス感染症は，主に乳児が罹患し，多彩な症状がある．流行時期は明確ではなく，潜伏期間は不明である．

▶ **c. 臨床像**

パレコウイルスは，急性上気道炎，胃腸炎，手足口病，ヘルパンギーナ，髄膜炎，敗血症様症状など，様々な疾患を引き起こす．とくに，2歳未満の児には，重い症状が認められることに注意が必要である．

▶ **d. 診断の流れ**

一般診療において，ウイルス学的に診断できる診断法はない．

▶ **e. 治療・予防**

特異的な治療法はなく，症状を軽減する対症療法を行う．

S ロタウイルス感染症

▶ **a. 全体像・ポイント**

春季にピークのある急性胃腸炎であったが，経口ワクチンの普及により，重症例が著減した．

▶ **b. 原因ウイルス・流行・潜伏期間**

ロタウイルスは，季節性の急性胃腸炎の主な原因の一つである．日本では3～5月に流行する．乳幼児期に罹患することが多いが，繰り返し感染し，成人期でも感染する．潜伏期間は48時間以内．

▶ **c. 臨床像**

頻回の嘔吐で発症し，1～2日後に白色・黄白色の水様性下痢を認める．1/3程度で高熱を伴う．症状は，重症化しなければ数日程度で自然軽快する．合併症として，無熱性けいれんや急性脳症がある．

▶ **d. 診断の流れ**

ロタウイルス感染症を疑う場合には，便検体を採取して，抗原診断キットにより診断する．

▶ **e. 治療・予防**

特異的な治療法はない．重症化した場合，脱水など対症療法を行う．経口投与するワクチンが普及し，診療を必要とする急性胃腸炎は著減した．

T ノロウイルス感染症

▶ **a. 全体像・ポイント**

ノロウイルス胃腸炎は，ウイルス性胃腸炎で最も多い．

▶b. 原因ウイルス・流行・潜伏期間

ノロウイルスは，急性胃腸炎の主な原因の一つである．通年性に流行があるが，日本では，冬にピークがある．乳幼児と高齢者が多く罹患する．ロタウイルス感染症がワクチンの普及により減少したため，流行する急性胃腸炎としては最も多い．潜伏期間は 12〜48 時間．

▶c. 臨床像

頻回の嘔吐で発症し，水様性下痢が同時に，あるいは遅れて出現する．発熱は伴わないか，軽度の発熱を伴う．症状は，重症化しなければ数日程度で自然軽快する．

▶d. 診断の流れ

ノロウイルス感染症を疑う場合には，便検体を採取して，抗原診断キットにより診断する．

▶e. 治療・予防

特異的な治療法はない．重症化した場合，脱水など対症療法を行う．

U B型肝炎

▶a. 全体像・ポイント

小児期では，母子感染が重要である．ワクチンの普及により，小児期の新しい発症は激減した．

▶b. 原因ウイルス・流行・潜伏期間

B 型肝炎ウイルスは，乳幼児期に感染した場合は，キャリア（持続感染）となる．急性肝炎を発症する場合もある．小児期は母子感染が主体であるが，ワクチンの普及により，母子感染は激減し，相対的に他の家族からの感染（父子感染など）に注意が必要である．

▶c. 臨床像

- 急性肝炎：全身倦怠感，食欲不振，黄疸，肝障害などを認める．自然軽快することが多いが，まれに劇症肝炎となる．
- 慢性肝炎：キャリアになった後，多くの場合は，肝障害は起こさないが，小児期のどこかで肝炎を発症する場合がある．小児では経過観察で軽快することが多い．

▶d. 診断の流れ

感染を疑う場合には，血清中のウイルス抗原・抗体を測定して診断する．病状の把握のために，ウイルス抗原・抗体に加えて，血清を用いた PCR 法によりウイルス DNA を測定する．

▶e. 治療・予防

症状が重い場合には，成人と同様の治療を考慮する場合がある．ワクチンが予防に有効である．

V C型肝炎

▶a. 全体像・ポイント

小児では，母子感染症である．治療可能になり今後は激減していくことが期待される．

▶b. 原因ウイルス・流行・潜伏期間

C 型肝炎ウイルスは，出生後の小児期に感染することはまれであり，基本的に母子感染である．ウイルス RNA 陽性妊婦からの母子感染率は 5〜10％である．

7 感染症

▶**c. 臨床像**

　　小児期には，無症状であることが多い．肝障害を認めることがあるが，自然経過で軽快する．

▶**d. 診断の流れ**

　　母子感染を疑う場合には，血清を用いた PCR 法によりウイルス学的に診断する．

▶**e. 治療・予防**

　　母子感染例の一部は自然治癒する．3 歳以上では，グレカプレビル・ピブレンタスビルにより治療する．

〈伊藤嘉規〉

7 細菌感染症

A 溶血性連鎖球菌感染症（溶連菌感染症）

▶**a. 概念**

　　連鎖球菌は，連鎖状につながるグラム陽性球菌で，菌の表面の多糖体抗原により A〜O 群に，また，血液寒天培地上の溶血の性状により，α，β，γ（α：不完全溶血，緑色，β：完全溶血，透明，γ：非溶血）に分類される．小児科でとくに重要なのは，A 群 β 溶血性連鎖球菌（A 群溶連菌）と B 群溶血性連鎖球菌（B 群溶連菌）である．

▶**b. 症状・身体所見**

（ⅰ）A 群 β 溶連菌（A 群溶連菌）感染症

　　溶連菌の感染部位により，様々な病態を引き起こす．

　① **咽頭炎・扁桃炎**：学童期に多く，**突然の高熱，強い咽頭痛**などを訴える．通常，**鼻汁や咳などの呼吸器症状はみられない**．身体所見では，咽頭発赤，口蓋扁桃の発赤・腫脹，口蓋の出血斑，扁桃への白苔の付着，イチゴ舌などを伴う．感染が近隣の臓器に及び，中耳炎，副鼻腔炎，扁桃周囲膿瘍などを合併することもある．

　② **猩紅熱**：A 群溶連菌が産生する発赤毒が原因で起こる．高熱や咽頭痛で発症し，身体所見では，全身の鮮紅色の小丘疹，イチゴ舌などがみられる．口周囲の発疹はみられない（口囲蒼白）．解熱後に発疹は消失し，皮膚の落屑を伴う．

　③ **皮膚感染症**：伝染性膿痂疹や蜂窩織炎を引き起こす．身体所見では，感染した部位の発赤，圧痛，熱感などを見る．感染が皮下組織から筋膜まで広がると壊死性筋膜炎をきたすことがある．

　④ **全身感染症**：A 群溶連菌が血流に乗り（菌血症），各臓器に感染し，骨髄炎，関節炎，髄膜炎，敗血症などを引き起こす．また，菌の産生する毒素によって，**毒素性ショック症候群（toxic shock syndrome: TSS）**をきたすと，急激な経過でショックや多臓器不全をきたすことがある．

（ⅱ）B 群溶連菌感染症

　　B 群溶連菌を保菌する母体から，産道や皮膚を通じ，垂直感染，水平感染し，児に感染する．

403

妊婦には，妊娠中は腟の B 群溶連菌のスクリーニングを行い，陽性であれば，アンピシリンの静注を行う．新生児，早期乳児に感染した場合，菌血症，髄膜炎，蜂窩織炎，肺炎，敗血症などの重症感染症を引き起こす．症状としては，発熱，活気不良，哺乳力低下など，身体所見としては，発熱に加え，各臓器が感染した際の特異的所見を見る．

▶ c. 診断・検査

感染部位（血液，髄液，関節液，咽頭など）の細菌培養から溶連菌を検出する．咽頭炎・扁桃炎の診断には，イムノクロマト法を用いた A 群溶連菌に対する迅速抗原検出キットが使われている．また，回復期の血清から，A 群溶連菌が産生する毒素に対する抗体（anti-streptolysin O: ASO, anti-streptokinase: ASK）の上昇は診断の参考となる．

▶ d. 治療・予後

ペニシリン系の抗菌薬が第一選択薬である．咽頭炎・扁桃炎にはアモキシシリンを 10 日間投与する．重症感染症には，アンピシリンを静注し，治療期間は，各疾患によって異なる．合併症として，A 群溶連菌感染後に，宿主の免疫反応により，リウマチ熱，急性糸球体腎炎，反応性関節炎，神経・精神症状などをきたすことがある．

B 肺炎球菌感染症

▶ a. 概念

肺炎球菌は，グラム陽性双球菌で，表面が多糖体による厚い莢膜でおおわれており，血清型が 90 以上存在する．鼻咽頭に常在し，局所への感染で，中耳炎，副鼻腔炎，肺炎などの呼吸器感染症をきたす．血流に乗ると侵襲性肺炎球菌感染症（invasive pneumococcal diseases: IPD）を引き起こす．ワクチンで予防できる病気であり，肺炎球菌結合型ワクチン（pneumococcal conjugate vaccine: PCV）の接種の普及により，IPD の頻度は減少しているが，一方で，PCV でカバーされていない血清型による IPD の割合が増加している（血清型の置換）．そのため，より多くの価数を含むワクチン（15 価，20 価）が接種されている．

▶ b. 症状・身体所見

① 中耳炎・副鼻腔炎：中耳炎では発熱や耳痛，咳，鼻汁など，副鼻腔炎では発熱，頭痛，経過の長い鼻汁・鼻閉，咳などを訴える．身体所見では，中耳炎で鼓膜の発赤・膨隆，副鼻腔炎で顔面の圧痛などを認める．

② 肺炎：乳幼児に多く，咳，鼻汁，発熱，呼吸困難などの症状をきたす．肺炎は，肺の一部に浸潤影をきたす大葉性肺炎をきたすことが多く，膿胸などの合併症をきたすこともある．

③ 侵襲性肺炎球菌感染症（IPD）：肺炎球菌が血流に乗り（菌血症），各臓器に感染し，骨髄炎，関節炎，腹膜炎，髄膜炎，敗血症などを引き起こす．髄膜炎は，発熱，頭痛，嘔気・嘔吐，けいれんなどの症状で発症し，意識障害をきたすこともあり，身体所見では，項部硬直などの髄膜刺激徴候を認める．

▶ c. 診断・検査

IPD の診断には，感染源となる解剖学的部位（血液，髄液など）の細菌培養から，肺炎球菌を同定する．PCV が普及している現在，肺炎球菌が培養から同定された場合，その血清型を知るこ

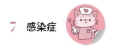

7 感染症

とも重要な情報である．

▶d. 治療・合併症

ペニシリン系薬剤が第一選択薬である．ペニシリンに対する耐性菌が増加しているが，中耳炎，肺炎，副鼻腔炎などに対してはアモキシシリンを倍量（80〜90mg/kg/日）投与することで，治療効果が得られる．髄膜炎に対しては，初期治療としてバンコマイシンと第3世代セファロスポリン系薬剤などが使われる．髄膜炎の予後は悪く，難聴，麻痺などの後遺症が約20％の患者に残る．

▶e. 予防

定期接種のワクチンであるPCVを乳幼児期に接種する．現在，ワクチンでカバーされない血清型によるIPDの割合が増加し，血清型の置換がみられ，より多くの価数をカバーするワクチン（15価，20価）が導入されている．

C ブドウ球菌感染症

▶a. 概念

ブドウ球菌は，グラム陽性球菌で，ぶどうの房状に集塊を形成する．コアグラーゼ陽性の黄色ブドウ球菌とコアグラーゼ陰性のブドウ球菌に大別される．皮膚や鼻腔の常在菌で，局所における感染症や血流に乗って全身の感染症を引き起こす．

▶b. 症状・身体所見

① 皮膚感染症：伝染性膿痂疹，蜂窩織炎を引き起こす．身体所見では，皮膚の発赤，圧痛，熱感などを見る．

② 全身感染症：黄色ブドウ球菌が血流に乗り（菌血症），各臓器に感染することで，骨髄炎，関節炎，肺炎，腹膜炎，心内膜炎，髄膜炎，敗血症などの多彩な全身感染症を引き起こす．

③ 毒素による感染症
- 食中毒：毒素を産生する黄色ブドウ球菌を摂取することで，摂取後短時間（1〜6時間）で嘔気・嘔吐，腹痛，下痢などの消化器症状をきたす．
- ブドウ球菌性熱傷様皮膚症候群（staphylococcal scaled skin syndrome: SSSS）：毒素を産生し，皮膚の表面が剥離する．
- 毒素性ショック症候群（TSS）：発熱，血圧低下，全身の紅斑に加え，下痢，嘔吐，筋肉痛，結膜充血などの全身症状を呈する．

④ デバイス関連感染症：カテーテルなどのデバイスの挿入部位から感染し，血流感染症を引き起こす．身体所見では，挿入部の発赤，腫脹，圧痛，膿の排出などを見ることがある．

▶c. 診断・検査

感染を疑う解剖学的部位からの培養検査でブドウ球菌を同定する．血液培養がとくに重要である．黄色ブドウ球菌による毒素性ショック症候群では，血液中の毒素を検出する．

▶d. 治療・予後

薬剤感受性結果によって，治療薬を選択する．メチシリン感性黄色ブドウ球菌（MSSA）に対しては，セファゾリンが第一選択薬である．メチシリン耐性ブドウ球菌（MRSA）や，多くのコアグラーゼ陰性ブドウ球菌に対しては，バンコマイシンを用いる．デバイス関連の感染症には，

通常，デバイスの抜去が第一選択である．

D 結核

▶a. 概念

結核菌は他の細菌に比べ，菌の増殖が遅く，潜伏期間は 2〜10 週である．数週間から数か月の亜急性の経過で発症する．感染経路は空気感染で，小児は，祖父母などの家族内の感染者からの感染が多い．日本では，結核の発症頻度に地域差があるが，その頻度は徐々に減少しており，2021 年より，結核低蔓延国となった．小児では，とくに乳幼児が感染すると全身に播種する粟粒結核，髄膜炎などをきたすことがある．ワクチンで予防できる病気であり，BCG が乳児に接種されている．

▶b. 症状・身体所見

数週間から数か月の咳などの呼吸器症状が主で，発熱，体重減少，寝汗などの全身症状をきたす．乳幼児では，体重増加不良，発達遅滞などの症状でみつかることもある．身体所見では，体重，身長やバイタルサイン，局所の感染徴候，髄膜炎を合併する場合，項部硬直などの髄膜刺激徴候を見る．

▶c. 診断・検査

原因のわからない発熱，体重減少，発育不良を診た際には，まず疑わなくてはいけない疾患である．

喀痰の塗抹検査で抗酸菌染色陽性の抗酸菌をみる．培養検査では，特殊な結核菌用の培地で培養するが，培養が陽性になるまで数週間を要する．結核菌群を同定できる結核菌群 PCR を用いることもある．喀痰が採取できない小児では，3 日間連続の早朝の胃液培養が有用である．

▶d. 治療・予後

長期の複数の抗結核薬による併用療法が必要である．通常，イソニアジド，リファンピシン，エタンブトール，ピラジナミドなどが用いられる．髄膜炎の予後は悪く，難聴，麻痺などをきたす．

▶e. 予防

BCG ワクチンは，乳幼児期の重症結核感染症の予防に効果がある．国内では，生後から接種可能であるが，1 歳未満（標準的に 5〜8 か月）に接種することが推奨されている．

E ジフテリア

▶a. 概念

ジフテリア菌による感染症で，飛沫感染で伝播する．潜伏期間は 2〜6 日である．ワクチンで予防できる病気で，5 種（4 種）混合ワクチンの接種により，国内では患者をみないが，中央アジアを中心に世界では毎年流行がある．

▶b. 症状・身体所見

呼吸器症状が主で，上気道の閉塞により，呼吸困難を生じる．また，細菌が産生する外毒素に

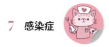

7 感染症

よって，末梢神経麻痺，腎障害，心筋障害などをきたす．身体所見では，感染した鼻，咽頭，喉頭の粘膜に偽膜の形成をみる．

▶ **c. 診断・検査**

ワクチン接種歴，周囲の流行状況，身体所見などから診断する．感染部位から，ジフテリア菌を同定する．

▶ **d. 治療・予後**

ウマ抗毒素血清や抗菌薬としてペニシリン系薬剤を用いる．予後は悪く，死亡率は10%程度である．

▶ **e. 予防**

5種（4種）混合ワクチン，または3種混合ワクチンによって予防可能である．

F 破傷風

▶ **a. 概念**

土壌に生息する破傷風菌によって発症する病気で，外傷後などに発症することが多い．

▶ **b. 症状・身体所見**

菌の産生する毒素によって，けいれん，開口障害などを引き起こす．

▶ **c. 診断**

ワクチン接種歴や病歴，身体所見など，臨床症状から診断する．

▶ **d. 治療・予後**

本症を疑った場合には，創傷の壊死組織の除去（デブリドマン），抗破傷風人免疫グロブリン，ペニシリンGを投与する．死亡率は高く，予後不良である．

▶ **e. 予防**

破傷風ワクチンで予防可能である．国内では，乳幼時期の4,5種混合ワクチンの4回接種後，10〜11歳での2種混合ワクチンの追加接種が推奨されているが，成人における効果の継続に関しては不明である．海外では，成人期に10年ごとの破傷風含有ワクチンの接種が推奨されている．

G 偽膜性大腸炎

▶ **a. 概念**

抗菌薬の投与後にクロストリディオイデス・ディフィシルが腸内で増殖し，菌の産生する毒素によって症状をきたす．接触感染で伝播する．

▶ **b. 症状・身体所見**

下痢，血便が主な症状で，発熱を伴うこともある．身体所見で，腹部の膨満，圧痛，腸蠕動音の亢進などを見る．

▶ **c. 診断・検査**

便検査で，毒素を同定する．便培養で菌自体を培養することは難しい．

7 細菌感染症

▶ d. 治療・予後

使用している抗菌薬があれば，まずはそれを中止する．治療薬としては，メトロニダゾールの内服が第一選択薬で，治療抵抗性のものにはバンコマイシンの内服も用いられることがある．予後は，一般的に良好であるが，重症例では，腸管穿孔などをきたすこともある．

▶ e. 予防

抗菌薬の適正使用が重要である．必要のない抗菌薬は使用しないことがこの疾患の予防に重要である．

H ボツリヌス感染症

▶ a. 概念

ボツリヌス菌の産生する外毒素による末梢神経障害によって発症する．菌が芽胞を形成し，この芽胞が通常の消毒薬，煮沸に耐えうる．ボツリヌス菌に汚染された食品を摂取して，発症する．潜伏期間は，数時間から48時間である．

▶ b. 症状・身体所見

末梢神経障害により，四肢の麻痺，筋力低下，活動低下などがみられる．乳児では，腸管の蠕動運動が低下することで，便秘が主な症状となることもある．

▶ c. 診断・検査

臨床的にボツリヌス症を疑った場合は，すみやかに保健所に連絡し，検査は，各自治体の衛生研究所あるいは国立感染症研究所で行われる．

診断のための検査は，血清・糞便中のボツリヌス毒素検出，または，糞便からボツリヌス毒素産生菌の分離培養を行う．

▶ d. 治療・予後

抗毒素療法として，ボツリヌスウマ抗毒素を用いた治療を行う．

▶ e. 予防

汚染された食物を摂取しないことが唯一の予防法である．乳児には汚染されたハチミツから感染することがあるので，1歳未満の乳児にはハチミツを与えない．

I 大腸菌などの腸内細菌による感染症

▶ a. 概念

大腸菌のほかに，クレブシエラ，プロテウス，エンテロバクター，シトロバクターなどがある．糞便中からの尿路への移行や腸内から血流への移行などがその感染経路である．これらは，グラム陰性桿菌である．

▶ b. 症状・身体所見

大腸菌は腸内細菌の代表的な菌で，尿路感染症，腹腔内感染症，菌血症，敗血症などを引き起こす．また，新生児では，敗血症，髄膜炎などの重症感染症の起因菌である．菌が出す毒素により，細胞傷害を引き起こし，人体に多くの影響を与える．

① 尿路感染症：膀胱炎，腎盂腎炎などを引き起こす．
② 腹腔内感染症：急性虫垂炎の穿孔，腸管穿孔など，腸管の腸内細菌が腹腔内に漏れ出ることにより感染が成立する．この場合，複数の細菌による複合感染によって起こることが多い．
③ 医療関連感染症：尿道留置カテーテル，中心静脈カテーテルなどのカテーテル関連感染症の原因菌で，とくに薬剤耐性が問題である．
④ 大腸菌 O157 による腸管出血性腸炎：大腸菌の一部の血清型では，ベロ毒素を放出し，血便，腹痛などの症状を呈する．一定の頻度で溶血性尿毒症（HUS）をきたす．

▶ c. 診断・検査

感染源からの培養検査によって，病原体を同定する．

▶ d. 治療・予後

第 3 世代セファロスポリン系抗菌薬が第一選択薬であるが，薬剤耐性が進んでいる．薬剤耐性菌に対しては，カルバペネム系薬剤，キノロン系薬剤，アミノグリコシド系薬剤などを使うこともある．HUS を合併した場合は，血液透析などが必要になる．

J 百日咳

▶ a. 概念

百日咳菌による感染症で，とくに新生児，乳児が感染すると重症化し，死亡することもある．ワクチンで予防できる病気であり，ワクチンの普及により疾患は大幅に制圧されているが，近年，小児（とくに学童）や成人での患者数が増加している．

▶ b. 症状・身体所見

連続する咳，それに続く吸気性の喘鳴（レプリーゼ）などが主な症状である．低酸素血症，多呼吸などを呈し，呼吸困難が悪化すると人工呼吸を必要とすることもある．合併症としては，無呼吸，けいれん，脳症，肺高血圧症などである．

▶ c. 診断・検査

特徴的な咳，シックコンタクト，ワクチン接種歴などから百日咳を疑う．培養検査の感度は低く，感度を高めるため，ベッドサイドで患者に百日咳菌専用の培地に直接咳をしてもらい，飛沫を培養する．鼻咽頭の百日咳菌に対する PCR はより感度の高い検査である．血液検査でリンパ球優位の白血球増多をみる．

▶ d. 治療・予後

マクロライド系抗菌薬が基本であるが，新生児に対するエリスロマイシンの投与は幽門輪狭窄症を引き起こす頻度を上げるため，アジスロマイシンなどを使用する．新生児，乳児の重症例で，肺高血圧症の合併，白血球数の異常高値（10 万/μL 以上）を呈する児の予後は悪い．

▶ e. 予防

百日咳ワクチンを含む 5 種（4 種）混合ワクチンで予防できる疾患である．国内では，就学前の接種が行われていないので，就学前，あるいは，10 歳代前半の追加接種が必要である．

K インフルエンザ菌 b 型感染症

▶a. 概念

　上気道内に定着したインフルエンザ菌 b 型（Hib）が，局所からの波及や，菌血症から全身の臓器への感染症を呈する．感染臓器によって，異なる臨床症状を呈する．生後 5 歳未満の小児に多い．ワクチンで予防できる病気で，ヒブワクチンの接種の普及によって，侵襲性感染症はほぼ見なくなった．

▶b. 症状・身体所見

① 急性喉頭蓋炎：ヒブが喉頭蓋に感染することで，上気道閉塞を起こし，突然の咽頭痛，嚥下困難，流涎などを呈する．身体所見では，吸気性の喘鳴を呈する．診断を疑った際には，直接咽頭を観察することは窒息のリスクを上げるため，自ら咽頭所見を取らないことが重要で，すぐに麻酔科医などに連絡し，気管内挿管の準備を行う．

② 髄膜炎：発熱，頭痛，嘔気・嘔吐，けいれんなどの症状で発症し，意識障害をきたすこともある．身体所見では，項部硬直などの髄膜刺激徴候を認める．

③ 肺炎：乳幼児に多く，咳，鼻汁，発熱，呼吸困難などの症状をきたす．肺炎は，肺の一部に浸潤影をきたす大葉性肺炎をきたすことが多く，膿胸などの合併症をきたすこともある．

④ 侵襲性ヒブ感染症：ヒブが血流に乗り（菌血症），各臓器に感染し，骨髄炎，関節炎，蜂窩織炎，敗血症などを引き起こす．感染した臓器にそれぞれ特徴的な症状，身体所見を呈する．

▶c. 治療・予後

　第一選択薬は第 3 世代セファロスポリン系抗菌薬である．ペニシリンに対する感受性は低下しており，それぞれの感受性結果に応じた抗菌薬投与を選択する．ヒブ髄膜炎に対しては，抗菌薬投与と同時かその前にステロイド（デキサメタゾン）を投与すると難聴の頻度を下げることが報告されている．髄膜炎の予後は悪く，難聴，麻痺などの後遺症が残ることがある．

▶d. 予防

　ヒブワクチンによる予防が可能で，国内ではワクチンの定期接種化後，接種率の上昇に伴い，重症感染症の報告はほとんどなくなり，制圧に成功している．

L マイコプラズマ感染症

▶a. 概念

　肺炎マイコプラズマによる細菌感染症による呼吸器感染症で，小児，とくに学童や 10 歳代の若者に多く発生する．潜伏期間は 2〜3 週間である．地域や学校での流行をみる．

▶b. 症状・身体所見

　発熱，全身倦怠感，頭痛などで始まり，乾性咳嗽が数日後に出現する．咳嗽は徐々に強くなり，長く続くことが多い．また，肺炎や，中耳炎，胸膜炎，心筋炎，髄膜炎などの合併症をきたすこともある．

　身体所見では，肺炎を合併した症例で，聴診で crackle を聴取し，胸部 X 線では多彩な肺炎像を見る．

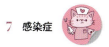

▶c. 診断・検査

診断には，血清診断が用いられることが多く，ELISA 法による IgM 陽性，または，ペア血清で抗体価の 4 倍以上の上昇を確認する．

▶d. 治療

第一選択薬はマクロライド系薬剤である．近年，マクロライド系薬剤に耐性のマイコプラズマの報告があり，テトラサイクリン系薬剤を使用することもある．ただし，テトラサイクリン系薬剤は 8 歳未満の小児では歯牙の黄染をきたすので原則禁忌である．

▶e. 予防

予防には，飛沫感染対策が必要である．

M クラミジア感染症

▶a. 概念

クラミジア属では，クラミジア・トラコマティス，オウム病クラミジア，肺炎クラミジアの 3 つの病原体が重要である．それぞれ感染経路が異なる．

▶b. 症状

① 新生児クラミジア感染症：クラミジア・トラコマティスによる感染症で，産道経由で感染し，結膜炎，眼内炎，肺炎などをきたす．出生時の児への抗菌薬点眼により，その頻度は大きく減少した．

② オウム病：オウム病クラミジアによる感染症で，オウムなどの鳥類からヒトに感染する人獣共通感染症で，呼吸器症状，発熱などが主症状である．

③ クラミジア肺炎：肺炎クラミジアによる感染症で，呼吸器症状，発熱などが主な症状で，症状が遷延することもある．

▶c. 診断

血清の特異的抗体価の上昇，PCR 法などを用いて診断する．

▶d. 治療

マクロライド系抗菌薬か，テトラサイクリン系抗菌薬（ただし，8 歳以上）を用いる．

8 真菌感染症

▶a. 概念

主な病原体として，カンジダ，アスペルギルス，クリプトコッカス，ニューモシスチスなどがあげられる．免疫不全患者においては，侵襲性感染症をきたす．

▶b. 症状

（ⅰ）カンジダ感染症

① 口腔粘膜カンジダ感染症（鵞口瘡）：新生児，乳児に多く，カンジダ・アルビカンスによって起こる．舌，口腔粘膜，口蓋などに白色の付着物をきたすが，舌圧子などで除去できない．

② カンジダおむつ皮膚炎：おむつ部位に膿疱を伴う紅斑をみる．病変は衛星状（skipping lesions）になる．

③ 侵襲性感染症：早産児，免疫不全者に対して，全身感染を起こし，全身の臓器に感染巣をきたす．とくに眼内炎，腎臓，肝臓，脾臓，骨などへの播種に注意が必要である．

④ デバイス関連感染症：カテーテル関連血流感染症は好中球減少，広域スペクトラムの抗菌薬の長期使用，中心静脈栄養を行っている児に起こりやすい．

（ⅱ）アスペルギルス症

免疫不全患者に感染し，侵襲性アスペルギルス症をきたし，主に肺に感染し，そこから感染が全身に拡がることがある．

（ⅲ）クリプトコッカス症

肺炎や脳髄膜炎をきたす．免疫不全のない患者でも発症しうる．

（ⅳ）ニューモシスチス肺炎

免疫不全者における間質性肺炎をきたす．低酸素血症が著明である．

▶c. 診断

感染臓器からの検体を培養し，真菌を同定する．

アスペルギルスに対する血液検査として，血清ガラクトマンナン，β-D-グルカンなどが用いられる．

クリプトコッカスでは，莢膜抗原検査，髄液検査では墨汁染色を用いる．

ニューモシスチス肺炎の診断には，喀痰，気管支肺胞洗浄液を用いたグロコット染色による病原体の検出，あるいは PCR 法による遺伝子の検出，そして β-D-グルカンなどが用いられる．

▶d. 治療

抗真菌薬を用いる．皮膚感染症に対して軟膏，全身感染症に関しては，経口，または経静脈的投与を行う．アゾール系薬剤（フルコナゾール，ボリコナゾールなど），エキノキャンディン系薬剤（ミカファンギン，カスポファンギンなど），アムホテリシン B などが使われるが，各真菌により感受性が異なるので，真菌の薬剤感受性結果を見て，薬剤を選択する．ニューモシスチス肺炎の治療は ST 合剤で，この薬剤はその予防にも使用されている．カテーテル関連感染症は，カテーテルを抜去するのが基本である．

9 リケッチア感染症

▶a. 概念

リケッチアは，節足動物に寄生し，その動物がヒトを咬むことによって発症する．地域差はあるが，日本国内ではツツガムシ病，日本紅斑熱などが発生している．

▶b. 症状

（ⅰ）ツツガムシ病

ツツガムシに刺されることによって起こり，潜伏期は 1〜2 週間である．春から初夏に流行し，頭痛，食欲不振，関節痛などの症状に続いて，発熱，手掌や足底の発疹，リンパ節腫脹，肝脾腫

などの全身症状が出現する．ツツガムシによる刺し口を認めることもある．

（ⅱ）日本紅斑熱

マダニに刺されることによって起こり，潜伏期は2〜8日である．西日本で，春から秋に発症が報告されている．臨床的には，ツツガムシ病と同様である．

▶c. 治療・予後

ともにテトラサイクリン系薬剤を用いる．8歳未満では歯牙の黄染，エナメル質の形成不全が問題となるが，患者の生命予後に関わると判断された場合，使用しなくてはいけないこともある．適切な治療が速やかに開始されれば予後良好である．診断が遅れた場合，肺炎，脳髄膜炎などを合併し，播種性血管内凝固（DIC），多臓器不全などをきたし，致死的になることもある．

▶d. 予防

流行地域での野山での活動時には，ツツガムシ，ダニなどに刺されないように肌の露出を限りなく少なくした洋服を着用する．

10 寄生虫症

国内における寄生虫症は，衛生環境の改善や教育，そして小児への定期的な検査などによって激減した．しかしながら，海外からの旅行者，移住者の増加や食生活の多様化などによって，増加傾向にある．

A 蟯虫症

▶a. 概要

以前は国内でも頻度の高く，園・学校での定期的な検査が行われたが，患者数の減少とともに，定期的な検査は行われなくなった．

▶b. 症状

肛門周囲の強い瘙痒感が主な症状で，それ以外にも腹痛，下痢などをきたす．幼児では，強い瘙痒感のため，不機嫌や睡眠障害をきたすこともある．

▶c. 診断・検査

セロハンテープ肛門周囲検査で肛門周囲の卵の採取を朝の排便前に2日連続で行う．陽性の場合，家族内の検査も行う．

▶d. 治療

ピランテルパモ酸塩の1回投与で，2週間後に虫卵検査を再度行い，陰性化しない場合には再投与を行う．

▶e. 予防

患児の周りの環境の整備と手洗いの励行がその予防に重要である．

B アニサキス症

▶a. 概要

サバ，イワシ，タラ，マスなどが感染源として有名である．国内では，生の魚介類を食べる機会が多いため，頻度が高い．

▶b. 症状

汚染された食品を摂取後，約2〜8時間で，強い腹痛，嘔吐・嘔気を呈する．

▶c. 診断・検査

症状と食事歴からこの疾患を疑うことが重要である．

▶d. 治療

内視鏡を用いて，直視下で虫体を摘出する．

▶e. 予防

リスクのある食品の生食を避けること，食べる際には加熱して食べることが重要である．

C 頭シラミ

▶a. 概要

ヒトアタマジラミの感染により，国内では，最近増加傾向にある．

▶b. 症状

頭部の瘙痒感が主で，園や学校などで集団感染を起こすこともある．毛髪への卵の付着を主訴に来院することもある．

▶c. 診断・検査

毛髪に1mmぐらいの白い楕円形の卵が複数付着していることで診断する．

▶d. 治療

フェノトリンシャンプーを5分ほど放置し，3日おきに3〜4回繰り返す．これによって，シラミの成虫と卵を両方駆除することができる．

▶e. 予防

感染者の髪用のブラシ・くし，衣類，寝具の虫体を駆除する．また，感染者は周囲への伝播を避けるためにこれらの共有を避けること，また，適切な治療が必要である．

〈齋藤昭彦〉

各論

8 消化器疾患

1 口腔の疾患

A 口腔カンジダ症（鵝口瘡）

▶a. 概念

　カンジダ・アルビカンスの感染による．乳幼児の栄養不良，消耗性疾患および抗菌薬の使用などが誘因となり発症する．しかし，健康児，とくに新生児に発症することも少なくない．

▶b. 症状

　口腔粘膜，歯肉，舌などに白い斑状の菌苔をつくる．痛みはなく剥離し難い．食欲低下を招くこともある．染色し鏡検すると，芽胞を持つ菌糸を認める．

▶c. 治療

　原疾患の治療と総合ビタミン剤を与え栄養状態の改善に努める．新生児では経過観察で治癒することが多い．抗菌薬を使用している場合は中止し，重症例では抗真菌薬を口腔粘膜に塗布する．抗真菌薬の内服も有効である．

B ヘルペス歯肉口内炎

▶a. 概念

　単純ヘルペスウイルス感染によって発症する．1〜3歳に好発するが成人にも発症する．

▶b. 症状

　口腔粘膜および歯肉のすべてに発赤，紅暈を伴う複数の水疱，潰瘍などが生じる．40℃の高熱を伴うことも少なくない．急性期は4〜9日間で自然治癒する．

▶c. 治療

　アシクロビルの投与により早期に回復する．

C アフタ性口内炎

▶a. 概念

　頬粘膜，口蓋および舌にみられる小さい有痛性の潰瘍．原因は不明である．

▶b. 症状

　ヘルペス口内炎に比しより限局性で単発の傾向がある．10日〜2週間で自然治癒する．

▶c. 治療

デキサメタゾン軟膏が治癒を促進する.

D ヘルパンギーナ

▶a. 概念

軟口蓋，前扁桃柱，扁桃，咽頭および後部頬粘膜にできる丘疹様水疱で潰瘍性病変を伴う熱性疾患である．コクサッキーA群（2, 4, 5, 6, 8, 10群，その他）ウイルスが主な病原体である．

▶b. 症状

潜伏期は2～4日で，突然40℃にも及ぶ高熱が出現し，食欲不振，咽頭痛を伴う．咽頭は発赤し，病初期には散在性の白～灰白色の丘疹，後に1～5mm大の浅く紅輪に囲まれた潰瘍が出現する．発熱は4日以内，潰瘍は1週以内に消失し，通常はなんら合併症を伴わず回復する．

▶c. 治療

治療は対症的に行う．

2 舌の疾患

A 舌小帯短縮症

▶a. 概念

舌の下面正中の舌小帯が舌先端近くまで続く状態をいう．

▶b. 症状

典型的な例ではサ行，ラ行の発音が上手くできず，哺乳に問題を生じる．

▶c. 治療

上記症状が著明な場合，本人・家族の希望があれば，舌小帯切離術を施行する．

B 唾液腺粘液嚢胞

▶a. 概念

外傷などに起因する唾液の流出障害により粘液の貯留をきたしたもの．舌下面あるいは口腔底の嚢胞で，とくに舌下腺の導管の閉塞により生じたものをガマ腫とよぶ．

▶b. 症状

粘液瘤は下口唇や舌尖部下面に好発し，青赤色の小腫瘤として認められる．

▶c. 治療

口腔内アプローチでの摘出または永久瘻孔形成術を行う．

3 顔面・頸部の疾患

A 唇裂・口蓋裂

▶a. 概念

催形成異常因子や遺伝的素因の関与で生じる．発生頻度は 1/500 人．唇裂と口蓋裂はしばしば合併するが，実際の発生は異なり，唇裂単独は前方より，口蓋裂単独は口蓋垂より生じる．唇裂に合併するものとしないものがあり，唇口蓋裂，口蓋垂裂，軟口蓋裂，軟硬口蓋裂などに分類される．軟口蓋裂および小顎症・舌根沈下を主徴とする遺伝的な発生学的異常に，ピエール・ロバン Pierre Robin 症候群がある．

▶b. 症状

哺乳，嚥下障害により栄養障害をきたすことがある．その他，構語障害，口蓋帆張筋不全に伴う耳管機能障害や中耳炎の多発も認められる．

▶c. 治療

唇裂は生後 3〜6 か月頃，口蓋裂は 1〜2 歳頃を目安に形成術を行う．術前後の構語障害に対しては訓練が必要となる場合もある．

B 正中頸嚢胞（瘻）・側頸嚢胞（瘻）

▶a. 概念

正中頸嚢胞（瘻）は甲状腺の発生（甲状舌管）の遺残，側頸嚢胞（瘻）は鰓弓発生の遺残であり，いずれも本来は甲状腺の下降および耳構造の形成に伴い閉鎖消失するはずのものが不完全に閉鎖したために，嚢胞や瘻孔を形成したものである．

▶b. 症状

頸部のものは表面平滑で可動性のある腫瘤として触知される．甲状舌管の特徴上舌盲部（口腔底）から甲状腺部に至る経路上の正中に位置する．側頸嚢胞は外耳道前方から胸鎖乳突筋前縁の経路上に触知される．いずれも感染を起こしやすく，ときに自潰する．

▶c. 治療

外科的摘出術が基本となるが，感染を起こしている場合は感染を十分に治療した上で手術に臨む．瘻孔付着部も含めて摘出（正中頸嚢胞では舌骨も合併切除）しないと再発する．

4 食道の疾患

A 先天性食道閉鎖症

▶ **a. 概念**

　食道と気管は発生学的に同じ時期の発生となるため，食道閉鎖は多くの場合気管の形態異常を伴う．一般に解剖学的な特徴により5型に分かれたグロス Gross の分類が用いられる 図2-67．このうちグロスC型（上部食道が盲端に終わり，下部食道が気管食道瘻を形成する：80〜90%）とA型（上下食道とも盲端に終わり，気管食道瘻はない：5〜15%）の頻度が高い．

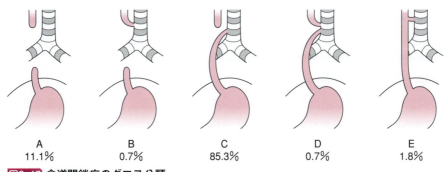

図2-67 食道閉鎖症のグロス分類

▶ **b. 症状**

　①出生直後から始まる嚥下困難（泡沫状嘔吐，唾液流出），②哺乳困難，③唾液・ミルクの気管内流入による呼吸困難，咳，肺炎など．近年では胎児超音波診断が発達し，羊水過多，胃泡消失などから胎児診断される症例もみられる．21トリソミーや18トリソミーなどの染色体異常にもしばしば合併する．

　また，脊椎，直腸肛門形成異常，先天性心疾患，尿路異常を合併する症候群〔VA(C)TER症候群〕も報告されている．

▶ **c. 診断**

　出生直後の胃管（カテーテル）挿入が困難もしくは不可能で，盲端で反転してくること（coil up sign）でほぼ診断がつく．また，グロスA・B型では，気管と下部食道の交通がないため腹部X線像で胃泡がみられず gasless abdomen となる．

▶ **d. 治療**

　とくにグロスC・D型では，胃から流出した胃液の気管内流入により化学的肺炎を起こすと重篤になるので，早期手術が必要である．

　術式としては，上部・下部食道の距離（gap）が短く，直接吻合を行っても吻合部に緊張がかからないようであれば一期的に気管食道瘻切離・食道食道端々吻合が選択されるが，不可能であればまず胃瘻や頸部食道瘻を造設し，二期的に気管食道瘻切離・食道食道端々吻合を施行する．

B 噴門狭窄症（アカラシア）

▶a. 概念

　食道下部括約筋の弛緩障害による食道下部の機能性狭窄をいう．幼児期後期からの発症が多く，家族内発生の報告もある．食道のアウエルバッハ Auerbach 神経叢における神経節の変性や数の減少，迷走神経支配枝の異常などが報告されているが，原因は不明である．

▶b. 症状

　嚥下困難および食道内貯留物の食事中あるいは食後に起こる逆流（未消化物の嘔吐）が認められる．嚥下困難は固形食の場合に著しい．食道内貯留物の気管内誤嚥による反復性肺炎，胸骨後部痛，体重増加不良なども認められる．

▶c. 診断

　胸部単純X線において典型例では胃内ガス消失と食道中部に鏡面形成を認める．食道造影では拡張した食道の近位側と狭くなった食道下端部像がみられ，蠕動波はほとんど消失している．食道内圧検査において食道中部の伝導波の欠如，食道下部括約筋の嚥下運動中の弛緩障害およびこの部の静止圧の上昇が認められ，副交感神経刺激薬に対して食道全体がけいれん性に反応する．

　鑑別すべき疾患として，先天性食道狭窄，後天性食道狭窄（逆流性食道炎，術後狭窄，腐食性狭窄），食道異物，食道腫瘍，気管食道瘻などがある．

▶d. 治療

　薬物療法としてニフェジピン（カルシウム拮抗薬）は比較的有効である．ブジーなどを使った機械的拡張法の効果は一時的である．これらの治療に不応の場合は，外科的拡張術が行われる．

C 胃食道逆流症

▶a. 概要

　胃内容物が食道に逆流することを胃食道逆流現象（GER）という．従来，小児期の GER は下部食道括約筋（lower esophageal sphincter: LES）の未熟性により起こると考えられていたが，現在は LES が一過性に弛緩することによって，あるいは腹腔内圧の変化に下部食道括約筋圧が適切に反応できない時などに生じると考えられている．GER は健康人にも生理的に認められるが，GER になんらかの症状や合併症を伴う場合は，胃食道逆流症（GERD）と定義される．噴門弛緩症による場合が最も多く，食道裂孔ヘルニアも GER の原因となる．

▶b. 症状

　GERD 症状としては，嘔吐，吐血，下血，哺乳不良，反芻運動などの消化器症状，慢性咳嗽，喘鳴，反復性呼吸器感染，無呼吸などの呼吸器症状，その他，胸痛・腹痛，貧血，体重増加不良，不機嫌，咽頭痛，姿勢異常（首を横に傾けるような姿勢をとる：サンディファー Sandifer 症候群），および乳幼児突発性危急事態（apparent life threatening event: ALTE）などがあげられる．

▶c. 診断

　GERD の診断は，患児の主症状から治療と並行して進めていくのが実践的である．本症を症状のみで診断することは困難であり，その際に役立つ検査として上部消化管造影 図2-68，食道 pH

モニタリング，食道内視鏡・生検，食道内圧測定検査，超音波検査，食道シンチグラフィーなどがあげられる．

▶ **d. 治療**

　GERD の治療は，体位療法など家族への説明および生活指導をまず行い，少量・頻回授乳や増粘ミルクなどの治療乳の使用を指導し，**H_2 受容体拮抗薬**や**プロトンポンプ阻害薬（PPI）**，あるいは**モサプリド**などの薬物療法を試み，最終的には外科治療も考慮していく．

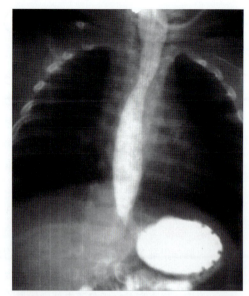

図2-68　造影剤の胃から食道への逆流を認める

D 食道・胃内異物

▶ **a. 概念**

　異物の種類としては，コイン，おもちゃ，**ボタン型電池**などが多い．

▶ **b. 症状**

　嚥下の瞬間にせき込んだり，嘔吐反射が出るが，多くは食道を通過してしまえば無症状である．食道内に停滞してしまった場合は嚥下困難（嘔吐，流涎）をきたす．

▶ **c. 診断**

　X 線不透過のものであれば単純 X 線で証明される．必ず胸部と腹部を撮影し，食道裂傷の有無や，胃を通過して下部消化管へ達していないかを確認する．

▶ **d. 治療**

　食道・胃内に停滞しているものに対しては，透視下に**マグネット付きの胃管**や**バルーンカテーテル**などを用いて摘出可能である．マグネットに反応しないものや崩れやすいもの，無理に取ろうとすると食道粘膜を損傷するおそれがあるものについては，深鎮静または全身麻酔下で内視鏡的に**異物鉗子**を用いて摘出する．

　ボタン電池は停滞すると**表面電流**が流れて**粘膜損傷**をきたすため，とくに食道内に留まる場合は早急な摘出が必要とされる．

5 胃の疾患

A 乳児肥厚性幽門狭窄症

▶a. 概念

幽門部の輪状筋が異常に肥厚して胃幽門部に狭窄を生じ，生後3〜4週頃より噴水状嘔吐を主症状とする疾患である．病因はいまだ不明であるが，幽門筋の攣縮（pylorospasm）が幽門筋肥厚の原因と考えられている．わが国での発生頻度は出生1000につき0.5〜0.7例であり，男児は女児より3〜4倍罹患率が高い．家族内発生もあり，患児の約5%はその父親か同胞に本症の病歴が認められる．

▶b. 症状

生後2〜6週の間に，多くは3週目頃に嘔吐が始まり，初めは溢乳様であるが次第に噴水状の嘔吐となる．吐物に胆汁を混じない．当初患児は元気で食欲があり，嘔吐直後でもすぐに哺乳したがるが，頻回の嘔吐が続くと，排便回数の減少，体重減少，脱水徴候などが認められる．理学的所見として，皮膚と舌は乾燥し皮膚のツルゴール低下，大泉門の陥没を認める．腹壁を透かして胃・十二指腸の蠕動を認め，幽門部にオリーブ状の腫瘤を触知する．典型例では，低クロールおよび低カリウム血症を伴った代謝性アルカローシスを呈する．頻回に胃液を嘔吐するため，胃液中の H^+ と Cl^- を大量に失う．その結果血清中の Cl^- は低下し，代償性に HCO_3^- が増加する．H^+ が不足し腎においても尿細管細胞の H^+ 濃度が減少するため，Na^+ と交換に H^+ が排泄されず，代わりに K^+ が排泄されて K^+ 欠乏が生じる．また細胞内から H^+ が細胞外へ，K^+ が細胞外から内へ移行して低カリウム血症の原因となる．

▶c. 診断

特徴ある臨床症状と理学的所見，とくに幽門部腫瘤を触知し，超音波検査で 図2-69 に示す幽門筋の肥厚（ドーナツサイン）が認められれば診断はほぼ確定的である．造影検査はあえて行う必要はないが，ストリングサイン 図2-70 やアンブレラサインは本症に特徴的な像である．鑑別すべき疾患として，新生児期・乳児期早期に嘔吐をきたす消化器疾患，感染症，中枢神経系および代謝性疾患などがすべて対象となる．また先天性副腎過形成も鑑別すべき重要な疾患の1つであるが，この場合血清カリウム値は高値を示す．

▶d. 治療

脱水症および低クロール性アルカローシスに対しては，5%糖水と生理食塩水の等量混合液を脱水の程度に応じて点滴静注して補正する．著しい低蛋白血症を伴う重症例には，輸液のほかにアルブミンなどの輸注を行う．軽症例に対しては，硫酸アトロピンの投与（経口または経静脈），ミルクの胃内注入の工夫などが行われ，治癒する例がある．治療の原則は，幽門括約筋の切開手術（ラムステッドRamstedt手術）である．ラムステッド手術による治療成績はきわめてよい．傷が目立たない臍弧状切開法での手術も行われている．

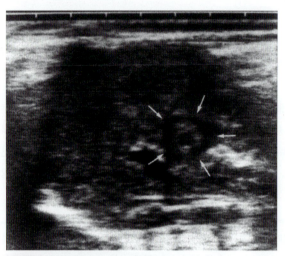

図2-69 肥厚性幽門狭窄症の腹部超音波所見
矢印：ドーナツサイン

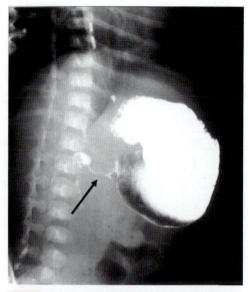

図2-70 肥厚性幽門狭窄症の上部消化管造影所見
矢印：ストリングサイン

B 胃炎，消化性潰瘍

▶a. 概念

　原発性潰瘍と**続発性潰瘍**に分類される．原発性潰瘍の大部分は消化性潰瘍で，主として学童期以降に多く，続発性潰瘍は新生児期，乳児期に発生しやすい．消化性潰瘍は攻撃因子と防御因子のバランスの破綻が起こり，攻撃因子が優位の状態になったときに潰瘍が発生するとする説が広く支持されてきた．しかし近年，*Helicobacter pylori*（*H. pylori*）の胃粘膜感染が成人のみならず小児においても胃・十二指腸潰瘍の最も重要な病因と考えられている．*H. pylori*感染の結果，種々の因子（アンモニア，サイトカインなど）の作用によって胃粘膜障害が起きる．十二指腸潰瘍は*H. pylori*感染により酸分泌亢進が起こり，十二指腸に胃上皮化生が起こって，この部にさらに*H. pylori*が感染して炎症が生じ潰瘍の発生に進展するとされている．続発性潰瘍を起こす原因として，分娩時仮死，難産，重症感染症，ウイルス性胃腸炎，頭蓋内疾患，重症熱傷，薬剤（ステロイド薬，非ステロイド系抗炎症薬など），精神的ストレスなどがあげられる．

▶b. 症状

　新生児期では吐血や下血などの出血症状で発症することが多いが，腹部膨満やショックなどの症状が初発症状であることもある．乳幼児期では吐血，下血が多いが，嘔吐，不機嫌，食欲不振なども認める．学童期では腹痛が主症状である．学童前期の腹痛は不定であるが，学童後期では空腹時痛，早朝痛そして夜間痛など成人の胃・十二指腸潰瘍に認められるそれと類似した性質の痛みを訴える．圧痛点は，胃潰瘍では心窩部で正中線より左寄りに，十二指腸潰瘍では正中線近傍部に認めることが多い．

▶c. 診断

　各小児期の症状や徴候の特徴を考慮して，詳しい問診と的確な臨床症状を把握する．吐血・下

血の有無，学童期患児では貧血の有無，精神的ストレス，家族歴も調べる．X線検査では，二重造影による，粘膜皺壁集中像，ニッシェ像，タッシェ像などを認める．内視鏡検査は確定診断や治療効果と予後の判定，さらには *H. pylori* の診断に非常に重要である．小児の *H. pylori* 感染例では，胃粘膜固有層にリンパ濾胞の結節状過形成 nodular hyperplasia が特徴的に認められる 図2-71 ．

▶ d. 治療

新生児・乳幼児期の急性の潰瘍に対しては，輸血・輸液による全身状態の改善，出血に対する内科的あるいは外科的処置および原因疾患に対する治療を行う．

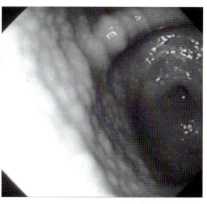

図2-71 小児の *H. pylori* 感染症でみられる胃前庭部の結節性胃炎

また，学童期の潰瘍に対しては，H_2受容体拮抗薬またはプロトンポンプ阻害薬，制酸薬または抗ペプシン薬，粘膜保護薬などを組み合わせて用いる．*H. pylori* が証明された例では，潰瘍の治癒や再発の防止に抗菌薬とプロトンポンプ阻害薬の投与による除菌が必要である．その他，消化性潰瘍の原因となるものがあれば取り除く．続発性潰瘍の予後は，急性期を乗り切れば再発はみられない．学童期の原発性潰瘍は加齢とともに再発例が多くなり，とくに十二指腸潰瘍でその傾向が強い．*H. pylori* 陽性の潰瘍では除菌が完全に行われれば潰瘍再発率はきわめて低い．

C 胃軸捻転症

▶ a. 概念

胃横隔膜靱帯が欠如するか伸びたために胃の固定が不安定になり，胃の長軸のまわりを上方へ胃が回転する（臓器軸性）か，小網の長軸のまわりを左から右，または右から左へ胃が回転（腸間膜軸性）した状態である．

胎児期における胃の固定異常によるとする説と，他の原発性の異常があるときに胃拡張，嘔吐あるいは腹部膨満が胃軸捻転を併発するとする説がある．新生児では比較的よく認められる．乳児期以降では比較的まれな疾患で男児例が多い．

▶ b. 症状

悪心，嘔吐があるが吐物を出さない，心窩部の膨満と腹痛，経鼻胃チューブの挿入困難などが認められる．

▶ c. 診断

立位単純 X 線像では，拡張した胃を認め，捻れた上方と下方に鏡面形成がみられる 図2-72 ．造影検査で

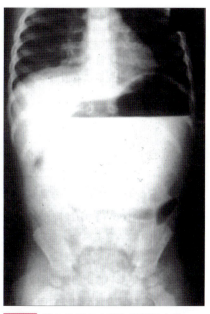

図2-72 捻れた胃の上部と下部による鏡面形成がみられる

は，造影剤の停滞，幽門部での閉塞，粘膜ヒダの捻転部位での捻れ，胃の形の異常，大弯部の位置異常などが認められる．

▶d. 治療

うつぶせにすることにより自然整復例もあり，新生児期では経過観察をする．整復困難な場合はただちに手術を行い，軸捻転を直し胃を固定する．

6 腸の疾患

A 急性胃腸炎

▶a. 概念

種々の原因による胃腸管を主とした炎症である．感染性と非感染性とに大別される 表2-39 が，ウイルスおよび細菌による感染性の胃腸炎の頻度が最も高い．症状として下痢および嘔吐が最も一般的である．

ウイルス性胃腸炎は，急性下痢症の大部分を占める．なかでもロタウイルス感染はわが国の乳幼児下痢症の病因の多くを占めていたが，ワクチン接種が開始され現在は減少傾向にあり，近年ノロウイルス感染によるものが最も多い．ロタウイルスによる下痢の発生機序として，小腸粘膜にウイルスが浸潤して粘膜が損傷される結果，吸収面積が減少して大腸の吸収能を上回る多量の水・電解質が大腸内へ流入することがあげられる．また微絨毛も損傷されるのに伴い刷子縁酵素，とくに乳糖分解酵素活性が低下し，ミルク中の乳糖が分解・吸収されずに大腸へ多量流入し，大

表2-39 急性胃腸炎の病型と病因による分類

	病型	病因
感染性	ウイルス	ロタウイルス，ノロウイルス，サポウイルス，アストロウイルス，アデノウイルス，コロナウイルス
	細菌性	カンピロバクター，サルモネラ，病原性大腸菌，ブドウ球菌，エルシニア，赤痢，エロモナス，腸管ビブリオ，コレラ
	原虫，寄生虫，真菌	アメーバ，ランブル鞭毛虫，クリプトスポリジウム，コクシジウム虫，回虫，十二指腸虫，カンジダ
	抗菌薬使用（二次性）	偽膜性腸炎（*Clostridioides difficile* の感染が関与）
	腸管外感染	尿路感染，中耳炎
非感染性	食事過誤	過食，新しい食物の導入，変質した食物
	薬物，化学物質，毒物	抗菌薬，重金属（ヒ素，鉛），有機リン，硫酸第一鉄
	解剖学的，機械的	短腸症候群，瘻孔，胃切除後，盲管症候群，腸回転異常，ヒルシュスプルング病，腸リンパ管拡張症，慢性特発性偽性腸閉塞
	アレルギー性	食物アレルギー（牛乳，卵，小麦など），好酸球性胃腸炎

腸内細菌叢により酢酸，乳酸などの有機酸を産生する．有機酸は浸透圧を増して腸管壁から腸管内へ水・電解質の移動を起こさせる（浸透圧性下痢）ことが主要因と考えられている．

細菌性腸炎は，年間を通して十数パーセントであるが，夏季には食中毒や汚染された食品などによる下痢の病因として増加する．その割合は，なま物を食べる機会が多くなる年長児ほど大きい．その病因菌は，主に大腸粘膜（菌によっては回腸下部粘膜にも）に菌が浸入するもの（粘膜侵入型）と，エンテロトキシンを産生して腸粘膜に作用するもの（毒素産生型）とに大別される．前者には腸細胞侵入性大腸菌，カンピロバクター，サルモネラ，エルシニアなどがあり，後者にはコレラ菌，毒素原性大腸菌，腸管出血性（Vero毒素産生）大腸菌などがある．病原菌が腸細胞内に侵入し，炎症反応を起こし滲出液が産生され，血管から血液が漏出して粘血便となることが多い．粘膜固有層の毛細血管内に細菌が侵入して血流に乗り，敗血症，関節炎，髄膜炎などの全身症状を合併することがある．腸管出血性大腸菌（O157：H7が代表的）はVero毒素を産生し，出血性大腸炎を起こして溶血性尿毒症症候群（hemolytic uremic syndrome: HUS）を併発することもある．

▶b．症状

ロタウイルス性胃腸炎は，泥状から水様性の下痢を認め，酸臭があり約20％が白ないし淡黄色を呈する．下痢の前に嘔吐を伴うことが多いが，1日前後で消失する．ノロウイルス性胃腸炎も同様の症状を呈するが，ロタウイルス性に比し下痢が軽いことが多い．

細菌性下痢は，一般に発熱と腹痛を伴い，便は約半数に粘血便も伴って腐敗臭を呈する．腸管出血性（Vero毒素産生）大腸菌による下痢では，激しい腹痛，水様性下痢発症3〜4日後に血便の出現，大腸粘膜の著しい浮腫が特徴的で，2〜5％にHUSの合併を伴う．HUSは溶血性貧血，血小板減少，急性腎機能障害を3主徴とする血栓性微小血管障害である．

脱水があると皮膚や粘膜にその徴候を認め，体重や尿量が減少し，重症脱水ではアシドーシス，意識レベルの低下，ショック，けいれんなどが起こる．

▶c．検査

必要な一般血液検査として，白血球数，ヘモグロビン（Hb），ヘマトクリット（Ht）などの血算，電解質と血清尿素窒素（BUN），そして血液ガス分析を行う．また，検尿も必要である．

感染症が疑われる場合は，赤沈，CRP，便中ロタウイルス抗原，便細菌培養などの検査を行う．持続的な発熱があれば血液培養検査も行う．糖質吸収不全が疑われる場合は，便中グルコース陽性は単糖類吸収不全，便中還元糖陽性は乳糖検出に特異的で，乳糖不耐症が強く疑われる．疑われる糖の負荷試験，刷子縁酵素活性（生検標本）の測定を行う．食物アレルギーが疑われる場合では，IgE，RAST（radioallergosorbent test），IgG4特異抗体，LST（lymphoblastic stimulation test），小腸粘膜生検（絨毛の萎縮，リンパ球浸潤），抗原除去食による改善の有無を調べ，できれば抗原の負荷試験も行う．分泌性下痢が疑われる場合は，便中ナトリウム，カリウム値の測定を行い，$(Na^+ + K^+) \times 2 \geqq 280$ を満足するかどうかを調べる．Vero毒素産生菌感染に伴うHUSが疑われる場合は，RBC，Hb（破砕赤血球を伴う貧血でHb10g/dL以下），血小板（15万/μL以下），WBC，血液像，血液生化学（LDH，トランスアミナーゼ，BUN，クレアチニン，電解質，アミラーゼなど），尿蛋白，沈渣，尿中NAG，β_2マイクログロブリン，クレアチニン，便培養，などを行う．

ウイルス性の下痢の多くは冬の流行期に発症し，軽い感冒症状も伴う．白色ないし淡黄色の下痢便で酸臭があれば，その可能性が高く，便中抗原検査による診断を行う．粘血便を伴う下痢はまず細菌性下痢（侵入型）を考えるが，食物アレルギーや潰瘍性大腸炎，クローン病も急性下痢症として血便を伴って発症することを考慮する．血便性下痢に発熱，腹痛を伴っている場合は，頻度の点からカンピロバクターかサルモネラを疑って便の細菌培養を含む検査を行う（赤痢や侵入性大腸菌も血便性下痢を呈するが，わが国での頻度は低い）．また水様性下痢発症2〜6日後に鮮血便になり，これと同時か3〜6日遅れて乏尿，浮腫，出血斑，血尿，蛋白尿，頭痛，傾眠，不穏，けいれんがあればHUSが疑われ，検査所見等より3主徴のうち2徴が確認されれば診断はほぼ確定される．

▶ d. 治療

① 輸液療法：脱水に対する治療は，水・電解質バランスの補正と今後の予想喪失量と維持量を考慮して行う．軽度の脱水症には経口補液を，中等度以上の脱水症には経静脈輸液を行う．

② 食事療法：乳児に対し，母乳栄養ならそのまま継続し，人工栄養は下痢の回数が1日10回未満ならそのまま与える．嘔吐があっても，湯ざまし，お茶，経口補水液（含，イオン飲料）などを積極的に投与する．離乳食はお粥を中心とし，下痢の回数が減ってきたら豆腐，卵，ほうれん草，たまねぎ，白身魚などの消化のよいものを少しずつ与えていく．幼児および年長児では，お粥，うどん，食パンなどの炭水化物を主とし，野菜，ヨーグルト，豆腐，卵，白身魚なども少量ずつ与える．

③ 薬物療法：乳酸菌やビフィズス菌などの整腸薬が原因にかかわらず第一選択となる．水様性下痢が頻回の場合は脱水の重症化を予防するため，ウイルス性が疑われれば止痢薬としてケイ酸アルミニウムなどを，嘔吐に対してドンペリドン坐薬をそれぞれ副作用に注意して投与する．細菌性下痢症が疑われた場合，まずマクロライド系抗菌薬またはホスホマイシンを投与し，菌の抗菌薬に対する感受性が判明次第，感受性のある薬剤に変更する．原則としてサルモネラ菌，カンピロバクター菌に対して抗菌薬は排菌期間を長くするため使用しないが，幼若乳児や免疫力の弱い宿主の場合は使用を考慮する．

▶ e. 予防

近年ロタウイルスに対するワクチン投与の有効性が確認されている．

B 炎症性腸疾患（潰瘍性大腸炎，クローン病）

▶ a. 概念

炎症性腸疾患（inflammatory bowel disease: IBD）は，潰瘍性大腸炎とクローン Crohn 病からなる原因不明の消化管粘膜の慢性炎症性疾患である．潰瘍性大腸炎は，直腸および結腸の非特異的炎症性疾患で，病変は粘膜に限局し粘膜下組織に波及することは少ない．クローン病は，線維化や潰瘍を伴う肉芽腫性病変からなり，消化管の口腔から肛門のいかなる部位にも生じうる疾患である．小児では成人に比して少なく，多くは10歳以上の発病であるが乳児例もあり，両疾患とも最近増加傾向にある．

潰瘍性大腸炎およびクローン病ともにその病因は不明であるが，免疫学的異常が重要な役割を

演じていると考えられている．IBD ではしばしば家族内発症が認められ，最近では，とくに年少児においていくつかの遺伝子異常が報告されている．

▶b．症状

潰瘍性大腸炎の主要症状は，持続性，反復性の下痢および腹痛，粘血便であるが，とくに小児の場合，発熱，体重減少が消化器症状に先行することがあり注意を要する．成長障害は，クローン病ほど著明ではないが認められる．小児潰瘍性大腸炎の初発症状の出現頻度は，下痢（58.3%），血便（47.6%），腹痛（33.9%），粘血便（4.5%）の順である．

小児のクローン病の初発症状の出現頻度は，腹痛（74.2%），下痢（58.9%），発熱（56.3%），体重減少（47.9%），易疲労（36.3%），血便（30.5%），貧血（30.5%）の順である．とくに成長障害と二次性徴遅延はクローン病において重要な症候である．下痢などの消化器症状が出現する以前に，成長障害が先行することもある．

▶c．診断

便の細菌培養で病原菌が存在しないことを確認後に，注腸造影，大腸内視鏡検査および粘膜生検により診断する 表2-40 ．

鑑別診断として，潰瘍性大腸炎では，クローン病，細菌性腸炎，好酸球性胃腸炎，大腸ポリー

表2-40 **潰瘍性大腸炎とクローン病の鑑別**

		潰瘍性大腸炎	クローン病
症状	（大量）下血	多い	まれ
	下痢	高度	軽度～ない
	腹痛	多い	多い
	食欲不振	軽度	高度
	体重減少	中等度	高度
	成長障害	軽度	高度
	腸管外症状	ある	ある
病変部位	上部消化管	少ない	20%
	回腸のみ	ない	20%
	結腸	90%（下部優位）	30%
	直腸	95%	30%
	肛門周囲	まれ	25%
内視鏡所見	全周性・連続性の病変	ある	ない
	多発性のびらん，潰瘍，偽ポリポーシス	ある	ない
	縦走するアフタ，潰瘍	ない	ある
	敷石像	ない	ある
病理所見	広がり	連続性，びまん性	限局性，分節性
	病変部	粘膜	全層
	腺窩膿瘍	ある	少ない
	サルコイド様肉芽腫	ない	ある（60～70%）
	パネート Paneth 細胞化生	ある	まれ
	血管新生	ある	まれ

プ，メッケル Meckel 憩室，食物アレルギーなどが，クローン病では，潰瘍性大腸炎，ベーチェット Behçet 病，腸結核，過敏性腸症候群，食物アレルギーなどがそれぞれ重要である．潰瘍性大腸炎と大腸型のクローン病は鑑別診断が難しいことも少なくないため，経過を追いながら必要であれば消化管内視鏡検査および組織検査を繰り返し施行する．

▶d. 治療

潰瘍性大腸炎およびクローン病とも，一般療法や外科的療法も重要であるが，重症度に応じての薬物療法が治療の主役となる．

薬物療法としては，軽症〜中等症ではメサラジンやサラゾスルファピリジン，中等症〜重症ではステロイド薬の投与を行い寛解導入を図る．クローン病では成分栄養療法を併用することが多く，潰瘍性大腸炎では，劇症例や寛解導入不能例において大腸全摘術も考慮される．寛解維持はメサラジンやサラゾスルファピリジンの投与を基本とするが，ステロイド薬が減量できない場合は，アザチオプリンやメルカプトプリンなどの免疫調節薬を開始する．近年抗 TNFα 抗体などの生物学的製剤の有効性が認められている．

潰瘍性大腸炎では，初回症状発現後の寛解は 70〜80％の症例で得られる．長期予後としては，初回症状発現が中等症ないし重症で病変が全結腸に及ぶ場合は不良で再燃も多い．まれではあるが発癌の可能性も考慮する必要がある．クローン病では，完全寛解が望めないことが多く，長期の経過の中で腸管の狭窄や瘻孔などの合併症により手術が必要となることも少なくない．

C 虫垂炎

▶a. 概念

虫垂の種々の原因による炎症である．成人と同様に小児の外科的疾患としても頻度の高い疾患であるが，1 歳以下は全体の 0.4％，2 歳以下は 1〜3％と少ない．細菌感染，糞石，寄生虫，リンパ組織の腫大などによる虫垂の内腔の閉鎖が本症の重要な病因と考えられている．家族内発症が認められることから，なんらかの遺伝的要因が関与する可能性も考えられている．

▶b. 症状

腹痛，嘔吐，発熱が 3 大主徴といわれるが，幼若児虫垂炎の特徴として，症状が不定で診断が難しく，炎症の進行が速くまた筋層も薄いので早期に穿孔を起こすことがあげられる．

腹痛は病初期には腹部全域であったり臍部痛であったりするが，時間の経過とともに右下腹に限局してくることが多い．4 歳未満の例では，発症 6〜12 時間で穿孔する危険性が高くなる．乳児の初期症状は食欲不振と易刺激性，低出生体重児では壊死性腸炎の症状に類似する．便秘を伴うことが多いが，虫垂が S 状結腸末端近くにもぐり込んでいたり，穿孔を起こしていると下痢を発症する．

▶c. 診断

腹痛を訴える患児では，常に本症の可能性を念頭に置き診察する．虫垂炎が疑われた患児は，経時的に腹部所見の変化を確認する．右下腹部に限局した圧痛は最も重要な所見である．しかし，成人にみられるマクバーニー McBurney 点やランツ Lanz 点での典型的所見は乏しい．腹膜刺激症状（筋性防御，ブルンベルグ Blumberg 徴候）を認める場合は腹膜炎の存在を強く示唆する．

発熱と病変における炎症の程度とは必ずしも一致しない.

直腸指診では，圧痛および抵抗の有無，腫脹などによる骨盤腔膿瘍の存在を診断する．血液検査では，好中球増加を伴う白血球数の増加やCRP値の上昇を示す.

腹部単純X線検査では，消化管内ガスの分布（回盲部に限局したガス像：炎症が回盲部に限局，右下腹部と骨盤内のガス像欠如：炎症が右下腹部から骨盤内まで波及進展），虫垂石，石灰化像，腸腰筋陰影欠損，腹腔内液体貯留，側弯などの所見が参考となる.

超音波検査では，虫垂の外径の腫大と壁筋層の肥厚，さらにしばしば虫垂石の存在を認める．また腹水や骨盤腔腫瘍の診断にも有用である.

▶d. 治療

カタル性虫垂炎では内科的治療が可能であり，グラム陰性捍菌を念頭においた抗菌薬治療を経静脈的に行う．穿孔する場合もあり，注意深く経過を観察する必要がある．腹膜刺激症状がみられたり，蜂巣炎から壊死・穿孔などが疑われる場合は，虫垂切除を行い，腹膜炎併発例には虫垂切除とともに完全なドレナージを行う.

現在では，たとえ腹膜炎を併発していても予後は良好である．しかし腹膜炎併発例の治療は複雑で，治癒までに長期間を要する例も少なくない.

D 腸重積症

▶a. 概念

口側の腸管の一部が隣接する肛門側の腸管の中に陥入し，腸閉塞を起こした状態をいう．男児の発生が女児より約2倍多い．部位は回盲部が圧倒的に多く，乳児の腸閉塞の80〜90％を占める．腸重積の3/4は2歳以下の症例で，その約70％は1歳以下で，とくに生後3〜9か月児が約半数を占める.

年長児では，大腸のポリープ，メッケル憩室，異所性膵，リンパ腫などが病因となることが多いが，乳児例のほとんどで不明である．回腸終末部の集合リンパ小節（パイエル板）がアデノウイルス感染などにより過形成を生じ，蠕動異常などが起こって腸重積を発症するとの説もある.

▶b. 症状

突然に起こる間欠的腹痛のための不機嫌，啼泣，嘔吐，血便（イチゴゼリー状）をみる．突然悲鳴をあげるように激しく数分間泣き，十数分ないし30分ごとにこれを繰り返すことを特徴とする.

▶c. 診断

間欠的啼泣，嘔吐，血便の臨床症状，腹部触診で右上腹部に圧痛あるソーセージ様腫瘤を触れ，かつ空虚な回盲部（ダンス Dance 徴候）を認めれば，本症の診断根拠となる．なお排便のない場合は浣腸を施行して血便の有無を確認する．これらの症状と徴候から，確定診断のために次の検査を行う.

腹部単純X線では，正常に比し腸管内ガス像が少ない．腸管麻痺が生じた場合や多筒重積例では腸の異常膨満ガス像がみられる．立位像で鏡面形成を認めるときは，非観血的治療は禁忌となる．腹部超音波において，ターゲットサインと称する外周に低いエコーレベル，その中心部に高

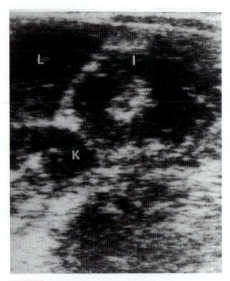

図2-73 腸重積症の腹部超音波
I: 腸管（ターゲットサイン），L: 肝臓，
K: 腎臓

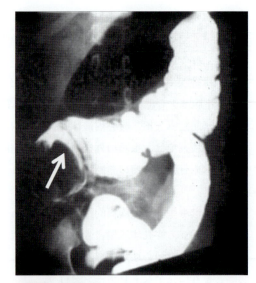

図2-74 腸重積症の注腸所見
矢印: カニ爪サイン

エコーレベルまたは高エコーと低エコーレベルの混在を認める腫瘤像が描出される 図2-73．この超音波所見は，ブルズアイサインやシュードキドニーサインともよばれている．バリウム注腸造影検査は，非観血的治療も兼ねている．造影所見として，カニの爪様像を認め 図2-74，それ以上の口側腸管は造影されない．

▶d. 治療

　バリウム，ガストログラフィン希釈液（6倍希釈），あるいは空気を用いての注腸造影による高圧浣腸が治療の中心となる．高圧浣腸の禁忌として，発症から24時間以上経過したもの，腹膜刺激症状（腹部全域の圧痛，筋性防御など）のあるもの，イレウスの存在（腹部単純X線像で鏡面形成所見など），全身状態不良例などがある．整復の判定は，回盲部の腸重積による陰影欠損がなくなるとともに，回腸末端より30〜50cmに造影剤や空気が勢いよく流れ込む所見，腹部腫瘤を触れなくなる，全身状態の改善などで行う．

　高圧浣腸禁忌例や整復不能例では，開腹により用手整復（ハッチンソン Hutchinson 手技）を行う．

　生命予後はよいが，再発が3〜8%でみられ，器質的原因がある場合に再発が多い．

E 腸回転異常症

▶a. 概念

　胎生期の腸管の発生過程で，中腸が反時計方向に回転しながら腹腔内に固定されるが，その過程において異常が生じて発生する先天性の疾患である．無症状の場合も存在するが，トライツ Treitz 靱帯が形成されないためラッド Ladd 靱帯の圧迫による十二指腸閉塞と，腸間膜の後腹膜付着部が短いため腸間膜全体が根部で捻転する中腸軸捻転を併発しやすい．

▶b. 症状・診断

　新生児期に胆汁を混入した嘔吐があり，腹部単純X線検査にてダブルバブルサイン 図2-75 を認めた場合は，十二指腸閉鎖の原因として腸回転異常症も疑い，上部消化管造影検査や注腸検査にてトライツ靱帯の形成不全や盲腸の位置異常を確認する．腹部超音波検査では上腸間膜動静脈の位置が逆転している．血便やショック症状を認める場合は中腸軸捻転の合併を疑い，腹部超音波検査にて腸間膜血管が渦巻き状にみえる whirlpool サインを確認する．ミルクアレルギーとの鑑別が必要となる場合がある．

▶c. 治療

　早期に診断し，開腹手術によりイレウスの解除を行い，腸管の阻血障害を防ぐことが大切である．ラッド靱帯の切除や軸捻転の解除を行い，虫垂の予防的切除，腸間膜根部の切開による捻転の予防なども行う．壊死により広範に腸管が切除される場合は，中心静脈栄養管理が必要になることが多い．

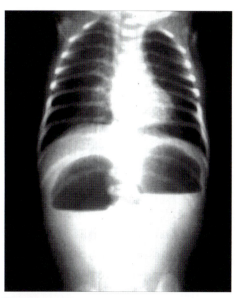

図2-75 腸回転異常症のダブルバブルサイン

F 先天性消化管閉鎖・狭窄

▶a. 概念

　先天性の消化管通過異常には，形態学的に閉鎖と狭窄があり，食道から肛門の全消化管に発現しうる．狭窄よりも閉鎖の方が頻度が高く，十二指腸の閉鎖・狭窄よりも空回腸の閉鎖・狭窄の方が頻度が高い．

　発生機序は十二指腸内腔が上皮細胞の増殖により閉塞した後，胎生8〜10週にかけて再開通する際の障害が原因であるとされている．また，膵発生の異常として十二指腸を膵臓が取り巻く「輪状膵」によっても狭窄が生じる．一方，空回腸の閉鎖・狭窄では，胎生期の腸重積や腸の軸捻転などによる血行障害が原因ともいわれている．なお，腸管内腔の膜様物による閉鎖・狭窄もある．

▶b. 症状

　胆汁性嘔吐（ただし，十二指腸閉鎖・狭窄でファーター Vater 乳頭より口側の通過障害では胆汁を混じない）と，胎便の排泄遅延や，ビリルビンを混じない灰白色の胎便を認める．空回腸の通過障害では腹部膨満を呈する．腸閉鎖症であれば出生後早期に嘔吐を呈するが，輪状膵による十二指腸狭窄などの場合，乳幼児期になり反復性嘔吐で見つかることもある．

▶c. 診断

　近年では多くの症例が胎児期のエコー検査で出生前診断されるようになってきている．胎児エコー検査では羊水の通過障害による羊水過多と，拡張した胃と十二指腸（ダブルバブルサイン：十二指腸閉鎖）や小腸（マルチプルバブルサイン：小腸閉鎖）といった所見より疑われる．小

腸閉鎖の 5〜10％では，胎児期に拡張小腸が穿孔をきたし，胎便性腹膜炎を引き起こすことがあり，エコー検査上は同部に石灰化がみられることがある．

腹部単純 X 線でも，胎児エコー検査でみられるような拡張した消化管がダブルバブル様や，閉鎖部末端の拡張像として認められる．小腸閉鎖では閉鎖部に一致して貯留した胎便の石灰化が確認されることもある．閉鎖の場合は結腸ガスが欠如するが，狭窄の場合は鑑別が難しい．

上部消化管の閉鎖では，下部消化管に羊水や胎便が流入しないために廃用性萎縮となり，注腸造影を施行すると細い結腸 microcolon が描出される．注腸造影は，児の状態が許せば，消化管閉鎖・狭窄以外の通過障害（腸回転異常症や胎便栓によるイレウス）を鑑別するためにも有用である．

▶d. 治療

経鼻胃管による消化管内の減圧を行い，全身状態の改善を図った後，閉鎖・狭窄部の切除と口側・肛門側腸管の吻合，膜様部の切除などの手術を行う．口側腸管，とくに末端部は，拡張による血行障害をきたしていることも多く，この場合は，血行不良部を広く切除した上で吻合する．切除範囲が広く術後短腸症候群（残存消化管が 50cm 程度となり，吸収不全，水様下痢と成長障害を呈する）が懸念される場合は，腸瘻造設も検討し，二期的に腸管吻合を行うこともある．

G ヒルシュスプルング Hirschsprung 病

▶a. 概念

消化管の壁内神経は胎生 6 週頃，迷走神経に伴われて中枢より食道に到達し，順次肛門側消化管に遊走し，胎生 12 週頃に直腸下端に達する．この過程がなんらかの原因で途中で止まり，肛門の内括約筋に達していない先天性疾患である．神経節細胞の欠損した部分では蠕動運動は起こらず，腸管は常に収縮状態にある．それより口側の正常な腸は蠕動が亢進し，作業性肥大となり，数週以上経過すると巨大結腸像を呈するに至る．家族・同胞内発生は他の先天異常に比し 7％と高率である．第一子が全結腸以上の欠如の場合，第二子以下が本症になる確率は 21％と著しく高い．本症の発症に遺伝的因子の関与が考えられており，いくつかの関連遺伝子異常が報告されている．

▶b. 症状

胎便排泄遅延，生直後より生ずる頑固な便秘（泥状便，ガスとともに爆発的に排便することあり），胆汁性嘔吐，腹部膨満などを認め，時に下痢を伴う．合併症として腸炎があり，悪臭の強い便で泥状や水様，時に膿血液を伴う下痢を認め，発熱もあり急速に増悪することがある．

▶c. 診断

臨床症状から本症を疑う．直腸診では直腸内に便を触れず，挿入した小指を肛門管から抜去すると多量のガスおよび糞便を排出する．

腹部単純 X 線像は，仰臥位正面および側面像で腹部全体に拡張した腸管ガス像を認める一方，仙骨前の腸管ガス像は立位正面および側面像ともに認められない 図2-76 ．造影検査では，narrow segment と caliber change（口径差）を描出する 図2-77 ．

直腸肛門内圧検査（マノメトリー）では，直腸をバルーンで拡張すると，正常人では内括約筋

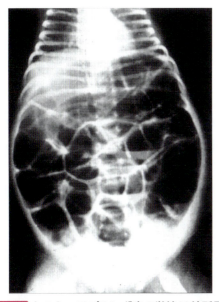

図2-76 ヒルシュスプルング病の単純X線所見
著明な腸管の拡張を認めるが小骨盤腔にガスを認めない．

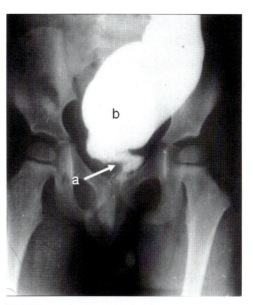

図2-77 ヒルシュスプルング病の注腸所見
狭細部（a）から拡張部（b）への移行（キャリバーチェンジ）を認める．

が反射的に弛緩し，肛門管内圧は下降する．ところが本症では下降しないかあるいは逆に上昇する現象がみられる．

直腸粘膜生検によって得られた標本は神経節細胞の欠如の結果，正常では認められない強いアセチルコリンエステラーゼ活性を示す異常な神経線維束が，粘膜層や粘膜下層に著しく増殖する．

▶d. 治療

外科的な根治術が最終的な治療法である．腸炎の著しい症例，S状結腸以上の長い無神経節腸管を有する症例では，新生児期に待機的に人工肛門の造設を行う．

H 鎖肛（直腸肛門形成異常）

▶a. 概念

いわゆる「お尻の穴がない」のが鎖肛で，その他亜型として「女児の会陰部に穴が1つしかない（直腸と尿道と腟が同じ1つの穴につながる）」総排泄腔症もこの領域に含まれる．

▶b. 症状

出生後の外表診察や，直腸からの検温を試みた際に見つかる．

▶c. 診断

治療方針の決定のためには直腸盲端がどれくらい肛門窩から離れていて，骨盤底筋群との位置関係がどうなっているかを判断する必要がある．生後12～24時間後に児の倒立ガス像を撮り，骨盤底筋群との位置関係で，高位，中間位，低位に分類される．中間位・高位では直腸盲端と膀胱・尿道の間に瘻孔が形成され，排尿時に胎便が混入することがある．低位で直腸盲端からの瘻孔が腟や会陰部皮膚に開存しているような場合は，排便が認められるため，発見が遅れることもある．

また，直腸肛門形成異常では，泌尿生殖器の発生と時期的にも密であることから，単腎，多嚢胞性腎，重複腎，馬蹄腎，膀胱尿管逆流などの合併が高率にみられる．21 トリソミーなどの染色体異常の合併も認められることがある．

▶ d. 治療

中間位・高位では，まず，人工肛門を造設し，体重増加を待って直腸肛門形成術を施行して，最後に人工肛門を閉鎖する．低位で排便がみられるものには，瘻孔を切り広げたり，瘻孔を金属ブジーで拡張したりして排便を促し，やはり体重増加を待って直腸肛門形成術を施行する．

直腸肛門形成術の際に重要となるのは骨盤底筋群の中心を貫くように直腸盲端を引き下ろすことである．近年では腹腔鏡補助下に瘻孔切離や pull through 経路の作成が行われている．

I メッケル Meckel 憩室

▶ a. 概念

卵黄腸管の腸側遺残の一種である．剖検上では約 2% の頻度で認められ，生涯無症状で経過する例も少なくない．憩室の発生部位は回腸末端から 30〜60cm の範囲の回腸で，約 70% は腸間膜付着部対側で長さは 2〜6cm である．正常腸管と同じ筋層を有するが，粘膜は 60〜80% の例で胃粘膜の迷入を認める．

▶ b. 症状

迷入胃粘膜から分泌された酸によって小腸潰瘍が生じ出血する．鮮紅色ないし暗赤色（ブルーベリージャム状）の粘液を混じない下血で，反復する痛みを伴わない．メッケル憩室炎を発症すると，痛みや発熱など虫垂炎様の症状を生ずる．その他，腸重積，腸捻転，腸の絞扼などにより腸閉塞を起こす．

▶ c. 診断

多くは 2 歳以下の小児で，臨床症状より本症が疑われた場合は，^{99m}Tc-pertechnetate scan（メッケルシンチグラフィ）を行い診断する 図2-78．ただし，本法の結果が陰性でも，メッケル憩室を否定できない．小腸造影でメッケル憩室を描出できることもあるが，感度は低い．

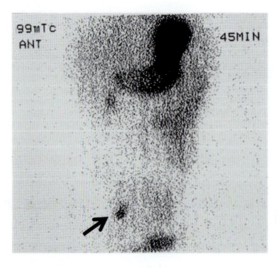

図2-78 メッケル憩室の ^{99m}Tc メッケルシンチ所見
矢印：メッケル憩室部の集積

8 消化器疾患

▶d. 治療

出血量が多く輸血が必要となることもある．手術によりメッケル憩室を摘出する．予後は良好である．

J 消化管ポリープ

▶a. 概念

小児期に血便やイレウスの原因として見つかることが多く，若年性ポリープ，ポイツ・ジェガース Peutz-Jeghers 症候群，家族性大腸ポリポーシスなどがある．

▶b. 若年性ポリープ

4〜5歳に多く，小児期ポリープの約80％を占める．便周囲に付着する鮮血や粘液を混じた血便を認め，直腸，S状結腸に孤立性に発生する．悪性化はなく，治療は放置でもよいが，出血を繰り返す場合は内視鏡的にポリペクトミーを行う．

▶c. ポイツ・ジェガース症候群

出生直後より，口唇，頬部粘膜，時には指などの皮膚に米粒大以下の黒色メラニン色素沈着を見る．ポリポーシスは散在性で，小腸を中心に広く認められる．治療は，無症状であれば経過観察でよいが，ポリープのために腸閉塞や腸重積，大量出血などが認められればポリープを摘出する．

▶d. 家族性大腸ポリポーシス

結腸のポリポーシスが孤発例でも存在する．癌化の傾向がきわめて強く，治療は，癌化する前（通常20歳前）に直腸から回盲部までの広範囲切除が必要となる．

K 肛門周囲膿瘍

▶a. 概念

肛門陰窩に開口する肛門腺の細菌感染により腫瘍を形成したもので，排膿し瘻孔を形成したものが痔瘻である．病原菌はブドウ球菌あるいは腸内細菌のことが多い．

▶b. 症状

肛門周囲皮膚の発赤，腫張，硬結を認める圧痛があり，排便時に疼痛を訴える．クローン病の初発症状のこともある．

▶c. 診断

視診および直腸指診で診断する．超音波診断も有用であり，痔瘻では開口部からゾンデを挿入し，瘻管が肛門陰窩に通じていることを確認する．

▶d. 治療

局所の発赤，硬結のみの場合は，局所の洗浄，抗菌薬の投与などの保存的治療で治癒することもある．局所の波動を認めた場合は，切開，排膿が必要である．難治の場合は瘻管の切除術が必要となる．

〈清水俊明〉

各 論

9 肝胆道・膵臓・腹膜疾患

1 肝臓の疾患

A 黄疸

▶a. 概念

　黄疸は血清総ビリルビン値が 2mg/dL を超えると眼球結膜と皮膚に黄色の色素沈着が認められる．すべての黄疸は眼球結膜からはじまり，体幹，四肢の順に遠心性に広がり，手掌や足底まで黄染している場合は血清総ビリルビン値が 20mg/dL 以上と推定される．黄疸発現のメカニズムを 図2-79 に示した．

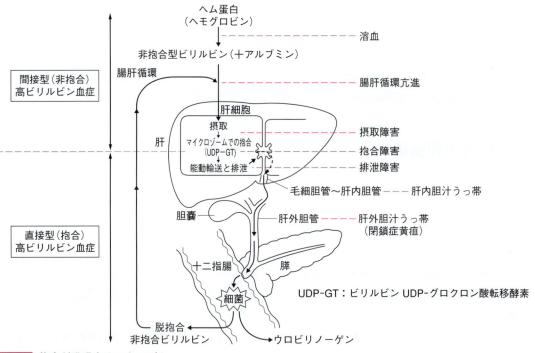

図2-79 黄疸が発現するメカニズム

B 新生児肝炎

▶a. 概念

　原因は特定できないが，症候群と考えられる．新生児期から肝内胆汁うっ滞がみられる．典型

例では肝病理学的に巨細胞性肝炎（多数の核を有する肝細胞が目立つ）がみられる．尿路感染症，敗血症，梅毒，その他の全身性感染症あるいは先天代謝疾患（ガラクトース血症，チロシン血症）などに伴った二次性の肝内胆汁うっ滞を除く．

▶ **b. 症状・診断**

男児にやや多い．黄疸，灰白色便，濃黄色尿がみられ，胆汁分泌低下による脂溶性ビタミンの欠乏症，とくにビタミンD欠乏によるくる病，ビタミンK欠乏による出血傾向（頭蓋内出血）が問題となる．肝機能検査では直接ビリルビン，トランスアミナーゼ（ALT，AST），γ-GTP，アルカリホスファターゼ（ALP），総胆汁酸の上昇がみられる．

肝生検による肝組織学的検査が必要である．

▶ **c. 治療・予後**

特異的な治療はない．脂溶性ビタミン（A，D，E，K）を補充する．予後は比較的良好で1歳までに大部分は改善するが，一部は肝硬変に移行する．

C シトリン欠損による新生児肝内胆汁うっ滞症

新生児肝炎の中から新たな代謝異常が発見された．これは臨床的には新生児肝炎と類似の症状を呈する．特徴としては出生時体重がやや低く，新生児マススクリーニング陽性（ガラクトース，メチオニン，フェニルアラニン高値），黄疸，灰白色便を呈し，胆道閉鎖症や新生児肝炎との鑑別が問題となる．肝組織では巨細胞性肝炎，脂肪変性，鉄沈着がみられる．この疾患は高アンモニア血症を呈する年長児や成人に発症するシトリン血症Ⅱ型と同一の遺伝子異常がみられる．この遺伝子から作られる蛋白はシトリンと命名され，シトリン欠損による新生児肝内胆汁うっ滞（neonatal intrahepatic cholestasis caused by citrin deficiency: NICCD）とよばれる．

D 胆道閉鎖症

▶ **a. 概念**

原因はいまだ特定できないが，肝外胆管が周生期に炎症を伴う線維化により進行性に閉鎖する結果，胆汁が十二指腸へ分泌できない．放置すれば胆汁性肝硬変に進展し，多くは2歳頃に肝不全で死亡する．約1万の出生1人の程度であり女児に多い．胆道閉鎖症は総胆管閉鎖型（10％），肝管閉鎖型（2％），肝門部閉鎖型（88％）に分けられる．肝外胆管が閉鎖しても，まだ肝内胆管が開存している例もあり，肝門部を削り空腸と吻合する手術（肝門部空腸吻合術，葛西手術）が行われる．放置すると肝内胆管も早期に閉鎖するので，早期に，遅くても生後60日以内に手術することが望まれる．

▶ **b. 症状・診断**

新生児肝炎と同様に生後1か月頃から胆汁うっ滞が目立つようになり，濃黄色尿と灰白色便～クリーム色便がみられる．早期発見のために1か月健診の果たす役割は大きい．マススクリーニングとして便色のカラー見本を母子手帳に添付し，灰白色便を心配したら専門医に連絡するシステムがある．特異的な診断法はないが，直接ビリルビンの上昇，軽度の肝機能異常，腹部超音波

検査で胆嚢の萎縮，肝門部の高エコー輝度，十二指腸ゾンデ（チューブ）法による無胆汁の証明，胆道シンチによる腸管への排泄途絶，肝生検による病理所見などで診断する．確定診断ができない場合は試験開腹し，術中胆道造影を行い確定診断ができたらただちに手術をする．

▶c. 治療・予後

　肝門部空腸吻合術をする．術後に胆汁排泄をみる率は60〜80％である．手術までの生後日数が早い，術後に胆汁うっ滞が改善する例の予後は比較的が良いが，いったん胆汁の流出がみられる例でも術後の胆道感染や肝内胆管の閉鎖が予後を左右する．手術不成功例や肝硬変進展例は肝移植が行われる．

▶d. 備考

　1989年以降，わが国では盛んに生体部分肝移植が行われている．全移植例の約75％は胆道閉鎖術後である．

E 肝内胆汁うっ滞症候群

▶a. 概念

　症候性肝内胆管減少症とよばれるアラジール Alagille 症候群が有名である．これは胆道閉鎖との鑑別が問題となる．肝組織では小葉間胆管の低形成や減少がある．特徴的な顔貌，末梢性肺動脈狭窄などの肝外徴候が重要である．また肝細胞から毛細胆管へ胆汁排泄機能異常による進行性家族性肝内胆汁うっ滞症（progressive familial intrahepatic cholestasis: PFIC）がある．胆汁排泄機能異常により3つのタイプに分けられる．PFIC1と2では胆汁うっ滞が強い割に γ-GTP 値，胆汁酸値が正常または軽度の上昇に留まることが診断の糸口となる．これらの疾患では遺伝子診断が可能になった．

F 先天性胆道拡張症

▶a. 概念

　主に肝外胆管，時に肝内胆管が嚢腫状または紡錘状に拡張する．ほぼ全例に膵管胆管合流部異常を伴っており，これが原因とする説が有力である．

▶b. 症状・診断

　新生児期発症例は胆道閉鎖症と同様の症状がみられる．時に胎児超音波検査で出生前から診断される．新生児以降では黄疸，腹痛，腹部腫瘤が3主徴であるが，全部揃うことはまれである．胆管炎を伴えば発熱，膵炎を合併すれば高アミラーゼ血症がみられる．また胆道穿孔を合併し，緊急手術時に発見される例もある．腹部超音波検査をすれば簡単に診断できる．

▶c. 治療・予後

　手術適応があり，拡張した胆管を切除し，胆道を再建する．胆道再建は肝管空腸 Roux-Y（ルーワイ）吻合術が原則である．術後の予後は良好であるが胆管癌の合併があるので長期にわたり経過をみる．

G 先天性肝線維症

▶ a. 概念

胆管の発生は複雑である．肝内胆管の原基となる一層の細胞板 ductal plate が肝実質細胞と門脈域の境界に発生し，このプレートが管状になって門脈域に巻き込まれて肝内胆管となる．この発生異常（ductal plate malformation）として先天性肝線維症とカロリ Caroli 病が知られている．いずれも門脈圧亢進による脾腫や胆管炎を合併することがある．

H 体質性黄疸（家族性黄疸）

▶ a. 概念・症状・治療

明らかな肝細胞障害や溶血を認めず，家族性に黄疸がみられる．大きく 2 群に分けられる．すなわち間接（非抱合型）ビリルビンが上昇するクリグラー・ナジャール Crigler-Najjar 症候群 I 型，II 型およびジルベール Gilbert 症候群と直接（抱合型）ビリルビンが上昇するデュビン・ジョンソン Dubin-Johnson 症候群およびローター Rotor 症候群である．クリグラー・ナジャール症候群 I 型はビリルビン UDP-グルクロン酸転移酵素（UGT1A1）の完全欠損であり，常染色体性潜性遺伝である．生後 3 日以内に間接ビリルビン優位の黄疸（TB は 20mg/dL 以上）となり，速やかに交換輸血や光線療法を開始しないと核黄疸となり死亡するか重症な神経合併症を残す．肝移植が適応される．ジルベール症候群は UGT の部分欠損であり核黄疸にならないとされる．フェノバルビタール投与による UGT の誘導が効果的である．ジルベール症候群の頻度は高く軽度の黄疸がストレス，飢餓，解熱薬の内服時に出現する．デュビン・ジョンソン症候群やローター症候群は肝細胞から毛細胆管へ転送，分泌機能に異常がある．特別な治療を必要としない．

▶ b. 備考

最近，体質性黄疸の遺伝子異常が発見された．とくに新生児黄疸や母乳黄疸の宿主側の要因に UGT をつくる遺伝子異常が見つかっている．

I 急性肝不全

▶ a. 概念

原因は多彩であり，感染症，薬剤性，循環障害，先天代謝異常，そのほか，に大別される．一般的に 70％以上の肝細胞が機能的あるいは構造的なダメージがあると肝不全になるといわれる．凝固蛋白合成障害による出血傾向があると重症型，さらに中等度以上の脳症があると劇症と判断する．劇症の場合は内科的救命率も悪いので肝移植も並行して考慮する．通常は発熱，食欲不振，全身倦怠感，悪心・嘔吐がみられ，トランスアミナーゼ異常，高ビリルビン血症，血液凝固異常，腹水，意識障害，腎不全，呼吸・循環不全などの症状が組み合わさってみられる．慢性肝疾患が存在し，肝不全になるまで気がつかれなかった場合も急性肝不全といわれることもある．劇症肝炎型ウィルソン Wilson 病などはその典型例である．

表2-41 主要な肝不全の鑑別診断のポイント

主要疾患	診断のポイント
劇症肝炎*	小児の劇症肝炎の原因は多彩である．肝炎ウイルスとして HBV，HAV，HDV，HEV があり，それぞれのマーカーを経時的に検索する．HBV キャリアでは免疫抑制薬中止時に急性の肝不全を発症する場合がある．とくに IgM 型 HA 抗体，IgM 型 HBc 抗体は重要
肝炎ウイルス以外のウイルスによる劇症肝炎・肝不全	EBV，CMV，ヒトヘルペスウイルス，アデノウイルス，パルボウイルス，エンテロウイルスなどが重要，血清ウイルス量，ウイルス抗体価，肝生検での肝組織所見など
薬剤性劇症肝炎	疑わしい薬剤の投与歴，γ-GTP 高値，時に抗酸球増多，肝組織所見など
自己免疫性劇症肝炎	自己抗体，とくに抗核抗体，IgM 高値，肝組織所見，とくに門脈域のリンパ濾胞，形質細胞浸潤，ロゼット形成など
劇症肝炎型ウィルソン病（WFH）	非免疫性溶血性貧血と黄疸，トランスアミナーゼ値はしばしば正常値であるが AST（GOT）＞ALT（GPT），セルロプラスミン低値（時に正常），血清銅低値（時に高値），尿中銅高値，カイザー・フライシャー Kayser-Fleischer 角膜輪，肝臓は肝硬変
hemophagocytic syndrome（血球貪食症候群）	汎血球減少傾向，AST（GOT）≫ALT（GPT），LDH 高値，中性脂肪高値，コレステロール高値にならず，血清フェリチン値高値，骨髄の血球貪食像を証明など
いわゆるライ Reye 症候群	嘔吐が先行，意識障害が強い，無黄疸性，CK 高値，低血糖，肝組織所見では微細脂肪滴で炎症は少ない，アンモニア高値など
尿素サイクル異常症	アンモニア著高（通常 200μg/mL 以上），BUN 低値，強い意識障害，異常アミノ酸など

*劇症肝炎：一般的に劇症肝炎の原因は，肝炎ウイルス，薬剤による．

▶b. 症状・診断

表2-41 に主な肝不全の鑑別診断のポイントを示した．急性肝不全の重症度は意識レベル，血液凝固障害，肝臓の萎縮が重要である．とくに意識レベルの評価として痛み刺激では覚醒しないときはきわめて重症である．看護上，意識レベルの把握，黄疸の程度，出血傾向の有無が重要である．

▶c. 治療

原因を追究するとともに治療を開始する．肝不全に合併する脳浮腫，出血傾向，腹水，腎不全，易感染性などの予防に努める．肝不全は血漿交換と持続血液濾過透析の組み合わせによる肝補助療法で救命率は向上している．肝症状が出現して肝性脳症が出現するまで 11 日以上かかる，プロトロンビン時間（PT）が 10％未満の場合，強い黄疸がある場合は予後が悪く肝移植が必要となる例が多い．

9　肝胆道・膵臓・腹膜疾患

J　肝硬変，慢性肝不全

▶a.　概念

　肝硬変とは様々な原因による慢性の肝疾患の終末像であり，病理学的には小葉構造の改築，再生結節を特徴とする．成人ではウイルス性肝炎，アルコール性脂肪肝による肝硬変が多いが小児では先天代謝異常，なかでもウィルソン病と胆道閉鎖術後の肝硬変が多い．

▶b.　症状・診断・治療

　肝硬変の初期には特有の症状や徴候を認めないことが多いが進行すると 表2-42 に示すように，成長障害，クモ状血管腫や女性化乳房などがみられる．年長児では硬い肝臓を触れ，しばしば圧痛がある．門脈圧亢進を合併すると脾腫がみられる．年長児では全身倦怠感，食欲不振，悪心・嘔吐，腹痛などがみられる．血液検査ではトランスアミナーゼは比較的低値となり AST＞ALT となることが多い．また総ビリルビン値の上昇，コリンエステラーゼ値の低下，アルブミン値の減少，血小板減少などが認められる．肝臓の画像診断により肝硬変の診断は可能であるが，肝生検により肝硬変の確定診断がなされる．しかし，出血傾向がある場合は肝生検が不可能である．食事療法の原則は適切なバランスのよい食事が重要である．肝性脳症がある場合はたんぱく制限をする．肝硬変になると著効を期待できる内科的治療はないが，ウィルソン病による肝硬変では銅キレート薬は改善が期待できる．肝硬変が進行し黄疸，腹水，出血傾向などがみられ非代償性になれば内科的治療限界であり肝移植が必要となる．

表2-42　肝硬変の臨床症状

1. 全身の所見
　　成長障害，栄養障害，発熱，筋力低下
2. 皮膚・四肢の所見
　　黄疸，チアノーゼ，手掌紅斑，クモ状血管腫，バチ状指
3. 腹部の所見
　　膨満，腹壁静脈怒張，腹水，肝腫あるいは肝萎縮，脾腫，直腸静脈瘤
4. 神経症状
　　羽ばたき振戦，バビンスキー Babinski 反射陽性，深部腱反射異常，脳症
5. その他の所見
　　女性化乳房，精巣萎縮，不妊，二次性徴の遅れ

K　ウイルス肝炎

　現在，肝炎ウイルスは A～E 型の 5 種類が認知されている．肝炎ウイルスとよばれる条件は，ウイルスが肝細胞に親和性が強く，肝細胞内で増殖すること，そして肝炎は肝炎ウイルスが増殖する過程で産生されるウイルス蛋白が肝細胞表面の抗原性を変化させることで宿主の免疫学的標的になり，主に細胞性免疫の排除機構により惹起されることである．肝炎ウイルス感染後に比較的長い潜伏期を有すること，持続感染ではいわゆる無症候性キャリア（肝機能正常）が存在する

表2-43 肝炎ウイルスの臨床的・疫学的・免疫学的特徴

	A	B	C	D	E
ウイルス	ピコルナ	ヘパドナ	フラビ	サテライト	ヘペ
ウイルス遺伝子	RNA	DNA	RNA	RNA	RNA
潜伏期	14〜40日	50〜180日	1〜5か月	21〜90日	2〜9週
感染経路	多くは糞口	母子感染 濃厚接触感染 血液感染	血液感染 母子感染	濃厚接触感染 血液感染	糞口感染 人畜共通感染
病態	急性肝炎	急性肝炎 慢性肝炎	急性肝炎 慢性肝炎	急性肝炎 慢性肝炎	急性肝炎
劇症化	あり	あり	ほとんどない	あり	あり
キャリア	なし	あり	あり	あり	なし
慢性肝炎〜肝硬変	なし	あり	あり	あり	なし
肝細胞癌	なし	あり	あり	HDV単独肝細胞癌はなく不明	なし
小児期の特徴	一般に軽症であり死亡率はきわめて低い.	多くは母子感染によりキャリア化する.	多くは輸血による. 小児期に肝硬変, 肝細胞癌をみることはきわめてまれ.	わが国では小児の報告はない. HBVキャリアに重感染すると重症肝炎を発症.	わが国での小児の報告はきわめて少ない. わが国では散発例があり, 猪, 鹿, 豚などの動物肉の生食が原因となっている.
治療と予防	特別な治療法はない. ワクチンあり.	慢性肝炎に対してインターフェロン療法や核酸アナログ. 予防に関してはすべての小児にHBワクチンの定期接種が行われている.	慢性肝炎に対して核酸アナログ療法など. ワクチンは未開発.	インターフェロン療法はHBVに比べて効果は少ない. HBV/HDV同時感染にはワクチンによる予防が可能.	特別な治療法はない. ワクチンは未開発.

ことは，この免疫学的特徴を端的に示している．肝炎ウイルス以外にも多くのウイルス，たとえばサイトメガロウイルス（CMV）やEBウイルス（EBV）感染症でも肝機能異常が認められるが，これらは前述した条件を満たさないので肝炎ウイルスとはよばない．A〜E型肝炎ウイルスはウイルス肝炎の大部分を占めている．

小児の肝炎ウイルス感染症は成人に比べると軽症例が多く，血液検査をして肝機能異常やビリルビンの上昇が診断の糸口になることが多い．重症例では全身倦怠感，食欲不振，圧痛を伴う肝腫大，脾腫，黄疸などがみられる．種々の肝炎ウイルス抗原や抗体（肝炎ウイルスマーカー）を検索することが重要である．表2-43にA〜E型肝炎ウイルスの臨床的・疫学的・免疫学的特徴を示した．

〈A型肝炎〉
▶a. 概念

A型肝炎は急性肝炎（まれに劇症肝炎）を起こすが，慢性化はしない．A型肝炎ウイルス（HAV）に汚染された飲食物などを介して経口感染することで発症する．約30日の潜伏期を経て発症する．HAVの糞便への排泄は黄疸出現直前がピークである．牡蠣などの貝類はHAVを濃縮貯蔵するので生食は感染源として重要である．A型肝炎の経過を図2-80に示した．

▶b. 症状

小児は成人に比べると軽症例や不顕性例が多く，重症例はまれである．急性期にはIgM型HA抗体が陽転するので容易に診断できる．トランスアミナーゼ，ビリルビン，TTT（膠質反応），IgMが上昇する．

▶c. 治療・予防

特異的な治療法はない．家族内の二次感染を予防するために患者の同居者にはIgM型HA抗

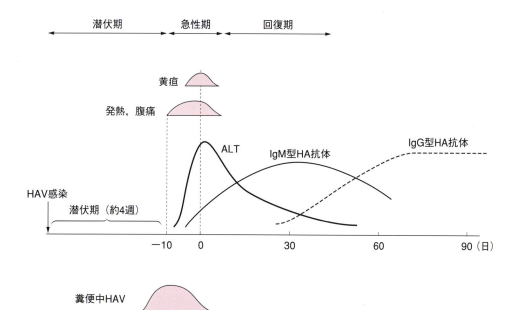

図2-80 A型肝炎の経過

体，HA 抗体を測定し，両者とも陰性の場合は A 型肝炎ワクチンを接種する．院内感染はまれであるが乳児が A 型肝炎に罹患すると症状は軽いが長期間にわたり糞便中に HAV が存在することがあるのでおむつ交換の手洗いは重要である．

〈B 型肝炎〉
▶ a. 概念

　B 型肝炎は B 型肝炎ウイルス（HBV）による感染症である．HBV は小型の DNA ウイルスで，他の DNA ウイルスとは異なり肝細胞内でレトロウイルスに類似した逆転写過程を介して増殖する．HBV の大きな特徴は一過性感染（急性肝炎）と持続感染がみられる点である．一過性感染はいかなる年齢における HBV 感染でも起こるが，黄疸を伴う急性肝炎，さらに意識障害までみられる劇症肝炎，トランスアミナーゼ上昇のみで自覚症状がほとんどない不顕性感染がある．不顕性感染は HBV マーカーを調べなければ本人が知らないうちに軽快する．劇症肝炎以外の予後は良好であり，約 6 か月以内に軽快し，感染防御抗体である HBs 抗体が陽転して治癒する 図2-81．

　一方，持続感染化すなわちキャリア化は乳幼児，とくに母子感染によって起こる．わが国の HBV キャリア率は東アジア諸国の中では比較的低いが，それでも国民の約 1％がキャリア（HBs 抗原陽性者）である．キャリアの多くは（約 90％）は無症候性（トランスアミナーゼ正常）であり，約 10％は慢性肝炎である．慢性肝炎は肝硬変や肝細胞癌に進展する可能性がある．キャリアは血中の HBV 量は多いが肝機能異常のない時期（無症候性キャリア），慢性肝炎の時期，HBV 量が激減して慢性肝炎が終息する時期に分けられる．感染力は HBe 抗原陽性および血清の HBV（HBV-DNA 量）高値で判断する．

▶ b. HBV の感染経路

　HBV は血液，精液・唾液などの体液を介して感染するので，母子感染，家族内感染，医療行為による感染，血液や血液製剤による感染，性行為感染などがある．供血者スクリーニング，HBV 不活化処理法の改善，使い捨ての医療器具の普及により医原性の HBV 感染は激減してい

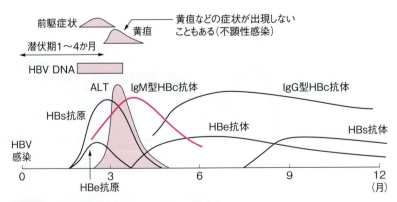

図2-81 B 型肝炎ウイルスマーカーの動き
HBs 抗体の産生は悪く HBs 抗原陰性化後，数か月を経て出現する．一方 IgM 型 HBc 抗体は肝炎発症前から出現し，4〜6 か月は続く．したがって，IgM 型 HBc 抗体は急性 B 型肝炎の診断に有用である．

9 肝胆道・膵臓・腹膜疾患

る．現在，問題になるのは母子感染防止の予防不成功例，父子感染を主体とする家族内感染によるキャリア化例，成人で問題となる性行為感染例の対策である．とくに近年，日本にはきわめて少なかった遺伝子型 A の HBV が海外から輸入され，若年成人を中心に流行しており問題になっている．この型の HBV は約 10％の感染例が慢性化するので，予防対策上問題になっている．母子感染に関しては HBV 感染が成立した小児の多くは生後 1〜3 か月に HBs 抗原が陽転しており，母子感染の感染時の多くは周生期，とくに分娩時と推定される．

▶ c. HBV 母子感染の防止

1986 年から HBV 母子感染の防止を目的とした旧厚生省「B 型肝炎母子感染防止事業」において母子感染のハイリスクである HBe 抗原陽性の HBV キャリア妊婦から生まれる児に対する抗 HB ヒト免疫グロブリン（HBIG）と B 型肝炎ワクチン（HB ワクチン）の併用による予防が開始された．しかし HBe 抗原が陰性の HBV キャリア妊婦から生まれる児には持続感染（キャリア化）はないが一過性感染がみられ，頻度は低いが劇症肝炎が問題となり，HBV の持続感染のみならず，一過性感染の防止を目的として，1995 年から全 HBV キャリア妊婦を対象にして HBIG と HB ワクチンの併用による HBV 母子感染の予防が健康保険適用となった．現在，HBe 抗原陽性の HBV キャリア妊婦から生まれる約 90％は感染が防止されている．残りの約 10％の予防不成功例は胎内感染例と予防処置が完遂できなかった例である．一方，HBe 抗原陰性（ほとんどは HBe 抗体陽性）の HBV キャリア妊婦から生まれる児ではほぼ 100％が一過性感染の防止ができている．

HBV 母子感染の防止は順調に行われているが，HBIG の投与時期が遅れる傾向があり，予防処置が完遂できない例が多く，予防不成功が目立つようになった．諸外国では HBV 母子感染の予防は初回の HBIG と HB ワクチンは出生日に行っており，引き続き生後 1 か月，生後 6 か月に HB ワクチンを接種しており，国際方式とよばれている．この点に関しては，2013 年 10 月から，図2-82 で示すような方式にかわり，母子感染の予防不成功例がさらに減少することが期待されている．

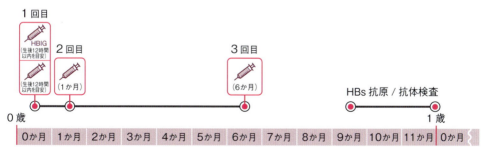

図2-82 B 型肝炎ウイルス母子感染予防スケジュール
（日本小児科学会：B 型肝炎ウイルス母子感染予防のための新しい指針について（2013 年 12 月 18 日）http://www.jpeds.or.jp/uploads/files/HBV20131218.pdf より）

▶d. B型慢性肝炎の治療

　キャリアは急性増悪，慢性肝炎から肝硬変，さらに肝細胞癌を発症する可能性があるので，小児例でも定期的な経過観察が必要である．小児に対しては肝硬変に進展する可能性がある例に対してはインターフェロンによる治療が行われているが，さらに経口投与が可能な核酸アナログ製剤が開発され，小児でも肝硬変へ進展する可能性がある例には治療が行われる．

▶e. B型肝炎の対策

　1992年にWHOはHBV感染を撲滅するために全世界の全出生児を対象にHBワクチンを接種するように強く推奨した．現在，世界の多くの国ではHBVキャリア率に関係なく全出生にHBワクチンを接種しており，これはB型肝炎ユニバーサルワクチネーション（HB-UV）とよばれる．現在，わが国でも2016年からHB-UV（すなわちHBワクチンの定期接種）が開始された．

〈C型肝炎〉

▶a. 概念

　C型肝炎ウイルス（HCV）による感染症である．B型肝炎とは異なり，いかなる年齢の初感染でもキャリア化し，キャリアは高率に慢性肝炎を起こす．慢性肝炎になると個人差はあるが数十年の経過で肝硬変になる．肝硬変になると高率に肝細胞癌を発症する．わが国ではHCVキャリア率は国民の約1.5％といわれる．キャリアは小児には少なく60歳以上に高率である．

▶b. HCVの感染経路

　血液または血液製剤を介する．性行為感染は少ない．わが国では高齢者にキャリアが多い理由は，かつて行われた不衛生な注射などの医療行為，連続注射によるワクチン接種などで蔓延したと考えられている．使い捨ての注射針や注射器の普及により医療行為による感染は激減した．また1990年からは輸血のスクリーニングが始まり，血液を介する感染はなくなった．

▶c. HCV母子感染

　血清HCV-RNAが陽性の妊婦から生まれる児の約10％は主に分娩時に感染する．母子感染の危険因子は妊婦のHCV-RNA量が多い，エイズウイルス（HIV）感染が合併している，などが重要である．母乳を介する感染はないと考えられるので母乳を禁止する根拠はない．母子感染例では生後3か月以内に血清HCV-RNAは陽転する．母子感染が成立しても約30％は生後3年までに自然経過でHCV-RNAが消失するので3歳までは無治療で経過をみるべきである．

▶d. C型慢性肝炎の治療

　B型肝炎と異なり治療によりウイルスを排除することが可能である．現在，ポリエチレングリコールをインターフェロンに付加し，半減期を伸ばし，毎週1回の投与が可能であるペグインターフェロン（PEG-IFN）と経口抗ウイルス薬であるリバビリンの併用による治療が行われている．HCV-RNA量とHCV型により治療成績に差がある．近年，C型慢性肝炎の治療は急速に進歩し，新規抗ウイルス薬（DAA製剤）が登場しており，完治が可能な疾患になっている．

〈D型肝炎〉

▶a. 概念

　デルタ肝炎ともいわれる．D型肝炎ウイルス（HDV）は小型なウイルスであり，植物伝染病に

みられるウイルスに近いと考えられる．単独では人間に感染することはないが HBs 抗原を殻にしているので，HBV キャリアへの重複感染あるいは HBV との同時感染としてみられる．わが国では D 型肝炎は HBV キャリアの約 1% 以下である．

〈E 型肝炎〉

▶a. 概念

A 型肝炎に類似し，急性肝炎や劇症肝炎の原因になる．A 型肝炎と同様に飲食物を介して感染する．わが国では外国からの輸入感染症と考えられていたが，国内において猪肉，鹿肉，豚肉などの生食でも E 型肝炎がみられる．幸い，小児での報告例はない．

2 膵臓の疾患

A 急性膵炎

▶a. 概念・症状

膵酵素の活性化に基づく膵臓の自己消化であるが，その機序は明らかでない．激しい腹痛，発熱，嘔吐などがみられる．重症では顔面蒼白，身体を海老のように曲げ膝と胸をつけた体位（膝胸位）をとる．原因は流行性耳下腺炎，薬剤，腹部外傷，脂質異常症などがあるが，先天性胆道拡張性に伴う再発性急性膵炎も忘れてはならない．

B 膵嚢胞性線維症

▶a. 概念・症状

膵外分泌不全（悪臭の強い脂肪性下痢），慢性呼吸器疾患，汗の電解質濃度上昇を主徴とする．全身の粘液腺の分泌異常で膵臓を含むすべての腺房導管は拡張し，好酸性物質が充満する．常染色体潜性で遺伝する．遺伝子診断も可能となっている．人種差があり白人に多く，わが国ではまれである．出生時に粘度の高い胎便により胎便性イレウス，それが穿孔すると胎便性腹膜炎となる．

3 横隔膜の疾患

A 横隔膜ヘルニア

大部分は胎生期の横隔膜形成不全によって生じる．頻度はボホダレック Bochdalek 孔ヘルニアが約 80% を占め，単に横隔膜ヘルニアというとこれを指す．その他，食道裂孔ヘルニア，モルガニー Morgagni 孔ヘルニアがある．

〈ボホダレック孔ヘルニア〉

▶a. 概念

　左側が多い（8：1）．腹部臓器が胸腔に脱出する．肺形成不全，腸回転異常，先天性心疾患が合併する．出生直後に呼吸困難，チアノーゼがみられるが，まれに数か月，数年後に発症する例もある．胸腔は拡大し，腹部は陥凹する．患側胸部で腸雑音が聴かれる．緊急手術が必要となるが予後は不良である．

〈食道裂孔ヘルニア〉

▶a. 概念

　横隔膜の食道裂孔をヘルニア門として腹部食道や胃噴門部が縦隔側へ脱出する疾患である．小児では腹部食道，胃噴門部が臓器の縦軸方向にそのまま脱出する滑脱型が多い．内科的治療としては上体挙上や制酸薬治療があるが，改善しない場合は手術が行われる．

4 腹膜の疾患

A 急性腹膜炎

▶a. 概念・症状

　原発性と続発性に分けられる．原発性は機序は特定できないが，尿路感染症，ネフローゼ症候群，血管性紫斑病などにみられることが多い．起因菌は肺炎球菌が多い．続発性は2歳以下では消化管穿孔，2歳以上では急性虫垂炎の穿孔が最も多い．腹膜刺激による悪心，嘔吐，腹痛，発熱がみられる．筋性防御，反跳痛，腸雑音の減弱がみられる．絶食，安静，輸血療法，抗菌薬投与を行うとともにショック，多臓器不全の予防を行う．続発性腹膜炎で外科手術を行う．

B 腸間膜リンパ節炎

▶a. 概念

　偽結核型エルシニア菌感染症や川崎病にみられ，急性虫垂炎やメッケル Meckel 憩室炎との鑑別が重要である．

C ヘルニア

〈臍ヘルニア〉

▶a. 概念

　皮膚に覆われた臍の突出がみられる．基底部を探ると輪状のヘルニア門が触れる．約95％は2歳までに自然治癒する．

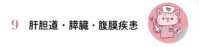

〈臍帯ヘルニア〉

▶a. 概念

出生時に臍部が半透明のヘルニア嚢（羊膜と腹膜）に覆われるが，通常はこれが破れ内臓脱出の状態で発見されるものは腹壁破裂との鑑別を要する．

〈腹壁破裂〉

▶a. 概念

外見上は破裂した臍帯ヘルニアに類似するが，本症の原因は腹壁形成不全が破裂したもので臍は原則として別の位置に存在する．腹腔は発達しており，合併形態異常はまれであり，臍帯ヘルニアより予後は良い．

〈鼠径ヘルニア〉

▶a. 概念

生理的な精巣（睾丸）の下降と同じ通路が開存する外鼠径（間接）ヘルニアと筋の無力による内鼠径（直接）ヘルニアがある．男児はほとんど前者，女児は後者が多い．

▶b. 症状

立位で泣いたりして腹圧がかかるとヘルニア嚢内に腸などが脱出する．多くは母親が鼠径部に出没する膨瘤に気づく．内容が還納されない状態を嵌頓とよび，血行が遮断されるため腸閉塞となる．不機嫌，鼠径部痛，嘔吐などがみられる．

▶c. 治療・予後

原則は手術である．嵌頓後短時間ならば用手整復も可能である．自然治癒の可能性は少ないので手術をする．

〈乾あやの，藤澤知雄〉

> 各論

10 呼吸器疾患

　小児期の呼吸器疾患は日常診療で多くみられ，重症度も多彩である．呼吸器系の異常を解剖学的に気道，肺実質，胸膜の部分に分けて述べる 図2-83．

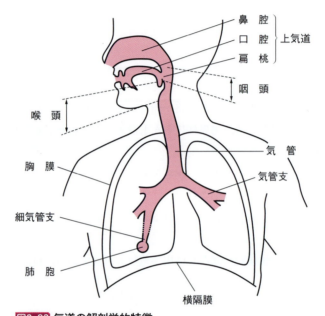

図2-83 気道の解剖学的特徴

1 気道疾患

　成人に比べて小児の気道は細く軟らかく分泌が多いので，種々の原因による閉塞症状が現れやすい．

A 上気道炎

▶a．概念

　喉頭から上部にみられる炎症を鼻炎，咽頭炎などと区別せずに，上気道炎（upper respiratory tract infection: URI）と総称する．**ウイルス性の急性上気道炎を一般に普通感冒 common cold やかぜ症候群と称する．**病原体はインフルエンザウイルス，パラインフルエンザウイルス，respiratory syncytial（RS）ウイルス，アデノウイルス，コクサッキーＡ・Ｂウイルス，エコーウイ

ルス，ライノウイルス，コロナウイルスなどのウイルスが多いが，マイコプラズマ，クラミジア，A群溶血性連鎖球菌，インフルエンザ菌などによることもある．

▶ **b. 症状・診断**

くしゃみ・鼻汁・鼻閉・咽頭痛・咳嗽などの気道症状の他，嘔吐・下痢・発疹・関節痛・眼脂などの気道以外の症状，発熱・頭痛・悪寒・倦怠感・食欲不振・不機嫌などの全身症状を認めることがある．症状により診断できるが，細菌性疾患では咽頭培養により病原体を同定し感受性を調べる．ウイルス性疾患では，必要がある場合に急性期と回復期の血清抗体価を測定する．

▶ **c. 治療**

ウイルス性上気道炎では，解熱鎮痛薬・去痰薬・鎮咳薬などの対症療法が用いられるが，経過が遷延したり細菌感染などの二次感染が疑われる場合は抗菌薬を加える．細菌性では感受性のあった抗菌薬を投与する．

▶ **d. 経過・予後**

一般的には良好であっても，「風邪は万病の元」ともいわれるように，疲労が重なって肺炎などを併発することがある．

B 急性扁桃炎

▶ **a. 概念**

扁桃に炎症があると，扁桃の腫脹，発赤，滲出物の付着，軟口蓋に出血点がみられ，頸部リンパ節が腫大する．細菌性のものとしてA群溶血性連鎖球菌が多いが，その他黄色ブドウ球菌，インフルエンザ菌，肺炎球菌などによるものがある．

▶ **b. 症状・診断**

咽頭痛・咳嗽・発熱がみられるが，溶血性連鎖球菌の場合，口周囲を除いて粟粒大の紅色発疹を認める（「各論7 感染症」の溶血性連鎖球菌感染症の項，403頁参照）．

症状や身体所見に加えて，咽頭培養で溶血性連鎖球菌を検出し，antistreptolysin O（ASO）の上昇を証明する．最近では，咽頭擦過物から菌量に依存するA群多糖体抗原を検出する迅速診断キットが有用である．

▶ **c. 治療**

対症療法に加えて，感受性のあるペニシリン系，セフェム系の抗菌薬を投与する．ペニシリン系，セフェム系の両薬剤に対してアレルギーがある場合，クラリスロマイシンなどのマクロライド系を用いる．

▶ **d. 経過・予後**

適切な治療により症状は軽快する．治療開始が遅れたり，不充分であれば，炎症が周囲に及んで扁桃周囲炎・扁桃周囲膿瘍をきたすことがある．

▶ **e. 扁桃肥大**

扁桃はリンパ組織に属しており，3～4歳から大きくなり，7～8歳で最大となって，その後は縮小する．このように成長の過程で大きさが変動するので，扁桃が肥大しているだけでは摘出術の適応とならない．すなわち肥大が強度で気道が狭窄されて睡眠が障害されたり，反復感染の原因

（感染巣）になったり，腎炎やリウマチ熱の危険性がある場合にのみ摘出術が施行される．

C 先天性喘鳴

▶a. 概念
　原因が先天性で末梢気道を除く上気道を中心に発生する生直後からの吸気時の喘鳴（気道狭窄により生じる呼吸性の雑音；ゼイゼイ・ゼロゼロ）が聞かれる状態を称し，単一の病名ではない．

▶b. 原因分類
　部位別に分類すると，鼻咽頭では，後鼻腔閉鎖症 / 狭窄症，ピエール・ロバン Pierre Robin 症候群，巨舌症など，喉頭では，喉頭軟化症，声帯麻痺，声門下狭窄症など，気管では気管気管支軟化症，気管狭窄などがある．

▶c. 症状・診断
　新生児や乳児に吸気時の喘鳴が聴取され，哺乳困難を伴うことがある．
　症状により診断できるが，乳児期に発症した気管支喘息や気道外の疾患である血管輪や縦隔腫瘍などの喘鳴を生ずる疾患を鑑別する．なお，疾患を確定するためには，頸部 X 線検査，喉頭鏡や喉頭ファイバースコープにより直視下に咽頭や喉頭の状態を観察することが重要である．

▶d. 治療・予後
　原因，重症度，合併疾患により治療方針は異なるが，ほとんど経過観察のみで 1 年以内に自然治癒する．しかしながら，哺乳困難や発育障害をきたす場合は，気管切開などの外科的処置が必要となる．

D クループ症候群

▶a. 概念
　喉頭は上気道で最も狭いので，炎症による閉塞症状が出現しやすく，クループ症候群と称される．ジフテリア菌によるものが真性クループとされたが，現在ではジフテリア以外の仮性クループが頻度や重症度を含めて臨床的に意義が高い．したがって，真性，仮性の分類は現在それほどの意味を持たない．

▶b. 症状・診断
　吸気性の喘鳴・嗄声・犬吠様咳嗽を認める．患児は不穏状態に陥って努力性呼吸や呼吸困難が増悪する．原因により症状・重症度・経過が異なるが，以下のように診断する．
　　① 細菌性クループ：急性喉頭蓋炎 acute epiglottitis：原因菌ではインフルエンザ菌 b 型（Hib）が多い．発熱などの全身症状が強く，強度の呼吸困難が急速に進行して意識障害をきたすことがある．
　　② ウイルス性クループ：急性喉頭気管気管支炎 acute laryngotracheobronchitis：乳幼児に多く，軽い感冒様症状に引き続いてクループ症状が現れるが，細菌性に比べて症状は軽い．原因ウイルスとして，パラインフルエンザウイルスが多い．
　　③ アレルギー性クループ：急性痙性クループ acute spasmodic croup：アレルギー性による

喉頭部の狭窄症状がみられ，同じ原因アレルゲンに曝露されると反復する．

▶c. 治療

　高湿を保つためにテント内に収容する．輸液や酸素吸入を併用することもある．細菌性クループは急激に呼吸困難が進行して，経鼻気管挿管または気管切開が必要になることもあり，感受性のある抗菌薬の投与が不可欠となる．ウイルス性クループは高湿環境下で輸液や酸素吸入などの対症療法を行う．また，アドレナリンによる吸入治療が声門下の浮腫に対して効果を示す．アレルギー性クループには抗アレルギー薬，吸入ステロイド薬が効果的である．

▶d. 経過・予後

　細菌性クループは急激に増悪するが，ウイルス性とアレルギー性クループの症状は治療により数時間で改善し，2〜3日で治癒することが多い．急性喉頭蓋炎の原因菌の90%以上はHibである．最近，本邦でもHibワクチン接種が普及し，喉頭蓋炎や髄膜炎，菌血症を伴う肺炎を高率に予防できる．

E 急性気管支炎

▶a. 概念

　気管支の炎症により，喀痰を伴わない咳嗽（乾性咳嗽）や伴う咳嗽（湿性咳嗽），喘鳴（ゼロゼロ），ラ音が聴取される．しかし，上気道炎や気管支喘息で分泌物が多くても同様の症状を示す．ウイルス（RSウイルス，アデノウイルス，パラインフルエンザウイルス，麻疹ウイルスなど）が多く，マイコプラズマや細菌（インフルエンザ菌，肺炎球菌，百日咳菌など）による感染や，刺激性物質の吸入により気管支炎を発症することもある．

▶b. 症状・診断

　上気道炎に引き続いて，発熱，湿性咳嗽，喀痰を示すが，胸部単純X線写真には異常を認めない．症状により容易に診断できる．

▶c. 治療

　ウイルス性気管支炎は解熱鎮痛薬，去痰薬，鎮咳薬などの対症療法を原則とするが，二次感染を考えて抗菌薬を投与することもある．細菌性気管支炎では感受性のある抗菌薬を投与する．分泌物が多い場合，水分の補給や体位ドレナージを併用する．

▶d. 経過・予後

　細菌による二次感染があれば，経過は遷延する．なお，外来での治療が可能な疾患だが，経口摂取が不良で脱水症状を伴う場合には重症で入院加療が必要となる．

F 急性細気管支炎

▶a. 概念

　乳幼児，とくに1歳未満で冬期に好発するウイルス性細気管支炎で，気道閉塞症状が強く現れる．病原体はRSウイルスが多く，ヒトメタニューモウイルス，アデノウイルス，パラインフルエンザウイルス，インフルエンザウイルスなどでも認められる．温帯ではRSウイルスの流行

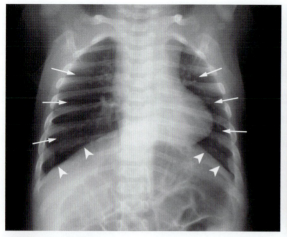
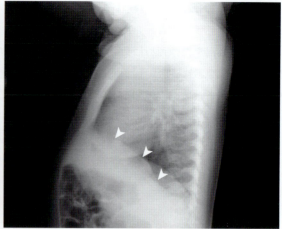

図2-84 急性細気管支炎(2か月男児)
肺過膨張による肺野の透過性亢進(矢印)と横隔膜の平低化(矢頭)を認める.

ピークは冬期であったが,近年流行する時期が早まっており夏頃にかけて流行ピークになることもある.

▶b. 症状・診断

上気道炎に引き続いて,咳嗽,呼気性喘鳴,陥没呼吸,鼻翼呼吸,チアノーゼなどを示し,発熱は軽度である.胸部単純X線写真では肺の過膨脹を示す 図2-84.

症状により診断できるが,気管支喘息(乳幼児喘息),気道内異物,大血管輪などの気道を狭窄して喘鳴をきたす疾患を鑑別しなければならない.

▶c. 治療

対症療法に加えて,呼吸困難が強ければ挿管して人工呼吸管理とする.

▶d. 経過・予後

発症後2〜3日が最も重症で,その後,徐々に症状が軽快する.早産児や慢性肺疾患(CLD),先天性心疾患(CHD),免疫不全およびダウンDown症候群の児は,RSウイルス感染により細気管支炎が重症化しやすいため,それらを対象に抗RSウイルスヒト化モノクローナル抗体(パリビズマブ)による感染予防の注射が実施され効果を発揮している.さらに,2024年にパリビズマブより5か月以上効果が持続するニルセビマブや妊婦へのRSVワクチン(アブリスボ®)接種で乳児の重症RSV下気道感染症を予防する注射も登場した.

G 気道異物

▶a. 概念

気道内に入った異物の位置により,鼻腔,喉頭,気管,気管支異物と称する.気管と異物の大きさの関係により,完全に閉塞されると無気肺になり,不完全であると異物が気道内で弁のようになって,吸気時には空気が入っても呼気には出ていかない状態になる(チェックバルブ check valve).気道異物の原因として,豆類(ピーナッツ)が最も多い.

▶b. 症状・診断

　気道異物は，問診，検査により的確かつ迅速な診断が重要である．乳幼児が突然に咳嗽・喘鳴・呼吸困難などの症状を示す．喘鳴が吸気性であれば異物は喉頭より上部に，呼気性であれば喉頭よりも下部にあると考えられる．ピーナッツなどの豆類は水分を吸って大きくなったり，砕けて散らばったり，油による化学的刺激により肺炎を生ずるなど症状が複雑となる．口に入る大きさの玩具やボタンなどの身の回りにあるものが原因となる．異物が気道内を移動して症状が変わるなど，診断に戸惑うことがある．気管支喘息との鑑別が重要となる．金属以外では胸部単純X線写真に写らない．異物が気管支を完全に閉塞すると無気肺，不完全でチェックバルブの状態になっていると異物のある側が過膨脹となる 図2-85．心臓や縦隔を含む中央陰影は，吸気時には胸部の中心に，呼気時には異物のない側に移動することで推定される（ホルツクネヒト Holzknecht 徴候）．また，その位置はピーナッツの場合 MRI が有用である．通常，気管支鏡で異物が確認される．

▶c. 治療

　気道を確保してから，気管支鏡で異物を見ながら鉗子により摘出する．周囲の炎症に対して抗菌薬を投与する．

▶d. 経過・予後

　急激に発症した咳嗽・喘鳴・呼吸困難に対して迅速に対応することが重要である．すなわち，異物を除去すると同時に，肺炎などの合併症への治療が充分であれば予後は良好である．

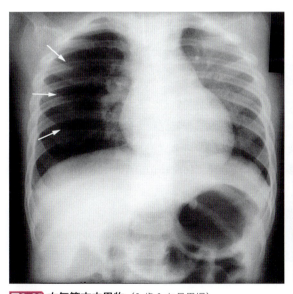 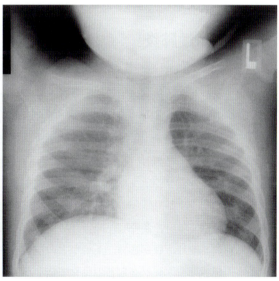

図2-85 **右気管支内異物**（1歳1か月男児）
ピーナッツが不完全に閉塞した右肺が過膨脹となり（矢印），気管支鏡によって摘出した後，ほぼ正常にもどった．

2 肺実質の疾患

肺実質の炎症として肺炎が種々の原因で生ずる.

A ウイルス性肺炎

▶a. 概念

ウイルス性肺炎は細菌性のものに比べて気道症状は一般に強いが，全身症状は弱い．RS ウイルス，パラインフルエンザウイルス，アデノウイルス，インフルエンザウイルス，麻疹ウイルス，水痘ウイルスなどが原因となる.

▶b. 症状・診断

上気道炎などに引き続いて，咳嗽，発熱，倦怠感，頭痛，悪寒，嘔吐などの症状を示す．上記の症状に加えて，胸部単純 X 線写真の間質性陰影により診断される.

▶c. 治療

特異的な治療法がないため，対症療法が主体となる．二次感染を予防するために抗菌薬を投与する．水分補給と対症的に酸素吸入や体位ドレナージを併用する.

▶d. 経過・予後

水分摂取が不良な場合や呼吸困難が認められる場合は入院治療が必要となる.

B 細菌性肺炎

▶a. 概念

肺実質の炎症の原因菌として肺炎球菌，インフルエンザ菌が多いが，とくに新生児期にはグラム陰性菌と B 群溶血性連鎖球菌 Group B *Streptococcus*（GBS），乳児期ではブドウ球菌，学童期では A 群溶血性連鎖球菌が認められる．免疫不全，悪性腫瘍，ステロイド剤を投与するような基礎疾患を持つ患者（compromised host）に多い日和見感染症（opportunistic infection）では緑膿菌，クレブシエラなどのグラム陰性菌が重要である.

▶b. 症状・診断

発熱，咳嗽，多呼吸，陥没呼吸，鼻翼呼吸，呻吟などの努力性呼吸，呼吸困難の呼吸器症状の他に，嘔吐，腹部膨満，下痢などの消化器症状，けいれん，意識障害などの神経症状，倦怠感，不穏状態やショックなどの全身症状を示すことがある.

診断は上記の症状の他に，胸部単純 X 線写真では肺葉性，斑状，結節状，粒状，まれに間質性陰影を認める．咽頭培養・血液培養，胸水があれば胸腔穿刺により採取された検体の培養により病原体を同定して，抗菌薬の感受性を確認する.

ブドウ球菌性肺炎は乳児に多く，進行が速いので，早期に治療されなければ膿胸や気腫性嚢胞（pneumatocele）を認めることがある 図2-86．多剤耐性菌による感染が問題になり，肺炎の中で予後が最も悪い.

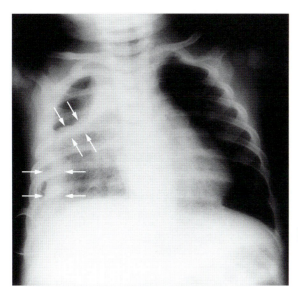

図2-86
右肺のブドウ球菌性肺炎（8か月女児）
右肺に胸水の貯留（矢印）と気腫性嚢胞の出現を認める．

▶c. 治療

培養の結果が出る前に，感受性があると予想される抗菌薬を選択するか，広範囲の細菌に有効な抗菌薬を組み合わせて投与する．感受性が明らかになった場合，効果が不充分であった場合は抗菌薬を変更する．経口摂取量が少ないので輸液を実施し，分泌物が多い場合，気管支拡張薬や去痰薬を投与し，体位ドレナージを併用する．

▶d. 経過・予後

細菌性肺炎児の入院基準として，①幼若年齢，②呼吸困難，③酸素吸入を要す，④中毒性外観の出現，⑤家族にケア能力なし，⑥経口摂取不能，⑦経口薬治療に対し反応不充分，⑧基礎疾患あり，⑨反復性肺炎，の9項目がある．これらを参考に入院を決定する．入院後は，心拍数，体温のモニターのほかに，**とくに呼吸数と動脈血酸素飽和度（SpO_2）のモニターは必須である**．

C マイコプラズマ肺炎

▶a. 概念

肺炎マイコプラズマ（*Mycoplasmoides pneumoniae*）による肺炎で，他の病原体によるものと比べて全身症状が軽く経過が異なるので，原発性異型肺炎（primary atypical pneumonia: PAP）あるいは非定型肺炎とよばれる．

▶b. 症状・診断

発熱に続く咳嗽が1か月くらい持続することもある．全身症状は一般に軽度である．症状に比べて胸部単純X線写真の所見は顕著である．肺門から末梢に境界不鮮明な陰影，斑状，粒状，びまん性陰影を示す．非定型肺炎の診断に有用な因子を 表2-44 に示す．

▶c. 治療

マクロライド系抗菌薬を投与する．最近は，マクロライド耐性株が増加しているとの報告があるが，クラリスロマイシン，アジスロマイシンの臨床的有用性は認められている．臨床的に十分

表2-44	非定型肺炎を疑う因子

- 3歳以上の幼児
- βラクタム抗菌薬無効の経過
- 呼吸困難なし
- 胸部単純X線の陰影と比較して，全身状態が良好
- IgM抗体迅速診断キット（イムノカードマイコプラズマ抗体IgM）陽性例
- 血清診断（シングル血清IgM）

な効果が得られない時は8歳以上でテトラサイクリン系であるミノサイクリンを投与する．テトラサイクリン系は，歯の黄染や骨の成育障害をきたすので，学童以下には注意が必要である．8歳未満ではニューキノロン系のトスフロキサシンが効果的である．

▶d. 経過・予後

マクロライド系抗菌薬を経口投与しても，発熱が継続し脱水状態などにて入院加療の際は，8歳以上でミノサイクリンの点滴静注を行う．経過は比較的長いが，予後は良好である．

D クラミジア肺炎

▶a. 概念

肺炎クラミジア（*Chlamydia pneumoniae*）による肺炎で，潜伏期間は2〜4週で，家族内や集団，さらに地域で流行する非定型肺炎とよばれる．

▶b. 症状・診断

クラミジア肺炎の臨床像はマイコプラズマ感染症と似ており，非定型肺炎の病像をとる．発症が緩徐で咽頭炎後に咳嗽が遷延し，一部が肺炎を発症する．発熱は軽度のことも多い．胸部単純X線写真の所見は，びまん性小斑状ないし斑状陰影を示し，両側性の陰影を40％に認める．

▶c. 治療

外来では，マクロライド系抗菌薬であるクラリスロマイシン，アジスロマイシンの投与が有効である．入院では，8歳以上でミノサイクリンの点滴静注を行う．8歳未満ではニューキノロン系のトスフロキサシンが効果的である．

▶d. 経過・予後

経過は比較的長いが，予後はマイコプラズマ肺炎と同様に良好である．

E ニューモシスチス肺炎

▶a. 概念

免疫不全状態にある患児が罹患しやすい真菌性肺炎で，ニューモシスチス・イロベチイ（*Pneumocystis jirovecii*）が病原体である．

▶b. 症状・診断

徐々にあるいは急激に咳嗽・発熱・多呼吸・陥没呼吸・呻吟・チアノーゼなどを認める．胸部

単純 X 線写真では顆粒状からすりガラス状陰影がびまん性に認められる．肺生検や肺穿刺により得られた検体から菌体を証明して診断する．

▶c. 治療

ペンタミジン，サルファ剤とトリメトプリムの合剤（ST 合剤）を投与する．免疫不全状態にあると感染しやすいので，予防的に ST 合剤を他の薬剤と併用する．

▶d. 経過・予後

予後は原疾患の状態により決定されるが，一般に不良である．

F 肺結核 （「各論 7 感染症」の結核の項，406 頁参照）

▶a. 概念

肺結核の患者数は減少したが，根絶することが難しい感染症と再確認された．小児期では家族内感染による初感染結核，粟粒結核，結核性髄膜炎が比較的多く，慢性（成人型）結核は少ない．海外交流が盛んな現在，新たな感染源が流入する危険性にも留意しなければならない．

▶b. 症状・診断

初感染結核では発熱・咳嗽・体重減少など不定な症状が多い．血行性伝播した全身性の結核は粟粒結核とよばれ，弛張熱・多呼吸・脾腫・貧血を認める．まず，結核を疑い，発熱をきたす疾患を鑑別する．ツベルクリン反応，胸部単純 X 線写真（浸潤影・結節影・空洞・びまん性粒状影），喀痰や胃液の培養による結核菌の証明により診断する．細菌検査は塗抹検査法・分離培養法・核酸増幅法・生化学的同定検査・遺伝子同定法などがあり，薬剤感受性検査も実施する．また，採血により体内の結核菌感染を正確に判別できる結核菌特異的インターフェロンγ産生能（T-SPOT）検査が有用である．

▶c. 治療

安静を保ち，栄養に配慮して，化学療法を実施する．化学療法は標準治療法と耐性菌に対する治療法に分けられる．標準治療法はイソニアジド（INH）・リファンピシン（RFP）・ピラジナミド（PZA）にストレプトマイシン（SM）またはエタンブトール（EB）の 4 剤併用またはその組み合わせで投与する．化学療法で菌陰性化が得られず，薬剤耐性などに対して外科療法が適応となる．予防接種法の改正により，2013 年 4 月から「生後 1 歳に達するまで」を対象に予防接種として BCG が用いられる．結核患者の近くにいた人，咳や痰などが長く続いた人達に対する健診の強化と早期指導が重要である．

▶d. 経過・予後

通常の化学療法薬が無効な耐性菌の出現や結核性髄膜炎などの合併症により，予後は不良となる．

3 胸膜・縦隔疾患

A 気胸，縦隔気腫

▶a. 概念

　胸膜腔内に空気が存在する場合を気胸という．気胸は病因により大きく自然気胸と外傷性気胸に分類される．自然気胸はさらに特発性と続発性に分類される．特発性自然気胸は肺胸膜直下に存在する気腫性嚢胞が破綻したために生じる．続発性気胸は，気管支喘息発作やブドウ球菌肺炎，膿胸，百日咳，気道異物などの基礎疾患に伴ってみられる．外傷性気胸は，開放性外傷や非開放性鈍的外傷でも生じるが，むしろ手術や胸腔穿刺などの医療行為に伴う医原性のものが多い．縦隔気腫は，肺胞から間質に空気が漏れて気管支，血管に沿って肺門から左右の胸膜腔に挟まれた縦隔洞内に空気が貯留した状態をいう．陽圧人工呼吸や気管支喘息発作に伴う場合が多い．

▶b. 症状・診断

　気胸の発症は通常突然である．胸部単純X線写真で偶然に発見される無症状例から呼吸不全を呈するものまで様々である．新生児では出生直後にみられる呼吸障害の頻度として高い．また，人工換気中に圧損傷により緊張性気胸に至る場合もある．年長児では，比較的診断は容易である．典型例では，胸痛，乾性咳嗽，呼吸困難を3主徴として発症し，重症例ではチアノーゼや呼吸不全をきたす．縦隔気腫の最も頻度の高い身体所見は皮下気腫で，頸部などに握雪感を認める 図2-87 ．

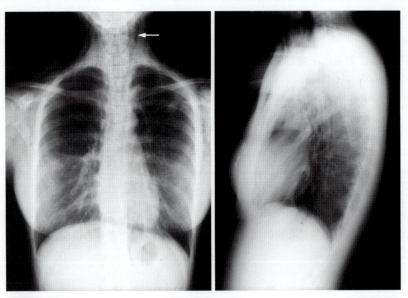

図2-87 縦隔気腫・皮下気腫（15歳女児）
気管支喘息大発作に合併した縦隔気腫・皮下気腫（矢印）．

10 呼吸器疾患

▶c. 治療

治療の原則は早期に虚脱肺の再膨張をはかるとともに空気漏出部を閉鎖し再発を予防することである．一時的穿刺脱気で十分再膨張しない場合や肺虚脱が高度な場合，緊張性気胸の場合，胸腔トロッカーカテーテルを挿入・留置し，低圧持続吸引により脱気を行う．縦隔気腫・皮下気腫の場合，ほとんどの場合，原疾患に対する治療を行うとともに，安静や鎮痛薬などの保存的治療により，自然に空気が吸収され消失する．

▶d. 経過・予後

持続的脱気を行っても，2週間以上気胸が持続する場合や3回以上反復する場合や，気腫性嚢胞が胸部単純X線写真や胸部単純CTで確認できる場合は外科的治療の適応となる．

B 膿胸，胸膜炎

▶a. 概念

胸膜は肺前面を覆っている臓側胸膜と胸壁内側を覆っている壁側胸膜があり，この両胸膜によって胸膜腔は形成されている．胸膜腔内に液体が貯留する場合，非炎症性の漏出液の貯留と，胸膜炎に伴って生ずる滲出液の貯留とがある．後者は，胸膜の炎症に伴い生じるが，その滲出液の性状，炎症の程度により，乾性胸膜炎，滲出性胸膜炎，化膿性胸膜炎（膿胸）に分類される．本邦では，かつては膿胸の原因として，進行が急激であるため注意を要する黄色ブドウ球菌が多かったが，近年は減少している．最近では，マイコプラズマ肺炎による胸膜炎が多く，約20%の症例で胸水貯留があるとされている．

▶b. 症状・診断

高熱，咳嗽，呼吸困難を高頻度に認める．胸部聴診で患側呼吸音が低下する．胸水貯留部位では打診上，濁音となる．立位で肺底部と横隔膜との間隙に胸水が貯留するため胸部単純X線写真の立位側面像で後肋骨横隔膜角の消失や立位正面像で胸肋骨横隔膜角の鈍化・消失により診断が可能である（図2-86 を参照）．超音波検査は胸膜の癒着の有無の判断や胸腔穿刺施行時の位置確認にも有用である．胸水検査は，性状および培養などにより細菌の種類を判定できる．血液培養から同一菌種が検出されることもあり重要である．

▶c. 治療

胸膜炎の原因となっている原疾患の治療が最優先となる．そのため，適切な抗菌薬を選択することが重要である．胸水が大量に貯留して呼吸困難を呈する場合には穿刺排液が必要となるが，急速に大量排液を行うと肺水腫をきたす場合があるので注意が必要である．繰り返し排液が必要な場合には，胸腔ドレナージチューブの留置が必要となる．

▶d. 経過・予後

持続ドレナージを施行しても，胸膜腔に厚い隔壁を持った膿貯留が持続する場合には肺剥皮術の適応となり，予後は不良である．

最後に，主な小児呼吸器感染症の臨床像と病原診断のための検体採取部位についてまとめた図2-88 を示す．

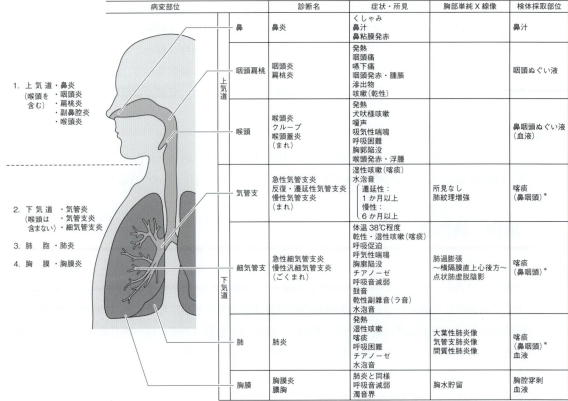

図2-88 主な小児呼吸器感染症の臨床像と病原診断のための検体採取部位
（上原すゞ子, 他, 監修. 小児呼吸器感染症診療ガイドライン2007. 東京: 協和企画; 2007 より許諾を得て転載）
〈現在, 小児呼吸器感染症診療ガイドライン2022 が上梓されている〉

〈吉原重美〉

11 循環器疾患

1 先天性心疾患

A 心室中隔欠損症

▶a. 概念

右心室と左心室とを分離している心室中隔に先天的に欠損孔が存在し，右心室と左心室との間に交通が存在する疾患である．**先天性心疾患の中で最も頻度が高く，全先天性心疾患の約25～30％がこの疾患である** 図2-89．

▶b. 症状

欠損孔の大きさによって重症度が異なる．欠損孔が小さく左室から右室に流れる短絡血流量が少ないものでは臨床症状がほとんど認められず，収縮期に心雑音を聴取するのみである．欠損孔が大きく短絡血流が多いものでは，心臓と肺の間をぐるぐると回る血液が多く心臓と肺の負担が増すため様々な心不全症状を認める．呼吸は速くなり，乳児では哺乳力が低下する．成長発達の遅れや肺高血圧を認めるものもある．

欠損孔の場所（筋性部・膜様部）によっては自然に閉鎖することがある．自然閉鎖する例の大部分は1歳までに閉まる．

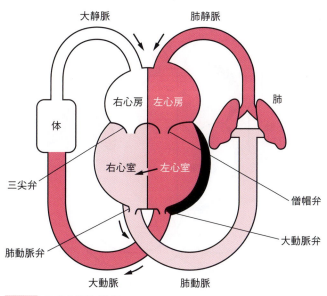

図2-89 心室中隔欠損症

▶ c. 診断

　　心エコー検査で欠損孔と短絡血流を確認する．短絡量を明らかにするためには心臓カテーテル検査が必要である．

▶ d. 治療・予後

　　右心室に漏れる血液量が体に流れる血液の 1.5 倍以上肺に流れている場合，外科的手術が必要である．短絡血流量が少ないものは定期的な経過観察のみでよいが，感染性心内膜炎に対する注意が必要である．手術の予後は良好である．

B 心房中隔欠損症

▶ a. 概念

　　右心房と左心房とを分離する心房中隔に先天的な欠損孔が存在し，右心房と左心房の間に交通が存在する疾患である．先天性心疾患の中で比較的多く，全先天性心疾患の約 10〜15％ を占めている．

▶ b. 症状

　　欠損孔の大きさと，左心房から右心房へ逃げる短絡量によって異なる．短絡量の多いものでは心不全症状を示すものがあるが，乳児期にはまれである．短絡量が少ないものでは小さな心雑音以外に症状を認めない．心室中隔欠損症と異なり，肺高血圧を認めるものは少ない 図2-90．

▶ c. 診断

　　心エコー検査で欠損孔と短絡血流を確認する．短絡量を明らかにするためには心臓カテーテル検査が必要であるが，診断目的の心臓カテーテル検査は近年ほとんど実施されていない．心電図では QRS 電気軸の右軸偏位 と 不完全右脚ブロック を認める．

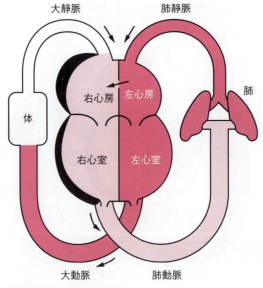

図2-90 心房中隔欠損症

▶ d. 治療・予後

　短絡量が少なく，心臓の負担が少ない症例は経過観察をするのみでよい．一方，短絡量が多く，心臓の負担が多い症例はカテーテル閉鎖栓を用いた経皮的心房中隔欠損閉鎖術や外科手術を実施する．

C 動脈管開存症

▶ a. 概念

　胎生期には大動脈と肺動脈との間に動脈管が存在し，肺動脈に向かった血液が動脈管を経由して大動脈に流れている．この動脈管は生後しばらくして閉鎖することが通常であるが，出生後も閉鎖せずに開存したまま残ってしまったのが動脈管開存症である 図2-91．出生後は胎生期と異なり，大動脈から肺動脈に向かって短絡血流が流れる．全先天性心疾患の約10％を占めている．**先天性風疹症候群**に合併することが多い．

▶ b. 症状

　心雑音が特徴的で，通常**連続性雑音**が聴取される．心室中隔欠損症と同様，短絡量の多いものでは心不全症状が出現する．短絡量の少ないものでは心雑音のみで，その他の症状は認めない．

▶ c. 診断

　心エコー検査で動脈管と短絡血流を確認する．

▶ d. 治療・予後

　基本的にすべての症例に手術適応がある．かつては外科的手術のみが治療の選択であったが，最近では動脈管にコイルや閉鎖栓を詰める**カテーテル治療**が第一選択として行われている．心不全症状がある場合，なるべく早期に経皮的動脈管閉鎖術や手術を行う．ほとんどが完治し，予後は良好である．

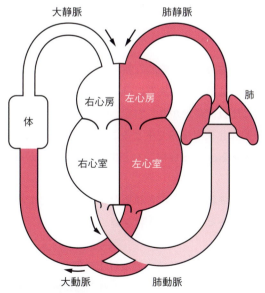

図2-91 動脈管開存症

D 心内膜床欠損症（心房心室中隔欠損症）

▶a. 概念

　　心臓が形成される際，心房と心室との間に心内膜床が形成される．心内膜床からは心房一次中隔と房室弁の一部が作られる．また，心室中隔が心内膜床と結合し，心房中隔が完全に形成される．この一連の過程によって左右心室・左右心房・房室弁が形成される．心内膜床欠損症は心内膜床の形成が不十分であるために，心臓における左右の分離が十分に行われないために発生する疾患である．完全型と不完全型に分類され，完全型は心房心室中隔欠損症，不完全型は心房中隔の一次孔開存型ともよばれる．頻度としてはあまり多いものではないが，ダウン Down 症候群に合併することが多い．

▶b. 症状

　　心室中隔欠損症・心房中隔欠損症と同様に左心系から右心系への短絡血流を認める．通常欠損孔は大きく，短絡量は多いため乳児期から心不全症状を呈することが多い．房室弁形成が不十分のものが多く，そのために房室弁の逆流を認める．これがさらに心不全を悪化させることが多い．

▶c. 診断

　　心エコー検査で欠損孔や短絡血流，房室弁逆流を確認する．心電図所見は心房中隔欠損症との鑑別に有用で，QRS 電気軸の左軸偏位，不完全右脚ブロックを認める．

▶d. 治療・予後

　　根本的治療は外科手術による．多くは比較的良好な結果が得られるが，十分な改善がみられないものも少なくない．これは心内構造異常の重症度や心内修復術後の房室弁機能不全の程度に左右される．

〈小林　徹〉

E 肺動脈（弁）狭窄

▶a. 概念

　　右室流出路から肺動脈までの間に形態的な狭窄を認める疾患であり，狭窄部位により，肺動脈弁下狭窄，肺動脈弁狭窄，肺動脈弁上狭窄に分けられる．頻度的には肺動脈弁狭窄が最も多い．弁の狭窄により右心室に圧負荷がかかり，右室心筋は肥厚する．他の先天性心疾患に合併して生じることもあれば，肺動脈弁狭窄単独で生じることもある．先天性心疾患全体に占める頻度は8〜10％であるが，ヌーナン Noonan 症候群などに合併することが多い．

▶b. 症状

　　狭窄が軽度な症例では，症状はほとんど認めない．検診などで心雑音を契機に気づかれることが多い．重症例ではチアノーゼや心不全症状を認める．

▶c. 診断・検査

　　心電図では，右室の圧負荷を反映して中等度以上の例で QRS 軸が右軸に偏位する．心エコー図検査は診断確定や重症度の判定に最も有用である．肺動脈弁の開放制限により弁のドーム形成と主肺動脈の狭窄後拡張を認める 図2-92 ．カラードップラー法を用いると圧較差が推定でき，

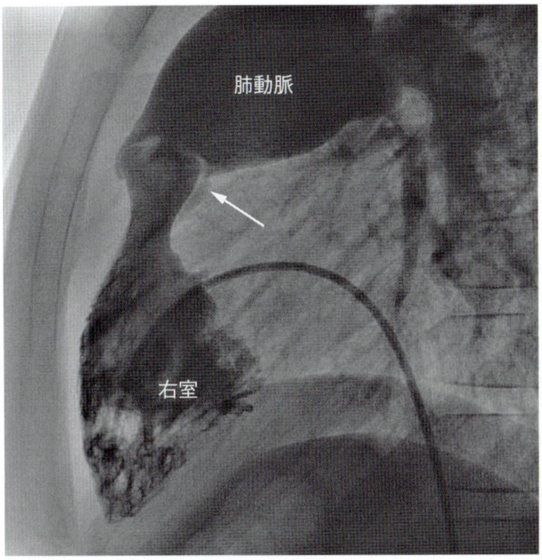

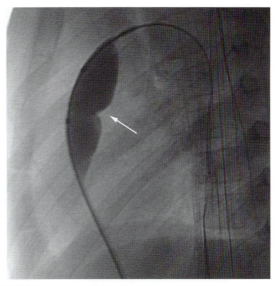

図2-92 肺動脈弁狭窄の右室造影
肺動脈弁は肥厚しており，ドーム状の開放制限を認める．主肺動脈は大きく拡張している（狭窄後拡張）．

図2-93 バルーン肺動脈弁形成術
狭窄部にバルーンのウエスト（矢印）を認める．

重症度判定が可能である．

d. 治療・予後

軽症例は治療をせずに定期的経過観察を行う．新生児期にチアノーゼを伴い肺血流が動脈管に依存するような場合や，心エコーで推定圧較差が 40mmHg を超えるような例では，バルーンカテーテルを用いた**経皮的バルーン肺動脈弁形成術**を施行し，狭窄を解除する 図2-93 ．効果が十分に得られない例では外科治療を選択する．予後は一般的に良好である．

F 大動脈（弁）狭窄

a. 概念

大動脈弁下組織から大動脈までの間に形態的な狭窄を認める疾患である．弁下狭窄は弁下に膜様，トンネル様の構造物により狭窄を認める．弁上での狭窄はウィリアムス Williams 症候群に合併することが多い 図2-94 ．弁狭窄は大動脈弁の発育異常による狭小化，肥厚や弁尖の癒合などにより狭窄を呈する．二尖弁形態をとることが多く，大動脈縮窄や大動脈離断など大動脈弓の異常を合併することもある．

b. 症状

軽症例では無症状で心雑音が聴取されるのみである．中等症以上では運動時の息切れや易疲労感を呈し，胸痛を訴える．まれに失神発作や突然死で発見されることもある．狭窄が非常に高度な例では，乳児期から哺乳不良，多呼吸などの心不全徴候を示す例もある．

c. 診断・検査

胸部 X 線写真では，中等症以上で心拡大を呈し，心尖部が丸みを帯びてくる．心電図では左室

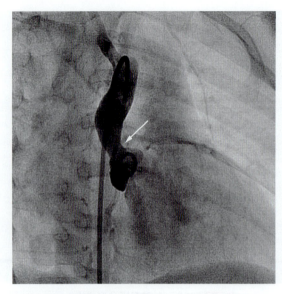

図2-94 大動脈弁上狭窄の大動脈造影
大動脈弁上部に狭窄を認める（矢印）．

肥大所見を示す．狭窄が進むとST低下や陰性Tなど，いわゆるストレインパターンを呈するようになる．心エコー図検査は診断，重症度判定に有用である．断層法にて大動脈弁の形態や構造を観察しカラードップラー法を用いて圧較差の推定を行い，狭窄の程度を判定する．

▶d．治療・予後

軽症でも定期的な観察は必要であり，重症度にあわせて運動制限を行う．安静時の心臓カテーテル検査で大動脈弁位の圧較差が50mmHgを超える例や，40mmHg以上で狭心症状や失神などの症状，心電図上ST-T変化を認めるような症例では，バルーンカテーテルを用いた**経皮的大動脈弁形成術**を施行する．弁下狭窄ではバルーンは無効である．高度狭窄の残存や大動脈弁閉鎖不全から弁逆流を合併する例があり，それらの症例では外科的な治療を行う．

G 大動脈縮窄症

▶a．概念

大動脈峡部と下行大動脈の移行部である動脈管の接合部付近に生じる大動脈の限局性狭窄疾患である．本疾患は心室中隔欠損症や大動脈弁狭窄，弁下狭窄に合併することがあり，それらは**大動脈縮窄複合**とよばれる．

▶b．症状

縮窄が高度な例や大動脈縮窄複合では，狭窄部以後の血流は動脈管を介して肺動脈から流入するため，生後動脈管の閉鎖に伴って心不全徴候や，乏尿を伴い循環不全を呈する．他の疾患を伴わない大動脈縮窄症の場合，縮窄が比較的軽度な例では新生児期に発見されず，上下肢の血圧差による上肢での高血圧を認めることで診断されることがある．高血圧に伴って成人期に頭痛，めまいなどを認めることもある．

▶c．診断・検査

脈圧や血圧の上肢，下肢で差を認めることが診断のポイントとなる．心エコー図検査では断層

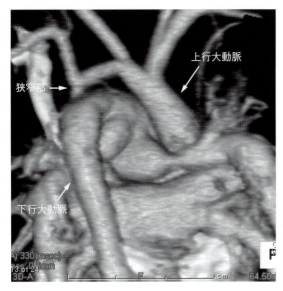

図2-95 **大動脈狭窄 3DCT**
心臓を背側からみた図である．上行大動脈から大動脈弓にかけて細くなり峡部で最も狭窄している（矢印）．

法にて直接大動脈の形態を評価する．カラードップラー法を用いた大動脈血流パターンも診断に有用である．造影 CT の 3D 構築を行うと血管の立体的な形態把握が可能である 図2-95．

▶d. 治療・予後

大動脈縮窄複合や狭窄が高度な例では基本的に外科治療を行う．術後に生じた再狭窄例ではバルーン拡大術が有効である．一般的に予後は良好であるが，手術時期が遅れると高血圧が残存する．

H アイゼンメンゲル Eisenmenger 症候群

▶a. 概念

心室中隔欠損症や心房中隔欠損症など，左右短絡による肺血流増加を伴う先天性心疾患において，高肺血流の状態が持続することにより，肺の血管壁の肥厚や内腔の狭小化などにより，末梢肺動脈に非可逆的な変化をきたした状態をアイゼンメンゲル症候群という．肺の血管抵抗は上昇し，肺高血圧による右左短絡をきたしチアノーゼを認める．

▶b. 症状

肺血管抵抗の上昇に伴い左右短絡が減少すると心不全徴候は改善する．心雑音はそれまで聴取されていたものより弱くなり，次第に聴取されなくなる．Ⅱ音の肺動脈成分は亢進する．アイゼンメンゲル症候群が完成する成人期になると，明らかなチアノーゼが出現する．チアノーゼに伴い出血傾向，血栓形成や，全身の多臓器に異常を認めるようになる 表2-45．

▶c. 診断・検査

胸部 X 線写真では右室肥大，肺動脈の突出を認める．肺血管陰影は減少するため肺野は明るくなる．心エコー図検査では右室肥大と両方向性の短絡血流を認める．確定診断は心臓カテーテル検査により肺動脈圧を測定することであるが，リスクが高く限られた症例にのみ行う．

表2-45 アイゼンメンゲル症候群の全身合併症

- 血液異常
    赤血球増多，出血傾向，血栓形成
- 腎機能異常
    蛋白尿，ネフローゼ症候群，腎不全
- ビリルビン代謝異常
    胆石，胆嚢炎
- 四肢，骨の異常
    ばち状指，肥厚性骨関節症
- 感染性心内膜炎，脳膿瘍

▶ d. 治療・予後

　肺血管拡張薬などの内科的治療の改善により徐々に生命予後は改善されてきているが，いまだ予後は不良である．診断後の生存率は10年で70%である．死亡原因は突然死，右心不全，肺出血である．心肺移植も試みられているが適応は限られている．

I ファロー Fallot 四徴症

▶ a. 概念

　①心室中隔欠損，②肺動脈狭窄（漏斗部狭窄，弁狭窄），③大動脈騎乗，④右室肥大の4つの徴候を認める疾患である 図2-96．このうち血行動態を規定するのは，心室中隔欠損と肺動脈狭窄である．チアノーゼ性心疾患の中では最も頻度が高く，ダウン Down 症候群や 22q11.2 欠失症候群などの染色体異常に合併することがある．

▶ b. 症状

　右室から肺動脈に流入する血液は肺動脈狭窄により制限され，心室中隔欠損を介して左室，大

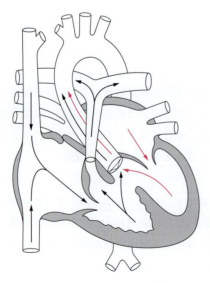

図2-96 ファロー四徴症の血行動態
右心系に還流した酸素濃度の低い血液（黒矢印）が心室中隔欠損を介して騎乗した大動脈に流入することで，全身のチアノーゼを呈する．

11 循環器疾患

動脈へと流入することにより新生児期からチアノーゼが出現する．肺動脈狭窄による収縮期雑音を胸骨左縁第 3-4 肋間で聴取する．激しい啼泣や発熱を契機に肺動脈狭窄の増強とチアノーゼの増悪が起こり，多呼吸，不穏状態となる無酸素発作を呈することがある．チアノーゼの防御姿勢として歩行時に急にしゃがみ込む蹲踞が認められる．チアノーゼが長期に続くとばち状指がみられる．

▶ **c. 診断・検査**

　胸部 X 線写真では肺動脈低形成と右室肥大のため，心陰影は木靴型を呈する．心エコー図検査では大動脈騎乗，心室中隔欠損，肺動脈狭窄がそれぞれ描出可能で診断に有用である．

▶ **d. 治療・予後**

　全例が外科手術の適応となる．心内修復術では心室中隔欠損の閉鎖と肺動脈狭窄の解除を行う．肺動脈狭窄が高度な例では，乳児早期に鎖骨下動脈と肺動脈を人工血管で短絡するブラロック・トーシッヒ Blalock-Taussig 短絡術を施行する．生命予後は良好であるが，術後に肺動脈弁逆流や肺動脈狭窄が残存しカテーテル治療や再手術を必要とする症例もある．

〈伊吹圭二郎，市田蕗子〉

J 完全大血管転位（換）症

▶ **a. 概念**

　右心室から大動脈が，左心室から肺動脈が起始する，心室と大血管の関係が正常とは全く逆になる異常．右心室から大動脈へ送り出された血液は，体循環を経て大静脈から右心房へ戻り，再び右心室，大動脈へと流れる．左心室から肺動脈へ送り出された血液は，肺循環を経て肺静脈から左心房に戻り，再び左心室，肺動脈へと流れる．したがって，肺で酸素化された血液が，体循環に流れるために卵円孔（または心房中隔欠損），心室中隔欠損，動脈管開存のいずれかが存在し，体循環と肺循環の血液が混ざり合わなければ生存できない 図2-97．

▶ **b. 症状・予後**

　生直後からチアノーゼを認め，心不全を呈することが多い．肺動脈狭窄を合併するものはチアノーゼのみで，心不全を認めない場合もある．手術治療なしでは予後不良．

▶ **c. 治療**

　新生児期から乳児期早期に，大動脈を冠動脈とともに左心室に，肺動脈を右心室につけかえ，正常の心室，大血管関係に修復するジャテーン Jatene 手術を行う．ジャテーン手術が困難な症例には，心房のレベルで，右心房から左心室へ，左心房から右心室へと血流を転換するセニング Senning 手術が選択される．肺動脈狭窄を合併するものは成長を待って，左心室から心室中隔欠損を経由する心内導管で大動脈へ血流を送り，右心室から心外導管で肺動脈への血流路をつくる心内修復手術（ラステリ Rastelli 手術）が行われる．

〈附記：先天性心疾患に対する姑息的治療〉

　先天性心疾患の手術治療のゴールは，血行動態を正常にすること，すなわち短絡血流をなくし動脈血と静脈血が混ざり合わないようにする心内修復手術（根治手術）である．しかし，一期的に心内修復手術を行うことが困難な場合，一次救命・症状の一時的改善のためや，心内修復手術

1 先天性心疾患

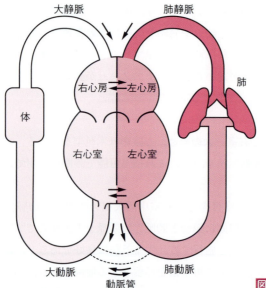

図2-97 完全大血管転位(換)症

への前段階として，姑息的手術が行われる．姑息的手術は心臓内部には手を加えないので，手術による侵襲が比較的少ない利点がある．各疾患で，少ない肺血流を増加させる目的で体肺シャント手術（ブラロック Blalock 手術：鎖骨下動脈を肺動脈につなぐ，グレン Glenn 手術：上大静脈を肺動脈につなぐ，など）が，多すぎる肺血流を減少させる目的で肺動脈絞扼術（肺動脈をバンドで絞って細くする）などが姑息的に行われる．また，心房間交通が少ないことにより危急的状態にある完全大血管転位(換)症，総肺静脈還流異常症，三尖弁閉鎖症に対しては，カテーテルを用いた心房中隔裂開術（balloon atrioseptostomy: BAS）が行われる．

K 総(全)肺静脈還流異常症

▶a. 概念

左心房へ戻るべき肺静脈のすべてが右心房，上大静脈または下大静脈・門脈などの体静脈・右心系に還流する異常．卵円孔（または心房中隔欠損）による右心房から左心房への右左短絡があり，左心系に血液が流れる 図2-98 ．

▶b. 症状・予後

生下時から肺血流量の増加による肺うっ血があり，生後早期にチアノーゼ，呼吸困難を認め，心不全に陥ることが多い．手術治療なしでは予後不良．とくに，肺静脈の閉塞を合併する場合（肺静脈が下大静脈・門脈系に還流する病型に多い），肺うっ血が急速に進行し，手術後も肺静脈閉塞が再発することがあり予後不良．

▶c. 治療

新生児期に緊急治療を要することが多い．肺静脈が左心房へ還流するように修復手術を行う．

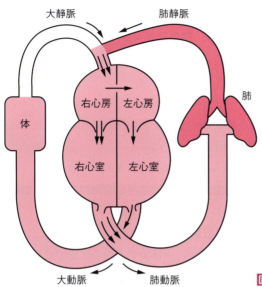

図2-98 総(全)肺静脈還流異常症

L 三尖弁閉鎖症

▶ a. 概念

右心房と右心室の間の三尖弁が先天的に閉鎖した異常．右心房に戻った静脈血は，卵円孔（または心房中隔欠損）を介して左心房に流入し動脈血と混ざる（右左短絡）．さらに，左心房から左心室に入った血液は，大動脈へ送り出されると同時に，心室中隔欠損を介して肺動脈に送り出される（左右短絡）．右心室は低形成である 図2-99．

▶ b. 症状・予後

様々な病型，血行動態，症状を示す．一般に，生直後より**チアノーゼ**を認め，肺動脈狭窄・閉

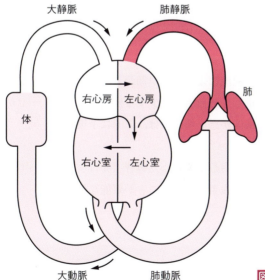

図2-99 三尖弁閉鎖症

鎖がなく心室中隔欠損が大きい場合には，肺血流の増加に伴い心不全に陥る．一方，肺動脈狭窄・閉鎖が合併するか心室間交通が悪い場合，肺血流が減少しチアノーゼが目立つ．ファローFallot 四徴症と同様，無酸素発作を起こすことがある．心房間の交通が悪い場合には，右心系のうっ血（体うっ血）をきたす．手術治療なしでは予後不良．

▶c. 治療

病型・血行動態に応じた治療が必要．心房間の交通が悪い場合には心房中隔裂開術（BAS）を行い，右左短絡を増やす．肺動脈狭窄・閉鎖に対しては体肺シャント手術，肺血流増加に対しては肺動脈絞扼術が行われる．いずれの場合も最終的な心内修復手術として，グレン手術に加え，さらに下大静脈を肺動脈と吻合し，全静脈血が心臓を介さずに肺動脈に流れ，肺静脈から心臓に戻った動脈血がすべて大動脈に流れるようにする（フォンタンFontan 手術）．

〈附記：動脈管依存性の先天性心疾患に対する治療〉

動脈管は正常では出生後不要となり閉鎖するが，一部の先天性心疾患では，生後の肺動脈の血流，または大動脈の血流が，動脈管を介して保たれているため，プロスタグランジン E_1（PGE_1）製剤の持続点滴静注により，出生後も動脈管を開存させておく必要がある．肺動脈の血流が動脈管に依存する疾患には，高度の肺動脈狭窄または肺動脈閉鎖を伴うファロー四徴症，完全大血管転位（換）症，三尖弁閉鎖症などが，大動脈の血流が動脈管に依存する疾患には，大動脈縮窄症（複合型）などがある．これらの病態では動脈管は患児の命綱であるので，PGE_1 点滴管理がとくに重要である．また，無呼吸，発熱，下痢，浮腫などの副作用に注意する．酸素には動脈管を閉鎖する作用があるので，酸素投与は禁忌である．

M 総動脈幹症

▶a. 概念

胎生期の総動脈幹は，正常では大動脈と肺動脈の 2 つに分割され，おのおの左心室と右心室から別々に起始する．本疾患ではこの分割が起こらず，心臓から 1 本の太い血管が出たあと，大動脈と肺動脈に分かれる．左右心室の血液は心室中隔欠損を介して混ざり合い，1 本の大血管（総動脈幹）に送り出される 図2-100 ．

▶b. 症状・予後

肺血流量の増加と総動脈幹弁の逆流により生後早期から心不全に陥る例が多い．チアノーゼは通常軽度だが，肺動脈狭窄を合併して肺血流が減少する症例ではチアノーゼが目立つ．手術治療なしでは予後不良．総動脈幹弁機能が悪い場合には，とくに予後不良．

▶c. 治療

総動脈幹から肺動脈を切り離し，右心室から心外導管（弁付き）を用いて肺動脈への血流路をつくり，心室中隔欠損を閉鎖する修復手術を行うことが可能な例がある．

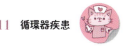

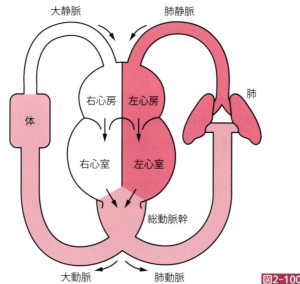

図2-100 総動脈幹症

N エプスタイン Ebstein 病

▶ **a. 概念**

三尖弁の中隔尖（および後尖）が正常の位置よりも右心室内に偏位し，右心室の一部が右心房化する異常 図2-101 である．

▶ **b. 症状・予後**

病態により非常にばらつきがある．三尖弁閉鎖不全を伴うことが多く，その重症度により様々な程度の心不全を認める．また，拡大した右心房から卵円孔（または心房中隔欠損）を介する左心房への右左短絡があると，チアノーゼが認められる．心電図所見で特徴的デルタ波を認める

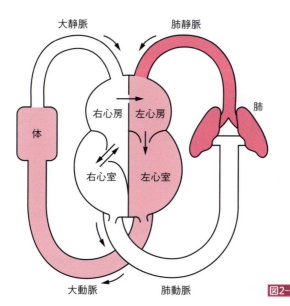

図2-101 エプスタイン病

WPW症候群を合併することがあり，不整脈（頻拍発作）を認める例もある．最重症例では，高度な三尖弁閉鎖不全と右心系の拡大，低心拍出があり，胎児期から心不全に陥り予後は非常に悪い．一方，軽症例では心拡大，チアノーゼ，心不全もなく予後良好．

▶c. 治療

軽症例は経過観察ないし内科的抗心不全治療．心拡大，チアノーゼ，心不全が進行する症例では，三尖弁形成ないし置換手術および右心房化し拡大した右心室の縫縮を行う．近年，三尖弁の弁尖を剥離して円錐（コーン）状に整えて正常の三尖弁の位置に縫い付けるコーン手術の成績がよく，第一選択になっている．胎児・新生児期に心不全を認める最重症型では，とにかく逆流を止めるために三尖弁を閉鎖し，肺血流を体肺シャントで確保するスターンズ Starnes 手術で救命できる例がある．

〈山岸敬幸〉

2 心膜・心筋・心内膜の疾患

A 心筋症

▶a. 概念

心室肥大や拡張を示す機械的もしくは電気生理学的異常を伴う心筋の疾患を心筋症とよび，しばしば心臓死や心不全の原因になる．近年，遺伝子異常を伴う例が多いことが明らかになっている．主な心筋症には拡張型心筋症（dilated cardiomyopathy: DCM），肥大型心筋症（hypertrophic cardiomyopathy: HCM），拘束型心筋症（restrictive cardiomyopathy: RCM）などがある．拡張型心筋症は心筋収縮不全と左室内腔の拡張が特徴であるのに対し，肥大型心筋症は心筋の求心性肥大を特徴とし左室収縮力は正常か過大である．左室流出路に狭窄がある場合，とくに閉塞型肥大型心筋症（hypertrophic obstructive cardiomyopathy: HOCM）とよぶ 図2-102．人口10万人あたりの有病率は拡張型心筋症14.0人，肥大型心筋症17.3人で，いずれも男性は女性の2倍以上

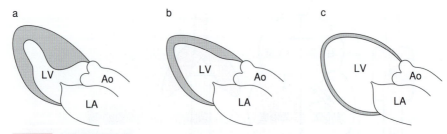

図2-102 心筋症の概念図
a：肥大型心筋症はしばしば非対称性中隔肥厚を伴う．左室求心性肥大をきたし，収縮能は良好だが拡張障害を特徴とする．左室流出路閉塞を伴うことがある．
b：正常心筋
c：拡張型心筋症は左室遠心性肥大（内腔の拡大）をきたし左室収縮不全を特徴とする．うっ血性心不全を起こしやすい．
LV：左心室，LA：左心房，Ao：大動脈

リスクが高い．肥大型心筋症は，乳児期に1つの発症のピークがあり，**それ以降は10歳頃から発症するものが多い**．

その他まれな心筋疾患には不整脈原性心筋症，左室心筋緻密化障害などがある．

▶ **b. 症状**

拡張型心筋症は進行性の慢性心不全症状を特徴として，顔色不良，呼吸困難，動悸，易疲労感，胸部圧迫感などの自覚症状や，浮腫・不整脈などを呈する．

肥大型心筋症は病状が進行するまで無症状の場合も少なくないが，胸痛・息切れ・動悸・失神などが典型的である．経過中に肥大した心室肥厚が菲薄化して心室内腔の拡大と左室収縮力の低下を認めるようになった場合には，拡張相肥大型心筋症とよばれ，拡張型心筋症と同様の症状を呈する．

▶ **c. 診断**

拡張型心筋症は奔馬調律や僧帽弁閉鎖不全による心雑音などを認め，胸部単純X線で心陰影の拡大と肺うっ血像が特徴的である．

肥大型心筋症の**約半数は家族例**であり，家族歴を慎重に聴取する．過剰心音（IV音）を聴取したり，左室流出路狭窄による収縮期駆出性雑音を聴取することがある．

▶ **d. 検査**

拡張型心筋症の心電図ではST-T異常や心室性不整脈，異常Q波を認め，心エコーでは左室のびまん性収縮力低下（駆出率低下），内腔拡大，房室弁逆流を認める．心機能低下に伴い心房性ナトリウム利尿ペプチド（ANP），脳性ナトリウム利尿ペプチド（BNP）の上昇を認める．

肥大型心筋症では心電図異常が比較的病初期から認められることも多く，異常Q波，ST低下，陰性T波，左室肥大所見などが特徴的である．心エコーは最も重要な検査で，心筋肥厚，僧帽弁前尖の収縮期前方運動，左室内腔の狭小化，左室流出路圧較差などを認める 図2-103 ．

▶ **e. 治療**

拡張型心筋症に対する治療は抗心不全療法が主体で，アンジオテンシン変換酵素阻害薬，β遮断薬，利尿薬などが投与されるほか，血栓予防を目的に抗凝固・抗血小板療法が行われる．心室内電気的伝導障害そのものが機械的心室収縮低下を生じさせ拡張型心筋症を呈している例では，

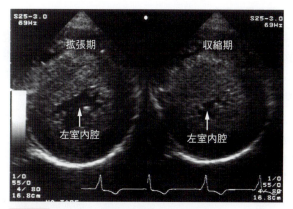

図2-103 肥大型心筋症の断層心エコー図
左室心筋が肥厚し，内腔（矢印）が著しく狭小化している．

心臓再同期療法が有効である.

肥大型心筋症の治療は,自覚症状の軽減,不整脈や突然死の防止を主眼とし,拡張相では拡張型心筋症に準ずる抗心不全療法を行う.本症の突然死は運動に関連する場合が多く,学校での運動制限は重要である.左室流出路狭窄の軽減や自覚症状の改善を目的にβ遮断薬やCa拮抗薬が投与される.非薬物療法としては,外科的中隔心筋切除術の小児での経験はきわめて少なく,長期的成績を含めエビデンスはない.中隔枝塞栓術は,小児でのエビデンスは少なく,現時点では推奨されない.

B 心筋炎

▶a. 概念

ウイルス感染や膠原病,川崎病,細菌感染,薬剤などが原因で心筋に生じた炎症性疾患を心筋炎といい,急性と慢性に大別される.小児では慢性心筋炎が少なく急性心筋炎は40〜50%,劇症型が30〜40%とされる 表2-46 .

急性心筋炎は感冒様症状など非特異的症状出現後数時間から数日以内に心不全や不整脈で発症する.なかでも発病直後から急激に循環不全に陥るような場合を劇症型とよび,心原性ショックや致死性不整脈,心肺停止が初発症状であることも珍しくない.慢性心筋炎は数か月以上持続する心筋炎で,しばしば心不全や不整脈をきたし,拡張型心筋症類似の病像を示す.

▶b. 症状

多くの急性心筋炎では発熱,悪寒,全身倦怠感などの感冒様症状や食思不振,悪心,下痢,腹痛などの消化器症状が先行した後,数日以内に心不全,不整脈,房室ブロック,胸痛,顔色不良

表2-46 小児期心筋炎の臨床的分類

	発症様式・主な症状	経過・予後
無症候性	無症状,感染徴候のみ	良好
軽症急性	軽微な心血管症状のみ 検査の軽度の異常のみ	良好
急性	急性の軽症〜中等症心不全 心不全の発症時期は不明瞭 発熱など直近の感染徴候なく,2〜3週間前の 感染徴候	1/3は慢性拡張型心筋症 1/3は完全な回復 1/3は後遺症が残る
劇症型	強烈な心不全,ショック 明らかな突然の発症 直近の感染徴候 剖検で初めて診断される例もある	死亡(死亡率20%)か心臓移植 生存例はほぼ完全回復
慢性	慢性の心不全 不整脈,伝導障害	1/3は死亡か心臓移植

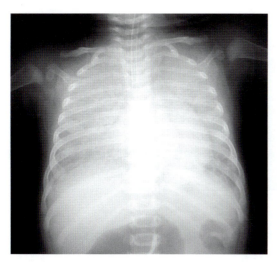

図2-104 急性心筋炎の幼児における急性肺水腫
急性心筋炎に合併した乳頭筋断裂で生じた急性肺水腫．心陰影が不鮮明である．人工換気中のため挿管チューブが見える．緊急手術により患児は後遺症なく救命しえた．

や軽度のチアノーゼなどの症状が出現する．

▶**c. 診断**

感染徴候に伴い頻脈や徐脈，不整脈，低血圧などを認めた場合には心筋炎を念頭におき，**奔馬調律**，**微弱心音**，房室弁閉鎖不全による汎収縮期雑音，心膜摩擦音などに注意する．頸静脈の怒張や下腿浮腫など右心不全徴候を認めることもある．

新生児ではウイルスの全身播種により重症化しやすく，髄膜脳炎，肝炎，血小板減少，肺出血などを合併することがあるので注意する．

▶**d. 検査**

胸部X線で心拡大，肺うっ血，胸水貯留などの所見があれば心筋炎を疑うが，劇症型心筋炎ではしばしば発症直後には明らかな心拡大が認められない 図2-104．心電図では低電位，異常Q波，ST-T変化，房室伝導障害をはじめとする多彩な不整脈所見を呈する．時間経過に伴い所見が変化していくことが多い．心エコー図では左室収縮能低下，房室弁逆流，心嚢液貯留などを認める．

心内膜心筋生検を行って組織学的に診断するのは重要であるが，小児では侵襲が大きく，とくに急性期には原則として行わない．

▶**e. 治療**

急性心筋炎では極期の不安定な血行動態をいかに乗り切るかが焦点である．入院・安静，酸素投与，利尿薬など抗心不全治療と心電図・経皮酸素飽和度モニタリングを行う．γグロブリン大量療法（1～2g/kg）やステロイドパルス療法が一部の症例に有効．心原性ショックに対しては呼吸管理と補助循環（PCPS，IABP，ECMO，CHDFなど）を積極的に実施する．

C 心膜炎

▶**a. 概念・症状**

心膜の炎症性疾患を心膜炎といい，小児例ではウイルス感染による急性心膜炎が多い．感冒様

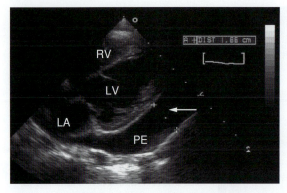

図2-105
急性心膜炎の乳児における心囊液貯留
PE：心囊液, LV：左心室, LA：左心房,
RV：右心室

症状後，数日～数週間を経て胸痛などの症状により発症する．大量の心囊液貯留により心臓が圧迫されて拡張期充満障害をきたした状態である心タンポナーデとして発症することもある．

その他の心膜疾患には収縮性心膜炎，先天性心膜欠損などがある．

▶b. 診断・検査

聴診上，心膜摩擦音を聴取し，微弱心音，奇脈を呈する．胸部 X 線で心拡大，心電図で ST 上昇，心エコーで心囊液貯留を認める 図2-105 ．

▶c. 治療

ウイルス性もしくは特発性ではアスピリンなど非ステロイド性抗炎症薬を経口投与する．心タンポナーデを呈している場合には心囊穿刺を行い，化膿性心膜炎では心囊ドレナージを行うとともに抗菌薬の経静脈的投与を行う．心囊液が 3 か月以上持続する慢性心膜炎では収縮性心膜炎に注意する．

D 心臓腫瘍

▶a. 概念・症状

心臓原発の腫瘍はまれな疾患で小児期の原発性心臓腫瘍はほとんどが良性腫瘍である．**横紋筋腫**が小児期には最も多く，**結節性硬化症**に合併する頻度が高い．

▶b. 診断・検査

心エコーが診断にきわめて有用で，近年では胎児心エコーでの診断も増えつつある．

▶c. 治療

手術による摘出は困難な場合が多く，不整脈や心不全に対する治療を優先する場合が多い．横紋筋腫は数か月～数年の経過で自然消退することもある．

E 感染性心内膜炎

▶a. 概念・症状

細菌や真菌による心内膜，弁，血管内膜の感染症で敗血症や塞栓症，心不全増悪により重篤な病態を呈する．心室中隔欠損，動脈管開存，ファロー Fallot 四徴などの先天性心疾患に合併する

表2-47 感染性心内膜炎予防が必要な疾患・不要な疾患

Ⅰ　必要な疾患
　1．高度リスク群
　　• 人工弁術後
　　• 感染性心内膜炎の既往
　　• 姑息的吻合術や人工血管使用例を含む未修復チアノーゼ型先天性心疾患
　　• 手術，カテーテルを問わず人工材料を用いて修復した先天性心疾患で修復後 6 か月以内
　　• パッチ，人工材料を用いて修復したが，修復部分に遺残病変を伴う場合
　　• 大動脈縮窄
　2．中等度リスク群
　　• 高度リスク群，低リスク群を除く先天性心疾患（大動脈二尖弁を含む）
　　• 閉塞性肥大型心筋症
　　• 弁逆流を伴う僧帽弁逸脱
Ⅱ　不要な疾患（低リスク群）
　　• 単独の二次孔型心房中隔欠損
　　• 術後 6 か月を経過し残存短絡を認めない心室中隔欠損または動脈管開存
　　• 冠動脈バイパス術後
　　• 弁逆流を合併しない僧帽弁逸脱
　　• 生理的，機能性または無害性心雑音
　　• 弁機能不全を伴わない川崎病の既往

ことが多い．

　抜歯，手術などの医療行為や外傷，アトピー性皮膚炎などが原因となり，発熱，心不全，全身倦怠感などで発症する．

▶ **b. 診断・検査・治療**

　予防措置はきわめて重要で，先天性心疾患の児などハイリスク症例では**ガイドラインに基づき**ペニシリンなどの抗菌薬の予防投与を行う **表2-47** ．

　診断には心エコーが有用で疣贅や弁逆流などを証明する．血液培養を必ず行って起炎菌を同定し，経静脈的に抗菌薬を投与する．外科手術により弁修復ないし置換，感染巣切除を行う場合もある．

〈池田和幸〉

3 不整脈

A 心室期外収縮

　小児において日常最もよく触れる不整脈である．心電図上，幅の広い QRS 波形が基本調律よりも早期に入り込む．期外収縮を挟んだ RR 間隔は，基本調律の 2 倍に等しい **図2-106** ．基礎心

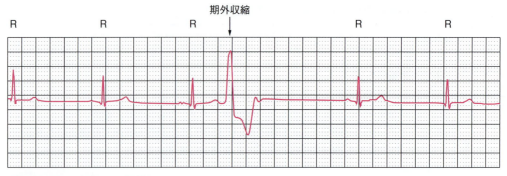

洞調律とは異なる幅広いQRS波形.

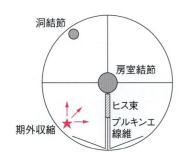

図2-106 心室期外収縮

　疾患のない学校健診などで見つかる心室期外収縮の多くは治療の必要もなく問題にならないことが多い．しかし，運動により増加するものや，基礎心疾患のある場合，心機能低下をきたす例，心室頻拍や心室細動の引き金となる場合は注意を要し薬物やカテーテルアブレーションなどの治療を要する．近年，薬物抵抗性，生命危険の高い例，心機能に悪影響を与える場合，症状が強い例では小児でもカテーテルアブレーションの適応となる．

B 上室頻拍

　心房内，房室結節内およびWPW症候群に代表される副伝導路（ケント束）を介した房室間からの頻回の刺激発生による頻拍をいう．上室頻拍を生じる主な不整脈を 図2-107 に示す．心電図は，幅の狭い基本調律と同じQRS波形の頻拍であることが多い 図2-107 ．小児の中でもとくに乳児では，発作時心拍数が毎分200～300以上に達し長時間持続すると，顔面蒼白，冷や汗，呼吸困難などの心不全やショック症状をきたすこともある．初期診断が重要であるが，新生児や乳児では診断が遅れやすく，かつ血行動態も崩れやすいため注意を要する．近年，小児でも経験のある施設ではカテーテルアブレーションにより根治可能な例が増し良好な成績を得ている．

C 心室頻拍

　心室のいずれかの部分（ヒス束およびヒス束以下の刺激伝導系も含む）を起源とする3連発以上続く頻拍である 図2-108 ．臨床的に良性のものから悪性のものまで幅広く存在するが，心拍数

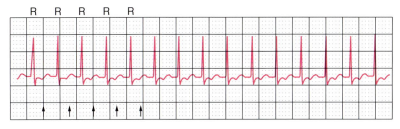

QRS波形は幅狭くP波はQRS波形にかくれ見えないこともある．
上記例では矢部に逆行性P波を認める．

上室頻拍を生じる主な頻拍

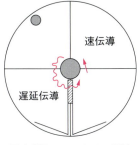

房室結節リエントリー頻拍

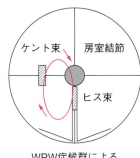

WPW症候群による
房室回帰性頻拍

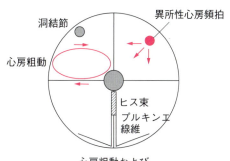

心房粗動および
異常性心房頻拍

図2-107 **上室頻拍**

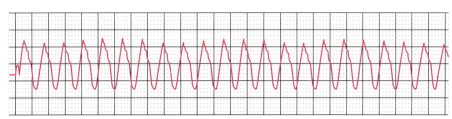

幅が広いQRS波形が規則的もしくは不規則に3拍以上で持続．
P波とQRS波が連動しないことが特徴（房室解離）．

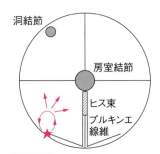

図2-108 **心室頻拍**

の速いものや基礎心疾患のある場合は生命の危険を伴うことも多い（致死的不整脈）．心電図では幅が広いQRS波形が規則的もしくは不規則に100〜250/分で持続する．多くの場合，薬物療法や電気的除細動（DCショック）などのなんらかの治療を必要とする．近年，小児でもカテーテルアブレーションによる治療が有効な症例も増えつつある．また，生命の危険が高い心室頻拍には心臓突然死の予防として植え込み型除細動器（ICD）を入れる症例が増えてきている．ICD植え込み法には，一般的な経静脈リードを用いる経静脈ICD（TV-ICD）以外に，心臓内にはリードを留置しない皮下植え込み型ICD（S-ICD）も使えるようになり小児でもS-ICD植え込み数は増えている．乳児や体格の小さな幼児では，開胸し心外膜リードを利用した心外膜ICD（Epicardial ICD）という特殊なICD植え込みもある．ICD植え込み方法は体格，心内短絡の有無，ペーシングの必要性により決める．

D WPW症候群

ウォルフ・パーキンソン・ホワイト Wolff-Parkinson-White 症候群を略してWPW症候群とよんでいる．WPW症候群では通常の房室結節以外に，心房と心室間を結ぶ副伝導路（ケント束）が存在する．典型的なWPW症候群の心電図の特徴はPR時間の短縮とデルタ波ではじまる幅広いQRS波形である．これは，副伝導路を介して心房-心室に早く興奮が伝わることで生じる．小児ではデルタ波が存在することだけでは大きな問題となることは少なく経過観察でよいが，前述の上室頻拍を生じることがあり注意を要する．WPW症候群による上室頻拍の多くは，房室結節（順行）-心室-副伝導路（逆行）-心房-房室結節の順で興奮が旋回する正方向性房室回帰性頻拍である 図2-109 ．デルタ波のある顕性WPW症候群の人では心房細動を合併した時に，副伝導

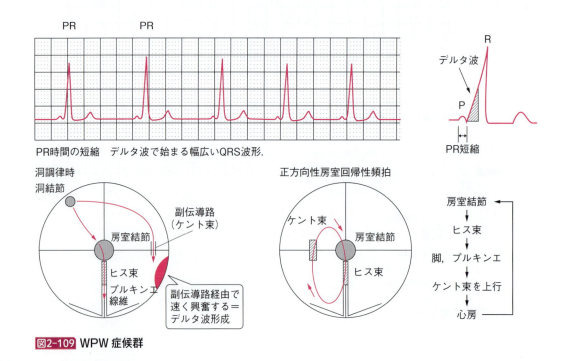

図2-109 WPW症候群

路の伝導が良いと心室にきわめて速い興奮が伝わり血圧が保てなく生命が脅かされるほど心拍が速くなるだけでなく，血圧低下や心室細動に進行することがあり，その場合には直ちに治療しなければ致死的となりうる危険な不整脈を生じることがある．

薬物により発作を抑制することもできるが根治的ではない．近年，小児でも症状のある人やリスクが高い副伝導路にはカテーテルアブレーションが適応となり根治可能となってきている．

E 房室ブロック

心房から心室への刺激伝導が正常に行われないことで起きる．房室結節，ヒス束および右脚，左脚のいずれかにおいて刺激伝導が障害されると心房から心室への伝導に時間を要し，進行すると最終的には伝わらなくなる．房室ブロックはその程度により1度，2度，3度房室ブロックに分類される．2度房室ブロックはモビッツ Mobitz I 型（別名ウェンケバッハ Wenckebach 型）とモビッツ II 型に細かく分類される 図2-110．1度房室ブロックは，心電図上 PR 時間が延長している．これは房室結節を通って心室に刺激が伝わるのに長い時間（PR 時間 0.2 秒）を要するために起こる．2度房室ブロックのモビッツ I 型（別名ウェンケバッハ型）は，PR 時間が次第に延長しては数拍ごとに QRS が脱落する．これは房室結節が障害を受けて心室への伝導が障害されることで起きる．必ずしも悪性とは限らずスポーツ選手で迷走神経の緊張が高い人でも生じうる．また，ジギタリスやカルシウム拮抗薬，β遮断薬などの薬剤の副作用でもしばしば生じ薬剤継続にあたっては注意を要する．モビッツ II 型は，PR 時間は一定のまま突然 QRS 波が脱落する．これはヒス束以下の伝導が広範囲に障害されて心室への刺激伝導が障害され起きる．3度房室ブロック（完全房室ブロック）は，心房からの刺激が心室へ全く伝導しないため P 波と QRS 波がおのおのの調律を示す．モビッツ II 型や3度房室ブロックでは失神，めまいをきたすアダムス・ストークス Adams-Stokes 発作を生じる危険があり恒久性ペースメーカ植え込みの適応となる．ペースメーカ植え込み方法には経静脈的にリード線を心内に留置する経静脈ペースメーカや開胸して心外膜リードを心臓の外側に留置する心外膜ペースメーカがある．さらに近年，リード線がないカプセル型の小さなペースメーカを心内に留置するリードレスペースメーカも使用できるようになった．リードレスペースメーカは小児においてはまだ経験数は少ない．

F 脚ブロック

刺激伝導系は房室結節からヒス束となり，さらに心室枝は右脚と左脚に分かれて心室に分岐する．右脚または左脚の障害のために刺激伝導が伝わらない状態を脚ブロックという．右脚の伝導が障害されると右脚ブロック，左脚の伝導が障害されると左脚ブロックという．正常小児において，軽度の右脚ブロックの多くは問題とならないことが多い．一方，左脚ブロックの多くは心室になんらかの異常を抱えている可能性が高い．よって，左脚ブロックを認めた場合には原因検索が必要である．近年，心筋症などの低心機能を持つ障害心筋では左脚ブロックにより，心室の収縮異常をきたし心不全をより悪化させることが判明し，このような症例には両心室ペーシング療法が適応である．

1度房室ブロック

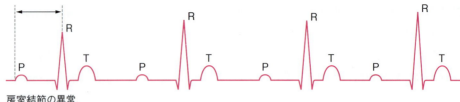

房室結節の異常．
PR間隔が延長している（PR時間≧0.2秒）．

2度房室ブロック（ウェンケバッハ型）

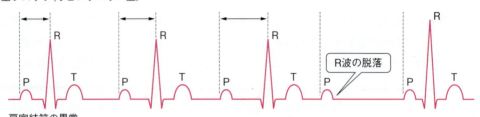

房室結節の異常．
PP間隔は等しいが，PR時間が徐々に延長しQRS波が脱落する．

2度房室ブロック（モビッツⅡ型）

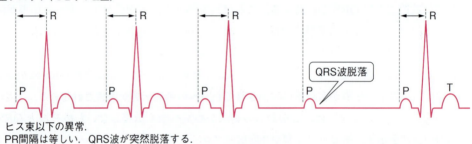

ヒス束以下の異常．
PR間隔は等しい．QRS波が突然脱落する．

3度房室ブロック（完全房室ブロック）

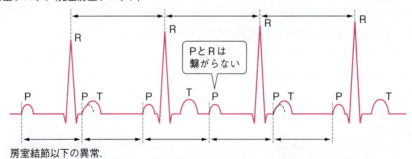

房室結節以下の異常．
PP間隔およびRR間隔は等しい（PP間隔の方が短い）が，PR間隔は不規則で連結しない．

図2-110 房室ブロック

G 心室細動

心室内の多くの部位が毎分 400〜500 回の頻度で震えるように無秩序に刺激を発生して生じる．心電図上は明らかな QRS 波形にはならず粗い不規則な細動波を認めるのみとなる．この状態は心停止となり死に至るため，ただちに電気的除細動（DC ショック）を行う．近年，駅や学校などの公共の場に Automated External Defibrillator（AED）が設置され一般の人でも迅速に電気的除細動がかけられるようになった．また，除細動がされるまでの，迅速な心臓マッサージも重要である．心室細動や血行動態が不安定な心室頻拍を経験し蘇生された例には植え込み型除細動器（ICD）植え込みにより心臓突然死の予防がされている．ICD 植え込み法には心室頻拍の項で記したとおり経静脈 ICD，皮下植え込み型 ICD，心外膜 ICD の選択肢がある．一方，ICD 植え込みをするかどうか判断に迷う場合や，原疾患の治療で不整脈が改善できる見込みがある時，ICD 植え込みまでに時間が必要な場合などには，短期間（約 3 か月以内），ベスト型の除細動器を着る着用型自動除細動器（WCD）を使用することもできる．

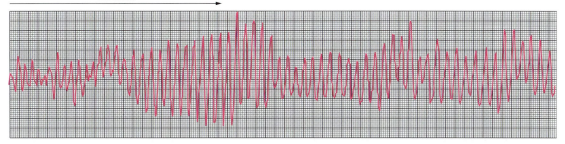
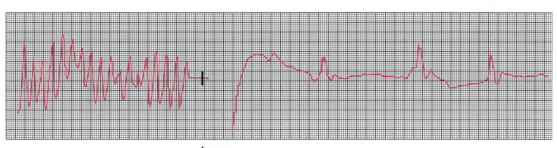

図2-111 AED による心室細動の電気的除細動

4 心不全

▶a. 概念

心不全とは心機能低下による循環不全と定義される．十分な静脈還流量があるにもかかわらず，体の組織が必要とする血液量を心臓が駆出できない状態をいう．主な原因部位により右心不全，左心不全，両心不全に分けられる．

原因は多岐にわたり，心臓自身に原因があるもの（先天性心疾患，虚血性心疾患，弁膜症，心筋症，心筋炎など）から，心臓以外に起因するもの（高血圧，腎疾患，血液疾患，中枢神経疾患）など様々である．

▶b. 症状

右心不全と左心不全では症状が異なるため療法の病態の理解が大切である．

（i）左心不全の症状 図2-112 （上の図）

① 心拍出量低下による症状と所見

頻脈，血圧低下，尿量低下，冷や汗，手足冷感，意識レベル低下

哺乳低下，奔馬調律，心拡大

② 左房圧上昇→肺うっ血による症状と所見

労作性呼吸困難，起座呼吸，肺うっ血，肺水腫，湿性ラ音聴取

（ii）右心不全の症状 図2-112 （下の図）

① 右心拍出量低下による症状と所見

動悸，息切れ

② 中心静脈圧上昇による症状と所見

頸静脈怒張，肝うっ血，下肢浮腫，胸水，腹水など

▶c. 診断

診断は症状から行われる．心不全であっても，前述したすべての症状が出現するとは限らない．とくに，小児においては自分で症状を訴えることが困難であり他覚的な徴候を見逃さないことが大切である．

▶d. 治療・予後

急性左心不全の基本は，肺うっ血を軽減するため利尿薬，心拍出量を保つためカテコラミンを使用する．また，血管拡張薬により前負荷（肺うっ血の改善）および後負荷（体血管抵抗の低下）の軽減を図る．食事では，塩分制限や水分制限も治療となる．急性右心不全の基本は，原因疾患と病態の把握に努め，利尿薬やカテコラミンなどを使用する．心不全（とくに左心不全）の長期予後改善のためにはβ遮断薬，ACE阻害薬，アンジオテンシンⅡ受容体拮抗薬などが用いられる．近年，薬物治療抵抗性の重症心不全に両心室ペーシング療法（心臓再同期療法）や，補助人工心臓植え込みなどが行われている．また，最重症の心不全で回復の見込みがなければ心移植の適応となり国内で小児も心臓移植が受けられるが，国内では未だ臓器の供給（ドナー）が少ないことが課題である．

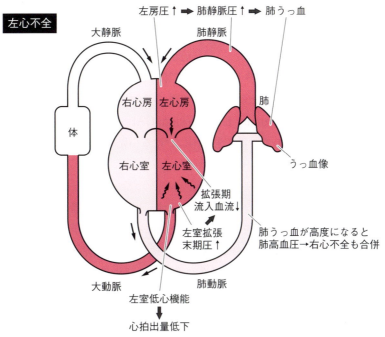
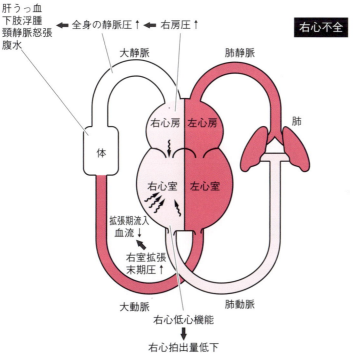

図2-112 心不全

〈竹内大二〉

5 川崎病

　川崎病は1967年に川崎富作博士がはじめて報告した全身性血管炎症候群である．中血管，とくに冠動脈に強い炎症を生じ，その結果として生じる冠動脈壁構造の破壊によって冠動脈は遠心性に拡大して冠動脈病変（coronary artery lesion: CAL）を形成し，心筋梗塞や狭心症といった急性冠症候群に至る症例もある．現在先進国における小児期発症の後天性心疾患としては最大の原因である．

▶**a. 疫学**

　第27回川崎病全国調査結果を 図2-113 に示す．川崎病累積罹患患者数は2022年12月末までに累計で445688人となった．その理由はいまだに不明であるが，罹患率は1歳近辺にピークを認める単峰性の分布であり（約90％の症例が4歳以下），男児の罹患率が女児に比べ高く（性比約1.3〜1.5倍），季節変動（秋は少なく冬に多い）を認める．1979年，1982年，1986年の三回，全国規模の流行が発生した．その後小児人口が減少する中で患者数は増加の一途をたどっていたが，COVID-19の大流行に伴い患者数は激減した．2022年は新規患者数10333人（男児6005人，女児4328人）であり，罹患率は0〜4歳人口10万対239.9（男児272.6，女児205.7）であった．

　川崎病発見当初のCAL発症頻度は25〜30％と高率であり，2％の患者が急性冠症候群によって突然死に至った．1980年後半から免疫グロブリン療法（intravenous immunoglobulin: IVIG）が普及して以降，CAL発生頻度と死亡例ともに大きく減少し，最新の全国調査におけるCAL発症頻度は2.65％，死亡率は0.01％である．

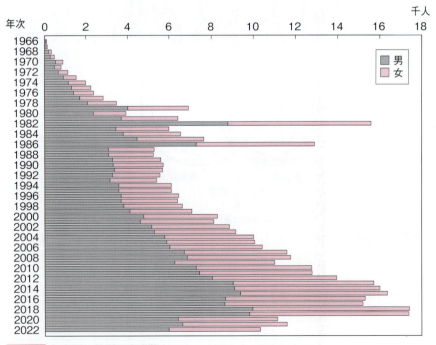

図2-113 **年次別，性別の患者数**（第27回川崎病全国調査結果より）

欧米諸国に比べ日本での罹患率が10～20倍と非常に高いこと，日系ハワイ人の罹患率は日本とほぼ同等であること，同胞の川崎病発症リスクが数倍高いことから長年遺伝的要素の関与が疑われていた．近年，ゲノムワイド解析によって ITPKC, CASP3, FCGR2A などの遺伝子多型が川崎病疾患感受性に寄与していることが複数の人種間で明らかとなり，遺伝的要素の解明が進んでいる．

▶ b. 病態

川崎病の主病態は，免疫系の異常な活性化によって惹起される中動脈を中心とした汎血管炎である．なんらかの起因によって活性化されたT細胞やマクロファージが大量の炎症性サイトカインを放出し，好中球や血管内皮細胞が活性化される．活性化した好中球は接着因子を介して内皮細胞に接着して血管内皮細胞障害を引き起こし，血管壁を場とした炎症が惹起される．炎症の進展に伴い血管の強度を保っている内外弾性板が破壊され，冠動脈は遠心性に拡大する．内皮細胞障害は凝固線溶系の活性化を引き起こし，形成された CAL 内に血栓を形成する例は，高率に急性冠症候群を引き起こす．

▶ c. 診断

川崎病診断の手引き（改訂第6版）を用い，以下の主要症状のうち，5項目以上を満たした場合に川崎病と診断する．

① 発熱
② 両側眼球結膜の充血
③ 口唇，口腔所見：口唇の紅潮，いちご舌，口腔咽頭粘膜のびまん性発赤
④ 発疹（BCG 接種痕の発赤を含む）
⑤ 四肢末端の変化：（急性期）手足の硬性浮腫，手掌足底または指趾先端の紅斑
　　　　　　　　　（回復期）指先からの膜様落屑
⑥ 急性期における非化膿性頸部リンパ節腫脹

通常発熱が初発症状でありほぼすべての症例で認められる．熱の高さは39℃以上の高熱であることが多い．眼球結膜の充血は眼脂を伴わないことが特徴的である．口唇は口紅を塗ったように赤くなり，所見の強い例では腫脹によって口唇が亀裂して出血することもある．舌は全体に発赤し舌乳頭の肥大を呈し，いわゆる「いちご舌」の所見を認める．どのような発疹の形態も起こしうるが，大小不同の紅斑が地図上に癒合する形態が典型的で，蕁麻疹のような膨隆疹を呈することはまれである．乳児においては BCG 発赤が比較的川崎病に特異度の高い所見であることが知られている．四肢末端は急性期には発赤・腫脹し，強く押しても指圧痕を残さない硬性浮腫を呈する．回復期に入ると指尖部と爪床の境界から皮膚が浮き上がるように剥離する膜様落屑を生じる．急性期の症状が弱い症例では膜様落屑は軽度である．非化膿性頸部リンパ節腫脹は症状の出現頻度が7割程度と低いが，年長例においては比較的特異度の高い症状である．多くは片側性で，比較的硬く，強い圧痛を伴い，母指頭大（1.5cm）以上の径となる．頸部エコーでは複数のリンパ節が一塊となっていることが確認できる．

上記6主要症状のうち4つの症状しか認められなくても，経過中にCAL が確認され，他の疾患が除外されれば川崎病と診断する．また，4症状以下でCAL を認めないが川崎病と診断され治

療を受けるいわゆる「不全型川崎病」も15%程度存在している．

▶d. 急性期治療

川崎病は self-liming な疾患であるため，無治療でもいずれ解熱し主要症状は消失する．ただし無治療では高率に CAL を合併するため，より早期に川崎病を診断し，血管炎の進展を阻止し，血管炎の結果として生じる CAL を予防することが急性期川崎病の治療において最も重要である．

川崎病に対する標準的治療は IVIG 2g/kg 単回投与とアスピリン（30mg/kg/日）の併用療法である．現在急性期治療として9割以上の症例に IVIG 療法が実施されており，発症7日以内に川崎病と診断して10日以内に解熱させることを目指す．しかし，約2割の症例は IVIG 療法で解熱しないいわゆる IVIG 不応例であり，CAL を合併する患者の大部分が IVIG 不応例に含まれる．そのような重症患者に対する治療が大きな課題である．

IVIG 不応例に対してはさらなる追加療法を行ってできる限り早期の血管炎鎮静化を目指す．追加治療は以下の薬剤（手技）を単独，もしくは組み合わせて実施する．

① IVIG 再投与
② 副腎皮質ステロイド（プレドニゾロン，メチルプレドニゾロンパルス療法）
③ 好中球エラスターゼ阻害薬（ウリナスタチン）
④ 抗 TNFα抗体（インフリキシマブ）
⑤ ステロイド以外の免疫抑制薬（シクロスポリン，メトトレキサート等）
⑥ 血漿交換

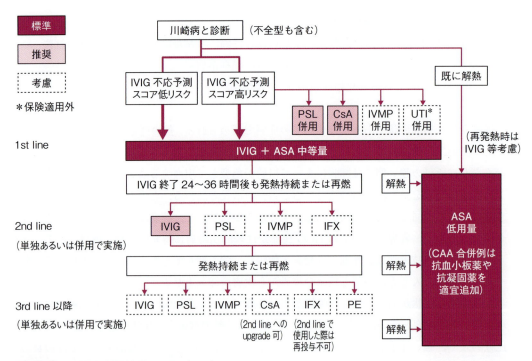

図2-114 川崎病急性期治療のアルゴリズム
ASA: アスピリン，CsA: シクロスポリン A，IFX: インフリキシマブ，IVIG: 免疫グロブリン療法，IVMP: ステロイドパルス，PE: 血漿交換，PSL: プレドニゾロン，UTI: ウリナスタチン
〔日本小児循環器学会川崎病急性期治療のガイドライン（2020年改訂版）を一部改変〕

IVIG 不応例を治療開始前に高い確率で予測可能なリスクスコアを用い，IVIG 不応が予測される重症川崎病患者に対しては IVIG 療法に加えてプレドニゾロンやシクロスポリンを併用することによって CAL が減少することが大規模な臨床試験にて明らかとなった．急性期治療のアルゴリズム **図2-114** が川崎病急性期治療のガイドライン（2020 年改訂版）にて提唱されている．急性期川崎病に対しては IVIG，プレドニゾロン，メチルプレドニゾロン，シクロスポリン，アスピリンが薬事承認されている．

▶**e. 遠隔期治療**

CAL の有無により治療の方針が異なる．CAL を合併しなかった患者は 1～2 か月間抗血小板薬（アスピリン）を内服する．抗血小板薬中止後も急性冠症候群を呈することはほとんどなく，運動制限も不要である．軽度の CAL は冠動脈の内膜肥厚によって冠動脈の内径が正常化することが多い．そのような症例は抗血小板薬を中止し，遠隔期に冠動脈の狭窄を生じないか定期的に経過観察を行う．冠動脈内径が 6mm を超えるような重度の CAL は冠動脈内の血栓形成から急性冠症候群に至る危険性が高い．そのため他の抗血小板薬（ジピリダモール，チクロピジン等）や抗凝固薬（ワルファリン）を併用する．

〈小林　徹〉

各 論

12 血液疾患

1 小児期の血液

小児は出生後から成人に向けて成長するため，これにあわせて血液所見も変化していく 表2-48 .

▶a. 循環血液量

新生児の循環血液量は約85mL/kg であり，2500g 以下の低出生体重児では約100mL/kg である．生後2か月以降は成人に至るまで約75〜80mL/kg となる．

▶b. 赤血球

出生時のヘモグロビン（Hb）値は18〜19g/dL と生理的に多血である．その後の急激な体重増加に伴い，生後4か月には Hb 11〜12g/dL まで低下する．なお，この間に Hb が胎児型（HbF）から成人型（HbA）に置き換わっていく．

1歳以降から Hb 値は次第に上昇し，学童期になると成人と同等となる．月経が始まった女子は，男子よりも Hb 値が低めとなる．

表2-48 正常小児における血液検査値

	出生時	1週	2週	1か月	3か月	6か月	1歳	5歳	8〜12歳	成人・男	成人・女
赤血球 (×10⁶/μL)	5.9 (4.1〜7.5)	5.4 (3.9〜6.8)	5 (4.5〜5.5)	4.7 (4.2〜5.2)	4 (3.5〜4.5)	4.5 (4〜5)	4.6 (4.1〜5.1)	4.7 (4.2〜5.2)	5 (4.5〜5.4)	5.4 (4.6〜6.2)	4.8 (4.2〜5.4)
血色素量 (g/dL)	19 (14〜24)	18 (13〜23)	16.5 (15〜20)	14 (11〜17)	11 (10〜13)	11.5 (10.5〜14.5)	12 (11〜15)	13.5 (12.5〜15)	14 (13〜15.5)	16 (13〜18)	14 (11〜16)
ヘマトクリット(%)	54±10	51	50	40	35	35	36	38	40	40〜54	37〜47
網赤血球(%)	3 (2〜8)	1 (0.5〜5)	0.4 (0〜2)	0.2 (0〜0.5)	2 (0.5〜4)	0.8 (0.2〜1.5)	1 (0.4〜1.8)	1 (0.4〜1.8)	1 (0.4〜1.8)	1 (0.5〜2)	
白血球数 (×10³/μL)	17 (8〜38)	13.5 (6〜17)	12 (5〜16)	11.5 (5〜15)	10.5 (5〜15)	10.5 (5〜15)	10 (5〜15)	8 (5〜13)	8 (5〜12)	7 (5〜10)	
好中球*(%)	57	50	34	34	33	36	39	55	60	57〜68	
リンパ球*(%)	20	37	55	56	57	55	53	36	31	25〜33	
単球*(%)	10	9	8	7	7	6	6	7	7	3〜7	
血小板数*(万/μL)	35	32.5	30		26				26	26	

平均値と正常域（かっこ内）が示してある．*印は平均的な値を示したが個人差が大きい．
(Kempe CH, et al. Current Pediatric Diagnosis and Treatment. 11th ed. Appleton & Lange. 1991. より，一部改変)

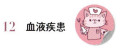

▶c. 白血球

生後1歳程度までは，白血球数が10000/μL前後と成人より多い．白血球数は成長に伴って徐々に減少し，おおよそ5歳以降では成人と同等の値となる．

白血球を構成する**好中球**と**リンパ球**の比率は，生後1週頃までは好中球が多く，生後2週から5歳頃まではリンパ球が多くなる．学童期以降は成人と同じく好中球優位となる．

▶d. 血小板

血小板数は，新生児期から成人まで大きな変化はない．

▶e. 凝固系

ビタミンK依存性の凝固因子である第Ⅱ，Ⅶ，Ⅸ，Ⅹ因子は，新生児期から乳児期にかけて，成人より生理的に少ない．これらは生後3か月〜1年にかけて，徐々に成人と同等となっていく．これらを反映して，基本的な凝固系検査であるプロトロンビン時間（PT）や活性化部分トロンボプラスチン時間（APTT）は，新生児期では生理的にやや延長している．

血中の主たる凝固阻止因子であるアンチトロンビンは，出生時には成人の1/2程度であり，生後6か月〜1年で成人と同等になる．

2 赤血球の異常（貧血）

A 鉄欠乏性貧血

小児で最も多い貧血である．赤血球に含まれるヘモグロビン（Hb）の構成成分である鉄が不足することによって生じる．

▶a. 原因

小児では鉄欠乏の原因として，急激な体重増加に伴う鉄需要の増加が重要であり，そのために成長が著しい乳児期と思春期に，鉄欠乏性貧血が好発する．思春期の女子では月経による出血のために鉄が喪失し，男子より鉄欠乏性貧血を起こしやすい．少量でも慢性の出血（胃十二指腸潰瘍，メッケルMeckel憩室などの消化管出血や，出血性疾患における鼻出血など）は，鉄欠乏の原因となる．長距離走やサッカーなど激しい運動を行う児では，循環血漿量が増加するとともに汗や尿，便への鉄喪失が増加するため，鉄欠乏性貧血をきたす（スポーツ貧血）．また断乳の遅れや偏食によって鉄分の摂取が不足すると，鉄欠乏を引き起こす．

▶b. 好発年齢

生後3か月〜1歳にかけての乳児期と，思春期の女子に好発する．

▶c. 症状

顔色不良，易疲労性，食思不振といった一般的な貧血の症状が出現するが，慢性に経過するため無症状のことが多く，しばしば血液検査で偶然発見される．運動強度が強いスポーツをしている場合は，スポーツの成績の低下が主訴となることがある．重度の鉄欠乏性貧血では，氷や土などを無性に食べたくなる異食症，舌炎，口角炎，匙状爪を伴うことがある．

▶d. 検査

血液検査では小球性低色素性貧血となる．鉄欠乏は血清フェリチンが低値であることによって証明する．血清鉄も低値となるが，これだけで鉄欠乏と診断することはできない．

小球性低色素性貧血をきたす他の貧血として，慢性炎症に伴う貧血とサラセミアの除外が必要である．慢性炎症に伴う貧血では，炎症の結果として貯蔵鉄の利用が障害され，血清フェリチンは高値となる．またサラセミアでは，ごく軽度の溶血所見（ビリルビンやLDHの上昇）があり，血液塗抹標本で標的赤血球を認める．

▶e. 治療

鉄剤の経口投与を行うことによって，通常は1か月以内にHb値が正常化する．体内の貯蔵鉄が十分に確保されてフェリチン値が正常化するまで，3か月程度は鉄剤の投与を継続する．鉄剤の静脈内投与や輸血は通常不要である．

鉄分を日常的に摂取できるようにするための栄養指導も大変重要である．鉄剤の投与が終了した後，食事からの鉄分の摂取が不十分であると，鉄欠乏性貧血が再び出現する．

鉄剤に対する反応性は通常は良好だが，鉄剤を投与しても貧血の改善が乏しい場合は，慢性出血を念頭においた精査が必要である．過多月経や消化管出血を伴っている場合は，これらに対する治療を行う．

B 溶血性貧血

赤血球自体が原因となって，あるいは外的な要因（赤血球に結合する抗体や血管内皮障害など）のために，赤血球が本来の寿命を迎える前に破壊されること（溶血）によって生じる貧血である．

溶血が起こる場によって，血管内溶血と血管外溶血に分類される．血管内溶血は文字どおり，血管内で溶血が生じる．血管外溶血は主として肝臓や脾臓の細網内皮系細胞によって，赤血球が捕捉・破壊されることによって生じる．

小児で好発する溶血性貧血を以下に概説する．

▶a. 遺伝性球状赤血球症

先天性溶血性貧血の中で最も多い．赤血球は通常，中央がやや窪んだ円盤状の形態をとるが，本疾患では赤血球の細胞膜骨格を構成する蛋白の異常によって赤血球が小型かつ球状となり，球状赤血球が脾臓で捕捉・破壊されて溶血性貧血を生じる．多くは常染色体顕性遺伝である．新生児期から溶血をきたし，早発黄疸や遷延する黄疸が発見の契機となることがある．パルボウイルスB19感染症（伝染性紅斑）に罹患すると急激に貧血が進行する．貧血が高度な場合は脾臓摘出術を行い，貧血の改善をはかる．胆石症を併発した場合は胆嚢摘出術を行う．

▶b. ヘモグロビン異常症

ヘモグロビン（Hb）を構成するグロビンの先天的な異常によって生じるサラセミアが代表的である．日本ではβグロビン鎖の産生低下によって生じるβサラセミアの軽症型が多い．世界的には，アフリカ人を先祖に持つ人に生じる鎌状赤血球症（HbS）が最も多く，国際化によって国内でも遭遇するようになってきた．

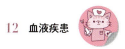

▶c. 新生児溶血性疾患

妊娠中に母児間で Rh 血液型の不適合（母親が Rh 陰性，児が Rh 陽性）があると，胎児の赤血球が母体に入ることによって母体が Rh 抗原（D 抗原）に感作され，母体に抗 D 抗体が形成される．この母が Rh 陽性の第二子を妊娠すると，母の抗 D 抗体が胎児に移行して，胎児が重篤な溶血性貧血のため胎児水腫をきたし，児は出生後に重度の早発黄疸をきたして光線療法や交換輸血を要する．母が Rh 陰性で父が Rh 陽性（または Rh 不明）の場合には，第一子の妊娠 28 週と分娩後 72 時間以内に母体に抗 D グロブリンを投与し，母体の D 抗原への感作を予防する．

母児間に ABO 血液型不適合（とくに母が O 型，児が A 型，B 型，AB 型）があると，母の抗 A または抗 B 抗体が児に移行して児に溶血性貧血と黄疸をきたすが，Rh 血液型不適合と比べると一般に軽症である．

これらの貧血では，赤血球に結合した抗体を検出するクームス Coombs 試験が診断に有用である．

▶d. 自己免疫性溶血性貧血

赤血球膜上の蛋白に反応する自己抗体ができ，これが赤血球に結合することによって溶血が起こる．自己抗体が赤血球に結合する至適な温度によって，温式（体温付近）と冷式（4〜15℃）に分けられる．全身性エリテマトーデス（SLE）などの自己免疫疾患や感染症などに併発することがある．診断にはクームス試験が有用である．

▶e. 溶血性尿毒症症候群（HUS）

血管内皮細胞の障害によって赤血球が血管内で破壊されて溶血性貧血を生じ，血中に破砕赤血球を認める．血小板減少，急性腎障害，急性脳症を併発し，時に血液浄化療法や集中治療を要する重篤な疾患である．ベロ毒素産生性の病原性大腸菌（O157 など）感染症に続発するものが多いが，補体調節因子の不全による非典型 HUS もまれながら存在する．

C 再生不良性貧血

骨髄における造血幹細胞の傷害によって生じる疾患である．貧血だけでなく，好中球減少や血小板減少も併発する（汎血球減少）．

▶a. 原因

後天性と先天性に大別される．

後天性の多くでは，自己反応性の T 細胞が造血幹細胞を傷害して生じる，自己免疫の機序が想定されている．原因不明の肝炎に引き続いて発症する肝炎後再生不良性貧血も，同様の自己免疫機序によって生じると考えられている．

先天性は，造血幹細胞を維持する遺伝子の機能不全によって生じ，遺伝性骨髄不全症候群に含まれる．DNA 損傷を修復する機能の不全によって生じるファンコニ Fanconi 貧血，染色体の末端（テロメア）を維持する機能の不全によって生じる先天性角化不全症などがある．

▶b. 症状

貧血の症状（易疲労性，皮膚蒼白など）に加え，好中球減少による易感染性（とくに細菌感染症），血小板減少による出血傾向を認める．月経が発来している女子においては，血小板減少のた

表2-49 再生不良性貧血の重症度分類

軽症	下記以外
中等症	以下のうち少なくとも 2 つを満たし，重症，最重症でないもの • 好中球数＜1000/μL • 血小板数＜5 万 /μL • 網状赤血球数＜6 万 /μL
重症	以下のうち少なくとも 2 つを満たし，最重症でないもの • 好中球数＜500/μL • 血小板数＜2 万 /μL • 網状赤血球数＜2 万 /μL
最重症	重症かつ好中球数＜200/μL

め過多月経となり，これがさらに貧血を増悪させる.

遺伝性骨髄不全症候群では，血液以外の症状を併発することがある．ファンコニ貧血では成長障害や小奇形，先天性角化不全症では爪の形成不全や口腔粘膜白斑などである.

▶c. 検査

血液検査では汎血球減少を呈するが，発症初期には貧血や血小板減少のみのことがある．血球減少の程度によって重症度を決定し **表2-49**，治療介入の必要性を判断する．確定診断は骨髄検査で血液細胞が減少していること（低形成骨髄）を証明する．ファンコニ貧血では染色体脆弱検査が有用である．遺伝性骨髄不全症候群は，遺伝子検査で確定診断を行うことができるようになってきた.

▶d. 治療

中等症のうち輸血が必要な症例と，重症〜最重症の症例が治療の対象となる．まず患者と家族（きょうだいと親）の HLA 検査を行い，HLA 一致血縁者があれば HLA 一致血縁者をドナーとした骨髄移植を行う．HLA 一致血縁者がいない場合は，後天性においてはシクロスポリンと抗胸腺細胞グロブリン（ATG）を用いた免疫抑制療法を行い，最近ではここにトロンボポエチン受容体作動薬であるエルトロンボパグを併用するようになってきた．免疫抑制療法が無効な後天性症例や，HLA 一致血縁ドナーが得られない先天性症例では，HLA 一致非血縁骨髄移植を行う.

D 巨赤芽球性貧血

ビタミン B_{12} や葉酸の欠乏によって生じる．極端な偏食や，回腸を含む腸切除でビタミン B_{12} の吸収ができなくなった症例において認められる．血液所見は大球性貧血となり，骨髄所見で巨赤芽球を認める．治療はビタミン B_{12} または葉酸の補充である.

3 白血球の異常

　小児で遭遇する白血球の異常には，非腫瘍性疾患である好中球減少症や好中球機能異常症（慢性肉芽腫症など）と，腫瘍性疾患である白血病がある．好中球機能異常症は「各論6 免疫，アレルギー疾患-1 免疫不全」の章で述べる．

A 好中球減少症

　末梢血の好中球数が 1500/μL 未満である場合を好中球減少症と定義する．好中球数が 500/μL 未満になると，細菌感染症や真菌感染症の危険性が増す．

▶a. 自己免疫性好中球減少症

　好中球に対する自己抗体によって成熟好中球が破壊されて好中球減少をきたす．好中球減少がある割には重症感染症に罹患することは少なく，細菌感染症に罹患した際には好中球数が増加することが多い．乳児期に好発するが，3歳前後で自己抗体が自然に消失して治癒することが多い．

▶b. 重症先天性好中球減少症

　好中球の成熟に必要な遺伝子の異常によって生じ，新生児期から細菌や真菌の感染症を繰り返し，しばしば重篤となる．遺伝子検査で診断を確定する．顆粒球コロニー刺激因子（G-CSF）を投与すると，好中球数がある程度増加して感染症の罹患を減らすことができる．根治療法は同種造血細胞移植である．

▶c. 薬剤性好中球減少症

　小児では，小児がんの治療に用いる抗腫瘍薬によって生じることが多い．好中球数 100/μL 未満が1週間以上続くと，細菌や真菌感染症の危険性が増すため，患者を防護環境に収容し，抗菌薬や抗真菌薬の予防投与を行う．好中球減少下で発熱した場合（発熱性好中球減少症）は，ただちに全身状態を確認して血液培養を採取し，広域スペクトラムの抗菌薬を開始する必要がある．

B 白血病

　幼若な白血球のがんであり，小児がんの 40% 程度を占める．成人とは異なり急性リンパ性白血病（acute lymphoblastic leukemia: ALL）が最も多く，急性骨髄性白血病（acute myeloid leukemia: AML）がそれに次ぐ．慢性骨髄性白血病（chronic myeloid leukemia: CML）は少ない．

〈総論〉

▶a. 症状

　骨髄で白血病細胞が増殖して正常な造血を妨げることによって，貧血による皮膚色蒼白や易疲労性，血小板減少による出血傾向，好中球減少による易感染性（発熱）を認める．また白血病細胞が浸潤することによって，骨痛，関節痛，肝脾腫，リンパ節腫大，皮下腫瘤，歯肉腫脹などが

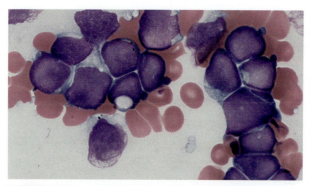

図2-115 急性リンパ性白血病の白血病細胞（芽球）
同じような形態を持つ白血病細胞が増殖している．

出現する．

▶b. 検査所見

末梢血の白血球数は，増加することもあれば正常あるいは減少することもある．血液塗抹標本で白血病細胞（芽球，図2-115）が検出されることが多く，診断の契機となる．貧血や血小板減少，LDHや尿酸の上昇を伴い，播種性血管内凝固（disseminated intravascular coagulation: DIC）を認めることがある．

確定診断は骨髄検査で行う．骨髄塗抹標本で白血病細胞の存在を確認し，特殊染色やフローサイトメトリーを用いた抗原解析を組み合わせて白血病の病型を同定する．染色体検査や遺伝子検査も併せて行い，さらに詳細な病型を確認する．これらの検査結果を組み合わせて治療方針を決定する．

▶c. 治療

多剤併用の化学療法が基本である．上記の検査結果と治療への反応性を加味して，治療強度を調節する（層別化治療）．すなわち，予後が良好と考えられる症例では比較的弱い強度の，予後不良と考えられる症例では強い強度の化学療法を行う．急性白血病では，中枢神経への浸潤を予防するために，抗腫瘍薬の髄腔内投与（髄注）も行われる．

ALLやAMLでは，まず1か月程度かけて寛解導入療法を行い，白血病細胞が十分に減って正常な造血が回復する状態（完全寛解）を目指す．次いで強化療法や再寛解導入療法（ALLのみ）を行い，さらに白血病細胞を減らす．ALLではその後に維持療法を行い，最終的に白血病細胞を根絶する．

化学療法の効果が不十分である場合は，抗体医薬品，キメラ抗原受容体T（CAR-T）細胞療法，同種造血細胞移植を，白血病の種類に応じて組み合わせる．9番染色体と22番染色体が転座して（フィラデルフィア染色体）融合遺伝子 *BCR::ABL* を持つALLやCMLでは，チロシンキナーゼ阻害薬が有効である．

〈各論〉

▶a. 急性リンパ性白血病（ALL）

日本全国で毎年500人程度が発症する．幼若なB細胞ががん化したB細胞性ALL（B-ALL）

が多く，T 細胞性 ALL（T-ALL）は比較的少ない．

B-ALL はすべての年齢で発症するが，3〜4 歳で好発する．予後を予測する因子として，①発症年齢（1〜9 歳だと良好，0 歳または 10 歳以上は不良），②発症時の末梢血白血球数（50000/μL 以上は不良），③染色体・遺伝子検査の結果（高 2 倍体や融合遺伝子 *ETV6::RUNX1* を持つものは良好），④ステロイド先行治療や寛解導入療法の効果（治療反応性）があり，これらを組み合わせて最適な強度の治療を行う．

T-ALL は 10 歳以上に好発し，時に縦隔腫瘍を伴う．B-ALL と異なり，予後を規定する因子はもっぱら治療反応性である．

ALL の治療反応性は従来，骨髄塗抹標本を顕微鏡で観察して白血病細胞の比率を評価していたが，最近では微量の白血病細胞を正確に検出する微小残存病変を PCR 法で測定できるようになり，微小残存病変は診療において不可欠な検査となっている．

寛解導入療法はステロイド，ビンクリスチン，アスパラギナーゼ，ダウノルビシンの 4 剤と髄注を用いる．強化療法は，①早期強化療法（シクロホスファミド，シタラビン，メルカプトプリン），②中枢神経再発を予防する聖域治療（大量メトトレキサート），③寛解導入療法と類似した再寛解導入療法，からなる．ここまでで半年から 1 年程度を要する．その後で，メトトレキサートとメルカプトプリンの内服からなる維持療法を 1 年間程度行う．化学療法だけでは再発する危険性が高いと考えられる症例や再発例では，同種造血細胞移植が行われる．B-ALL では近年，再発・難治例に対する免疫療法として，抗体医薬品であるブリナツモマブや，細胞治療である CD19 CAR-T 療法が用いられるようになり，治療成績の改善や晩期合併症の軽減が期待されている．融合遺伝子 *BCR::ABL* を持つフィラデルフィア染色体陽性 ALL では，化学療法とチロシンキナーゼ阻害薬（イマチニブ，ダサチニブなど）を併用することによって，治療成績が大きく改善している．

多剤併用化学療法を層別化して，各症例に最適な強度で行うことによって，小児 ALL の治療成績はここ 50 年で著しく改善し，現在の無イベント生存率は 75〜90％となった．しかし乳児 ALL は，無イベント生存率が今なお 60％程度である．

▶ b. 急性骨髄性白血病（AML）

日本全国で毎年 150〜200 人程度が発症する，幼若な骨髄球系細胞のがんである．予後を予測する因子は，白血病細胞が持つ染色体や遺伝子異常のパターンと，治療反応性である．

AML に対する化学療法は，大量シタラビンとアントラサイクリン系抗がん薬が主軸であり，そこにエトポシドや髄注を組み合わせる．化学療法のみでは再発する可能性が高いと考えられる症例や再発例では，同種造血細胞移植を行う．初発例の無イベント生存率は 60％程度である．抗体と薬物を結合させたゲムツズマブ・オゾガマイシンが，治療成績を改善させると期待されている．

21 トリソミー（ダウン Down 症候群）では，出生時に 5〜10％程度の児で，末梢血中に一過性に芽球が出現する一過性骨髄異常増殖症（TAM）を合併する．TAM の芽球は無治療で消失するが，一部の児は 1〜3 歳で AML を発症する．これに対しては強度を弱めた化学療法が有効であり，無イベント生存率は 90％程度と予後良好である．

急性前骨髄球性白血病（APL）は，初発時に著明な出血傾向（DIC）を伴うまれな AML であ

る．全トランス型レチノイン酸や三酸化ヒ素が有効である．

▶c. 慢性骨髄性白血病（CML）

　小児の全白血病中 2〜3%とまれである．融合遺伝子 *BCR::ABL* によって，チロシンキナーゼ
である ABL が持続的に活性化され，白血病細胞が増殖する．ABL を阻害するイマチニブやダサ
チニブを投与すると，大半の症例が無増悪生存できる．

C 同種造血細胞移植

　他の人（ドナー）から提供された造血幹細胞を患者に移植する治療法であり，難治性の白血病，
再生不良性貧血，原発性免疫不全症に対する根治療法として行われる．

　造血細胞移植として，ドナーから採取した骨髄液を移植する骨髄移植が当初から行われていた
が，ドナーに顆粒球コロニー刺激因子（granulocyte-colony stimulating factor: G-CSF）を投与
して末梢血に動員された造血幹細胞を採取して移植する末梢血幹細胞移植，臍帯血を用いた臍帯
血移植も行われている．組織適合抗原（human leukocyte antigen: HLA）が患者と一致した血縁
者がドナーの第一選択だが，HLA 一致血縁者がいない場合には，骨髄バンクに登録されている
HLA 一致非血縁者の骨髄または末梢血や，臍帯血バンクに登録されている臍帯血の提供を受け
る．近年では，HLA が半分だけ一致した血縁者間の移植を行う施設もある．

　造血細胞を移植する直前に，患者に対して化学療法や全身放射線照射を組み合わせた**移植前処
置**を行う．これによって患者の免疫を抑えてドナーの細胞が患者に生着できるようにするととも
に，白血病では白血病細胞を減らす．

　造血細胞移植においては，造血幹細胞だけでなくリンパ球も同時に輸注され，これらが白血
病においては白血病細胞を免疫学的に破壊するが，一方で合併症である**移植片対宿主病（graft-
versus-host disease: GVHD）**も引き起こす．GVHD を予防するために，あらかじめ免疫抑制薬
を使用する．

　ドナーの造血幹細胞は移植後 2〜4 週間で生着し，正常な造血が回復する．

　造血細胞移植の合併症として，各種の感染症，生着不全，GVHD に加え，長期的な合併症（**晩
期合併症**）として妊孕性の低下，成長障害，内分泌障害，二次がんなどが問題となる．移植前処
置で用いる全身放射線照射や抗がん剤（とくにブスルファン）が，晩期合併症の主要な原因であ
るため，移植前処置の強度を減弱して晩期合併症の軽減をはかる試みがある．

〈大曽根眞也〉

4 出血性疾患

　小児期発症の出血性疾患には好発年齢があること，先天性素因の有無に留意しながら家族歴，
既往歴の詳細な問診をとることが診断への重要なポイントである．主な先天性出血性疾患として
は凝固第Ⅷ因子（以下，FⅧ）の欠乏症である血友病 A や FIX因子欠乏症である血友病 B，さら
には FⅧ因子の成分であるフォン・ヴィレブランド因子（von Willebrand factor: VWF）の量的

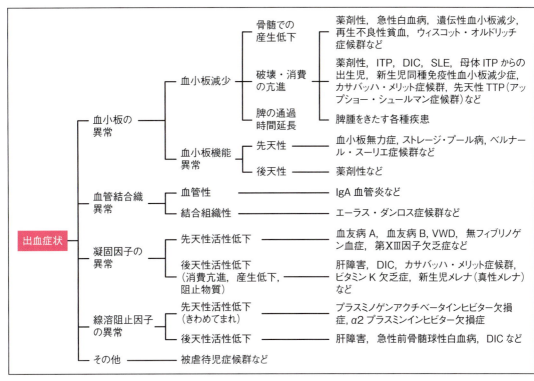

図2-116 病態で分類した小児科で遭遇する主な出血性疾患
出血症状は凝固および線溶の異常だけではなく，血小板関連の異常，血管結合織異常も念頭に鑑別していく必要がある．ITP：免疫性血小板減少症（immune thrombocytopenia），DIC：播種性血管内凝固（disseminated intravascular coagulation），SLE：全身性エリテマトーデス（systemic lupus erythematosus），TTP：血栓性血小板減少性紫斑病（thrombotic thrombocytopenic purpura），VWD：フォン・ヴィレブランド病（von Willebrand disease）
（石原　卓．小児科診療．2022; 85: 805-9 [1] より）

不足・欠乏ないしは機能異常によるフォン・ヴィレブランド病（von Willebrand disease: VWD）などがあげられる．小児期発症の主な出血性疾患に関して 図2-116 に分類した．また，図2-117 に止血凝固スクリーニングの検査値による各疾患の診断へのフローチャートを示す．本項では，年齢別に項目を分けて好発する出血性疾患について概説する．

A 好発年齢における主な症状別の小児期発症出血性疾患

▶a. 新生児期
（ⅰ）下血

ビタミン K 欠乏に起因する新生児メレナ（真性メレナ）が代表的疾患である．母体血の嚥下による嘔吐（仮性メレナ）との鑑別が必要になる．ビタミン K は凝固因子（FⅡ，FⅦ，FⅨ，FⅩ）の産生に重要であるが，新生児期や完全母乳栄養児では不足する．予防および治療には，ビタミン K を投与する．新生児にビタミン K 予防内服（シロップ剤）が行われるようになり，発症頻度は減少している．

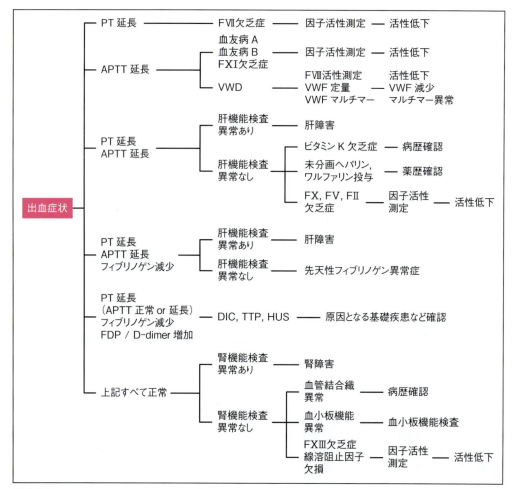

図2-117 止血凝固スクリーニングの検査値から出血性疾患の診断へのフローチャート
（石原　卓．小児科診療．2022; 85: 805-9[1]）より）

（ⅱ）紫斑

血小板減少に基づく場合がほとんどである．免疫性血小板減少症（immune thrombocytopenia: ITP）や全身性エリテマトーデス（systemic lupus erythematosus: SLE）の母体からの抗体の移行や新生児同種免疫性血小板減少症（neonatal alloimmune thrombocytopenia: NATP）などの免疫性の破壊による機序もある．

（ⅲ）帽状腱膜下血腫，頭蓋内出血

血友病の出血は通常は新生児期にみられないが，例外的に鉗子分娩，吸引分娩で発症することがあるため，家族歴がある場合には分娩様式も含めてあらかじめ産婦人科医と小児科医での情報共有が必要である．

（ⅳ）臍出血

先天性無フィブリノゲン血症，FXⅢ欠乏症といった凝固因子の欠乏症に加えて，プラスミノゲンアクチベータインヒビター欠損症，α2プラスミンインヒビター欠損症などの線溶阻止因子の欠乏症も鑑別にあがってくる．長引く臍出血に遭遇したら，これらのまれな疾患の可能性も考慮

する必要がある.

▶b. 乳児期から学童期

（ⅰ）紫斑，粘膜出血（鼻出血・口腔粘膜出血），血尿

　血小板の減少および機能異常，VWD，血友病，IgA 血管炎などがある．粘膜出血に関しては，止血不良や再出血など難渋する例もある．**VWD は主に粘膜出血がみられ，血友病でみられる深部出血はまれである．** VWF を含む FⅧ因子製剤の投与や，血管壁に貯蔵されている VWF を血中に放出させる酢酸デスモプレシン（DDAVP）の投与を行う．血友病ではハイハイの開始時期ぐらいから膝などに紫斑が目立つようになり，その時点で初めて診断に至る場合もある．IgA 血管炎では紫斑に加えて腹部症状（下血など），関節症状，腎症状などを呈する．紫斑は下腿，臀部などにみられる．腎症状は時に急性糸球体腎炎，ネフローゼ症候群，慢性腎不全へと移行する場合もある．多くは安静を保つことで自然治癒するが，重症の関節症状，腹部症状に対しては副腎皮質ステロイドが用いられる．なお，紫斑が被虐待児症候群の手掛かりとなる場合があり，鑑別に入れることを忘れてはならない．

（ⅱ）頭蓋内出血

　ビタミン K 欠乏症，血友病，ITP などでみられる．神経学的な予後に関わる可能性が高いため，意識混濁，他に誘因のない頻回の嘔吐などを認めた場合には，頭部 CT 検査などの画像検査に加えて血算および止血凝固機能の速やかな検査の実施が望まれる．ITP の初発症状は皮膚の点状出血や紫斑，鼻出血が多いが，血小板数が 1 万 /μL を切ると頭蓋内出血に注意が必要である．安静を保つことで自然回復を待つことが基本となるが，頭蓋内出血などが危惧されるあるいは治療が必要である重症例では，副腎皮質ステロイドや免疫グロブリン大量療法が行われる．血小板輸血は余程の緊急時以外は行わない．

（ⅲ）深部出血（関節・筋肉内出血）

　血友病に特徴的な出血症状である．熱感や外観の発赤・腫脹以外にも，動きが不自然，手足を使いたがらない，触ると痛がるなどの症状で気づかれることがあるので十分な観察が必要である．血友病は凝固因子活性により，1%未満は重症，1〜5%は中等症，5〜30%は軽症に分類される．出血時には各凝固因子製剤の補充を行う．**最近では関節症の発症を予防するために，幼児期から定期補充療法が実施されている．** また，血友病 A に対しては近年では FⅧ因子の機能を代替するエミシズマブといった新たな抗体製剤も登場しており，凝固因子に対する抗体を持つインヒビター保有患者でも治療の選択肢が増えて血友病治療の大きなパラダイムシフトが生じている．

（ⅳ）下血

　IgA 血管炎，血友病，播種性血管内凝固（disseminated intravascular coagulation: DIC），溶血性尿毒症症候群（hemolytic uremic syndrome: HUS）などが鑑別にあがる．敗血症などで DIC を発症した場合では，凝固因子の大量消費による微小血栓の多発で臓器不全に陥る可能性があり速やかな原因疾患への対応と適切な抗凝固療法・輸血も含めた補充療法が必要となる．血算，止血凝固機能に加えて，HUS を疑う場合は原因検索の一環として，便培養などで志賀毒素産生性大腸菌（Shiga toxin-producing *E. coli*: STEC）の感染の有無を確認することも重要であり，食事内容などの問診も重要になってくる．

▶c. 思春期
（ⅰ）過多月経，卵巣出血

VWD，ITP，血小板機能異常，無フィブリノゲン血症，α2プラスミンインヒビター欠損症などにみられる．とくに卵巣出血は致死的な出血性ショックをきたすことがあるため注意が必要である．

（ⅱ）性器出血

血友病でみられることがある．

（ⅲ）鼻出血，歯肉出血

まれに急性前骨髄球性白血病（acute promyelocytic leukemia: APL）による線溶亢進型DICの可能性もあるため注意が必要である．

本項では，小児期の出血性疾患に対するアプローチに関して好発年齢の切り口から概説した．診断の遅れは重篤な出血症状を惹起しかねず，また鑑別疾患では先天性素因に関わる疾患も含まれるため，家族へのケアの側面からも小児看護の枠にとどまらず遺伝カウンセリングなどとの連携も含めたチーム医療を実践することが重要である．

1) 石原　卓. 血液・腫瘍疾患を疑う検査結果とその対応 凝固異常. 小児科診療. 2022; 85: 805-9.

5 リンパ節，網内系疾患

A リンパ節腫大

▶a. 概念

小児では頸部における局所性リンパ節腫大が多く，**一般に最大径≧10mmでリンパ節腫大**とみなす．

▶b. 症状・診断

感染症や悪性腫瘍の鑑別のため血液検査や画像検査を実施する．無痛性で比較的硬く可動性が乏しい腫瘤，急速に増大する腫瘤，発熱，体重減少などの全身症状を伴う場合には生検を考慮する．

▶c. 治療

細菌感染症による化膿性リンパ節炎であれば抗菌薬で治療する．

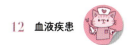

B 悪性リンパ腫

▶a. 概念
ホジキンリンパ腫（Hodgkin lymphoma: HL）と非ホジキンリンパ腫（non-Hodgkin lymphoma: NHL）に大別される．本邦では大部分がNHLである．

▶b. 症状
無痛性リンパ節腫大や腫瘤による圧迫症状を呈する．**縦隔原発では呼吸器症状や上大静脈症候群を，腹部原発では腸重積を合併することがある．**

▶c. 診断
血液検査ではLDH上昇がみられる程度で，生検により診断が確定する．NHLはさらにリンパ芽球性リンパ腫，バーキットBurkittリンパ腫，びまん性大細胞型リンパ腫，未分化大細胞型リンパ腫などに分類される．

▶d. 治療
各病型に応じた化学療法が行われる．HLでは放射線療法も併用されるが，性腺障害，乳がんなどの二次がん，心・肺障害などの重篤な晩期合併症が課題である．

C 組織球増殖性疾患

〈ランゲルハンス細胞組織球症〉

▶a. 概念
ランゲルハンスLangerhans細胞が骨，皮膚，肺，中枢神経系などに集積・増殖し肉芽腫性病変を呈する疾患である．乳幼児では全身播種性の多臓器型，年長児では骨など限局型を呈することが多い．

▶b. 症状
発熱，皮疹，中耳炎，骨痛，軟部組織腫脹，呼吸不全，黄疸，貧血，出血傾向，運動障害など多彩である．

▶c. 診断
生検組織でCD1a陽性，S-100蛋白陽性のランゲルハンス細胞を認める．単純X線での骨破壊像も参考になる．

▶d. 治療
多臓器型，多発骨型では化学療法の適応となる．**尿崩症を合併した場合は酢酸デスモプレシン（DDAVP）の投与が必要となる．**

〈血球貪食性リンパ組織球症〉

▶a. 概念
種々の原因により血球貪食組織球が増殖し，サイトカインストームに陥る疾患である．一次性（家族性）と二次性（反応性）に分類され，小児ではEBウイルスなどのウイルス感染に合併する例が多い．

▶b. 症状

発熱，肝脾腫，皮疹，リンパ節腫大，出血症状，けいれんなどを認め，重症例は多臓器不全で死亡する．

▶c. 診断

汎血球減少，肝機能障害，高フェリチン血症，凝固異常などに加え，骨髄検査では組織球による血球貪食像がみられる．

▶d. 治療

軽症例は副腎皮質ステロイド，免疫抑制薬で軽快するが，重症例ではエトポシドなどの化学療法が用いられる．遺伝性（家族性）では造血細胞移植の適応となる．

〈石原　卓〉

各論

13 腫瘍性疾患

1 小児腫瘍性疾患の概要

A 小児がんの特徴

　わが国の小児がんの発生頻度は，15歳未満では2019年で2117人，約7500人に1人の割合とまれな疾患であるが[1]，1歳以上15歳未満の小児の**死因順位の第1位**である[2]．小児がんの種類と頻度を 図2-118 に示す．上皮性悪性腫瘍（癌）が大半である成人のがんとは異なり，小児がんの多くは，急性白血病，リンパ腫のほか，胎児性腫瘍，肉腫などの**非上皮性腫瘍**である．診断は，**病理診断**が重要であるが，小円形細胞腫瘍であることが多く，診断が難しく，免疫組織学的診断に加え，特異的融合遺伝子などの検出による遺伝学的診断と合わせて総合的に診断される．診断が困難な場合や病理組織学的な予後因子が重要である場合が少なからずあり，臨床試験では専門の小児病理医による**中央病理診断**が実施されることも多い．小児がんには，**先天異常**や**合併形態異常**を伴う腫瘍や低出生体重児に好発する腫瘍がある．また，**遺伝性腫瘍**を少なからず認め，その場合には遺伝カウンセリングが必要となる．

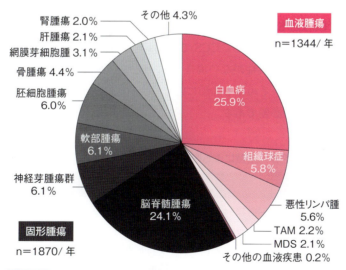

図2-118 小児がんの種類と頻度
（小児がん拠点病院情報公開　2019-21年集計より）[3]

B 小児がんの治療

　小児がんの治療として，①化学療法，②外科治療，③放射線治療とその組み合わせによる集学的治療が行われる．小児がんは，一般的に成人のがんよりも化学療法に反応性が良好であることから化学療法が実施されることが多く，複数の抗がん剤を組み合わせた多剤併用療法が一般的である．局所治療に重要な外科治療や放射線治療は，根治性と治療による合併症を考慮した上で実施される．小児がん治療には，小児科医，外科医，放射科医，病理医，看護師のほか，栄養士，ソーシャルワーカー，心理士，薬剤師らによるチーム医療が必要とされる．

　小児がんの発生数は，成人のがんに比べると少ないため，その治療は，多施設共同研究により治療成績の向上を図られている．わが国では，日本小児がん研究グループ（Japan Children's Cancer Group: JCCG）として，中央病理診断や中央画像診断のもと各疾患ごとに臨床試験が実施されている．治療の進歩により，小児がん全体の生存率は70〜80%に及ぶまでになったが，一方で生存率が50%に満たない予後不良群も存在する．そこで，予後によりリスク分類され，リスク層別化治療が行われている．治療成績の改善とともに晩期合併症が問題となり，予後良好群には治療の軽減が図られ，予後不良群に対しては新たな薬剤や治療法の開発が望まれている．

C 晩期合併症・緩和医療

　小児がんの治療成績の進歩により，小児がんを克服した小児がん経験者（childhood cancer survivor: CCS）が増加している．小児がんは成長期に発症するため，長期入院を経験したり，化学療法・放射線治療・外科的治療などの治療を受けた小児は，治療終了後様々な身体的晩期合併症 表2-50 や心理的・社会的適応不全が問題になることがある．代表的なコホート研究である北米の Childhood Cancer Survivor Study（CCSS）の報告では重篤な晩期合併症の累積割合は，30歳代を過ぎても増加し，50歳までで CCS では53.6%，同胞対照では19.8%であった[4]．このように治療終了後5年時点で合併症がない場合でも，成人となった CCS は，就職・結婚・出産などのライフイベントを迎え，その後も加齢に応じて晩期合併症が増加することから，リスクに応じた長期フォローアップが必要である．

表2-50 主な小児がん治療による晩期合併症

晩期合併症	原因となる治療
二次がん	放射線照射，アルキル化剤，トポイソメラーゼⅡ阻害薬
心筋症	アントラサイクリン，放射線照射
認知障害	頭蓋照射，メトトレキサート大量療法，髄注
不妊症	アルキル化剤，放射線照射
白内障	ステロイド，放射線照射
肺線維症	ブレオマイシン，放射線照射
骨壊死	ステロイド
内分泌障害	放射線照射

また，小児がんの治療においても緩和医療が重要であり，疼痛管理のみならず，小児がん患者・きょうだいを含めた家族の社会的・精神的・心理的な苦痛に対する包括的なサポートが求められている．

2 主な小児腫瘍性疾患

A 神経芽腫

▶a. 定義・概念・疫学

胎生期の神経堤細胞に由来する悪性腫瘍であり，副腎髄質のほか，体幹の交感神経節から発生する．病理学的には分化度から神経芽腫，神経節芽腫，神経節腫に分類され，総称して神経芽腫群腫瘍とされる．腫瘍増大，転移を示す高悪性度のものから，無治療でも自然退縮や分化傾向を示す悪性度が低く予後の良いものまで様々な病態がある．

小児の固形悪性腫瘍のなかでは，脳腫瘍に次いで発生頻度の高い腫瘍であり，わが国では，年間150〜200件程度の発生である[3]．1歳未満の発生が最多であり，3歳に第2の低いピークを持つ二峰性パターンを示す．

▶b. 症状

発生部位と病期（進展度）により，様々な症状を呈する．

① 乳児期に多い限局腫瘍例では無症状で，乳児健診または医療機関を受診時などに偶発的に腫瘍が発見されることが多い．一方，乳児期早期発症の多発性肝転移例では著明な腹部膨満や呼吸障害，皮下転移を認めることがある．

② 幼児期では，大きな転移巣と多彩な転移症状（発熱，貧血，骨・関節痛，歩行障害，眼球突出，頭蓋骨変形）で発見されることが多い．

③ 縦隔原発例ではホルネルHorner症候群（眼瞼下垂，縮瞳，眼球陥凹，発汗低下），交感神経節原発例では脊柱管内に浸潤した腫瘍（ダンベル型）の脊髄圧迫症状（腰痛，下肢痛，下肢麻痺）を認めることがある．まれな症状として，眼球運動障害・小脳失調を呈する眼球クローヌス/ミオクローヌス症候群がある．

▶c. 診断・検査

原発腫瘍または転移腫瘍の生検により病理学的に診断される．神経芽腫はカテコラミン産生腫瘍であり，その代謝産物バニリルマンデル酸（vanillyl mandelic acid: VMA），ホモバニリン酸（homovanillic acid: HVA）が尿中または血中で高値を示す．原発腫瘍とともに転移腫瘍の診断と病期分類には，^{123}I を用いた MIBG（metaiodobenzyl guanidine）シンチグラフィが必須である 図2-119．

病期分類として，術前の画像診断で病期を決定するINRGSS（International Neuroblastoma Risk Group Staging System 表2-51）と年齢（18か月），病理組織型・分化度，MYCN遺伝子の増幅の有無，11番染色体長腕のヘテロ接合性消失（11qLOH），ploidyを予後因子として，very low から high の4リスクに分類（INRGリスク分類）している 表2-52．5年無イベント生存率

表2-51 INRGSS（INRG Staging System）

病期	定義
L1	限局性腫瘍で他臓器への浸潤なし
L2	限局性腫瘍で画像診断で危険因子が1つ以上ある
M	遠隔転移あり
MS	18か月未満の転移性疾患で，転移が皮膚，肝臓，骨髄に限定されている場合

表2-52 International Neuroblastoma Risk Group（INRG）リスク分類

病期	月齢	病理	MYCN遺伝子	11番染色体異常	ploidy	リスク
L1/L2		神経節腫　成熟* 神経節芽腫　混合型*				very low
L1		上記*以外	非増幅			very low
			増幅			high
L2	18か月未満	上記*以外		なし		low
				あり		intermediate
	18か月以上	神経節芽腫　結節型 神経芽腫　分化型	非増幅	なし		low
				あり		intermediate
		神経節芽腫　結節型 神経芽腫　低分化型・未分化型				intermediate
			増幅			high
M	18か月未満		非増幅		高2倍体	low
	18か月未満		非増幅		2倍体	intermediate
	18か月未満		増幅			high
	18か月以上					high
MS	18か月未満		非増幅	なし		very low
				あり		high
			増幅			high

(Cohn SL, et al. J Clin Oncol. 2009; 27: 289-97 [5] より改変)

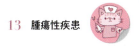

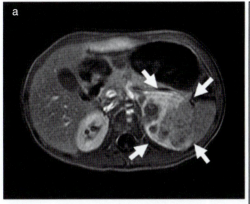
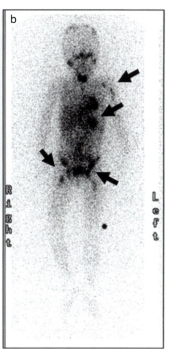

図2-119 神経芽腫病期4の5歳女児例
MRI横断面（a）で左副腎腫瘍を認める．
MIBGシンチグラフィ（b）で左副腎部位と左上腕骨，両大腿骨などに多発骨転移を認める．

は，very low, low, intermediate, high で85％以上，75〜85％，50〜75％，50％未満と推定される[5]．

▶**d. 治療**

一般的にはリスク分類をもとに低リスク群（very low, low），中間リスク群（intermediate），高リスク群（high）に分けて治療方針の決定が行われる．

① 低リスク群では，基本的な治療は手術摘出のみであり，化学療法は術後に残存腫瘍が認められた場合や手術による摘出が不能（手術による合併症リスク image defined risk factor: IDRF陽性を含む）な場合にのみ行われる[6]．

② 中間リスク群では，初回治療は化学療法を行い，腫瘍の縮小後に二期的手術を行う．

③ 高リスク群であるMYCN遺伝子増幅を有する例や年長児の遠隔転移例は依然予後不良である．多剤併用の寛解導入療法，手術摘出と放射線治療による局所治療，最後に自己造血幹細胞を併用した大量化学療法が実施される．近年，大量化学療法後に抗GD2抗体を用いた免疫療法の有効性が報告され[7]，わが国でも保険診療として実施できるようになった．

B 腎芽腫（ウィルムス腫瘍）

▶**a. 定義・概念・疫学**

腎芽腫（ウィルムス Wilms 腫瘍）は，腎発生過程での異常により発生すると考えられる．小児腎悪性腫瘍の9割を占め，わが国では年間50例程度が報告されている[8]．大多数は散発性であるが，1〜2％は家族性である．家族性の症例は発症年齢が低く，両側性の頻度が高い．腎芽腫患者には，片側肥大症，無虹彩症，泌尿生殖器の先天異常（停留精巣，尿道下裂，尿管異常など）と

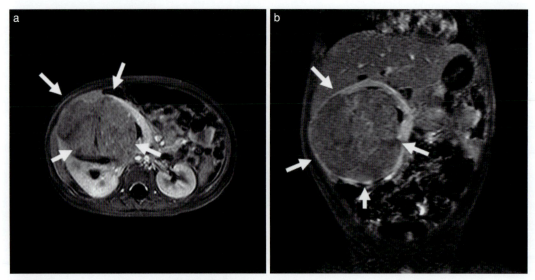

図2-120 ウィルムス腫瘍の11か月の男児例
血尿を主訴に精査したところ，MRI水平断面（a），前額断面（b）にて右腎に巨大な腫瘤を認めた．

いった合併形態異常を認めることがあり，10%は**先天異常症候群**に発生する．先天異常症候群には，巨大児，巨舌，臍帯ヘルニアを三徴とする**ベックウィズ・ヴィーデマン Beckwith-Wiedemann 症候群**や **WAGR 症候群**（W：腎芽腫，A：無虹彩症，G：外性器異常，R：精神発達遅滞）などがある．小児の腎腫瘍には，乳幼児に多い先天性間葉芽腎腫や腎ラブドイド腫瘍，幼児期に多い腎明細胞肉腫，思春期以降に多い腎細胞癌がある．

▶**b. 症状**

腹部腫瘤，腹部膨満で発見されることが最も多い．その他に，腹痛，嘔吐，血尿（20%程度），高血圧（25%程度）を認めることがある．

▶**c. 診断・検査**

腹部超音波，CT，MRI検査などが有用である．

▶**d. 治療・予後**

最初の治療として一期的な患側腎の摘出を行う米国を中心とした National Wilms Tumor Study Group（NWTS，現 Children's Oncology Group: COG）の治療方針と化学療法を先行し二期的に腫瘍を切除する欧州を中心とする Société Internationale d'Oncologie Pédiatrique（SIOP）の治療方針がある．これまでわが国では，JWiTS（日本ウィルムス腫瘍グループ，現 JCCG 腎腫瘍委員会）の臨床試験を中心に NWTS 型の治療により治療成績は向上し，5年の全生存率は95%を超えている[9]．ただし，病理学的に退形成を持つ場合や遠隔転移例の予後は，それ以外の予後良好組織や限局例に比べ予後の改善は不十分である．

C 肝芽腫

▶**a. 定義・概念・疫学**

肝芽腫は，小児悪性肝腫瘍のうち約80%を占め，100万人あたり0.1〜0.2人の発生とされ，日

本小児血液・がん学会疾患登録よるとわが国では年間 45 人程度とまれな腫瘍である[8]. **低出生体重児**や**ベックウィズ・ヴィーデマン症候群**, **半身肥大**が肝芽腫発生のリスクであるとの疫学調査がある. 3 歳までに発症することが多い.

▶b. 症状

症状は, 急速に増大する腹部膨満, 腹部腫瘤, 腹痛, 発熱などである. 転移部位は, 肺, リンパ節に多い.

▶c. 診断・検査

肝芽種では, **血清α-フェトプロテイン（AFP）**が高値となるため, 腫瘍マーカーとして診断と治療の効果判定に用いられる. まれではあるが予後不良の未分化型において時に低値である. 超音波, CT, MRI 検査が診断に有用である. ガドキセト酸ナトリウム造影（Gd-EOB-DTPA）は正常肝や肝限局性結節性過形成などとの鑑別に有用であり, 造影 CT は腫瘍が占める領域により決定される病期（**PRETEXT 分類**）診断に必須である.

▶d. 治療・予後

化学療法と**外科治療**により治療される. **シスプラチン**を中心とする術前化学療法, 手術, 術後化学療法が行われる. PRETEXT 分類と遠隔転移, 肝外浸潤, 年齢などによりリスク別層別化治療が行われている. 肝腫瘍切除不能例では肝移植も行われる.

D 網膜芽細胞腫

▶a. 定義・概念・疫学

網膜芽細胞腫は, 未分化の網膜細胞に由来すると考えられている眼球内悪性腫瘍である. 15000～23000 出生に 1 人の頻度で発症し, わが国の年間発症数は 70～80 人であり, 89％は 3 歳までに発見される. 片側性と両側性は 3：2 で, 片側性は平均 21 か月, 両側性は平均 8 か月で発見されている[10]. 網膜芽細胞腫の原因は 13 番染色体長腕（13q14.2）にある **RB1 遺伝子の変異**である. **両側性**は生殖細胞系列変異であることが多く, 生殖細胞系列変異は 1/2 の確率で子へ遺伝することから**遺伝性腫瘍**として家族内発生を含め遺伝相談やフォローアップが必要である.

▶b. 症状

眼球内の腫瘍が瞳孔を通して白色に光って見えるため気がつかれることが多い（**白色瞳孔** 60％）. その他, 斜視（14.8％）, 結膜充血（3.2％）, 視力低下（2.8％）などの症状がある[10]. 発見時に転移を生じていることはまれである.

▶c. 診断・検査

診断は眼科医による眼底検査により, 腫瘍性病変を確認し, 大きさ, 位置, 硝子体播種, 網膜剥離の有無について確認する. 画像検査としては, MRI 検査による視神経浸潤や中枢神経病変の確認, PET-CT や骨シンチグラフィは骨転移などの遠隔転移の検索に有用である.

▶d. 治療・予後

患側の眼球摘出手術のみで 10 年生存率は 90％以上である. 近年は, 眼内限局期では**眼球温存, また視機能温存**に重点が置かれている. レーザー治療や小線源治療, 化学療法が行われるが, 難治例や眼内進行期には眼球摘出を行う. 眼球外浸潤, 転移例は, 生命予後が脅かされ, 強化化学

療法，外科治療，放射線治療が行われる．中枢神経病変を認める場合には救命が困難である．

E 横紋筋肉腫

▶a. 定義・概念・疫学

　横紋筋肉腫は，骨格筋へ分化する胎児性間葉系細胞を発生母地とする軟部肉腫であり，身体のあらゆる部位から発生する．小児で最も頻度の高い軟部組織肉腫であるが，発生頻度は米国で年間100万人あたり4.4人，わが国では年間45人前後とまれな腫瘍である[8]．多くが10歳未満に診断されるが，あらゆる年齢に幅広く発生する．組織分類は，胞巣型と胎児型に大別される．胞巣型は，融合遺伝子 *PAX3::FOXO1*，*PAX7::FOXO1* を認め，胎児型に比し不良である．

▶b. 症状

　泌尿生殖器，傍髄膜，眼窩を含む頭頸部，四肢などが好発部位であるが，後腹膜，体幹など身体のあらゆる部位から発生する．症状は発生部位により様々であるが，腫瘤あるいは腫瘍による正常臓器の圧迫や閉塞によって生じる 表2-53 ．

▶c. 診断・検査

　腫瘍の原発部位を加味した術前ステージ分類（術前の原発部位と拡がり）と術後グループ分類（初回手術後の残存腫瘍の状態），組織型（胞巣型か胎児型）の把握が必要である．このため，術前検査として超音波，CT，MRI，PET-CT などの画像検査，骨髄検査と髄液細胞診（傍髄膜腫瘍の場合）を行う．最終診断は病理学的診断によるが，免疫組織診断（骨格筋特異的な desmin，MyoD1，myogenin など）や融合遺伝子の RT-PCR 法や FISH 法による検出を含む診断が必要である．

　術前ステージ分類，術後グループ分類，組織型，一部年齢（10歳未満か，以上か）の情報を総合して，低，中間，高の3つのリスク群に分類される．おおよそ全生存率は，低リスク群では85〜95％，中間リスク群では55〜80％，高リスク群では50％未満である．

表2-53 **横紋筋肉腫の原発部位と臨床症状**（IRS-IVより）

部位	頻度（%）	臨床症状
泌尿生殖器	31	血尿，尿閉，腹痛，陰嚢腫大，出血，尿路・直腸の閉塞症状
傍髄膜領域	25	鼻閉，鼻出血，嚥下困難，気道閉塞，聴力障害，脳神経麻痺，中枢神経症状
四肢	13	軟部腫瘤
眼窩	9	眼球突出，眼瞼下垂，麻痺，視力低下
他の頭頸部（眼窩を除く）	7	軟部腫瘤，嗄声，嚥下困難
後腹膜腔	7	腹部膨隆，腹痛，感覚異常
体幹	5	軟部腫瘤
その他	3	

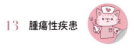

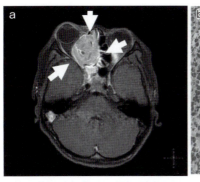
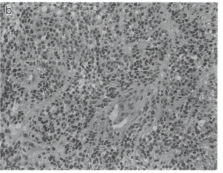
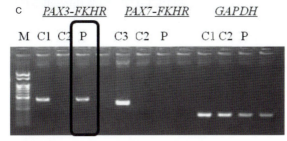

図2-121 胞巣型横紋筋肉腫の11歳男児例
MRI 水平断面（a）にて副鼻腔に腫瘍を認めた．眼球は圧排されている．
病理組織所見（b）で未分化小円形細胞が胞巣状，充実性に増殖しており，RT-PCR で
PAX3::FOXO1 の発現を認める（c）．

▶d. 治療

　治療は，外科治療と化学療法，放射線治療の組み合わせからなる．外科治療は，発生部位により生検後化学療法を優先させ，機能，形態温存を図るべき部位と初回手術でできるだけ腫瘍全切除を目指す部位がある．化学療法は必須であり，ビンクリスチン，アクチノマイシンD，シクロホスファミドからなる VAC 療法が標準療法とされてきたが，低・中間リスク群では，生存率の維持と急性毒性・晩期合併症の減少を目指して，不妊の原因となるシクロホスファミドの減量や治療期間短縮などが試みられている．高リスク群は現在も生存率はきわめて低く，種々の新規抗がん剤を導入した新しい治療法が試みられている．放射線治療は，局所療法として重要であるが，一方で晩期障害も問題となることから，部位や術後の腫瘍残存や組織型により照射量，照射範囲が層別化される．

F ユーイング肉腫ファミリー腫瘍

▶a. 定義・概念・疫学

　ユーイング Ewing 肉腫ファミリー腫瘍（ESFT）は，小児期から青年期に好発する骨・軟部組織に発生する小円形細胞肉腫である．骨原発のユーイング肉腫，骨外の軟部組織原発の骨外性ユーイング肉腫，末梢型未分化神経外胚葉性腫瘍（peripheral primitive neuroectodermal tumor: pPNET），胸壁から発生するアスキン Askin 腫瘍では，共通の染色体転座とそれに起因する特徴的な融合遺伝子（*EWS::FLI1*, *EWS::ERG* など）が認められることがわかり，一括してユーイン

グ肉腫ファミリー腫瘍と総称されるようになった．骨肉腫に次いで2番目に多い骨原発悪性腫瘍で，四肢が最も多く（40%），次いで骨盤，肋骨，椎体，肩甲骨，その他の骨の順に発生する．小児期から青年期に多く発生し，10歳代での発症が最多である．

▶b.　症状

局所の疼痛，圧痛，熱感，腫脹などで，血液検査で炎症所見があり，骨髄炎や蜂窩織炎と鑑別が困難なことがある．

▶c.　診断・検査

骨原発腫瘍は，単純X線で浸透性骨破壊像，コッドマンCodman三角やspiculaなどの骨膜反応を認める．MRIによる評価や骨シンチグラフィやPET-CT，胸部thin-slice CTによる全身検索を行う．最終診断は生検による病理診断が必須である．

▶d.　治療・予後

病期は，限局例と転移例に分類され，5年無イベント生存率（EFS）は，限局性で70%前後に対して，転移性では20〜25%と明らかに予後不良である．シクロホスファミド，イホスファミド，エトポシドとドキソルビシンらを用いた化学療法，外科治療，放射線治療を組み合わせた集学的治療が行われる．

G　骨肉腫

▶a.　定義・概念・疫学

骨肉腫は，悪性腫瘍細胞が直接類骨あるいは骨組織を形成する腫瘍と定義される．悪性骨腫瘍の中で最も頻度が高く，約40%を占めるが，人口10万人あたりの年間発症数は0.3人程度とわが国では年間200〜250人とまれな腫瘍である[8]．10歳代後半に発症のピークがあり，骨肉腫は四肢長管骨の骨幹端，とくに大腿骨遠位と脛骨近位の骨幹端に好発し，約半数が膝関節周囲に発生する．他には上腕骨近位，骨盤に多い．

▶b.　症状

病変部の疼痛と腫脹が，最もよくみられる初発症状である．運動時痛や外傷を契機に診断される場合があり注意が必要である．

▶c.　診断・検査

単純X線で境界不明瞭で不規則な骨破壊や異常骨化形成，コッドマン三角やspiculaなどの骨膜反応を認める．CT，MRIによる評価や骨シンチグラフィやPET-CT，胸部thin-slice CTによる全身検索を行う．最終診断は生検による病理診断が必須である．

▶d.　治療・予後

術前化学療法，手術，術後化学療法が治療の骨格である．メトトレキサート大量療法，ドキソルビシン，シスプラチンの3剤による化学療法が標準治療となっている．集学的治療の進歩により，診断時に遠隔転移のない場合の5年無病生存率は60〜70%に達している．しかし，術前化学療法抵抗例や多発肺転移例の予後は依然として不良である．

13 腫瘍性疾患

H 胚細胞腫瘍（脳・脊髄病変以外）

▶a. 定義・概念・疫学

　胚細胞腫瘍は，分化の各段階の胚細胞が腫瘍化したものの総称で，奇形腫群腫瘍とも呼称された．胚細胞は多分化能を有するため，胚細胞腫瘍の構成成分は多様である．単一構成成分からなる単一組織型には未分化胚細胞腫，卵黄嚢腫瘍，絨毛癌，胎児性癌などの悪性胚細胞腫瘍と良性である狭義の奇形腫があり，複数の構成成分からなるものは複数組織型とされる．奇形腫は腫瘍組織内に内中外胚葉性由来の分化した組織や胎児組織を有し，成熟した成分のみを有する成熟奇形腫と一部に未熟な成分が含まれる未熟奇形腫に分類される．胚細胞腫瘍は原始胚細胞が胎生期に卵黄嚢から正中部を遊走し性腺を形成する過程で発生するため，約半数は性腺（精巣または卵巣）に発生し，性腺外胚葉細胞腫瘍は，体軸正中の頭蓋内（松果体と第三脳室底），頸部，縦隔，後腹膜，仙尾部に発生する．わが国では日本小児血液・がん学会疾患登録（2019〜2021年）ではおおむね年間130〜170人で，そのうち成熟奇形腫は45〜50％，未熟奇形腫が10〜20％，悪性胚細胞腫瘍のなかでは卵黄嚢腫瘍が最多でおおよそ10〜15％を占める[8]．小児期では乳幼児期と思春期に発生のピークがみられるが，青年期，若年成人に比較的多い．

▶b. 症状

　症状は発生部位により異なるが，多くの場合，診断時巨大な無痛性腫瘤である．卵巣原発では捻転による急性腹症で発症することがある．

▶c. 診断・検査

　画像検査では周囲との境界明瞭であることが多く，時に内部は複数の組織が混在している．成熟奇形腫では嚢胞成分と充実成分が混在し，脂肪成分や骨・歯牙成分がみられる．卵黄嚢腫瘍はα-フェトプロテイン（AFP），絨毛癌はβヒト絨毛ゴナドトロピン（βHCG）を産生し，腫瘍マーカーとして診断，治療効果判定に有用である．

▶d. 治療・予後

　良性胚細胞腫瘍に対して，原則として外科切除を行う．悪性胚細胞腫瘍に対しては，発生部位，年齢，病理組織型，病期分類，リスク分類に応じて，外科切除，化学療法，放射線治療を行う．化学療法は，BEP療法（シスプラチン，エトポシド，ブレオマイシン）などが行われる．病期Iの精巣腫瘍以外はすべて化学療法の適応となる．悪性胚細胞腫瘍全体の治療成績は，遠隔転移を持つstage IV以外の5年全生存率が約90％と良好である．

I 脳腫瘍

▶a. 定義・概念・疫学

　小児脳腫瘍は，小児がんのなかで白血病に次いで多く，約1/4を占め，小児固形悪性腫瘍のなかでは最も発生頻度が高い[3]．わが国では年間750〜800件程度の発生であるが，多様な疾患群からなり，各々の腫瘍としての発生数は少なくまれである．小児脳腫瘍について，発生部位による症状と診断，治療について概略を説明する．各疾患の詳細については他の成書を参照のこと．

2

主な小児腫瘍性疾患

▶b. 症状

発生部位により異なり，進行も緩徐なものから急激なものまで様々である．

① 眼症状：視神経膠腫は視交叉視路に発生するため，視神経萎縮による眼症状（眼振，斜視，視力低下，視野障害）が初発症状であることが多い．視交叉に発生したジャーミノーマをはじめとする中枢神経胚細胞腫や頭蓋咽頭腫，下垂体腺腫，髄膜腫などの鞍上部腫瘍でも視野欠損や視力低下が認められる．

② 内分泌症状：視神経膠腫では，視床下部障害として，思春期早発，思春期遅発，間脳症候群（著明なるいそうと成長ホルモン異常高値）で発症することがある．鞍上部腫瘍や下垂体部に発生した中枢神経胚細胞腫では，下垂体ホルモンの欠落症状として，抗利尿ホルモン欠損による尿崩症や成長ホルモン欠乏による身長増加の低下がみられる．一方，HCG 産生腫瘍の場合，男子である場合は LH 様作用により思春期早発を，女子の場合は無月経をきたす．

③ 頭蓋内圧亢進症状：髄芽腫やテント下上衣腫や非定型奇形腫様ラブドイド腫瘍（atypical teratoid/rhabdoid tumor: AT/RT）などの後頭蓋窩腫瘍では，水頭症による頭蓋内圧亢進症状（頭痛，嘔吐，嗜眠，外転神経麻痺など）を呈することがある．また，中枢神経胚細胞腫を代表とする松果体腫瘍による中脳水道の閉塞による水頭症症状がみられる．

④ 小脳失調：小脳虫部に発生する髄芽腫は，頭蓋内圧亢進症状とともに小脳の圧迫症状（ふらつきや眼振などの小脳失調）を認める．

⑤ 脳神経障害：脳幹部腫瘍では，発生部位の脳神経障害の症状を認めることがある．

⑥ 錐体路徴候：脳幹部腫瘍などで認めることがある．

⑦ 脊髄圧迫症状：脊髄腫瘍では，脊髄圧迫症状を示す．小児では，筋力低下，膀胱直腸障害を主訴に気がつかれることがある．

⑧ けいれん：テント上腫瘍では，焦点発作で発症することがある．

▶c. 診断・検査

スクリーニングとして CT を実施するが，造影 MRI が必須である．髄芽腫などの髄膜播種をきたす悪性度が高い腫瘍では，頭部のみならず全脊髄 MRI や髄液検査を行う．水頭症がみられる場合には，腰椎穿刺は禁忌である．

中枢神経胚細胞腫では，腫瘍マーカーとして，卵黄嚢腫瘍では血清・髄液 AFP，絨毛癌，ジャーミノーマの一部では血清・髄液 HCG，ジャーミノーマでは髄液胎盤性アルカリホスファターゼ（PLAP）の上昇がみられる．

腫瘍マーカーの上昇と特徴的な発生部位から診断がつく場合や後述する基礎疾患として神経線維腫症 1 型（NF-1）を有する場合を除き，確定診断は病理組織診断によるが，疾患によっては全摘出を試みるもの，手術による障害を回避した摘出を行うもの，生検にとどめ化学療法や放射線治療を行うもの，無治療で経過観察するものまで様々であり，術中迅速診断を実施することも多い．

神経線維腫症 1 型（NF-1）の 5〜15％に視神経膠腫を発症し，視神経膠腫の 50％が NF-1 患者であることから，NF-1 患者で，画像検査や臨床経過が視神経膠腫の典型である場合には生検は不要とされる．

病理診断では，組織所見に加えて，疾患特異的な分子遺伝学的所見や予後に関わる遺伝学的所

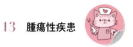

見が明らかになり，総合的に診断される．診断が難しいため，臨床試験では中央病理診断が実施される．

▶d. 治療・予後

疾患により，外科的治療（腫瘍切除）が重要な腫瘍，化学療法や放射線治療の効果が高い腫瘍，それらが無効な腫瘍，無治療観察可能な腫瘍まで幅広く，そのため正確な診断に基づき治療が行われる．ただし，**脳幹部腫瘍**のように**腫瘍切除が困難**な部位や**正常脳組織への障害**が大きな部位にある腫瘍や全脳照射により著明な精神発達遅滞をきたす3歳未満への放射線治療など，治療に対する制約がある．

疾患や病期により，予後良好な腫瘍から，生存率がきわめて低い悪性度の高い腫瘍まで幅広い．生命予後が良くても，部位や治療による障害が問題となることも多く，リハビリテーションや学習支援や生活支援を含めた長期フォローアップが必要になることも多い．

1) 国立がん研究センターがん情報サービス「がん統計」（全国がん登録）
2) 厚生労働省．令和4年人口動態統計（2022年）．
3) 国立成育医療研究センターホームページ．全国の小児がん診療施設の情報．https://www.ncchd.go.jp/center/activity/cancer_center/cancer_hospitallist/
4) Armstrong GT, Kawashima T, Leisenring W, et al. Aging and risk of severe, disabling, life-threatening, and fatal events in the childhood cancer survivor study. J Clin Oncol. 2014; 32: 1218-27.
5) Cohn SL, Pearson AD, London WB, et al.; INRG Task Force. The International Neuroblastoma Risk Group (INRG) classification system: an INRG Task Force report. J Clin Oncol. 2009; 27: 289-97.
6) Iehara T, Hamazaki M, Tajiri T, et al.; Japanese Infantile Neuroblastoma Cooperative Study Group. Successful treatment of infants with localized neuroblastoma based on their MYCN status. Int J Clin Oncol. 2013; 18: 389-95.
7) Yu AL, Gilman AL, Ozkaynak MF, et al.; Children's Oncology Group. Anti-GD2 antibody with GM-CSF, interleukin-2, and isotretinoin for neuroblastoma. N Engl J Med. 2010; 363: 1324-34.
8) 日本小児血液・がん学会ホームページ．疾患登録集計結果．https://www.jspho.org/disease_record.html
9) Koshinaga T, Takimoto T, Oue T, et al. Outcome of renal tumors registered in Japan Wilms Tumor Study-2 (JWiTS-2): a report from the Japan Children's Cancer Group (JCCG). Pediatr Blood Cancer. 2018; 65: e27056.
10) Committee for the National Registry of Retinoblastoma. The national registry of retinoblastoma in Japan (1983-2014). Jpn J Ophthalmol. 2018; 62: 409-23.

〈家原知子，土屋邦彦〉

各論

14 腎，泌尿器系疾患

1 糸球体疾患の臨床分類

A 急性腎炎症候群

▶a. 概念

急性に発症し血尿・蛋白尿，浮腫，高血圧，腎機能障害を主徴とする症候群．

▶b. 原因となる疾患

溶連菌感染後糸球体腎炎，溶連菌以外の感染後糸球体腎炎（ブドウ球菌・肺炎球菌などの細菌感染症，B型・C型肝炎ウイルスなどのウイルス感染症，梅毒・トキソプラズマ症・マラリアなど），慢性糸球体腎炎の急性増悪，全身疾患に伴う腎疾患（二次性糸球体腎炎），遺伝性腎炎 表2-54 ．

B 慢性腎炎症候群

▶a. 概念

1年以上にわたって血尿・蛋白尿が持続する各種の慢性糸球体腎炎からなる症候群．急性腎炎で発症し遷延する場合もあるが，自覚症状がなく学校検尿や健康診断などで発見されることが多い．

表2-54 **急性腎炎症候群を呈する疾患**

1. 原発性糸球体腎炎
   溶連菌感染後急性糸球体腎炎
   非溶連菌感染後急性糸球体腎炎
   慢性糸球体腎炎の急性増悪
   　メサンギウム増殖性糸球体腎炎（IgA腎症を含む）
   　膜性増殖性糸球体腎炎
   　半月体形成性糸球体腎炎
2. 全身疾患に伴う腎疾患
   ループス腎炎
   紫斑病性腎炎
   溶血性尿毒症症候群
3. 遺伝性腎炎
   アルポート症候群

表2-55 慢性腎炎症候群を呈する疾患

1. 原発性糸球体腎炎
    メサンギウム増殖性糸球体腎炎（IgA 腎症を含む）
    膜性増殖性糸球体腎炎
    膜性腎症
    巣状分節性糸球体硬化症
2. 全身疾患に伴う腎疾患
    ループス腎炎
    紫斑病性腎炎
3. 遺伝性腎炎
    アルポート症候群
    爪・膝蓋骨症候群

▶b. 原因となる疾患

各組織型の慢性糸球体腎炎，全身疾患に伴う腎疾患（二次性糸球体腎炎），遺伝性腎炎 表2-55．

C ネフローゼ症候群

▶a. 概念

大量の蛋白尿と低蛋白血症を呈する症候群．高コレステロール血症，浮腫を伴うことが多い．表2-56 に厚生省（現厚生労働省）研究班の診断基準を示した．国際小児腎臓病研究班では蛋白尿 40mg/時/m² 以上，低アルブミン血症 2.5g/dL 以下を基準としている．

▶b. 原因となる疾患

小児期では大部分が特発性（一次性）であり，80％が微小変化型で，10％を巣状分節性糸球体硬化症が占める 表2-57．

表2-56 小児ネフローゼ症候群の診断基準

1. 蛋白尿：3.5g/日，または 0.1g/kg/日，または早朝起床時第一尿で 300mg/dL 以上の蛋白尿を持続する．
2. 低蛋白血症
    総蛋白量として： 学童・幼児 6.0g/dL 以下
                    乳児   5.5g/dL 以下
    アルブミンとして： 学童・幼児 3.0g/dL 以下
                    乳児   2.5g/dL 以下
3. 高脂血症：血清総コレステロール値として
            学童 250mg/dL 以上
            幼児 220mg/dL 以上
            乳児 200mg/dL 以上
4. 浮腫

1. 2. は必須条件．3. 4. を認めれば診断はより確実．

表2-57 小児ネフローゼ症候群の主な原因

1. 特発性ネフローゼ症候群
    ①微小変化型：80％
    ②腎炎性
        巣状分節性糸球体硬化症：10％
        膜性増殖性糸球体腎炎，他
2. 二次性ネフローゼ症候群
    紫斑病性腎炎
    ループス腎炎

D 急速進行性腎炎症候群

▶a. 概念
　肉眼的血尿，浮腫，乏尿で発症し，数週間から数か月で急速に腎不全へ進行する．組織学的には半月体形成性糸球体腎炎を示すことが多い．

▶b. 臨床症状
　血尿，浮腫，高血圧，腎機能低下，低蛋白血症などの腎炎性ネフローゼを呈する．

▶c. 治療・予後
　副腎皮質ステロイド薬の大量投与が有効な症例もあるが，末期腎不全に陥ることが多い．

E 持続性蛋白尿・血尿症候群

▶a. 概念
　浮腫，高血圧，腎機能障害などの腎疾患を疑わせる徴候がなく，単一症候性に蛋白尿か血尿，あるいは両者がみられる場合に用いられる．幼児検尿・学校検尿などで発見されることが多く，無症候性血尿，無症候性蛋白尿ともよばれる．無症候性蛋白尿では体位性蛋白尿を除外する必要がある．無症候性血尿の症例から治療や医師の管理が必要な疾患が発見される頻度は低い．一方，蛋白尿・血尿の両者が陽性の場合は糸球体腎炎の発見率が高い．

▶b. 頻度
　無症候性血尿は小学生0.5%，中学生1.0%，無症候性蛋白尿は小学生0.1%，中学生0.5%，蛋白尿・血尿両者陽性は小学生0.03%，中学生0.1%程度にみられる．

▶c. 治療・予後
　無症候性血尿では大部分の症例の予後は良好であり，生活制限や治療を必要とせず，経過観察のみでよい．中等度以上の蛋白尿が持続する症例は腎の組織学的検査などを行い，確定診断を得る必要がある．

2 一次性または原発性糸球体疾患

A 溶連菌感染後急性糸球体腎炎

▶a. 原因・疫学
　A群β溶血性連鎖球菌（溶連菌）の感染によって起こる抗原抗体反応の結果と考えられている．好発年齢は5～12歳である．

▶b. 臨床症状
　扁桃炎・上気道感染症などの先行感染罹患後1～3週間で浮腫，または肉眼的血尿で発症する．急性期には高血圧，乏尿を呈する．

14 **腎，泌尿器系疾患**

▶c. **検査**

蛋白尿・血尿・円柱尿がみられる．血清生化学検査では，高窒素血症，高クレアチニン血症，高カリウム血症などの腎機能障害，および一過性低補体血症がみられる．血清補体価は2か月で正常化する．溶連菌に対する血清抗体価（ASO）が上昇しており，抗菌薬治療が行われていなければ感染巣から溶連菌が培養されることもある．

▶d. **診断**

先行感染罹患後1〜3週で急性に発症し，血尿・浮腫・高血圧の3徴を伴い，溶連菌感染の証明がなされ，一過性低補体血症がみられた場合に診断される．これらの主要症状・検査所見が揃わない場合は慢性糸球体腎炎の急性増悪，溶連菌以外の細菌・ウイルスによる糸球体腎炎を考慮する．

▶e. **治療**

安静と食事療法が治療の中心になる．蛋白・塩分・水分の制限が原則である．急性期の重篤な合併症は高血圧性脳症とうっ血性心不全である．薬物療法は降圧薬などが対症的に用いられる．

▶f. **予後**

尿所見は数か月以内に正常化し，95％以上の症例は完全に治癒する．

B IgA 腎症

▶a. **概念・頻度**

メサンギウム増殖性糸球体腎炎を呈し，メサンギウム領域にIgAが優位に沈着している原発性糸球体腎炎．わが国の慢性糸球体腎炎で最も頻度が高い．

▶b. **診断**

蛍光抗体法を含めた組織診断による．

▶c. **治療・予後**

特異的な治療法はなく，血小板凝集阻止薬，アンジオテンシン変換酵素阻害薬，アンジオテンシンⅡ受容体拮抗薬，重症例には副腎皮質ステロイド薬，免疫抑制薬（アザチオプリン，ミゾリビンなど）が用いられる．近年，扁桃摘出とステロイド療法を組み合わせた治療法の有効性が報告されている．20年で10％の症例が慢性腎不全に陥る．

C 膜性増殖性糸球体腎炎

▶a. **概念・原因・頻度**

メサンギウム細胞・基質の増殖により，しばしば分葉型を呈し，糸球体基底膜の肥厚や二重化構造を認める原発性糸球体腎炎．多くの症例で低補体血症を認め，免疫複合体により発症すると考えられている．10歳以上の年長児に多く，原発性糸球体腎炎の2〜5％を占めるが，最近発症率は低下している．同様の病理所見を示すが，補体代替経路の活性化によって発症する補体C3以外の免疫グロブリン沈着がごく軽度なC3腎症という概念が確立してきた．

JCOPY 498-17510

525

▶b. 診断

　2か月以上持続する低補体血症を伴う急性・慢性腎炎症候群で疑われ，確定診断は組織所見による．

▶c. 治療・予後

　副腎皮質ステロイド薬の長期治療が行われる．発症後10年で約50％の症例が末期腎不全に陥るとされていたが，学校検尿などで早期発見・治療ができた場合には，腎機能障害なく尿所見も正常化する症例も増えている．

D 膜性腎症

▶a. 概念・原因・頻度

　免疫複合体の糸球体基底膜の上皮細胞下への沈着による糸球体係蹄壁の肥厚を特徴とする糸球体腎炎．小児ではまれである．B型肝炎，ペニシラミン療法などにより続発性（二次性）膜性腎症が発症することも知られている．

▶b. 臨床症状・診断

　血尿を伴うネフローゼ症候群を呈するが，学校検尿で発見されることも多い．確定診断は組織所見による．

▶c. 治療・予後

　多くの症例の予後は良好であるため，症状がみられない場合には積極的な治療は必要とせず，塩分制限と利尿薬などで経過をみることが多い．ネフローゼ症候群を呈する場合には副腎皮質ステロイド薬の適応になる．

E 微小変化型ネフローゼ症候群

▶a. 概念・疫学

　光学顕微鏡，蛍光抗体法による腎組織所見では異常が認められないネフローゼ症候群．好発年齢は2～6歳で，男女比は2：1で男児に多い．

▶b. 臨床症状

　大量の蛋白尿と浮腫を認める．肉眼的血尿，高血圧，腎機能障害はみられない．

▶c. 検査

　大量の蛋白尿が特徴である．尿蛋白の選択性が高く，アルブミン尿が主体で，低蛋白血症はアルブミンの減少による．血清総コレステロールが高値を呈する．

▶d. 治療

　浮腫が強い時期は塩分制限・水分管理を行う．副腎皮質ステロイド薬が有効である．同薬が無効な場合（ステロイド抵抗性），減量により再発を繰り返す場合（ステロイド依存性）には免疫抑制薬を用いる．ステロイド依存性や頻回再発の場合はシクロホスファミド，ミゾリビン，シクロスポリンなどの免疫抑制薬が併用される．ステロイド抵抗性ではメチルプレドニゾロン大量療法とシクロスポリンの有効性が報告されている．合併症は低容量ショック，感染，血液凝固異常（血

14 腎，泌尿器系疾患

栓）などがあり，低容量ショックの危険がある際には，アルブミン製剤を使用する．

▶e. 経過

　副腎皮質ステロイド薬により大部分の症例は完全寛解に至るが，再発が多いのが特徴である．70％の症例で再発が起こり，40％の症例は1年に4回以上の再発を繰り返す頻回再発型になる．

▶f. 予後

　再発を繰り返しても腎機能障害を生じることはなく，思春期以降は再発しなくなる．

F 巣状分節性糸球体硬化症

▶a. 概念・疫学

　糸球体の巣状分節状硬化を主体とする糸球体腎炎であり，小児期ネフローゼ症候群の10％を占める．

▶b. 診断

　ステロイド抵抗性ネフローゼ症候群を示し，確定診断は組織所見による．

▶c. 治療・予後

　副腎皮質ステロイド薬，免疫抑制薬，抗凝固療法などを行うが，効果は低く，腎不全に陥る率が高い．

G 半月体形成性糸球体腎炎

▶a. 概念・疫学

　急速進行性腎炎を呈し，組織学的に80％（あるいは50％以上）の糸球体に半月体形成がみられる糸球体腎炎．頻度は糸球体腎炎の1％程度で年長児に多い．

▶b. 診断

　急速進行性腎炎の経過で疑われ，確定診断は組織所見による．

▶c. 治療・予後

　メチルプレドニゾロンによるパルス療法が有効な症例もみられるが，多くの症例は2～3年以内に末期腎不全へ進行する．

3 全身疾患に伴う腎疾患

A 紫斑病性腎炎（IgA 血管炎に伴う腎炎）

▶a. 概念

　IgA 血管炎に合併する糸球体腎炎．

▶b. 臨床症状

　紫斑，腹痛，関節痛を3主徴とするIgA 血管炎に引き続いて発症し，無症候性血尿，急性腎炎

症候群，ネフローゼ症候群を呈する．

▶c. 治療・予後

　　大量の蛋白尿や腎組織所見で多くの糸球体に半月体形成を認める症例に対して副腎皮質ステロイド薬，シクロホスファミド，アザチオプリンなどが使用される．多くの症例の予後は良好だが，ネフローゼ症候群や急速進行性腎炎症候群を呈する症例では末期腎不全に進行する場合がある．

B ループス腎炎

▶a. 概念・疫学

　　全身性エリテマトーデス（SLE）に合併する腎炎．思春期の女子に多く，SLE の 80% に認められる．

▶b. 治療・予後

　　副腎皮質ステロイド薬，シクロホスファミド，アザチオプリン，ミコフェノール酸モフェチルなどによる免疫抑制療法を行う．びまん性増殖の強い組織型を呈する場合はネフローゼ症候群や慢性腎不全に進行する可能性がある．

C 溶血性尿毒症症候群

▶a. 概念・原因・疫学

　　破砕赤血球を伴う溶血性貧血，血小板減少，急性腎不全を主徴とする血栓性微小血管症である．80% は腸管出血性大腸菌（O157 など）が産生する志賀毒素による血管内皮細胞の傷害のために細小動脈・毛細血管に血栓が形成されて発症する溶血性尿毒症症候群であり，4 歳以下の幼児に多い．一方，補体制御因子異常に起因し，下痢を伴わず，予後不良な溶血性尿毒症症候群は非典型溶血性尿毒症症候群とされている．

▶b. 臨床症状

　　典型例は血性下痢を呈する胃腸炎発症の 5〜10 日後に急速に腎不全症状と貧血が出現する．顔色不良，出血傾向，高血圧，浮腫などをきたす．

▶c. 治療・予後

　　水分の管理を中心に急性腎不全を治療し，必要により透析療法を行う．急性期の死亡率は 2〜5% とされ，小児は成人に比して慢性腎不全に移行する症例は少ない．非典型例には抗補体（C5）モノクローナル抗体製剤（エクリズマブ，ラブリズマブ）が投与される．

〈本山　治〉

4 遺伝性腎炎

A アルポート症候群

　アルポート Alport 症候群は代表的な遺伝性腎炎であり，血尿＋蛋白尿（血尿＞蛋白），進行性腎機能障害，難聴（感音性難聴），眼症状を特徴とする．原因は，糸球体基底膜を構成するⅣ型コラーゲンα鎖の異常による．遺伝形式はＸ連鎖遺伝が患者の 80％を占めるが，15％は常染色体潜性（劣性），5％は常染色体顕性（優性）である．Ｘ連鎖型アルポート症候群は男性が予後不良であることが多いが，常染色体型では予後の男女差はみられない．また家族歴があるのが一般的だが，孤発例もあるので注意を要する．

　アルポート症候群では糸球体基底膜（glomerular basement membrane: GBM）が菲薄化，層状化，網状化などの構造異常を示し，このため脆弱となった糸球体基底膜から，血液が漏出すると考えられている．遺伝的に規定された糸球体の構造異常が徐々に進行し，現時点では確立した治療法はない．アンジオテンシン変換酵素阻害薬（ACEI），アンジオテンシンⅡ受容体拮抗薬（ARB）により蛋白尿減少が期待でき，これは病気の進行をある程度抑制すると考えられる．腎代替療法導入後の生命予後，および腎移植後の腎生存率は他疾患群と比較して良好である．青年期〜壮年期に末期腎不全に至る代表的な腎炎である．

B 良性家族性血尿

　3歳児検尿（幼稚園検尿）における血尿の多くを占める．上記のアルポート症候群では幼児期から強い血尿（尿潜血反応＞3＋，顕微鏡的血尿＞100/HPF）を示すのに対して，良性家族性血尿では一般に血尿の程度は軽く（尿潜血反応＜2＋），肉眼的血尿を呈することはまれである．また，蛋白尿は伴ったとしても軽度である．

　良性家族性血尿の病理学的特徴は，糸球体基底膜（GBM）が薄いことであり，予後は良好である．近年，良性家族性血尿の一部がⅣ型コラーゲン関連疾患であることが明らかになっており，アルポート症候群と明確に区別することが困難な例もある．

5 体位性蛋白尿

　安静仰臥位では蛋白尿は陰性である．このため，病的蛋白尿（腎炎など腎疾患に由来する蛋白尿）の判定のためには，「早朝第一尿での蛋白尿の有無」を検査することが基本となる．

　一方，腎に病的所見がなくても，起立（とくに腹部を前に突き出したような体位）した状態で採取した尿では，尿蛋白が陽性（1＋〜2＋）になることがある．これを体位性蛋白尿とよぶ．

　この現象が一部の正常人で認められるため，病院に来院した時の尿（随時尿，来院時尿）で蛋白尿陽性の患者では，早朝第一尿を検査することが必要である．体位性蛋白尿には病的意義はな

いとされており，経過観察のみでよい．

6 先天性腎尿路疾患

先天性腎尿路異常（congenital anomalies of the kidney and urinary tract: CAKUT）といわれ，わが国における小児慢性腎不全の原因疾患として最も多い．CAKUT の原因遺伝子は現在 54 種類が知られており，CAKUT 患者の 12〜20％程度に変異が確認できる．これらの遺伝子は腎発生や膀胱調節に関与している．遺伝子以外にも環境因子や copy number variants などが原因として考えられている．CAKUT には，様々な形態異常・病態が含まれているため，比較的頻度の高いものを取り上げる．

A 低形成 / 異形成腎

胎児期の腎発生障害により，腎組織が十分に発生・発育しなかった状態である．一般に腎のサイズは小さく，機能も未熟である．片側の場合は，健側腎が腎機能を代償するので臨床的に問題となることはないが，両側の場合は新生児期〜乳児期〜小児期に末期腎不全に至る．

異形成腎の中で，とくに嚢胞を伴い出生時期に腎機能が廃絶している多嚢胞性異形成腎（multicystic dysplastic kidney: MCDK）という病態が知られている．MCDK は胎児期早期に腎盂尿管移行部がほぼ完全に閉塞していることから，胎児期に作られた尿が腎盂から排泄されないために，いくつかの嚢胞と未成熟な腎組織からなる病態である．片側の MCDK は比較的頻度が高いが，低形成 / 異形成と同様に両側でなければ臨床的には無症状である．

B 膀胱尿管逆流症

正常な尿管・膀胱接合部は，尿管が膀胱壁を斜めに貫通するため，膀胱充満時に膀胱壁内を走行する尿管が押しつぶされ，排尿時には膀胱から尿道への尿の流れのみ認められる．膀胱尿管逆流症（vesicoureteral reflux: VUR）の症例では，尿管がほぼ垂直に膀胱壁を貫通するため，膀胱充満時も尿管は押しつぶされることなく，排尿時に膀胱内の尿が尿管に逆流する．この現象を VUR とよぶ．VUR を診断するためには，逆行性排尿時膀胱尿道造影（voiding cystourethrography: VCUG）を行う．VUR の程度は国際分類によって I 〜 V 度に分類される 図2-122 ．

VUR において臨床上最も問題となるのは，膀胱内に侵入した細菌（主に腸内細菌）が，VUR のために腎盂まで逆流し急性腎盂腎炎を発症することである．乳児期に発症する急性腎盂腎炎患者（とくに男児）の 30〜40％に VUR を合併していると考えられている．VUR が存在する患者については，小児腎臓科医，小児泌尿器科医のフォローが必要である．

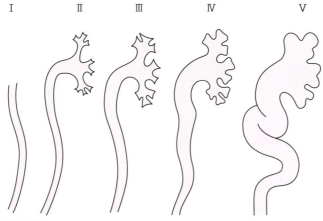
図2-122 膀胱尿管逆流症の重症度分類（国際分類）

C 水腎症

　小児で最も多く認められる泌尿器系異常である．腎盂尿管移行部，尿管膀胱移行部のいずれかの狭窄により尿の通過障害を呈し，その結果，腎盂腎杯の拡大を伴うものである．多くは腎盂尿管移行部狭窄である．多因子が関与している疾患であり，原因が不明であることが多い．水腎症の診断には超音波検査が有用であり，腎盂拡大の程度によって0〜Ⅳ度（SFU分類）に分類される．Ⅲ度以上の高度の水腎症を有する症例では閉塞状態や分腎機能の評価に核医学検査を実施する．近年は，胎児エコーの発達により，胎児期にすでに水腎症が診断されていることが多い．
　Ⅰ〜Ⅱ度程度で軽度の場合は経過観察のみで自然に消退していくことが多いが，Ⅲ度以上が続く場合には腎機能低下の危険性もあるため，手術適応を考慮し小児泌尿器科医にコンサルトするようにする．

7 尿路感染症

　小児（とくに乳児）において，尿路感染症（上部尿路感染症：急性腎盂腎炎）は不明熱の原因として重要なものの一つである．乳児期の急性腎盂腎炎では，敗血症（urosepsis）を呈することもあるため，不明熱の原因として常に念頭においておく必要がある．起因菌は大腸菌（*Escherichia coli*）が最多で70〜90％を占めており，次いで腸球菌（*Enterococcus faecalis*），その他にクレブシエラ（*Klebsiella*），変形菌（*Proteus*）などがある．尿路感染症の確定診断をする際には，自立排尿確立前の年少児ではカテーテルで採尿し起因菌を確定する．自立排尿確立後の年長児は外陰部消毒後の中間尿を採取する．再発は約30％の例で認められる．
　小児の上部尿路感染症では，しばしば腎・尿路系の異常を伴い，なかでもVURの頻度が高い．VURの有無を確認するために，VCUGを行う．VURが存在する場合にはその程度に応じて，尿路感染症の再発を防ぐために内科的治療（抗菌薬の予防内服）を行う．また有熱時には検尿を行う．VURの程度や尿路感染症再発の状況により，小児泌尿器科へコンサルトし逆流防止術を

行うことがある.

8 腎不全（急性，慢性）

A 腎不全とは

腎臓の機能（血液浄化，体液量・電解質の調節，ホルモン分泌など）が，様々な程度に障害を受けた状態をいう．腎不全は，一時的に腎機能が低下する急性腎傷害（acute kidney injury: AKI）と，慢性的に腎機能が低下し不可逆的な慢性腎臓病（chronic kidney disease: CKD）に大きく分類される．

本項では初めに腎機能について概説してから，小児の腎不全について記す．

B 腎臓の働きと腎不全の病態

腎臓は体重の0.5%以下の小さな臓器であるが，心拍出量の約20～25%の血液が腎臓に流入しており，非常に血液の豊富な臓器である．腎臓の機能単位をネフロンとよび，ネフロンは毛細血管が糸玉状になった糸球体と尿細管よりなる．

糸球体では毛細血管の内圧により血漿が濾過され，ボーマンBowman囊という袋状の構造の中に排泄される．これを原尿という．ボーマン囊は尿細管に続いており，尿細管では糸球体で濾過された血漿から，生体にとって必要な水・電解質・有機物（アミノ酸，糖など）が再吸収される．

糸球体では1日に180Lの血漿成分を濾過しており（糸球体濾過率 glomerular filtration rate: GFR，正常120mL/分/1.73m^2），最終的に尿として体外に排泄されるのは1.5L程度であるから，濾過された水の99%以上が尿細管で再吸収されることになる．電解質などは，その摂取量に応じて排泄量が決定される（通常は摂取量＝排泄量，ナトリウムを10g摂取したら，10g排泄される）．一方で，生体で産生された代謝物や薬物，その代謝物など，生体にとって不要な物質は再吸収されることなくそのまま尿中に排泄される．さらに尿細管は不要な老廃物を尿中に分泌する機能を持っている．このような①糸球体濾過，②尿細管再吸収，③尿細管分泌という3つの過程を通して，腎臓は血液を浄化し，また体液の恒常性（ホメオスターシス）を保っている．

以上の他にも腎臓は，血液を弱アルカリ性（pH 7.40）に厳密に保つ機能（酸塩基平衡の調節），体液量，骨ミネラル代謝，赤血球産生に関連したホルモン分泌などを行っている．このような腎臓の働きにより，外部環境あるいは食事内容の変化に適切に対応して体液の恒常性が保たれている．この機能が果たせなくなった状態が「腎不全」である．

C 腎不全の症状，検査データ

▶a. 腎機能を評価するデータ

腎機能の評価には様々な要因を考慮しなければならないが，最も簡便な指標は血清クレアチニン（Cr）値，血清尿素窒素（BUN）値の上昇である．Cr，BUN ともに老廃物として尿中に排泄される物質であり，腎機能の低下とともに血中に停滞するため，血清 Cr 値，BUN 値が上昇する．

▶b. 体液量の変化

腎不全では GFR の低下により尿量が減少し，その結果として浮腫，高血圧，心肥大を呈する．尿量減少が明らかになるのは，GFR がかなり低値になってからである．

先天性の腎尿路疾患では，末期になるまで多尿であることが多い．詳細は CKD の項で述べる．

▶c. 血液電解質の異常

腎臓は，Na，K，Cl，IP，Ca，Mg などの電解質の調節を行っている．また，これらの電解質バランスを保つことにより細胞外液の浸透圧の調節も行っている．腎不全では，血清電解質は比較的末期まで保たれるが，GFR が 30％以下になるころから，電解質データに異常が生じる．

具体的には，血清 P の上昇，Ca の低下，そして K の上昇などである．

▶d. 酸塩基平衡調節の異常

代謝の過程で多量の酸を産生するが，その多くは HCO_3^- により捕捉され CO_2 となり肺から呼出される．一方，量的には少ないがリン酸や硫酸などの不揮発性酸は成人で約 50mEq/日，小児では 1～3mEq/日程度が産生され，排泄経路は腎臓しかない．そのため，腎機能低下が進行すると不揮発性酸が蓄積し代謝性アシドーシスを呈する．

▶e. 体液量，骨ミネラル代謝，赤血球産生に関連したホルモンの分泌異常

腎臓はレニンとエリスロポエチンというホルモンを産生している．レニンは体液量が減少したこと（脱水，出血，ショックなど）を感知して分泌され，アンジオテンシン，アルドステロンを活性化し体液量を増加させ，血圧を高める働きがある．赤血球の産生を刺激するエリスロポエチンも腎臓から分泌されているため，腎機能が低下するとエリスロポエチンの分泌が低下し，腎性貧血を呈する．

腎臓はさらに，ビタミン D を活性化する作用を持っている．また同時にリン酸の排泄量を調節し，骨ミネラル代謝にも関連している．腎機能障害が進行すると Ca，IP バランスの異常から副甲状腺ホルモン（PTH）の産生が増加する．

▶f. 成長障害

小児に特有の合併症である．小児の腎不全においては，成長ホルモン（GH）分泌は維持されているにもかかわらず，成長障害がみられることが多い．栄養や代謝性アシドーシスの管理などを行った上で，適正な時期に成長ホルモンを導入することが望ましい．

D 急性腎傷害（AKI）

▶a. AKI の病態

AKI は 2004 年に提唱された概念であり，ごくわずかの傷害から死亡までの連続的な病態を指

している.

病態の把握は適切な治療のために必須であり，治療にも適した以下の3つの病態分類がなされることが多い.

①腎前性腎不全，②腎性腎不全，③腎後性腎不全の3つに分類されるものの，完全に独立したものではなく，腎前性腎不全が一定期間以上続くと，腎性腎不全にも移行する.

本邦小児AKIで頻度の高い疾患は，溶血性尿毒症症候群（HUS），薬物・高度脱水または出血による急性尿細管壊死，糸球体腎炎の急性増悪，間質性腎炎などである.

診断基準としては尿量，Crを用いて評価するKDIGO診断基準を用いる．生後3か月未満の新生児・乳児は新生児修正KDIGO診断基準を用いる.

▶b．AKIの治療

AKIでは，乏尿，浮腫，高血圧などが急速に進行する．溶連菌の先行感染の有無（溶連菌感染後急性糸球体腎炎），下痢・血便・腹痛・貧血などの有無（HUS），高度脱水の有無（腎前性腎不全）などは聴取すべき病歴である.

また病態は時間の単位で変化することがあり，溢水による心不全・肺水腫，高カリウム血症による致死的な不整脈などにより，突然病状が悪化することがあるため注意が必要である．治療の原則は，原因の除去とともに，

① 体重変化，尿量，飲水量，血圧をチェックし，体液量を適正に保つ.

② 血清Cr値，電解質，血液ガスなどを定期的に検査し，可能な限りその補正に努める．とくに高カリウムには注意する.

③ 上記の治療を行っても腎機能の改善が見込めず，薬物療法のみではコントロール不良な場合は，透析療法（血液透析または腹膜透析）を行う.

E 慢性腎臓病（CKD）

小児CKDの原疾患は，成人と全く異なっている．近年，本邦成人では約4万人/年程度が末期腎不全に至り透析療法を導入されるが，その原因のおよそ40%は糖尿病性腎症である.

一方，小児末期腎不全の原疾患1位は先天性腎尿路異常であり，代表的なものは低形成・異形成腎である．また2位は巣状分節性糸球体硬化症（focal segmental glomerulosclerosis: FSGS）である．本邦における小児CKDの有病率は2.98/10万人と推計されている.

▶a．CKDの病態

（ⅰ）先天性腎尿路異常

一般的に両側低形成・異形成腎の症例が末期腎不全に至る．また低形成・異形成腎には，多彩な尿路異常の合併がみられる．これらは，体重増加不良や多尿などで発見されることが多く，尿細管機能障害のためNaおよび水の保持を適切に行うことができず，Na喪失性の多尿であることが特徴である．こうした児では低張尿が多量に排出されているため，Naや水分制限は腎前性腎不全を誘発する危険があるため行わない.

（ⅱ）慢性糸球体腎炎・ネフローゼ症候群（FSGS）

学校検尿における血尿・蛋白尿，感冒時の肉眼的血尿や浮腫の出現によって発見されることが

多い．そのため，病初期に診断され，治療介入されること，さらに治療法が確立されてきたことから，末期腎不全に進行する症例は激減した．

しかし，**ステロイド治療抵抗性の FSGS は予後不良であり，約 10 年で 40〜50％が末期腎不全に至る**．また遺伝性腎炎であるアルポート症候群も有効な治療法がなく，末期腎不全に至る症例が多い．

▶b. CKD の治療

CKD は保存期から末期腎不全に至るまで，各段階に応じた治療が必要であり，早期から小児腎臓専門医と連携をとる必要がある．**末期腎不全に至った場合は，血液浄化療法または腎移植療法を行う．**

9 精巣，陰囊の病気

A 停留精巣

精巣の一側，あるいは両側が陰囊内に触知されず，腹腔内または鼠径部にあるものを停留精巣という．精巣はもともと腹腔内にあるが，在胎 28 週頃までに鼠径部を通過し，33 週頃までに陰囊内に到達する．この**精巣の下降が不完全なものが停留精巣であり，乳児健診の際に発見されることが多い．低出生体重児，早産児で発生頻度が高い**ことが知られている．**停留精巣の問題点は，男性不妊症の原因になることや悪性化の可能性があること**（一般人口の 4〜10 倍といわれる）である．通常，1 歳前後に精巣を陰囊内に下げる手術（精巣固定術）を行う．

B 陰囊水腫

陰囊はもともと腹腔と交通があり，精巣は鞘状突起という腹膜の延長に沿って下降する．この鞘状突起は中に腹水を含んでいる．鞘状突起と陰囊との交通は成長とともに閉鎖するが，この交通が残存する場合（交通性），あるいは一部が水腫として残存する例（非交通性）の場合，陰囊が腫脹した状態となる．これを陰囊水腫とよぶ．

大半の陰囊水腫は 1 歳までに吸収されてしまうが，それ以降も巨大な水腫が残る場合は交通性であることが多く，外科手術を必要とする．

〈吉田賢弘，濱崎祐子〉

各論

15 | 神経疾患

1 神経発生異常（神経系の先天異常）

A 神経管閉鎖不全

　胎生3〜4週頃に起こる神経管の閉鎖に異常があり，前神経孔の閉鎖不全により二分頭蓋が，後神経孔の閉鎖不全により二分脊椎が生じる．

▶a. 脳瘤
　二分頭蓋があり，欠失部から頭蓋内の組織が脱出している状態である．
　髄膜のみが脱失しているものを頭蓋髄膜瘤，脳実質も脱出しているものを髄膜脳瘤という．

▶b. 脊髄髄膜瘤
　二分脊椎があり，正常な皮膚が欠損し，欠失部から神経組織や髄膜が脱出している状態である．皮膚の欠損がないものは潜在性二分脊椎という．
　また，脊髄髄膜瘤の多くはキアリ Chiari 奇形2型（大後頭孔から脳幹や小脳が下垂する形成異常のうち，脊髄髄膜瘤を伴うもの）に伴って認められる．
　脊髄髄膜瘤の危険因子として母体の葉酸摂取不足が知られており，妊娠の1か月以上前から3か月までの間に，栄養補助食品から1日 0.4mg の葉酸の摂取が推奨されている．
　症状は一番頻度が高い腰仙部では，下肢の神経障害とそれによる変形，膀胱直腸障害が起こりやすく，症状の程度は障害される脊髄のレベルによって決まる．
　皮膚欠損を伴う場合は生後早期に手術を行う．水頭症発症時にはシャント形成術が行われる．下肢の運動障害や変形に対しては装具療法など，膀胱直腸障害に対しては，間欠導尿，浣腸による排便管理などを行う．

B ジュベール Joubert 症候群および関連疾患

　小脳虫部欠損と様々な神経症状と視覚異常，腎障害，手指や足趾の形態異常などの症状を伴う．放射線学的には脳幹の形成異常から大臼歯状の形態（molar tooth sign）を特徴とする 図2-123 ．
　原因遺伝子の違いから28亜型に分けられ，30個以上の原因遺伝子が知られている．

C ダンディー・ウォーカー Dandy-Walker 症候群

　第四脳室と連続した後頭蓋窩正中の嚢胞と小脳虫部の完全あるいは部分欠損を認める先天的病変で，小脳テント，静脈洞交会や横静脈洞の挙上を伴う．

15 神経疾患

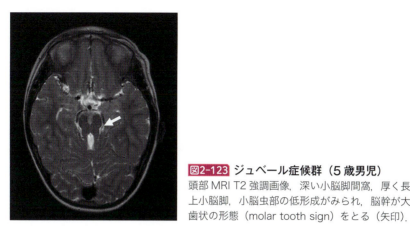

図2-123 ジュベール症候群（5歳男児）
頭部MRI T2強調画像，深い小脳脚間窩，厚く長い上小脳脚，小脳虫部の低形成がみられ，脳幹が大臼歯状の形態（molar tooth sign）をとる（矢印）．

水頭症を合併することが多いが，新生児期にはみられないことがある．小脳機能障害（眼振や体幹部の失調など）のほか，水頭症による頭囲拡大，発達遅滞などがみられる．

治療は水頭症に対して脳外科手術（シャント術，第三脳室開窓術）が行われる．

D 大脳皮質形成異常

胎生8〜18週頃にかけてみられる神経細胞の生成と移動の異常によって起こる．

▶a. 滑脳症

大脳皮質が6層構造を示さず，4層構造で分厚い皮質を示す．全く脳回がないものを**無脳回**とよび，わずかに認めるものを**厚脳回**とよぶ．原因は遺伝子の変異によるものが多く，17番染色体短腕に存在する*LIS1*を含む周辺の複数の遺伝子の欠失がある**ミラー・ディーカー Miller-Dieker 症候群**では特徴的な顔つきがみられる．

症状は，乳児期早期からの重度の知的障害・運動障害，難治のてんかんがみられる．検査では，頭部の画像検査で**無脳回**または**厚脳回**がみられる 図2-124 ．

▶b. 多小脳回

小さな脳回が過剰に形成されたもので，主に神経細胞の遊走が障害されたことにより起こる．

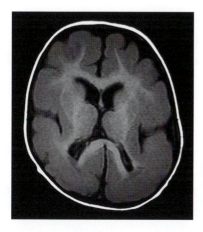

図2-124 ミラー・ディーカー症候群（11か月男児）
頭部MRI T1強調画像，前頭部は脳回（脳のしわ）が少なく，厚くなる厚脳回を示し，後頭部は脳回が形成されない無脳回を呈している．

遺伝子の異常によるもののほか，先天性サイトメガロウイルス感染症でもみられる．症状は滑脳症と同様に，乳児期早期からの重度の知的障害・運動障害，難治のてんかんがみられることが多い．

E 水頭症

脳室やくも膜下腔に異常に髄液が貯留し，脳室が拡大した状態をいう．髄液の通過障害，吸収障害，産生の亢進をきたすことで起こる．脳室が拡大した状態を通常水頭症というが，これを内水頭症，くも膜下腔が拡大した状態を外水頭症として区別することがある．

原因により，先天的な中脳水道やモンロー Monro 孔の狭窄によるもの，キアリ奇形やダンディー・ウォーカー症候群などの脳形成障害による先天性のものと，周産期の脳室内出血，細菌性髄膜脳炎，脳腫瘍などによる後天性のものに分けられる．

症状は，脳圧亢進による哺乳障害，落陽現象（太陽が沈むように眼球が下に向く現象），頭痛，嘔吐，大泉門膨隆，うっ血乳頭，頭囲拡大の他，急速に脳圧の亢進が進む場合，脳ヘルニアをきたし致命的になることがある．また，慢性に経過すると発達遅滞がみられる．

治療は，脳室拡大による脳の障害を防ぐため，脳室-腹腔シャント術，脳室-心房シャント術などが行われる．

2 神経皮膚症候群

A 神経線維腫症1型

レックリングハウゼン Recklinghausen 病ともいう．多数のカフェ・オ・レ斑と皮膚の神経線維腫を主徴とし，骨格（脊柱，胸郭，四肢骨の変形）や眼（虹彩結節），神経（視神経膠腫）などに多彩な症状を示す母斑症である．知的障害や発達障害を伴うことがある．

出生3000人に1人程度の頻度と考えられ，常染色体顕性遺伝形式を示す．

原因は，17番染色体に位置する *NF1* の変異による．

治療は，カフェ・オ・レ斑など色素斑に対しては有効な治療法はなく，日焼けの防止と化粧品などによる外観上の整容を行う．神経線維腫は大きなものでは外科切除が行われる．2022年，日本でも叢状神経線維腫に対して MEK 阻害薬であるセルメチニブが投与可能になり薬物療法による腫瘍縮小が見込めるようになった．

B 結節性硬化症

知的障害，てんかん，顔面の血管線維腫（歴史的には皮脂腺腫）が古典的な3主徴であるが，現在は国際的診断基準に基づいて，より特異的な症候である皮膚の白斑，顔面の血管線維腫，網膜過誤腫，脳の石灰化を伴う上衣下結節や皮質結節，巨細胞性星細胞腫，腎血管筋脂肪腫，心横

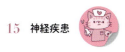

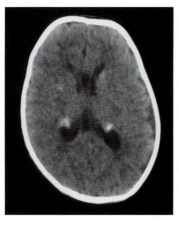

図2-125 結節性硬化症（3か月男児）
頭部単純CT．上衣下結節に石灰化を認める．

紋筋腫などにより診断する．

　常染色体顕性遺伝形式を示すが，60〜70％は孤発例である．孤発例にはモザイク変異によるものもある．頻度は出生10000人に1人程度とされる．

　原因遺伝子として9番染色体に存在する *TSC1*（コードする蛋白質 hamartin）と16番染色体に存在する *TSC2*（コードする蛋白質 tuberin）が知られている．これらの蛋白質は細胞内で複合体を形成しているが，変異により機能が喪失することにより，mTOR活性を促進する作用を持つ物質を抑制する作用が働かなくなり，結果としてmTOR活性が過剰になり過誤腫形成が促進される．

　症状として乳児期にはウエスト West 症候群（以前は点頭てんかん，現在は**乳児てんかん性スパズム症候群**に含まれる），部分発作を主体とする難治性てんかん，皮膚の葉状白斑，網膜過誤腫，心横紋筋腫，脳の石灰化を伴う上衣下結節や皮質結節などがみられる．年長児になると腎血管筋脂肪腫，脳の巨細胞性星細胞腫などがみられる．さらに成人になるにつれ，とくに女性では肺リンパ脈管筋腫の出現に注意が必要である．

　検査では，出生時からは超音波検査で心横紋筋腫，頭部単純CTで石灰化病変 図2-125 が見つかることが多い．また，てんかんの合併があれば適宜脳波検査が行われる．年長児にかけては腹部の画像検査で腎血管筋脂肪腫の有無，頭部の画像検査で巨細胞性星細胞腫の有無などを調べる．

　治療では，腫瘍性病変について以前は外科的治療が主であったが，最近は腫瘍縮小効果があるmTOR阻害薬が使用されることが多い．

　てんかんには，点頭発作には **ACTH療法**のほか，ビガバトリンが有効であることが知られている．他の発作型には各種抗てんかん薬が使用される．mTOR阻害薬が結節性硬化症に対する種々の症状に対して使用できるようになり，抗てんかん薬としても投与される．

C スタージ・ウェーバー Sturge-Weber 症候群

　脳の軟膜血管腫，顔面の単純性血管腫（ポートワイン母斑），眼の緑内障を3主徴とし，多くは難治性てんかん，知的障害，運動障害を伴う．顔面の血管腫は脳の軟膜血管腫と同側の三叉神経第1枝，第2枝領域にみられる．

胎生初期の原始静脈叢の退縮不全と考えられている．*GNAQ* の変異が血管腫で報告され，血管腫の発症には体細胞変異の関与が考えられている．

治療は，てんかんに対しては抗てんかん薬の投与が行われるが，治療に難渋することも多く，焦点切除などてんかん外科の適応になる場合がある．顔面の血管腫に対してはレーザー治療が行われる．

3 炎症性・免疫性神経疾患（先天感染症を含む）

A 細菌性髄膜炎

細菌性髄膜炎とは，化膿性髄膜炎ともいい，種々の細菌が髄膜（脳や脊髄を覆う膜）に感染し，炎症を起こす疾患の総称である．通常は，結核菌による結核性髄膜炎は含まれない．

原因菌としては，新生児期から早期乳児期（生後 3 か月未満）は，B 群連鎖球菌，大腸菌，リステリア菌が多く，生後 3 か月頃から幼児期は，インフルエンザ菌，肺炎球菌，黄色ブドウ球菌が多く，年長児では肺炎球菌，インフルエンザ菌，髄膜炎菌などが多い．インフルエンザ菌によるものは，欧米では，インフルエンザ菌 b 型（ヒブ）ワクチン接種が行われるようになって激減しており，わが国でも 2013 年から定期接種として実施されるようになり減少している．

症状は，年長児では発熱，頭痛，嘔吐などの頻度が高いが，乳児期，とくに早期乳児期や新生児期では，発熱のほか，不機嫌，哺乳不良など非特異的な症状が多い．進行すると，けいれんや意識障害がみられる．診察上は，項部硬直やケルニッヒ Kernig 徴候などの髄膜刺激症状がみられるが，乳児期にはわかりにくいことが多く，大泉門膨隆が参考になる．

血液検査では，左方移動を伴う白血球増多，CRP 値の上昇がみられ，髄液検査では，多核細胞の増加，糖の減少，蛋白の増加を認める．

治療は，髄液のグラム染色などである程度の原因菌の区別や迅速の抗原検査などの結果がわかれば，血液や髄液の培養や感受性の結果を待たずに速やかに抗菌薬を投与する．通常，培養や感受性の結果が出るまでは，髄液移行性のよい，かつ耐性菌にも有効な抗菌薬が複数選択されることが多い．

予後については改善傾向にあるが，先進国でも致死率は 5％程度，後遺症は 15％程度といわれている．後遺症には，感音性難聴，てんかん，水頭症，知的障害などがある．

B ウイルス性髄膜炎

無菌性髄膜炎ともよばれるウイルスを原因とする髄膜炎である．幼児期後半から学童期に罹患する例が多く，原因のウイルスとしてはエンテロウイルス，ムンプスウイルスの頻度が高い．症状は，発熱，頭痛，嘔吐が主であるが，幼児では，傾眠や不機嫌など症状が非典型的なことがある．検査では，血液検査では炎症所見はほとんど認めず，髄液検査では，単核細胞優位の細胞増加があり，糖の低下はみられず，蛋白の上昇はないか軽微である．治療は，安静，鎮痛薬などの

対症療法，経口摂取困難なら輸液が行われる．後遺症は脳炎の合併などがなければないことが多い．

C 結核性髄膜炎

　結核菌による髄膜炎である．進行が急速なものもあるが，通常は数週間かけて，症状が進展し，診断が遅れることが多い．発症2〜3週は不機嫌，食欲不振，性格変化などの症状が出現する．その後，頭痛や嘔吐に加え，嗜眠傾向，錯乱などがみられるようになり，無治療または治療が遅れると昏睡，けいれん，麻痺などが現れたのち，致死的になる．髄液検査では単核細胞優位の細胞数増加，糖の減少，蛋白の増加のほか，クロールの低値が特徴であるが，確定診断には髄液のPCR検査で結核菌を検出することが有用である．治療は抗結核薬の投与であるが，低年齢の場合，診断が遅れた場合の予後は不良である．

D 先天性サイトメガロウイルス感染症

　母体のサイトメガロウイルスの初感染によって起こることが多い．妊娠初期から中期に子宮内で感染した場合に重篤化しやすい．早産，肝脾腫，血小板減少などのほか，神経に関するものとして小頭症，画像検査では，頭部単純CTでは点状の石灰化病変，頭部MRIで皮質下白質にT2強調画像で高信号域がみられることが多い 図2-126．重症例では，脳形成異常がみられることがある 図2-127．

　出生後，感音性難聴，知的障害，てんかんなどを発症することが多い．

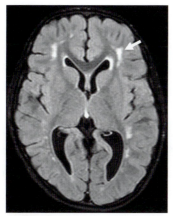

図2-126 先天性サイトメガロウイルス感染症（7歳女児）
頭部MRI FLAIR画像，皮質下白質に高信号域を認める（矢印）．

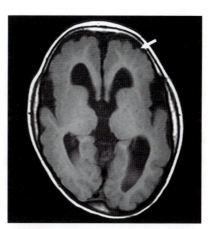

図2-127 先天性サイトメガロウイルス感染症（4歳男児）
頭部MRI T1強調画像，病的に小さな脳回が多数みられる多小脳回がみられ（矢印），脳の形成が不十分で小頭症を示す．

E 急性散在性脳脊髄炎

ウイルス感染やワクチン接種などの後に発症することが多いが，明らかな誘因なく発症することもある中枢神経系において自己免疫的な機序によって炎症性の脱髄が起こる疾患である．症状は多彩で，頭痛や意識障害，嘔吐，けいれんなどのほか，麻痺や失語などがみられることもある．成人に多い多発性硬化症と異なり，通常は単相性の経過で，再発はまれである．頭部 MRI で，T2 強調画像や FLAIR 画像で大小様々な高信号域が非対称性，多巣性に白質にみられる 図2-128．確立された治療法はないが，ステロイドパルス療法が有効である．

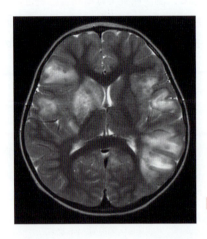

図2-128 急性散在性脳脊髄炎（5 歳女児）
頭部 MRI T2 強調画像．深部白質に広範囲に高信号域がみられる．

4 脳症および類縁疾患

A 急性脳症

意識障害が急性に発症し，24 時間以上持続するもので，ほとんどが感染症の経過中に起こり，頭部の画像検査で脳浮腫が確認されることが多い．いくつかの特徴的な経過や所見を示すものが報告されている．

▶ a. 急性壊死性脳症

両側対称性の視床病変が特徴である 図2-129．急激な意識障害で発症する．インフルエンザ罹患時に続発する例が多い．多臓器不全も合併しやすく全身管理を必要とする．治療は対症療法が中心だが，発症早期のステロイド投与は有効と考えられている．麻痺や知的障害など神経学的な後遺症を残すことが多い．

▶ b. けいれん重積型（二相性）急性脳症

二相性の経過と症状が重症化した際に遅発的に現れる画像の異常を特徴とする．熱性けいれんの好発年齢と重なり，1 歳半前後の発症が多い．発熱当初にけいれんを認めた後，いったん意識障害は改善傾向となるが，数日後に再びけいれんがみられ意識障害が悪化する．この時には頭部 MRI の拡散強調画像で特徴的な皮質下白質高信号がみられる 図2-130．確立した治療法はなく，

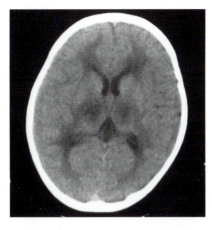

図2-129 急性壊死性脳症（3歳女児）
頭部単純CT．両側の視床に対称性に低吸収域がみられる．

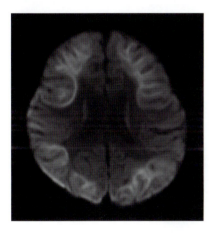

図2-130 けいれん重積型（二相性）急性脳症（1歳男児）
頭部MRI拡散強調画像．皮質下白質に高信号域がみられ，bright tree appearance とよばれる特徴的な画像所見がみられる．

治癒する例もあるが，知的障害，てんかんなどの後遺症を残すことが多い．

▶ **c. 可逆性脳梁膨大部病変を有する軽症脳炎・脳症**

病名のとおり可逆性の病変が脳梁膨大部にみられる脳炎・脳症で，通常，頭部MRIの拡散強調画像で同部位に高信号を示す．治療は確立されていないが，ステロイド投与やガンマグロブリン投与が行われることがある．一般に予後は良好で自然治癒傾向もみられる．

B ミトコンドリア病

細胞内小器官であるミトコンドリアの機能異常により起こる疾患の総称で，ミトコンドリアの主たる役割であるエネルギー産生が障害されるために様々な症状が起こる．ミトコンドリアに関与する蛋白質をコードする核遺伝子の変異によるものとミトコンドリアDNAの変異や欠失によるものがある．エネルギー依存性の高い組織に関係する様々な症状がみられる．中枢神経系に起因するものとしては，意識障害，けいれん，運動失調，知的障害，頭痛などがみられ，その他様々な臓器に起因する症状として成長障害（低身長など），筋力低下，不整脈，外眼筋麻痺，網膜色素変性，感音性難聴，腎機能障害，肝機能障害などがある．治療は，対症療法のほか，各種ビタミンなど補酵素の投与などが行われるが，効果については定まっていない．

a. MELAS mitochondrial myopathy, encephalopathy, lactic acidosis, and stroke-like episodes

脳卒中様発作症状（頭痛，嘔吐，けいれん，麻痺など）とそれに伴う高乳酸血症を特徴とする．ミトコンドリア遺伝子 A3243G（3243 番目の塩基 A が G に置き換わった変異）を認めることが多い．脳卒中様発作をきたす前から低身長，難聴，尿検査異常（蛋白尿など）が存在することも多い．発作時には頭部 MRI で局在性の皮質病変がみられる 図2-131．治療は一般的なミトコンドリア病に対する治療に加えてタウリンが発作の急性期や予防に有効である．

b. MERRF myoclonus epilepsy associated with ragged-red fibers

不随意運動としてのミオクローヌス（電撃的な筋肉の収縮）と全身けいれんをきたすてんかん発作などが進行性の経過でみられる進行性ミオクローヌスてんかんの一種である．ミトコンドリア遺伝子 A8344G を認めることが多い．治療はミトコンドリア病に対する対症療法と，抗てんかん薬が中心である．

c. リー Leigh 症候群

乳児期に感染症罹患などを契機に発症することが多い．画像検査で脳幹や基底核に対称性の病変がみられる 図2-132．核遺伝子の変異によるものとミトコンドリア遺伝子の変異によるものと

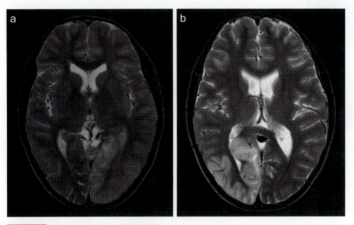

図2-131 MELAS（11 歳男児）
頭部 MRI T2 強調画像，脳卒中様発作時に左後頭葉皮質に高信号域がみられる（a）．
別の機会の脳卒中様発作時には右後頭葉に高信号域がみられる（b）．

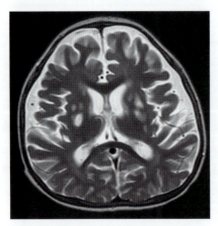

図2-132 リー症候群（11 か月男児）
頭部 MRI T2 強調画像，両側基底核に高信号域がみられる．

がある．急性期には呼吸不全，意識障害などがみられるほか，慢性期には知的退行，四肢体幹機能障害，嚥下障害などを呈する．検査では血液や髄液の乳酸，ピルビン酸が高値を示す．治療は確立されたものはなく，通常のミトコンドリア病に対する対症療法とてんかんの合併がある場合は抗てんかん薬が使用される．

5 脳性麻痺

「受胎から新生児期までの間に生じた脳の非進行性病変に基づく，永続的な，しかし変化しうる運動および姿勢の異常である．その症状は満2歳までに発現する．進行性疾患や一過性運動障害または将来正常化するであろうと思われる運動発達遅延は除外する」（1968年厚生省脳性麻痺研究班）が定義として用いられている．原因は様々であるが，出生前では先天異常（主に脳の構造異常），胎内感染症，脳血管障害などが，周産期では脳室周囲白質軟化症，低酸素性虚血性脳症，早産児ビリルビン脳症，頭蓋内出血などが，出生後では中枢神経感染症，事故などがあるが，原因が不明なこともある．

症状は，日常生活には支障がない軽症からほぼ寝たきり状態の重症まで重症度にもよるが，乳児期には運動発達遅滞や原始反射の残存，筋緊張の異常，麻痺で気づかれる．

治療は，理学療法，作業療法など，リハビリテーションが中心となるが，てんかんや消化管の障害（胃食道逆流や便秘など），呼吸障害（誤嚥性肺炎など）を合併することがあり，それらに対する治療を適宜行う．

＜分類＞

（ⅰ）麻痺の分布による分類　図2-133

- 四肢麻痺：四肢のいずれも同程度に麻痺がみられる．低酸素性虚血性脳症で多い．
- 両麻痺：両下肢に比較して両上肢で麻痺が弱い．脳室周囲白質軟化症で多い．
- 対麻痺：両下肢にのみ麻痺を認める．脊髄病変が原因であることが多い．
- 片麻痺：片側だけの麻痺，通常，上肢の麻痺が下肢より強い．脳血管障害で多い．
- 重複片麻痺（両片麻痺）：片麻痺が左右とも存在，上肢の麻痺が下肢より強い．
- その他：単麻痺（四肢の一肢のみの麻痺），三肢麻痺（四肢のうち三肢が麻痺）いずれもまれである．

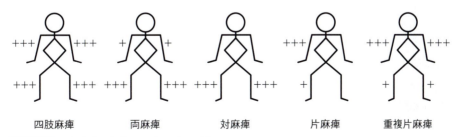

図2-133 脳性麻痺 麻痺の分布による分類

（ⅱ）筋緊張異常の種類による分類

- 痙直型：筋緊張が亢進し，関節可動域は制限，筋の被動性は低下する．脳性麻痺の大部分はこのタイプ．低酸素性虚血性脳症や脳室周囲白質軟化症で多い．
- アテトーゼ型：不随意運動が前面に出るもの，とくに四肢遠位部や顔面で目立つ．核黄疸で多い．近年は典型的な例はまれである．
- 低緊張型：筋緊張は低下し，関節可動域は拡大，筋の被動性は亢進する．障害部位は不明で，年齢とともに他の型に変化することもある．
- 失調型：筋緊張は低下し，運動時の体幹部失調や四肢の振戦をみる．小脳の低形成などの脳の形成異常によるものが多い．

6 脳血管障害

A 脳梗塞

　　成人に比較してまれであり，原因が脳血管の形成異常，心疾患，血管炎，血液凝固異常，外傷など多彩であることが特徴である．検査は頭部 CT や頭部 MRI が有用である．頭部 CT では発症後 12 時間以上経過しないと梗塞部位は低吸収を示さないが，頭部 MRI は発症後 1 時間程度の超急性期から拡散強調画像などで梗塞部位に高信号域がみられる．症状は，頭痛やめまいなど非特異的なものと障害部位を反映した麻痺やけいれんなどがみられるが，新生児や乳児では呼吸の不整，活動性の低下，不機嫌など非特異的な症状で発症することが多い．治療は成人では急性期に血栓溶解療法を行うが，小児には確立した治療法がないことや超急性期での診断が難しいことなどから血栓溶解療法が行われることは少ない．

B もやもや病（ウィリス Willis 動脈輪閉塞症）

　　日本人に多くみられる進行性脳血管閉塞症で，明らかな原因はわかっていない．17 番染色体に位置する *RNF213* が疾患感受性遺伝子の一つとして報告されているが，患者と同じ多型を持っている健常人も 1〜2% の頻度でみられ，多因子疾患と考えられている．ダウン Down 症候群や神経線維腫症 1 型などの疾患で，同様の異常血管が認められるケースがあるが，基礎疾患を持つものは類もやもや病として区別されている．

　　脳血管造影検査や頭部 MRA で内頸動脈終末部に狭窄や閉塞，また周辺部に異常血管がみられる 図2-134 ．症状は，一過性ないしは固定性の神経脱落症状がみられるが，偶発的発見による無症状のものもある．小児期には虚血症状，成人期になると出血症状が多い傾向がある．治療は慢性期には外科的血行再建術が行われる．

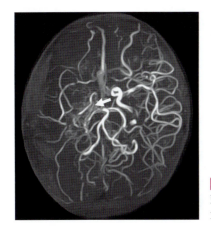

図2-134 もやもや病（4歳女児）
頭部MRA 右内頸動脈から中大脳動脈，両側前大脳動脈，右後大脳動脈の描出が不良でもやもや血管が発達している（矢印）．

7 神経変性疾患

A 脊髄小脳変性症

　脊髄小脳変性症とは，運動失調あるいは痙性対麻痺を主症状とし，原因が，感染症，中毒，腫瘍，栄養素の欠乏，形態異常，血管障害，自己免疫性疾患などによらない疾患の総称で，多くは疾患特異的な遺伝子の関与が知られている．常染色体顕性遺伝形式を示すいくつかの脊髄小脳変性症は，原因遺伝子の翻訳領域におけるCAGの3塩基の繰り返し配列が異常に伸長することにより発症する．CAGは，アミノ酸としてはグルタミンとなるため，これらはポリグルタミン病と称される．

　症状は，多くは運動失調が主体で，それ以外の症状は病型ごとに異なる．診断は，進行性の運動失調を主体とする神経症状から疑い，確定診断は遺伝学的検査によるが，緩徐進行性の場合も多く，診断に至るまでに時間がかかることも多い．

　治療は，有効性の確立した薬剤はほとんどなく，理学療法やてんかんやパーキンソニズムなどに対する治療などが主体である．

▶a. 歯状核赤核淡蒼球ルイ体萎縮症 dentato-rubro-pallido-luysian atrophy: DRPLA

　日本で多くみられる脊髄小脳変性症の一つで，12番染色体の*DRPLA*のCAGの3塩基の繰り返し配列が異常に伸長することにより発症するポリグルタミン病である．

　症状は，成人で発症すると小脳失調，不随意運動，認知機能障害などが緩徐にみられ，小児期に発症すると，てんかん，ミオクローヌスなどの不随意運動，知的発達の退行，運動失調などが比較的早く進行し，数年の経過で寝たきりになる．世代を経るごとに発症年齢が若年化し，症状も重くなる表現促進現象がみられる．また，小児期発症例は父由来の場合が多い．

　検査では，頭部MRIなど画像検査で，小脳，脳幹の萎縮，さらには病状が進行すると大脳の萎縮がみられる 図2-135 ．

　治療は他の脊髄小脳変性症と同じく，有効な薬物療法はなく，抗てんかん薬によるてんかん発作のコントロールと経管栄養などによる栄養管理，呼吸管理などが病状の進行に合わせて行われる．

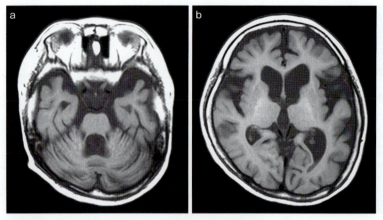

図2-135 歯状核赤核淡蒼球ルイ体萎縮症（6歳女児）
頭部MRI T1強調画像，小脳，脳幹の萎縮（a），大脳の萎縮（b）がみられる．

B 遺伝性ジストニア

ジストニアとは持続性の筋収縮により起こり，それによって異常な姿勢を示す．遺伝性ジストニアとは遺伝子の異常によりジストニアを含む様々な症状を示す疾患である．

▶a．発作性運動誘発性ジスキネジア

急な運動の開始時などに誘発される発作性のジスキネジア．通常数十秒程度の短時間で消失し，意識障害はみられない．*PRRT2* が原因になることが多く，常染色体顕性遺伝形式を示す．同じ遺伝子が良性乳児けいれんの原因遺伝子であり，患者や家族に幼少時のけいれんの既往があることが多い．

種々の検査で異常はみられないが，治療は抗てんかん薬のカルバマゼピンが有効である．

▶b．小児交互性片麻痺

乳児期から幼児期早期に発症する左右交互性に起こる一過性の麻痺を繰り返す疾患である．近年，*ATP1A3* の異常が原因であることが判明した．常染色体顕性遺伝形式であるが，ほとんどは孤発例である．

症状は，生後早期に異常眼球運動，発作性ジストニアなどを伴い，数時間から数日の片側の麻痺が起こる．ほとんどの例で発達遅滞がみられる．種々の検査で明らかな異常はみられず，遺伝学的検査によって確定診断に至る．

治療は，抗てんかん薬などが有効な場合もあるが，確立された治療法はない．

C レット Rett 症候群

1966年 Andreas Rett（ウィーンの小児神経科医）により初めて報告された乳児期後半以後，手の常同運動を主体とする特徴的な症状が出現する特異な発達障害を示す疾患である．

典型例の多くは X染色体上にある *MECP2* の異常がみられる．男児の場合は胎生致死と考えられ，女児のみにみられる．

症状は，乳児期後半以降に発達の停止や退行がみられ，**手もみ運動**など常同運動がみられるようになる．その後，睡眠リズムの異常，筋緊張・姿勢の異常，ジストニア，側弯，知的障害，てんかんなどの症状が出現してくることが多い．

治療は特異的なものはなく，てんかんなど合併症に対する治療や理学療法などが中心である．

D 先天性大脳白質形成不全症

中枢神経系の髄鞘の形成不全により大脳白質が形成されないことによって起こる症候群である．生直後からの眼振と発達遅滞，痙性四肢麻痺，小脳失調やジストニアなどの症状を呈する．代表的なものにペリツェウス・メルツバッハ Pelizaeus-Merzbacher 病がある．

▶a. ペリツェウス・メルツバッハ病

髄鞘を形成する蛋白質（proteolipid protein 1: PLP1）をコードする *PLP1* の異常によって起こる．**X連鎖性潜性遺伝形式**で，通常は男児のみにみられる．

典型例（古典型）では，生後1か月ぐらいには眼振が現れ，その後著明な発達遅滞を示す．筋緊張低下，錐体路障害による四肢麻痺になる．乳児期を過ぎると企図振戦などの小脳症状やアテトーゼなどの不随意運動がみられる．

検査では，頭部MRIで，髄鞘形成がほとんどみられない所見を呈する 図2-136．

治療は，確立されたものはなく，リハビリテーションや装具療法など対症療法が中心である．

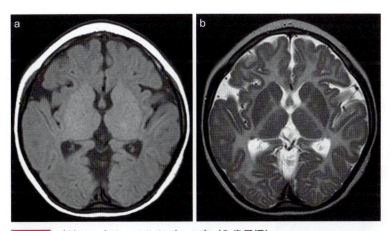

図2-136 ペリツェウス・メルツバッハ病（2歳男児）
頭部MRI．髄鞘化を示すT1強調画像（a）での高信号域，T2強調画像（b）での低信号域が白質で確認できない．T2強調画像（b）で白質の高信号域が広汎にみられる．

E 白質変性症（白質ジストロフィー）

生後，いったん形成された大脳白質が進行性に破壊，変性していく疾患であり，代謝異常に起因するものが多い．

▶a. 副腎白質ジストロフィー

副腎不全と中枢神経系の脱髄がみられる **X連鎖性遺伝形式** の疾患である．X染色体上にある極長鎖脂肪酸のペルオキシソーム輸送に関与する蛋白質をコードする *ABCD1* の異常が原因とされ，通常は男児のみに発症する．発症時期や病変の拡がりによっていくつかの病型に分けられる．小児期には主に小児大脳型，思春期大脳型がみられる．中枢神経系だけでなく，ほとんどの組織や血漿，赤血球膜，白血球などにおいて **極長鎖脂肪酸の増加** がみられる．

小児期の典型例である小児大脳型は幼児期後半から学童期に視力障害，学業成績低下，痙性歩行などで発症し，発症後は比較的急速な進行をみる．思春期大脳型は学童期後半から多くは20歳までに発症し，症状は小児大脳型と同様であるが，進行はやや緩徐である．

検査では，血中の極長鎖脂肪酸が増加し，頭部MRIでは，T2強調画像，FLAIR画像で後頭葉優位に左右対称性の高信号域がみられる．

治療は早期に造血細胞移植を行うことにより，症状の進行が抑えられる．ロレンツォのオイルは血中の極長鎖脂肪酸の増加は抑えられるが，神経症状への効果は乏しい．

▶b. 異染性白質ジストロフィー

アリルスルファターゼA の欠損により発症する **常染色体潜性遺伝形式** を示す疾患である．脳白質，末梢神経，腎臓などにスルファチドが蓄積し，中枢および末梢神経障害をきたす．発症頻度は4万～16万人に1人である．発症時期によって，乳児型，若年型，成人型に分けられる．

症状は病型によって異なり，乳児型は乳児期に発症し，筋緊張低下，深部腱反射消失，歩行障害を呈する．若年型は幼児期から学童期に発症し，視神経萎縮，知的障害，痙性麻痺などを呈する．成人型は10歳代後半以降に情緒障害，精神症状などで発症し，緩徐に進行する．

検査では，神経伝導検査で感覚神経伝導速度や運動神経伝導速度の低下，髄液検査では蛋白細胞解離，頭部MRIではT2強調画像，FLAIR画像で脳室周囲から拡がる左右対称性の高信号域がみられる 図2-137．

治療は確立されたものはなく，症状の進行に応じた理学療法や対症療法が中心である．早期の造血幹細胞移植は症状の進行阻止に有効である．

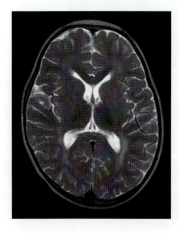

図2-137 異染性白質ジストロフィー（2歳男児）
頭部MRI T2強調画像，融合性，対称性のT2高信号域がみられる．

8 てんかんおよびその他の発作性疾患

A てんかん総論

▶a. 定義

1973年に世界保健機関（WHO）が，てんかんとは，種々の病因によってもたらされる慢性の脳疾患で，大脳神経細胞の過剰な発射に由来する反復性の発作（てんかん発作）を主徴とし，それに多様な症状，検査所見を伴うものと定義した．また，2014年には国際抗てんかん連盟によって臨床の場で理解しやすいように，次のいずれかに該当する脳の疾患であると定義されている．

① 24時間以上の間隔をあけて2回以上の非誘発性発作がある．
② 1回の非誘発性発作があり，その後10年間にわたる発作再発率が2回の非誘発性発作後の再発リスクと同程度である．
③ 特定のてんかん症候群と診断できる．

これによって反復する発作（複数回の非誘発性発作）という条件を満たさなくても診断ができるようになった．

▶b. 分類

てんかんの分類には，症状である発作の分類である**てんかん発作分類**と疾患または症候群の分類である**てんかん，てんかん症候群および関連発作疾患の分類**とがあり，この旧分類は1980年代から長く使われてきたが，2017年に新しい発作の分類であるてんかん発作型分類と疾患または症候群分類にかわるてんかん分類，いわゆる新分類が発表された．

旧分類では，てんかん発作は一側大脳半球の一部から始まる**部分発作**と最初から両側大脳半球がほぼ同時に巻き込まれる**全般発作**に分けられる．**部分発作**は，意識が保たれる**単純部分発作**，意識減損（意識障害）が発作の最初からまたは途中からみられる**複雑部分発作**，全般発作と同じように進展していく**二次性全般化発作**の3つに分けられる．また，**全般発作**は，意識消失と動作停止が主体である**欠神発作**，筋の短時間の収縮であるミオクローヌスがみられる**ミオクロニー発作**，筋の収縮と弛緩が交互に反復する**間代発作**，四肢の筋が持続性収縮する**強直発作**，全身の強直発作に続き律動的な間代発作が起こる**強直間代発作**，頭頸部や体幹部などの筋緊張が急激に低下し，頭部前屈や転倒がみられる**脱力発作**の6つに分けられる 表2-58．

2017年のてんかん発作型分類では，旧分類と同様に発作の起始から**焦点起始発作，全般起始発作，起始不明発作**に大きく分けられ，焦点起始発作の中では，意識が保持されるかどうか，発作の最初に顕著な運動がみられるか，強直間代発作に進展するかにより，**意識保持焦点発作，意識減損焦点発作，焦点運動起始発作，焦点非運動起始発作，焦点起始両側強直間代発作**に分けられる．**全般起始発作**は，主症状が運動性か非運動性かで**全般運動発作**と**全般非運動発作（欠神発作）**に分けられ，起始不明発作も同様に**起始不明運動発作**と**起始不明非運動発作**に分けられる 図2-138．

旧分類のてんかん，てんかん症候群および関連発作疾患の分類では，てんかんは発作の種類によって，**局在関連性てんかん**（焦点てんかん，局所てんかん，部分てんかん）と**全般てんかん**，

表2-58 てんかんの発作型分類（1981 年発作分類）

Ⅰ. 部分発作	Ⅱ. 全般発作
A. 単純部分発作（意識障害なし）	A1. 欠神発作
1. 運動徴候を呈するもの	A2. 非定型欠神
2. 体性感覚または特殊感覚症状を呈するもの	B. ミオクロニー発作
3. 自律神経症状または徴候を呈するもの	C. 間代発作
4. 精神症状を呈するもの	D. 強直発作
B. 複雑部分発作（意識障害あり）	E. 強直間代発作
1. 単純部分発作で始まり意識障害に移行するもの	F. 脱力発作
2. 意識障害で始まるもの	Ⅲ. 分類不能発作
C. 部分発作から二次性に全般化するもの	
1. 単純部分発作から全般化発作に進展するもの	
2. 複雑部分発作から全般化発作に進展するもの	
3. 単純部分発作が複雑部分発作を経て全般化発作に進展するもの	

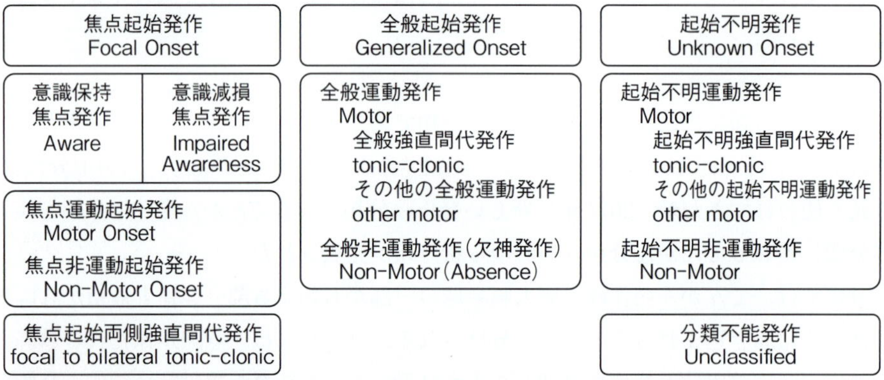

図2-138 国際抗てんかん連盟（ILAE）発作型操作的分類 2017 基本版
（Fisher RS, 他. てんかん研究. 2019; 37: 15-23. 図 1 より許諾を得て転載）

　未決定てんかんおよび症候群に分けられ，また，病因によって遺伝的素因のほかには病因が想定できない**特発性**となんらかの病因の存在がある**症候性**，なんらかの病因が想定されるものの，それが不明な**潜因性**に分けられ，それらの組み合わせの中で特定のてんかん症候群名が記載された．てんかん以外の発作性疾患も特殊症候群として分類された **表2-59** ．

　2017 年のてんかん分類は患者の発作型を診断することにより，**焦点てんかん**，**全般焦点合併てんかん**，**全般てんかん**，**病型不明てんかん**の 4 つのてんかん病型を診断する．それぞれの病型に属するてんかん症候群名は今回の分類のリストには示されず，病因として構造的，素因性，感染性，代謝性，免疫性，病因不明の 6 つがあげられているほか，併存症の存在についても記載され，てんかん分類体系として整理されている **図2-139** ．

表2-59 てんかんおよびてんかん症候群の分類（1989年てんかん分類）

I．局在関連性てんかん
　1．特発性
　　① 中心・側頭部に棘波をもつ良性小児てんかん
　　② 後頭部に突発波をもつ小児てんかん
　　③ 原発性読書てんかん
　2．症候性
　　① 小児の慢性進行性持続性部分てんかん
　　② 特異な発作誘発様態をもつてんかん
　　③ 側頭葉てんかん
　　④ 前頭葉てんかん
　　⑤ 頭頂葉てんかん
　　⑥ 後頭葉てんかん
　3．潜因性てんかん

II．全般てんかんおよび症候群
　1．特発性
　　① 良性家族性新生児けいれん
　　② 良性新生児けいれん
　　③ 乳児良性ミオクロニーてんかん
　　④ 小児欠神てんかん
　　⑤ 若年欠神てんかん
　　⑥ 若年ミオクロニーてんかん
　　⑦ 覚醒時大発作てんかん
　　⑧ 上記以外の特発性全般てんかん
　2．潜因性または症候性
　　① ウエスト症候群
　　② レノックス・ガストー Lennox-Gastaut 症候群
　　③ ミオクロニー失立発作てんかん
　　④ ミオクロニー欠神てんかん

　3．症候性
　　＜非特異病因＞
　　　① 早期ミオクロニー脳症
　　　② サプレッションバーストを伴う早期乳児てんかん性脳症
　　　③ 上記以外の症候性全般てんかん
　　＜特異症候群＞

III．焦点性か全般性か決定できないてんかんおよび症候群
　1．全般発作と焦点発作を併有するてんかん
　　① 新生児発作
　　② 乳児重症ミオクロニーてんかん
　　③ 徐波睡眠時に持続性棘徐波を示すてんかん
　　④ 獲得性てんかん性失語（ランドウ・クレフナー Landau-Kleffner 症候群）
　　⑤ 上記以外の未決定てんかん
　2．明確な全般性あるいは焦点性のいずれの特徴も欠くてんかん

IV．特殊症候群
　1．状況関連性発作（機会発作）
　　① 熱性けいれん
　　② 孤発発作，あるいは孤発のてんかん重積状態
　　③ アルコール，薬物，子癇，非ケトン性高グリシン血症等による急性の代謝障害や急性中毒の際にみられる発作

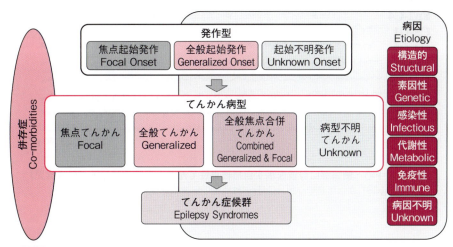

図2-139 てんかん分類の枠組み
(Scheffer IE, 他. てんかん研究. 2019; 37: 6-14. 図1より許諾を得て転載)

B 中心・側頭部に棘波を示す自然終息性てんかん
（中心・側頭部に棘波をもつ良性小児てんかん）

　旧分類では，中心・側頭部に棘波をもつ良性小児てんかんとよばれ，特発性局在関連性てんかんに分類される．またローランドてんかん Rolandic epilepsy ともよばれてきた．7～10 歳頃に発症することが多く，やや男児に多い．小児期発症のてんかんの約 15% を占め，頻度は高い．

　発作は入眠直後や起床前に多く，典型的な発作は片側顔面のけいれんに始まり，時に半身けいれんや焦点起始両側強直間代発作に進展する．焦点発作にとどまる時は意識が保たれていることが多い．病因は明らかな責任遺伝子は同定されていないが，遺伝的な背景が強い素因性てんかんである．

　脳波検査では，発作間欠期に両側または片側の中心側頭部に棘波や棘徐波複合がみられる（図2-140）．とくに睡眠時記録では出現率が高くなる．

　治療は，年齢とともに発作が消失していく傾向があるため，初回発作や睡眠時のみの発作で発作回数が少ない場合は，無治療で様子をみることがある．発作頻度が多い場合などは，焦点発作に対して有効な抗てんかん薬が投与される．従来は，カルバマゼピンが選択されることが多かったが，最近は副作用などを考慮して比較的新しい抗てんかん薬であるレベチラセタムなどが選択される．

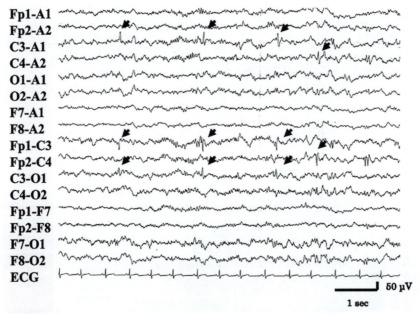

図2-140　中心・側頭部に棘波を示す自然終息性てんかんの睡眠時脳波（5歳男児）
左中心部（C3）または右中心部（C4）に散発性の棘波がみられる（矢印）．

C 小児欠神てんかん

旧分類では，特発性全般てんかんに分類されるてんかんで，4～10歳頃に発症する．女児に多いとされる．

発作は定型欠神発作とよばれ，突然はじまる持続時間が4～20秒程度の意識消失で，突然終わり，発作後は発作前の行動をそのまま続け，転倒はしない．病因は明らかな責任遺伝子は同定されていないが，遺伝的な背景が強い素因性てんかんである．

脳波では，発作時に両側同期性の3Hz全般性棘徐波複合を認める 図2-141．

治療は，エトスクシミド，バルプロ酸ナトリウム，ラモトリギンを単剤あるいは併用で用いる．エトスクシミドは，発作抑制効果に優れ，ラモトリギンは安全性に優れている．

寛解率は，一般的に良好で，80%ぐらいの患者は発作が消失し，服薬を中止することができる．思春期に強直間代発作が出現することがある．

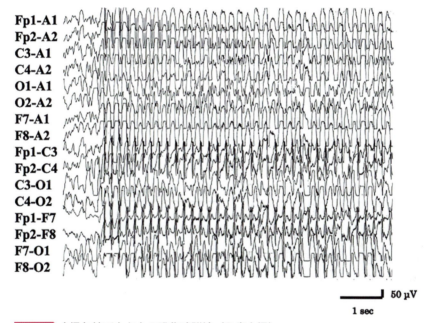

図2-141 小児欠神てんかんの発作時脳波（8歳女児）
すべての誘導に1秒間に3回の割合で棘徐波複合が連続してみられる（3Hz全般性棘徐波複合がみられる）．

D 乳児てんかん性スパズム症候群（旧分類のウエスト症候群を包含する症候群）

旧分類でのウエスト症候群を含む乳児期発症のてんかん性スパズムを呈するてんかん症候群．乳児期，多くは3～7か月の間に発症する．以前は点頭てんかんともよばれた．

発作はてんかん性スパズムとよばれる1秒程度の短い強直であり，通常シリーズを形成する（繰り返し出現する）．明らかな基礎疾患がある場合は症候性，基礎疾患が明らかでない場合は潜因性

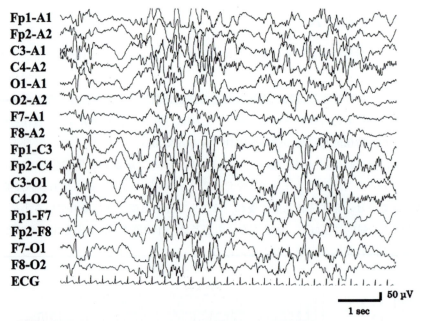

図2-142 乳児てんかん性スパズム症候群の脳波（7か月男児）
発作間欠期に高振幅徐波と棘波が無秩序に混在したヒプスアリスミアがみられる．

とよばれる．発症後は発達が停滞し，いったん獲得した発達段階が後退する<u>退行</u>がみられることが多いが，みられないものがまれにある．

脳波では，発作間欠期に広汎に高振幅徐波と棘波が無秩序に混在した<u>ヒプスアリスミア</u>がみられることが多い 図2-142．ウエスト症候群という場合，<u>てんかん性スパズム</u>，<u>ヒプスアリスミア</u>，<u>退行</u>の3主徴がみられる．

治療は，最も有効なものは<u>ACTH療法</u>であるが，高血圧，易感染性，大脳退縮による硬膜下血腫などの重篤な副作用に注意を要する．結節性硬化症に伴うウエスト症候群ではビガバトリンが第一選択薬になる．他にビタミンB_6大量療法が有効なことがある．抗てんかん薬では，バルプロ酸ナトリウム，ゾニサミドなどが用いられるが効果は限定的であることが多い．

予後は不良で，50％程度の例でなんらかの発作は残存し，90％以上の例で，知的障害を残す．

E ドラベ Dravet 症候群

以前は<u>乳児重症ミオクロニーてんかん</u>と称されていたが，ミオクロニー発作がないものもあり，現在はこの名称でよばれている．多くは<u>ナトリウムチャネル</u>（*SCN1A*）の変異を認める．全身性または半身性のけいれんが，発熱や入浴を契機に起こり，重積する傾向がある．その他，焦点発作，ミオクロニー発作，非定型欠神発作などがみられる．発症後は徐々に発達が遅れる傾向がある．治療は，バルプロ酸ナトリウム，クロバザムなど複数の抗てんかん薬が用いられる．難治に経過することが多いが，スチリペントールやフェンフルラミンなど新しい薬剤によって以前に比較して発作のコントロールができるようになった．

F 熱性けいれん

　旧分類では特殊症候群，状況関連性発作に分類されていた．主に生後6か月〜5歳の乳幼児期に多くは**38℃以上の発熱**に伴い起こる．頭蓋内感染症，代謝異常など明らかな発作の原因がみられないもの．日本人では5〜8％の頻度でみられる．遺伝的素因が関係しており，家族歴があれば発症率は高くなる．

　単純型と**複雑型**に分類され，**複雑型**は，①けいれんに左右差がある，体の一部のみのけいれんなど焦点発作の要素，②15分以上の持続，③1回の発熱時に複数回の発作，の3項目のうち1項目以上に該当するものである．**単純型**はこれらの項目すべてに該当しないものである．

　治療は，発作が遷延する，頻回に再発するなどの場合に発熱時にジアゼパム坐剤を投与する予防が行われることがあるが，通常は特別な治療は行わない．発熱により発作が誘発されるドラベ症候群などのてんかんや髄膜炎などの頭蓋内感染症が鑑別診断として重要である．

G 憤怒けいれん

　主に生後6か月から1歳8か月頃に発症し，泣き始めに呼気状態で呼吸を止め，意識消失する．筋緊張は意識消失後速やかに低下することが多いが，時にけいれんを認める．

　1分以内に意識回復し，発作後のもうろう状態はみられない．

　通常，年齢とともに改善するため特別な治療を要しない．

〈森本昌史〉

16 運動器疾患

各論

運動器疾患は脊髄運動ニューロン（脊髄前角細胞）から骨格筋に至る経路のいずれかに生じた障害を原因とする 図2-143．障害部位ごとに分類し，それぞれの代表的疾患について述べる．

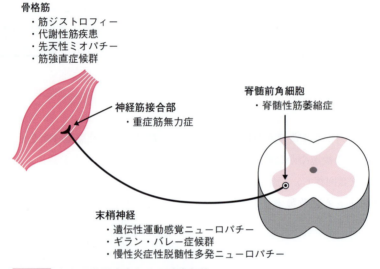

図2-143 主な運動器疾患とその障害部位

1 運動ニューロン疾患

A 脊髄性筋萎縮症

▶a. 概念

脊髄運動ニューロン（脊髄前角細胞）の変性により進行性の筋力低下・筋萎縮をきたす疾患．*SMN1* 異常を原因とする常染色体潜性（劣性）遺伝性疾患であり，頻度は約10000出生に1人とされる．発症は出生前から成人期までと幅広く，発症時期と重症度によってⅠ型，Ⅱ型，Ⅲ型に分類される．

▶b. 症状

近位筋優位の筋力・筋緊張低下を示し，舌や手指の細かな震え（線維束性収縮），腱反射の減弱を認める．知能の障害は伴わない．Ⅰ型は生後6か月までに発症しフロッピーインファントとよばれる全身性の筋緊張低下 図2-144 を示す．早期に呼吸障害をきたし，無治療では人工呼吸器を

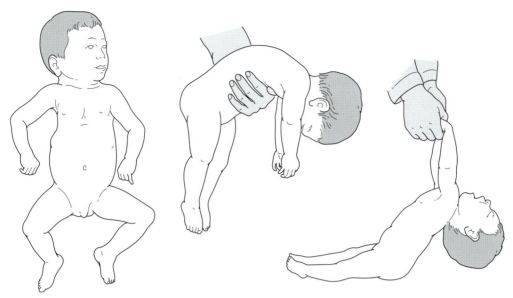

図2-144 フロッピーインファント

使用せずに2歳以上生存できることはまれである．II型は生後6か月から1歳半頃までに発症し，無治療では運動発達は坐位までで立位をとることはできない．次第に側弯が顕著になる．III型は1歳半以降に発症し，自力歩行の獲得をするが，次第に転びやすい，階段昇降が困難などの症状が出る．

▶**c. 検査**

血中CK（クレアチンキナーゼ）は正常．臨床症状から本症が疑われた場合，速やかに**遺伝学的検査**を行い，診断を確定する．

▶**d. 治療**

近年，遺伝子異常に基づいた根本治療が可能となった．ウイルスベクター製剤の点滴投与により*SMN1*を補充する遺伝子治療が2020年から保険収載された．他に，アンチセンスオリゴヌクレオチド（核酸医薬）の髄腔内投与または低分子化合物の経口投与により患者で不足しているSMN蛋白を増加させる治療も選択できる．治療は早期であるほど効果が高いため，迅速な診断が求められる．そのため，最近は発症前の新生児をマススクリーニングにより発見する試みが全国に拡大しつつある．

2 末梢神経疾患

A 遺伝性運動感覚ニューロパチー

▶**a. 概念**

末梢神経が障害される遺伝性疾患の総称で，シャルコー・マリー・トゥース Charcot-Marie-

Tooth 病ともよばれる．末梢神経を構成する成分をコードする遺伝子の異常によって生じ，現在まで 40 を超える原因遺伝子が同定されている．

▶b. 症状

足や下腿，手や前腕など四肢遠位部にゆっくりと進行する筋萎縮・筋力低下を認める．特徴的な歩行（鶏歩）や足の変形（凹足）で気づかれることが多い．手足の感覚障害を伴うこともある．

▶c. 検査

末梢神経伝導検査が重要である．神経伝導速度や複合筋活動電位の低下を認める．遺伝学的検査により原因遺伝子に病的変異が確認されることもある．

▶d. 治療

根本的な治療はない．リハビリテーション，装具療法により機能を最大限に保つ．関節や腱の手術が機能改善に役立つ場合もある．

B ギラン・バレー Guillain-Barré 症候群

▶a. 概念

自己免疫により末梢神経が障害され，急性に進行する麻痺，感覚障害をきたす疾患である．

▶b. 症状

多くの場合，感冒や胃腸炎などの感染症の数週間後に，手足の先からしびれや脱力が出現する．深部腱反射は減弱・消失する．その後に急速に症状が進行し，神経症状が出てから 2～4 週で症状はピークとなる．重症度の幅は広いが，重症例では呼吸筋にも麻痺がおよび人工呼吸管理が必要となる場合もある．頻脈，徐脈，起立性低血圧，膀胱直腸障害といった自律神経障害を伴うこともある．

▶c. 検査

髄液検査で細胞数上昇を伴わない蛋白値上昇を認める（蛋白細胞解離）が，発症初期には認めないこともある．末梢神経伝導検査では，脱髄型では神経伝導速度の低下，軸索型では複合筋活動電位の低下を認める．血液検査では抗糖脂質抗体（抗ガングリオシド抗体）が一部の患者で検出される．

▶d. 治療

免疫グロブリン大量療法や血漿交換療法が有効である．

C 慢性炎症性脱髄性多発ニューロパチー

▶a. 概念

慢性あるいは再発性に末梢神経の脱髄を生じ，筋力低下や感覚障害を示す自己免疫性炎症性疾患である．

▶b. 症状

四肢の筋力低下，感覚障害が 2 か月以上にわたり慢性あるいは再発性に生じる．深部腱反射は減弱・消失する．典型例では症状は左右対称性で，近位筋と遠位筋が同様に障害される．時に脳

神経障害も呈する.

▶c. 検査

末梢神経伝導検査において脱髄の所見（神経伝導速度の低下，伝導ブロックなど）を認める．
MRIにおいて，神経根，馬尾の肥厚や造影効果を認めることがある．

▶d. 治療

ステロイド薬，免疫グロブリン大量療法，血漿交換療法が有効である．

3 神経筋接合部疾患

A 重症筋無力症

▶a. 概念

神経筋接合部の伝達に関わる蛋白に対する自己抗体により，神経から筋への刺激伝達が障害される自己免疫疾患である．眼筋型と全身型があり，小児では眼筋型の頻度が高い．

▶b. 症状

眼筋型では眼瞼下垂，眼球運動障害，複視などの眼症状を認める．全身型では易疲労性・筋力低下に加え，嚥下障害・発声障害といった球症状を示す．いずれの型においても，朝よりも午後に症状が悪化する日内変動を示し，休息により改善する特徴がある．経過中に感染症，外傷，ストレスなどが誘因となって筋無力症状が急激に悪化し，呼吸筋麻痺に至る急性増悪（クリーゼ）をきたすことがある．

▶c. 検査

抗コリンエステラーゼ薬（エドロホニウム）の静脈注射により症状が一過性に回復することを確認する〔エドロホニウム試験（テンシロンテストともいう）〕．誘発筋電図の反復刺激試験で減衰現象を認める．血液検査では抗アセチルコリン受容体（AChR）抗体や抗筋特異的受容体型チロシンキナーゼ（MuSK）抗体などの自己抗体が検出されることが多いが，抗体陰性例も存在する．

▶d. 治療

抗コリンエステラーゼ薬はアセチルコリンの分解を阻害する薬剤であり，症状を改善させるがあくまでも対症療法である．原因療法としては免疫抑制治療が必要であり，ステロイド薬が選択される．難治例ではステロイドパルス療法，免疫グロブリン療法，免疫抑制薬（タクロリムスなど）などが用いられる．思春期以降の症例で胸腺摘出術が選択される場合もある．

4 筋疾患

Ｉ. 筋ジストロフィー

筋ジストロフィーとは骨格筋の変性・壊死を主病変とし，進行性の筋力低下をきたす遺伝性疾患の総称である．遺伝形式や臨床症状により分類されており，主な筋ジストロフィーについて述べる．

A デュシェンヌ Duchenne 型筋ジストロフィー

▶a. 概念

小児期発症の筋ジストロフィーで最も頻度が高い．Ｘ染色体に存在する *DMD* の異常により，筋細胞の細胞膜下に存在するジストロフィン蛋白が欠損することにより生じる．Ｘ連鎖性遺伝疾患であり，原則として男児に発症する．約2/3 は母親が保因者であるが，残りは新生突然変異による発症である．

▶b. 症状

乳児期の運動発達は正常だが，３歳頃から体幹および四肢近位筋の筋力低下が出現する．階段昇降の困難，ジャンプができない，走るのが遅いなどの症状で気づかれることがあるが，進行すると特徴的な登はん性起立（ 図2-145 ，ガワーズ Gowers 徴候ともよばれ，手を膝にあてて体をよじ登るように起立する），歩行障害が顕著になる．ふくらはぎの仮性肥大（筋の脂肪変性による肥大）が著しく，運動後に筋痛を訴えることも多い．典型例では 10 歳頃に車椅子生活となり，その後に心筋および呼吸筋障害による心不全，呼吸不全が顕在化する．患者の一部に軽度知的障害を合併する．

▶c. 検査

乳児期から血中 CK（クレアチンキナーゼ）が著しい高値を示す．無症状の時期に別の目的で行った採血で偶然に高 CK 血症が見つかり発症前診断に至る例も多い．遺伝学的検査により *DMD* に原因となる異常（欠失，重複，点変異など）が確認されれば診断が確定されるため，最近は筋生検を必要としないことが多い．遺伝子異常が見つからない場合に，筋生検による病理学的診断が行われる．

▶d. 治療

ステロイド投与により進行が抑制されるため，運動機能が低下する頃から投与開始される．リハビリテーションなどにより関節拘縮や側弯の予防，運動機能や呼吸機能の維持を図ることが重要である．近年，一部の患者に限られるが，特定の遺伝子異常に対してアンチセンスオリゴヌクレオチド（核酸医薬）の点滴投与によるエクソンスキッピング治療が開発され保険収載された．治療により症状の進行抑制が期待され，今後，対象となる患者が広がることが期待される．

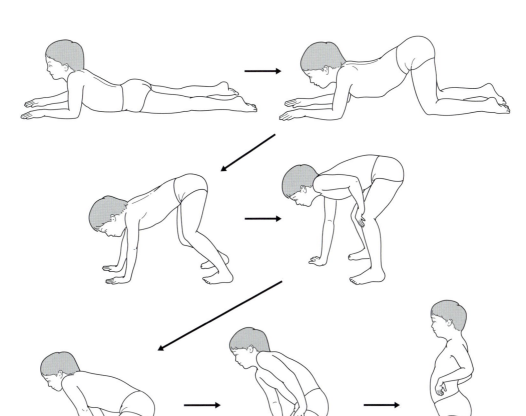

図2-145 登はん性起立（ガワーズ徴候）

B ベッカー Becker 型筋ジストロフィー

▶a. 概念
　デュシェンヌ型と同じくジストロフィン遺伝子の異常を原因とするが，ベッカー型ではジストロフィン蛋白が完全には欠損しないため，臨床症状はより軽症となる．

▶b. 症状
　発症時期や進行がデュシェンヌ型よりも遅く，15歳以降でも歩行可能である．重症度には幅があり，デュシェンヌ型に近い臨床像を示す患者から成人期以降も筋力低下がわずかな患者まで存在する．

▶c. 検査
　デュシェンヌ型と同様に高CK血症を示し，遺伝学的検査で診断が確定される．

▶d. 治療
　必要に応じてリハビリテーションなどを行う．デュシェンヌ型に近い症状の場合，ステロイド

治療も考慮される.

C 福山型先天性筋ジストロフィー

▶a. 概念

乳児期早期から筋力低下が明らかな筋ジストロフィーに加え，脳形成障害を認める常染色体潜性（劣性）遺伝性疾患である．日本人において高頻度で，日本では小児期発症の筋ジストロフィーではデュシェンヌ型に次いで2番目に多い.

▶b. 症状

乳児期より全身性に筋緊張・筋力低下を認め，フロッピーインファントとなる．顔面表情筋の罹患も認め，表情が乏しい．患者の多くは坐位は可能となるが，立位を獲得することはまれで，6歳頃から運動機能は退行し寝たきりとなる．関節拘縮・変形も徐々に進行する．運動障害のみならず，脳形成障害による知的障害も認め，てんかんを合併することもある.

▶c. 検査

血液検査ではCK，アルドラーゼなどの筋逸脱酵素の値が上昇する．頭部MRIでは多小脳回，白質の信号異常，小脳の小囊胞病変などの特徴的な所見を示す．遺伝学的検査により*FKTN*に原因となる異常が確認される.

▶d. 治療

根本的な治療は現時点では存在せず，対症療法やリハビリテーションを行う.

D その他の筋ジストロフィー

① 顔面肩甲上腕型筋ジストロフィー

顔面筋，肩甲，上腕近位部の筋が主に障害され，緩徐に進行する常染色体顕性（優性）遺伝性疾患.

② エメリー・ドレイフス Emery-Dreifuss 型筋ジストロフィー

幼小児期に発症し，比較的緩徐に進行する筋力低下のほか，早期から関節拘縮，心伝導障害を認める.

③ 肢帯型筋ジストロフィー

小児期から成人期にかけて発症し，体幹や四肢近位の筋力低下が生じる筋ジストロフィーの総称で，原因遺伝子は多岐にわたる.

④ ウルリヒ Ullrich 型先天性筋ジストロフィー

新生児からの全般性の筋力低下に加え，肩・肘・股・膝関節など近位関節の拘縮と手・足・指関節など遠位関節の過伸展という特徴的な症状を示す.

⑤ メロシン欠損型先天性筋ジストロフィー

知的障害を伴わない先天性筋ジストロフィーで，欧米で頻度が高く，日本ではまれである．頭部MRIで白質に異常信号を認める.

Ⅱ．代謝性筋疾患

A　ポンペ Pompe 病（糖原病Ⅱ型）

▶a. 概念

　　酸性αグルコシダーゼの欠損あるいは活性低下により，組織のライソゾーム内にグリコーゲンが蓄積し，筋力低下，心腫大，肝腫大をきたす常染色体潜性（劣性）遺伝性疾患．発症時期と重症度によって乳児型と遅発型に分類される．

▶b. 症状

　　乳児型は生後2か月頃までに筋力・筋緊張低下が出現し，フロッピーインファントとなる．心肥大，肝腫大，巨舌を認める．無治療ではほとんどが1歳までに死亡する．遅発型（小児型・成人型）では骨格筋障害が主体で，近位筋優位の筋力低下が徐々に進行する．呼吸筋の障害のため，易疲労性，息切れなどの症状や，夜間睡眠中の低換気による朝の頭痛を訴えることがある．

▶c. 検査

　　血液検査では CK が上昇する．肝逸脱酵素である AST，ALT の上昇も認める．乳児型では胸部 X 線写真や心エコーで心筋肥大を認める．ろ紙血を用いた酸性αグルコシダーゼ活性の低下や遺伝学的検査による病的変異の確認により診断される．

▶d. 治療

　　酵素補充療法により心肥大は改善し，乳児型の延命が可能である．遅発型においても運動機能を維持する効果を認める．

B　マッカードル McArdle 病（糖原病Ⅴ型）

▶a. 概念

　　筋型ホスホリラーゼの欠損により発症する常染色体潜性（劣性）遺伝性疾患である．筋収縮に必要なエネルギー（ATP）の供給が不足し，運動時の筋痛・筋けいれん，易疲労性，横紋筋融解（ミオグロビン尿症）を認める．

▶b. 症状

　　運動により上記症状が誘発されるが，筋症状に耐えながら運動を続けていると突然症状が軽減する"セカンドウインド現象"が高率に認められる．

▶c. 検査

　　血清 CK は平時は軽度高値だが，運動により顕著に上昇する．生検筋ではグリコーゲンの蓄積やホスホリラーゼ酵素活性低下を認める．遺伝学的検査により病的変異が同定される．

Ⅲ．先天性ミオパチー

　　新生児または乳児期から顔面を含む全身の筋緊張・筋力低下を呈し，非進行性あるいは緩徐進

行性の経過をとる筋疾患の総称である．フロッピーインファントとして発症し，呼吸障害や哺乳障害を呈することもある．痩せてきゃしゃな体格で，ミオパチー顔貌（細長く表情に乏しい顔，口が開いていることが多い）を認める．側弯，股関節脱臼，漏斗胸などの骨格の異常を伴う．血中 CK は正常か軽度高値を示す．筋病理で筋線維に認める構造異常の特徴によりネマリンミオパチー，セントラルコア病，ミオチュブラーミオパチーなどと細分類されるが，臨床像が似ているため，病歴や症状からのみでは個々の疾患の鑑別は困難である．近年，原因遺伝子が多数明らかになっている．

各疾患の病理学的特徴を記載する．いずれにおいても筋病変に対する根本的な治療はない．

① ネマリンミオパチー

ゴモリ Gomori トリクローム変法染色で筋線維内にネマリン小体とよばれる糸状の構造物を認める．

② セントラルコア病

筋線維の中心部に筋小胞体やミトコンドリアがないため酸化酵素染色で中心部が果物の芯（コア）のように染色されない．

③ ミオチュブラーミオパチー

筋線維は細く，中心に核を認め，発生途中の筋管細胞（ミオチューブ）に類似している．

Ⅳ．筋強直症候群

A 筋強直性ジストロフィー

▶a. 概念

筋強直と筋力低下を主症状とするが，骨格筋障害に加え多臓器の症状を合併する遺伝性疾患であり，常染色体優性（顕性）遺伝形式をとる．*DMPK* 内の CTG という DNA 配列が繰り返されて長くなること（CTG リピートの延長）が原因である．健常人ではこのリピート数は 30 回未満であるが，患者では 50〜2000 回程度に延長している．発症時期の違いにより先天型，小児型，成人型に分類されるが，重症度・発症時期とリピート数は相関し，リピート数は先天型＞小児型＞成人型となる．また，親から子に世代を経るにつれリピート数が増加し，重症化する傾向にあり，これを表現促進現象という．先天型の多くは成人型の母からの出生である．

▶b. 症状

先天型では胎児期から羊水過多や胎動減少を示し，生直後から重度の筋力・筋緊張低下（フロッピーインファント），顔面筋罹患を示す．呼吸障害に対し人工呼吸管理が必要な例も少なくない．新生児期以降は筋緊張は改善傾向となり，3〜5 歳で歩行可能となることが多いが，精神発達は顕著に遅れる．小児型は幼児期以降に知的障害で発症し，特徴的なミオパチー顔貌（表情が乏しく，逆 V 字型の上口唇）を認める．先天型，小児型ともに思春期以降は筋強直現象（ミオトニー）など成人型の症状を認めるようになる．

▶c. 検査

血中 CK は正常もしくは軽度上昇を示す．針筋電図で刺入時にミオトニー放電を認めるのが特

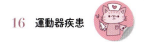

徴である．頭部 MRI で脳室拡大，白質病変などを認める場合がある．遺伝学的検査で *DMPK* の CTG リピートの延長を認める．

▶d. 治療

先天型では新生児期に人工呼吸管理を要することがあるが，後に離脱できることが多い．心伝導障害などの合併症への対応が必要になることがある．

B 先天性ミオトニー

▶a. 概念

骨格筋細胞膜のイオンチャネルの異常によって，筋強直（ミオトニー）を呈する非進行性の遺伝性疾患である．

▶b. 症状

全身の骨格筋にみられる筋のこわばり（ミオトニー）が主症状である．軽い運動やウォーミングアップによって軽減することが多い．診察所見では握った手がうまく開かない（把握ミオトニー），診察用ハンマーで筋肉をたたくと筋収縮を認める（叩打ミオトニー），などが観察される．筋肥大を伴い，ヘラクレス様体型となることがある．

▶c. 検査

針筋電図で刺入時にミオトニー放電を認める．

▶d. 治療

抗不整脈薬であるメキシレチンや抗てんかん薬であるカルバマゼピンが筋強直に効果を示す．

〈千代延友裕〉

各論

17 精神疾患
~心理的要因が関連する疾患などを含め~

1 精神疾患

A 自閉スペクトラム症

▶a. 概念

自閉症（autism）は，1943年のレオ・カナー（Kanner L，アメリカの児童精神科医）による，反復的で常同的行動を伴う社会的コミュニケーションの欠陥を有する2~8歳の小児11例の記述が始まりとされる．「精神疾患の診断・統計マニュアル（DSM）　第4版」（米国精神医学会，1994）における診断名は「通常，幼児期，小児期，または青年期に初めて診断される障害」の中に広汎性発達障害として分類され，このカテゴリーには自閉性障害，アスペルガー Asperger 障害，小児期崩壊性障害などの他の関連する障害が含まれていた．2013年に改訂された第5版（DSM-5）では，これらの関連する障害が統合され，自閉スペクトラム症（autism spectrum disorder: ASD）に変更となった．また，自閉スペクトラム症は新たに設けられた「神経発達症群」の中に分類されている．

2023年改訂 DSM-5-TR によれば基本的特徴として以下の両者が認められる．
① 相互の社会的コミュニケーションと対人的相互反応のために使われる非言語的コミュニケーション，および人間関係を発展させ，維持し，それを理解することの持続的な欠陥
② 行動，興味，または活動の限定された反復的な様式

▶b. 症状 表2-60

症状は発達早期に現れ，年齢やおかれた環境によって症状の強さや様相は変化するが，その特性は持ち続けるとされる．知的発達症（知的障害）の有無や程度により，発語がみられないものから流暢に会話ができるものまで臨床像は実に多様である．感覚刺激に対する過敏さまたは敏感さも併せ持つことも特徴であり，運動面では一般に不器用であり協調運動障害が目立つことが多い．てんかんの併存率が定型発達児と比して高く，その発症には乳幼児期と思春期にピークがある．また，概日リズムの異常により睡眠障害を合併することがあり，これを改善することで情緒面での安定や発達促進につながることが期待できる．

▶c. 診断

発達歴，生育歴，行動観察および診察所見などから行う．スクリーニングツールとして修正版乳幼児期自閉症チェックリスト（M-CHAT）の乳幼児健診での活用が広まっており，診断の際には評価尺度として親面接式自閉スペクトラム症評価尺度テキスト改訂版（Parent-interview ASD Rating Scale Text Revision: PARS-TR）などが使用される．

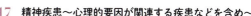

表2-60 自閉スペクトラム症の診断基準

A. 複数の状況で社会的コミュニケーションおよび対人的相互反応における持続的な欠陥があり，現時点または病歴によって，以下のすべてにより明らかになる（以下の例は一例であり，網羅したものではない；本文参照）．
　(1) 相互の対人的‒情緒的関係の欠落で，例えば，対人的に異常な近づき方や通常の会話のやりとりのできないことといったものから，興味，情動，または感情を共有することの少なさ，社会的相互反応を開始したり応じたりすることができないことに及ぶ．
　(2) 対人的相互反応で非言語的コミュニケーション行動を用いることの欠陥，例えば，統合の悪い言語的と非言語的コミュニケーションから，視線を合わせることと身振りの異常，または身振りの理解やその使用の欠陥，顔の表情や非言語的コミュニケーションの完全な欠陥に及ぶ．
　(3) 人間関係を発展させ，維持し，それを理解することの欠陥で，例えば，さまざまな社会的状況に合った行動に調整することの困難さから，想像遊びを他者と一緒にしたり友人を作ることの困難さ，または仲間に対する興味の欠如に及ぶ．
B. 行動，興味，または活動の限定された反復的な様式で，現在または病歴によって，以下の少なくとも2つにより明らかになる（以下の例は一例であり，網羅したものではない；本文参照）．
　(1) 常同的または反復的な身体の運動，物の使用，または会話（例：おもちゃを一列に並べたり物を叩いたりするなどの単調な常同運動，反響言語，独特な言い回し）．
　(2) 同一性への固執，習慣への頑ななこだわり，または言語的，非言語的な儀式的行動様式（例：小さな変化に対する極度の苦痛，移行することの困難さ，柔軟性に欠ける思考様式，儀式のようなあいさつの習慣，毎日同じ道順をたどったり，同じ食物を食べたりすることへの要求）
　(3) 強度または対象において異常なほど，きわめて限定され執着する興味（例：一般的ではない対象への強い愛着または没頭，過度に限局したまたは固執した興味）
　(4) 感覚刺激に対する過敏さまたは鈍感さ，または環境の感覚的側面に対する並外れた興味（例：痛みや温度に無関心のように見える，特定の音または触感に逆の反応をする，対象を過度に嗅いだり触れたりする，光または動きを見ることに熱中する）
C. 症状は発達早期に存在していなければならない（しかし社会的要求が能力の限界を超えるまでは症状は完全に明らかにならないかもしれないし，その後の生活で学んだ対応の仕方によって隠されている場合もある）．
D. その症状は，社会的，職業的，または他の重要な領域における現在の機能に臨床的に意味のある障害を引き起こしている．
E. これらの障害は，知的発達症（知的能力障害）または全般発達遅延ではうまく説明されない．知的発達症と自閉スペクトラム症はしばしば同時に起こり，自閉スペクトラム症と知的発達症の併存の診断を下すためには，社会的コミュニケーションが全般的な発達の水準から期待されるものより下回っていなければならない．

〔日本精神神経学会（日本語版用語監修），髙橋三郎・大野　裕（監訳）：DSM-5-TR精神疾患の診断・統計マニュアル．p.54-55，医学書院より許諾を得て転載〕

▶d. 治療

診断後の早期介入（育児支援，本人への発達支援，環境調整）が重要となる．幼児期はコミュニケーションのとりづらさや癇癪の強さなどから，保護者が育てにくさを感じたり，不安を抱きやすいことから，家族が子どもの発達の特性を理解しより良い対応ができるよう具体的な手立てについての情報を提供する．子どもへの発達支援として，現在日本では福祉サービス（児童発達支援事業）による療育施設への通所等の機会が設けられている．環境調整の基本的事項としては「構造化」があり，学習や生活場面においてスケジュールなどを視覚化することによって，何をどれだけ，どのようにすべきかをわかりやすく提示し，安心感と見通しを持たせることが重要とな

る．自閉スペクトラム症に対する根本的な治療薬はなく，小児期の自閉スペクトラム症に伴う易刺激性（興奮，いらだち，不安）に対してリスペリドン，アリピプラゾールなどの抗精神病薬の適応が承認されているが，薬物療法はあくまで対症療法的なものである．睡眠障害に対して2020年3月にメラトニン製剤が承認され，有効性が確認されている．

神経発達症児への支援は医療だけで完結できるものではないため，保健，教育，福祉機関などの多職種との連携が重要であり，情報の共有や必要に応じてケースカンファレンスを実施することで，本人と家族へのより良いアプローチが可能となる．

B 注意欠如多動症

▶a. 概念

注意欠如多動症（attention deficit hyperactivity disorder: ADHD）は，落ち着きのなさや活動過多（＝多動・衝動性），注意力の散漫や短い持続時間（＝不注意）の症状により特徴づけられ，脳内（とくに前頭前野）のドーパミンおよびアドレナリンの機能低下が病因とされる．DSM-5-TRでは自閉スペクトラム症と同様に神経発達症群に分類される．

▶b. 症状

多動の症状としては，じっとしていることができずエンジンに動かされているように走り回ったり，しゃべりすぎるなどがある．衝動性の症状には，順番が待てない，他者の行動を邪魔したり，突発的に行動してしまうなどがある．不注意の症状には，ケアレスミスが多い，課題に注意を持続することが困難で最後までやりとげられない，忘れっぽいなどがあり，これらの症状が12歳以前から存在する．

上記の症状が脳機能の特性によるものであることが理解されない場合に，行動修正のために叱責を受けやすく，否定される機会が増えてしまう結果，自尊感情の低下をきたすことがあるため注意が必要である．

▶c. 診断

発達歴，生育歴，行動観察および診察所見などから行う．DSM-5-TRの診断基準では症状が2つ以上の状況（例：家庭，学校，職場など）において存在することがあげられており，家庭以外の場面についての情報も必要となる．また，被虐待児，自閉スペクトラム症との鑑別や，気分障害や不安障害等との鑑別および併存についても留意が必要となる．

▶d. 治療

①特性への理解と環境調整，②本人への心理社会的治療，③ペアレント・トレーニング，④薬物療法を組み合わせて行う．①では周囲が発達の特性を理解し，本人に合った課題の設定や声かけを行うことが必要となる．多くの時間を過ごす園や学校での環境は非常に重要であり，園や学校と連携し支援をすすめる．③のペアレント・トレーニングは親がわが子に合った対応方法を学ぶ機会であり，行動理論に基づいた学習が行われる．育てにくさから叱責が続くことにより親子関係が悪循環することを防止し，ほめる・認めるといった肯定的な働きかけを強めることが，適切な行動の習得や自尊感情の育ちに有用となる 図2-146．④薬物療法は様々な環境調整を行った上で考慮されるべきものである．中枢神経刺激薬であるメチルフェニデートの有効性は高いが，

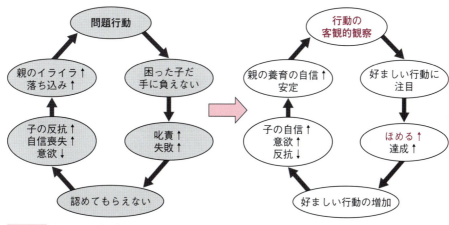

図2-146 親子関係をプラスの循環へ
(岩坂英巳．困っている子をほめて育てるペアレント・トレーニングガイドブック．じほう；2012 より一部改変)

副作用として食欲不振，成長障害，チック等がある．その他，2024年9月時点で小児に適応のある ADHD の治療薬は計4種類あり，効果測定を行いながら薬剤選択を行う．

C チック症

▶a．概念

チックとは**突発的，急速，反復性，非律動性の運動あるいは発声**と定義される．チック症はトゥレット Tourette 症を含み，神経生物学的基盤を共有するスペクトラムで，多因子遺伝に環境因子が加わり発症すると考えられている．また，ストレスが発症と症状増悪に関与する．DSM-5-TR では**神経発達症群**に分類され，ドーパミンの過活動やドーパミン D_2 受容体の感受性亢進が病態にかかわっていることが示唆されている．

チックの特徴と持続時間から，①トゥレット症，②持続性（慢性）運動または音声チック症，③暫定的チック症に分けられる．③は症状出現から1年未満のものであり，①②は1年以上の持続を認める．

症状は幼児期後半から学童期に発現することが多く，一般人口における発現頻度は，約5〜25％とされており，きわめて頻度の高い病態であるが，男児が女児の約3倍と性差を認める．小児にみられるチックのほとんどは暫定的チック障害で，治療上問題となるトゥレット症の頻度は約0.05％で小児のチック障害全体の0.2〜0.5％を占めると考えられている．

▶b．症状

症状はその現れ方により**運動チック**か**音声チック**か，**単純性**か（瞬目，顔しかめ，肩すくめなど）**複雑性**か（はねる，物の匂いをかぐなどの複数の筋群が関与する）に分けられる．運動チックの症状は顔，とくに瞼のまばたきなど軽微な症状で始まることが多く，当初は気づかれずに見過ごされていることも多い．年長児になると，眼が痒いなどを理由とすることもしばしば認めら

れ，次第に首を振ったり，身体を動かすなど目立つ動作になって気づかれる．一般小児科外来を受診する児は，まばたき，首を振る，咳払いの3症状が多いとされる．トゥレット症では多彩な運動チックと少なくとも一つの音声チックを合併する．

本来初発部位でない上肢，躯幹，下肢などから出現したチック様の運動症状については他の神経疾患との鑑別（不随意運動，自閉スペクトラム症の常同運動，てんかん発作など）に留意する．

▶c. 治療

チック症の消失ではなく，通常の社会生活が送れることを治療目標とし，環境調整および治療的介入を行う．また，強迫症や注意欠如多動症の併存もみられ，その場合は併存症の治療も並行して行う．

（ⅰ）心理教育的アプローチおよび環境調整

① 生物学的要因が関与していることを伝える

チック発症が親の育て方や子どもの性格の問題ではないことを説明し不安の軽減をはかる．

② 心理的要因の影響を理解する

チック症状の現れ方には心理的要因も関与する．意識しすぎると増悪することがあり，保護者が過剰意識を避けるようにする．

③ 予後の見通しを伝える

小児で最も一般的な暫定的チック症では成長とともに消失することを理解する．しかし一部には慢性経過をとる例もあり，多少の変化で一喜一憂せずに，経過をみていくよう説明する．

④ 学校との連携

学校生活において適切な配慮が受けられるよう教員の理解を得ることも大切である．症状がひどい場合には，教室外での休憩や試験の際の別室対応などを検討する．

（ⅱ）薬物療法

心理教育や環境調整を行いながら経過を観察した上で，日常生活に支障をきたすような中等症以上の症例について考慮される．

D 抜毛症

▶a. 概念

自分の髪の毛，眉毛，恥毛などの体毛を抜いて明らかな脱毛に至ることであり，DSM-Ⅳでは「他のどこにも分類されない衝動制御の障害」に含まれていたが，臨床像，神経生物学および遺伝学における研究から強迫症との関連が示唆されるようになりDSM-5-TRでは強迫症及び関連症群の中に分類される．

▶b. 症状

抜毛は成人より小児に多く，年長児では女性の割合が高いとされている．年齢により病態に差がみられるとの報告がある．年少児では母親の不在など生活上の変化を契機として反応性に不安や緊張を和らげる手段として抜毛することが多く，予後は良好とされている．一方，年長児では注意欠如多動症，気分障害（うつ病）やボーダーラインパーソナリティ障害など精神病理との関連が認められるようになる．抜毛した毛髪を食べて胃毛石（trichobezoar）を呈することもある．

▶c. 検査・診断

診断は臨床症状から行うが，背景には強迫的な人格や感情の言語化が不良である場合が多く，神経発達症の合併も認められることから，神経発達症の評価，知能検査（WISC-Ⅳ），人格検査（YG性格検査），TK式診断的新親子関係検査などを組み合わせて，家庭や学校などのストレス要因を含め多角的に捉える必要がある．

▶d. 治療・予後

抜毛症と診断したら，まず家族に毛を抜くことを叱らないように指導する．年少児の場合は感情表出がすすみやすいように，遊戯療法などリラックスできる状況を構築するよう配慮する．年長児の場合は代替法などを用いた行動療法を行う．強迫性との関連が強い場合には選択的セロトニン再取り込み阻害薬（SSRI）などの薬物療法が考慮される．

E 神経性やせ症

▶a. 概念

神経性やせ症は食行動異常を中心に多彩な心身症状や行動異常を呈する．DSM-5-TR の診断基準は以下のとおりであり，「食行動症及び摂食症群」に分類される．

（A）必要量と比べて栄養摂取量を制限し，年齢，性別，成長曲線，身体的健康状態に対して，正常下限を下回る体重に至る状態．

（B）そのような状態にもかかわらず，体重増加あるいは肥満になることに強い恐怖，または嘔吐誘発など体重増加を妨げる持続した行動がある．

（C）自分の体重あるいは体型の体験の仕方における障害，または現在の低体重に対する認識の持続的な欠如がある．

この障害はいずれの年齢，人種または民族，および社会経済的な背景を持った男女ともが罹患しうるが，有病率は圧倒的に女性が高く，思春期女性では 0.5～1.0％ とされる．背景要因として，本人の素因や性格傾向にその他の要因が関与する．ダイエットや体重制限のあるスポーツでの減量の強要がきっかけとなることがある．小児の重症例では，入院での栄養管理などを精神科医療と連携して行う必要がある．

▶b. 症状

（ⅰ）身体症状

やせ，低体温，低血圧，徐脈，便秘，浮腫，うぶ毛密生，乾燥した皮膚などがみられ，重症になると恥毛脱落・乳房萎縮，さらには無月経や初経遅延を認める．腹痛，嘔気，尿量減少などを伴うこともある．急激な体重減少や飢餓により，重症の低栄養状態となることがあり注意が必要である．初経前に発症した場合は身長の伸びが悪くなる．

（ⅱ）食行動

拒食や小食が主体であるが，食べたい衝動を抑えているために突発的に過食や盗み食いがみられることがある．過食後に自己誘発性嘔吐，下剤の乱用（過食・排出型）をすることがある．

（ⅲ）心理行動面

やせているのに過度に運動する活動性の亢進，やせ願望や肥満に対する恐怖がみられ，やせて

いることを認めず（＝ボディーイメージの障害），病識の欠如があり，抑うつ感情がしばしば認められる．背景には自己評価の低さがあり，また母親に対する依存と攻撃性の背反する感情の混在をしばしば認める．その他，強迫性，焦燥感，自己嫌悪，不登校，家庭内暴力，自殺企図などを伴うこともある．

▶c. 検査・診断

身体所見，血液検査，脈拍，血圧，頭部画像検査から飢餓状態の程度や全身状態の評価が必要である．下位分類として，過去3か月間，過食または排出行動がない摂食制限型と，過食または自己誘発性嘔吐や緩下剤・利尿剤や浣腸の乱用などの排出行動を反復的に繰り返す過食・排出型に区分される．身体症状の確認とともに，ボディーイメージの障害を確認すれば，器質的疾患の鑑別は難しくない．しかし特徴的でない場合は下垂体腫瘍の鑑別や消化管疾患の鑑別を治療と並行して行う．自閉スペクトラム症の持つ固執性が体重や食へのこだわりとしてみられ拒食状態となることもあり，発達の特性の評価も必要となる．

治療に関して，病識がうすく治療に抵抗することが少なくないため，患児の体重増加に対する強い恐怖を理解した上で疾患教育を行うことが重要である．

▶d. 治療・予後

（ⅰ）基本方針

初期治療は，栄養障害の改善とそれを維持するレベルの食行動の回復であり，自分の身体が通常の状態でないと自覚できる身体的病識を持ち治療意欲を維持できるようにする．中・長期的には適切な体重を保ち，日常生活に支障のないように支え，安定した心理状態の回復を目指す．

（ⅱ）身体的治療と心理的治療

① 身体的治療：栄養状態と体重の改善を目標とする．栄養状態が不良な場合は入院して高カロリー輸液や経鼻管栄養が必要となる．入院治療の適応指標は，①標準体重の70%以下，あるいは急激な体重減少，②心拍数50bpm以下の徐脈，③血圧80/50mmHg以下，④低カリウム血症，⑤低リン血症とされる．

② 心理的対応：行動療法・家族療法などを適宜用いるが，本人の持つ強み（登校できているなど）を見つけ，その状況を保つように肯定的な話し合いや説明を行い，保護者に対しても同様に行うよう心がける（共感と受容）．患児の年齢や重症度，神経発達症の合併などの状況によっては，向精神薬や抗不安薬などの適応も考慮し，総合的な治療環境を構築する．

（ⅲ）専門機関との連携

2か月以上の入院加療でも身体症状の改善がない，自傷行為や攻撃的行動などの問題行動がしばしば認められる，入院中の病棟の規則に従えないなどの場合は心のケアを含め精神医学的対応が可能な医療機関での治療が望ましい．

F 異食症

▶a. 概念

DSM-5-TRでは「食行動症及び摂食症群」に分類される．非栄養的非食用物質を口に含んでしまうことは正常発達の乳幼児でも1歳前後は少なからず認められ，乳児期においては病的な意

17 精神疾患〜心理的要因が関連する疾患などを含め〜

味はない．異食症とは非栄養的非食用物質の摂食が発達水準にみあわないものであり，その行動が1か月以上続くことがものをいう．

▶b. 症状

2歳を過ぎても異食行動を認めた場合は診察が必要である．少なくとも1か月以上の期間，1つ以上の非栄養的非食用物質を持続的に摂取する．年少児では絵の具や石膏，紐や布などが多く，年長児では動物の糞，砂，昆虫などが多いとされる．

▶c. 検査・診断

自閉スペクトラム症や知的発達症（知的能力障害）に合併することがしばしば認められる．また周期的に過眠と過食を伴う特徴のあるクライン・レビン Kleine-Levin 症候群では抑制を欠いた過剰な異食を認めることがある．一方，不適切な養育，心理的ネグレクトでも認めることがあり，栄養的にバランスの悪い児の異食には留意する必要がある．また鉄欠乏性貧血や寄生虫疾患においても異食をみることがあるため鑑別が必要である．

▶d. 治療・予後

多くは数か月持続しても，その後寛解する．

G 遺尿症

▶a. 概念

日中または夜間に寝床あるいは衣服の中への反復する排尿と定義され，この行動は「**5歳以上の暦年齢あるいはそれと同等の発達水準**にある子が，週に2回程度以上で，少なくとも連続して3か月間起こり，明らかな苦痛，または社会的，学業的または他の重要な領域における機能の障害が存在することによって明らかとなるもの．この症状は喘息薬や利尿効果のある薬剤のためでなく，糖尿病や二分脊椎など一般的身体疾患によるためではないこと」と規定されており，排尿自立が可能となっていることが前提となる．よって，5歳未満の昼間および夜間の遺尿は含まない．DSM-5-TR では「**排泄症群**」に分類される．

▶b. 症状

夜間のみ，昼間のみ，昼夜ともに症状を認める3つのタイプに分類される．

夜間遺尿には神経・内分泌系の成熟の遅れを基盤とし，機能的膀胱容量の縮小や冷えなどの自律神経系の不安定さ，心理的要因などが関与する．また，症状から多量遺尿型，排尿機能未熟型，混合型に分けられる．

昼間遺尿は，排尿括約筋の不安定な場合と，心理的・環境的要因（不安，遊びに夢中になってしまい意識的にトイレへ行こうとしないなど）が影響する場合があり，後者は神経発達症（こだわり，興味のあることに集中しすぎる）でみられやすい．

▶c. 検査・診断

遺尿症全体では男児が女児に比較して2〜3倍多く，幼稚園で約15％，小学校低学年で10％，高学年で5％前後となり，男女とも9歳頃に急激に減少する．

他の疾患との鑑別のために検査を実施する．尿一般検査により尿路感染症，糖尿病などの鑑別が，尿比重，浸透圧測定により尿崩症や習慣性多飲などの鑑別ができる．また，原因検索として

機能的膀胱容量の測定を行う．

　昼間遺尿がみられる場合，膀胱・尿道括約筋の神経機能低下をきたす疾患（二分脊椎症，尿路異常）との鑑別が必要であるが，この場合には日中の排尿自立の遅れを伴うことがほとんどである．

▶d. 治療・予後

　夜間遺尿では，「起こさず，あせらず，しからず」の3原則のもとに生活指導を行うことが重要である．夜中に起こして排尿させることは，見かけ上の夜尿は消失するが，機能的な改善にはつながらないため行うべきではない．習慣性多飲傾向があれば，就寝4時間前から水分摂取量を減らす習慣をつけるよう指導する．冷え症状は夜尿を悪化させるため就寝前にゆっくり入浴させるなどの対応が有効である．排尿機能未熟型の夜尿には，機能的膀胱容量を増大させるための排尿抑制訓練が効果的である．これは，尿意を感じた際に排尿をぎりぎりまで抑制させる訓練で蓄尿量を増加させるものである．

　これらの生活指導で効果が得られない場合，「夜尿症診療ガイドライン」（日本夜尿症学会，2021）では，アラーム療法（マットに尿がかかるとブザー鳴る）や抗利尿ホルモンによる薬物療法を検討することが推奨されている．

　心理的・環境的要因が関連する昼間遺尿では，小学校中学年以降までに自然軽快することが多い．

H 遺糞症

▶a. 概念

　大便を意図的であろうと不随意的であろうと，不適切な場所で反復して排泄してしまい，生活年齢が4歳または同等の発達水準以上であるのに，少なくとも3か月間に月に1回以上排泄し，便秘に関連する場合以外の薬剤などによるものではないことと定義されている．5歳児の約1％に認められ，男児に多い傾向がある．

▶b. 症状

　便秘に伴う遺糞症の場合，排出される便は軟便で漏れ出るように排出され（溢流性失禁），覚醒時も睡眠時も排出される．背景に自閉スペクトラム症を有することがある．また，遺糞症を有する場合には遺尿症を合併していることが多い．

▶c. 検査・診断

　鑑別診断で最も注意すべきは巨大結腸症（ヒルシュスプルング Hirschsprung 病）である．肛門直上の短分節型では慢性便秘のみが症状である場合が多い．慢性便秘の状況によっては直腸内圧測定や腹部単純 X 線撮影を考慮する．

▶d. 治療・予後

　家族の不安を取り除くことが第一である．そのためにも消化管の器質的異常を鑑別しておく必要がある．また，遺糞症は決してまれなものではなく，治癒率も高く成長とともに消失することを説明する．その一方で，遺糞症の多くは排便機能の未熟性や，便秘が原因であることが多いことから，食事面では食物繊維を多く摂取し動物性脂肪を減らすこと，生活面では毎朝便器に座る

17 精神疾患〜心理的要因が関連する疾患などを含め〜

ことを習慣化するなどの指導を行う．便秘がひどい場合は整腸剤とともにグリセリン浣腸を施行し，学校など集団の場で排便することのないように配慮する．こだわりの強さなどの神経発達症の特性がある場合には，個々の特性に応じた対処方法を考える必要がある．

I 睡眠時随伴症

〈夜驚症（睡眠時驚愕症）〉

▶a. 概念

DSM-5-TR では夜驚症や睡眠時遊行症（次項に記述）は，**睡眠時随伴症群** parasomnias のうち**ノンレム睡眠からの覚醒障害**に分類され，覚醒から睡眠，睡眠から覚醒への移行期に発生する睡眠障害である．通常この障害以外には異常が認められないことから，正常の生理学的機構が変調した状態と考えられている．小児の約3%にみられ，4〜12歳頃に多く，男児に多い傾向がある．思春期頃には自然消失する．

▶b. 症状

睡眠 stage 3・4 の深睡眠中に突然起こる強い恐怖のエピソード，すなわち引き裂くような悲鳴や叫び声をあげて，皮膚紅潮，発汗，頻脈，呼吸促拍，筋緊張亢進など自律神経系の症状を伴い，寝床の上に起き上がり，呼びかけに反応せず，無理に覚醒させようとすると錯乱状態が激しくなる．断片的で鮮明な夢や幻覚を訴えることもあるが，悪夢とは異なり**翌朝覚えていない**のが特徴である．睡眠時間帯の最初の 1/3 の間に発現することが多いが，激しい場合は一晩に数回反復することもある．

▶c. 検査・診断

自宅での睡眠中の出来事を注意深く聴取すれば診断は比較的容易である．家族に症状出現時のビデオ撮影をしてもらうと鑑別に有用である．てんかんとの鑑別が必要な場合には脳波検査を実施する．

▶d. 治療・予後

病態をよく説明し，成長とともに消失する症状であることを伝え，家族の不安を取り除くことが第一である．基本的には薬物治療の適応ではないが，症状が頻回で家族が疲弊しているような場合は，ベンゾジアゼピン系薬剤（ニトラゼパムなど）を就寝前に投与すると睡眠時間帯の最初の 1/3 の間の深睡眠期を除くことができる．投与は2週間くらいを目安とし，中止してもほとんどの場合消失したままであることが多い．

〈睡眠時遊行症（夢中遊行・夢遊病）〉

▶a. 概念

夜驚症と同様に DSM-5-TR では**ノンレム睡眠からの覚醒障害**に分類される．一般人口の1〜15%にみられるといわれ，歩行ができるようになってすぐ始まることもあるが，多くは4〜8歳にみられることが多く，思春期頃になると自然消失する．

▶b. 症状

睡眠時間帯の最初の 1/3 の間に発現することが多く，単に寝床の上に起き上がるだけのものか

1

精神疾患

577

ら，歩いたり走り回ったり窓から飛び降りようとするものまで様々な行動がみられる．症状の出ている間の出来事は覚えておらず，症状の最中に寝言を言うこともあり，症状の途中で覚醒させることは難しく，むしろ錯乱状態を誘発することになる．

▶c. 検査・診断

夜驚症に準ずる．

▶d. 治療・予後

寝ぼけながらベッドから飛び降りたり，走り回ったりするため危険を回避することが困難な場合が少なくない．このため睡眠時遊行症の場合は2段ベッドなら下の段，窓には子どもの手が届かない位置に二重に鍵を掛けるなどの危険回避が必要である．薬物治療の選択は夜驚症に準ずる．

〈悪夢（悪夢障害）〉

▶a. 概念

悪夢とは，夢を見ている睡眠段階であるレム睡眠期に認められる随伴症の一つで，脅すような，ぎょっとさせるようなまたは不快な気分を感じる反復する夢によって特徴づけられる．覚醒時には通常夢を記憶している．悪夢は一般的にもみられるものであることから，反復性で，意味のある苦痛や機能障害をもたらしていることが考慮される必要がある．

▶b. 症状

夢の内容は長く入り組んだ内容であり，終わりに近づくにつれて恐ろしさを増してくるとされる．悪夢を見ながら寝言を言ったり，叫び声をあげたり，歩いたりするのはまれであり，夜驚症や睡眠時遊行症との鑑別点となる．10〜50％の子どもは3〜6歳までになんらかの悪夢を経験するとされる．数週間から数か月で消失あるいは軽減するのが通常であるが，まれには成人になっても悪夢で苦しむ場合がある．頻回の悪夢の出現がある場合は人格特徴があるといわれており，また心的外傷後ストレス障害（post-traumatic stress disorder: PTSD）など背景に潜む問題を鑑別することも重要である．

▶c. 診断・検査

DSM-5-TRの診断基準には以下の5項目がもうけられている．

- （A）長引いた非常に不快な，詳細に想起できる夢が反復して生じる．その夢は通常，生存，安全，または身体保全への脅威を回避しようとする内容を含み，一般には主要睡眠時間の後半に起こる．
- （B）不快な夢から覚めると，急速に見当識と意識を保つ．
- （C）その睡眠障害は臨床的に意味ある苦痛，または社会的，職業的，または他の重要な領域における機能の障害を引き起こしている．
- （D）その悪夢症状は医薬品などの生理的作用によるものではない．
- （E）併存する精神疾患および医学的疾患では，不快な夢の訴えの主要部分を十分に説明できない．

▶d. 治療・予後

治療は基本的に不要．成長とともに夢であることを自覚できれば乗り越えられる．

J 場面緘黙

▶a. 概念

　その他の状況（例：家庭）では話すことは可能にもかかわらず，話すことが期待されている特定の社会的状況においては話すことが一貫してできないことによって特徴づけられる．たいていは幼少の子どもに顕在化する．DSM-5-TR では「不安症群」に分類され，男児より女児に多い．家庭の養育環境や，子ども自身の先天的な素因および神経発達症の関与している場合も多く，評価が必要である．

▶b. 症状

　多くの場合，幼稚園，学校，その他の野外活動場面など不特定の対人関係や社会的行動を求められる場面であり，「選択的な緘黙」と「家庭外での対人緊張」を認める．程度は様々であり，ゼスチャーであれば意思表示ができたり，筆談ができたり，慣れた相手とは話す場面がみられるものから，給食を食べたり排泄ができないものまである．

▶c. 検査・診断

DSM-5-TR の診断基準には以下の 5 項目がもうけられている．

- （A）他の状況では話しているにもかかわらず，話すことが期待されている特定の状況（例：学校）において，話すことが一貫してできない．
- （B）その障害が，学業上，職業上の成績，またはコミュニケーションを妨げている．
- （C）その障害の持続時間は，少なくとも 1 か月（学校の最初の 1 か月だけに限定されない）である．
- （D）話すことができないことは，その社会的状況で要求されている話し言葉の知識，または話すことに関する楽しさが不足していることによるものではない．
- （E）その障害は，コミュニケーション症（例：児童期発症流暢症）ではうまく説明されず，また，自閉スペクトラム症，統合失調症，または他の精神病性障害の経過中にのみ起こるものではない．

▶d. 治療

　精神療法，家族療法，行動療法などがあるが，非言語的な遊戯療法が最も一般的に行われる．また，園や学校の担任は，子どもなりの発信（非言語的コミュニケーションを含む）を受け止めラポール形成を優先する．環境調整として，同世代を含む周囲の理解と安心できる環境の提供が重要である．

K 反応性アタッチメント症および脱抑制型対人交流症

▶a. 概念

　子どもと養育者の間の欠落した，あるいは発育不十分のアタッチメントによって特徴づけられる．その障害は，児童虐待（詳細は「総論 6-7 子ども虐待」122 頁参照）に代表されるひどく不適切な養育（ネグレクト，アタッチメント形成の制限につながる頻回の養育者の変更など）によって引き起こされる．DSM-5-TR では「心的外傷及びストレス因関連症群」（明白に認められる心

的外傷になるような，またはストレスの強い状況または出来事への曝露の結果生じる疾患群）に分類される．診断においては，選択的アタッチメントを形成することのできない発達段階の子どもには適切でないことから，少なくとも9か月の年齢の認知能力を持った子どもが対象となる．

▶b. 症状

（i）反応性アタッチメント症

他者に対する反応をほとんど示さず，養育者からの安楽，支え，愛情を込めた養育，または保護を得るための努力をあまり示さない．さらに容易に説明できない陰性の情動のエピソード（いらだち，悲しみ，恐怖）がある．

（ii）脱抑制型対人交流症

見知らぬ人に対してでも進んでかかわりを持ち，さらには見慣れない大人に進んでついていこうとする．就学前の子どもでは自分に注意を引こうとする行動がしばしばみられる．学童期になると，本物でない情動表出のみならず，言語的および身体的な過度の馴れ馴れしさが現れ，思春期の仲間関係は表面的で，いさかいによって特徴づけられるものとなる．

▶c. 検査・診断

養育環境，親子の関係性，症状などから行うが，神経発達症〔（i）は自閉スペクトラム症でみられる対人的コミュニケーションの問題と，（ii）は注意欠如多動症でみられる衝動性や人懐っこさと類似する〕との鑑別が難しい例も少なくない．あるいは併存を認めることがある．

▶d. 治療

愛着の修復のためのプログラム（家族療法，子どもへの心理教育・精神療法）があるが，専門性が高いため，子どもの心の診療にかかわる専門機関や児童相談所等との連携が必要である．養育環境が複雑な場合もあり，被虐待児の場合には親子分離（施設入所など）を含めたアプローチが必要となる場合がある．成長すると心的外傷後ストレス障害（PTSD）を発症することもあり，トラウマ治療が必要となる場合もある．児童虐待の影響を含む愛着形成の不安定さが心身の成長に及ぼす影響は実に深刻であり，その予防がきわめて重要である．

L 心的外傷後ストレス症

▶a. 概念

PTSD は，DSM-Ⅲ に導入がはじまったが，戦時下の状況で最もよくみられたため過去には "砲弾ショック" または "戦争神経症" として認知された．侵入した思考と自律神経過覚醒など，症状の多くは自然災害を含む心的外傷的出来事の犠牲者にも認められた．DSM-5-TR では先述の反応性アタッチメント障害と同様に「心的外傷及びストレス因関連症群」に分類される．PTSD はどの年齢でも生じる．多くの場合慢性に経過するが，症状は変動し，ストレスが強くなると悪化する．

▶b. 症状

日常生活の中で恐怖体験の記憶が侵入する（再び起こっているように感じる）再体験，外傷体験と関連することを無意識のうちに回避したり，精神活動全体を抑制することにより恐怖や不安の感情を抑えようとする防御反応を認める．また，睡眠障害，易刺激性，集中困難，過度の警戒

心などの過覚醒や，6歳を超える子どもの場合，心的外傷的出来事を再現する遊びを繰り返すことがある．

▶c. 検査・診断

要因は，実際にまたは危うく死ぬ，自然災害への遭遇，性的暴力の被害，事故などにより重傷を負う，いじめ被害，被虐待などの通常の生活では体験しないような出来事への曝露あるいは目撃であり，愛する人との死別や職業を失うなどはPTSDを引き起こす要因とはならない．よって，これらの曝露要因が明らかにあり，上記の症状を認める場合に診断される．

▶d. 治療

予防的介入として，安心感を持てる環境を確保すること，外傷体験の事案について正確な情報を伝え不安や罪悪感を抱かせないようにすることが大切である．また，体験を表現することで過去の記憶として整理することの手助けとなる．

治療としては，環境整備（入院や施設入所），心理療法，家族療法，薬物療法などがあるが，専門医への紹介のタイミングを逃さないようにする．

2 心理的要因が関連する身体疾患（心身症）

心身症とは身体疾患の中で，その発症や経過に心理社会的因子が密接に関与し，器質的ないし機能的障害が認められる病態であるが，神経症・うつ病などの精神疾患に伴う身体症状は除外される．

A 起立性調節障害

▶a. 概念

起立に伴う循環動態の変化に対する生体の代償的調節機構がなんらかの原因で破綻することにより生じる．発症や経過には，自律神経機能，生活習慣，心理社会的ストレスが影響する．多くは軽症例であるが，中等症以上では約半数に不登校を伴うとされており，社会生活面への支障をきたす．身体が変化し始める前思春期から思春期の女子に多く，有病率は中学生で約1割とされる．

▶b. 症状

起立性低血圧に伴う脳循環血流量の減少により，朝起き不良などの起立失調症状，頭痛，食欲不振，立ち眩み，立っていると気分が悪くなる，全身倦怠感などを認める．午後になると調子が良くなるため，「学校嫌い」や「怠け」ととらえられやすいため早期に診断することが重要である．

▶c. 検査・診断

起立試験により診断およびサブタイプの判定を行う．サブタイプには以下のものがある．

① 起立後性低血圧：起立直後に強い血圧低下および血圧回復の遅延を認める．
② 体位性頻脈症候群：起立中に血圧低下を伴わず，著しい心拍増加を認める．

③ 神経調節性失神：起立中に突然に収縮期と拡張期の血圧低下ならびに起立失調症状が出現し，意識低下や意識消失発作を生じる．

④ 遷延性起立性低血圧：起立直後の血圧心拍は正常であるが，起立 3〜10 分経過して収縮期血圧が臥位時の 15%以上，または 20mmHg 以上低下する．

▶d. 治療

子どもと保護者に対して「起立性調節障害は身体疾患である」こと，「怠け」，「学校嫌い」が原因ではないことを十分に説明する．同時に学校の理解を得ることも重要であり，学校と連携し，必要な配慮について了解を得るようにする．また，基本的には成長に伴う身体の変化の要因が大きいので，治療にある程度の時間を要するが，時間がたてば治癒する疾患であることをあらかじめ保護者に伝えておく．

治療は身体的な重症度と心理社会的要因の関与の程度によって検討される必要がある．非薬物療法（水分・塩分の摂取，日常生活リズムを整える，散歩などの軽い運動を 15〜30 分程度行う）を優先し，中等症以上では薬物療法の併用を考慮する．

B 過換気症候群

▶a. 概念

激しい運動，疲労などの身体的因子や不安，恐怖，怒りなどの心理的因子が関与して発作的に過換気運動を繰り返すために，様々な身体症状や精神症状を呈する状態である．不安症などの精神障害で呈することがあり，とくにパニック症との重複がみられる．動脈血液中の CO_2 分圧を一定に保つ呼吸調節システムの不調により，過換気状態が持続することで低 CO_2 血症をきたし，その結果呼吸性アルカローシスをきたす．呼吸性アルカローシスにより手足のしびれ感，硬直，胸部圧迫感，動悸，頭痛などの症状を呈する．男女比は 1：2 と女性に多く，前思春期以降の発症が多い．

▶b. 症状

「空気を吸い込めない」という呼吸困難感を訴え過換気状態となることが基本症状であり，持続すると胸が苦しい，締め付けられるなど胸郭の症状に加えて，動悸，頻脈などの循環器症状，めまい，頭痛，意識混濁などの中枢神経症状，四肢のしびれ感，テタニー，知覚異常など呼吸性アルカローシスに伴う症状，口渇，悪心，腹部膨満などの消化器症状も伴うことがある．

▶c. 検査・診断

症状の多彩さと出現状況などから診断は比較的容易である．診断を客観的に評価する上で血液ガスでの呼吸性アルカローシスの確認，あるいは通常状態での過換気テスト（1 分間に 30 回程度の深呼吸を 2〜3 分負荷し誘発の有無をみる）も有用である．

背景要因としてパニック症の有無についても考慮する．

▶d. 治療・予後

他の生命にかかわる疾患を鑑別した上で，本症が疑われる場合には子どもや同伴者の心理的安定を図ることがまず重要である．不安の増強をさけるために酸素吸入やルート確保などの身体的処置はさけることが望ましい．具体的な対処として「息を吸って，約 2 秒止め，10 秒くらいかけ

17 精神疾患〜心理的要因が関連する疾患などを含め〜

てゆっくり吐き出す」呼吸法，あるいは「音読法」も有用とされる．この方法で改善しない場合は抗不安薬としてジアゼパムの静注も効果的である．従来用いられていたペーパーバッグ法は血中の急激な酸素・二酸化炭素バランスの乱れを引き起こす危険性などから行われなくなっている．

心理的要因について本人，家族，学校などからの情報を整理し，環境調整を行う．また思春期以降でパニック症の診断基準を満たす場合は精神科との連携を行う．

3 心理的要因が関連する状態

A 不登校

▶a. 概念

「不登校」は医学的診断名ではなく，「なんらかの心理的，情緒的，身体的あるいは社会的要因や背景により，児童・生徒が登校しない，あるいはしたくてもできない状況にある」状態を示す現象名であり，古くは「学校恐怖」や「登校拒否」とよばれていた．文部科学省の定義では，「病気や経済的な原因を除いて年間30日以上欠席した児童生徒」とされる．近年不登校の児童生徒数は増加し続けており，令和4年度児童生徒の問題行動・不登校等生徒指導上の諸課題に関する調査結果（文部科学省）によると，国立，公立，私立の小・中学校の不登校児童生徒数は約29万9千件と過去最多となった．平成元年（2001年）の13万9000人と比較すると20年で約2倍に増加したことになる．この実態をうけて各自治体では不登校緊急対策として，不登校の児童生徒すべての学びの場の確保，心の小さなSOSの早期発見，安心して学べる学校づくりなどの推進が実施されることとなった．

▶b. 症状

多くは身体症状で初発するが，その特徴として，①症状の出現は朝に多い，②症状のわりに病識が乏しい，③休日は出現しない，④長期休暇明けに多くなり3学期に減少する，などがある．

不登校の経過は，①身体症状を訴えて欠席が増加する時期，②学校を休むことで身体症状が消失し，家庭内で安定する時期（一方，この時期に意欲低下や家庭内暴力が出ることもある），③社会適応（再登校）に向けて回復していく時期，と変化していくが，回復までに長期間を要する場合も少なくない．

不登校の要因として大きく，個人の要因，養育環境要因，学校環境の要因に分類されるが，複数の要因が関与することも少なくない 図2-147 ．原因疾患として起立性調節障害，神経発達症，不安症，気分障害などがあり，これらの併存も認められる．また，疾患はなくてもがんばりすぎてしまう過剰適応タイプや敏感な子どもに遭遇することもある．

▶c. 検査と診断

診断とその後の治療を考える手がかりとして，①どのような経過で学校を休むようになったか，②現在の本人の状態（身体症状の有無，生活リズム，食欲，意欲，対人不安の状態など）と学校や家庭の要因の評価を行う．身体症状があれば血液検査や起立試験，画像診断などの必要な検査を行う．

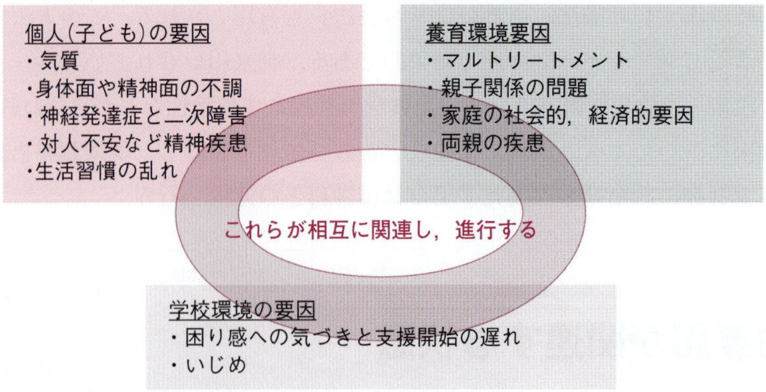

図2-147 不登校の要因

個人（子ども）の要因
・気質
・身体面や精神面の不調
・神経発達症と二次障害
・対人不安など精神疾患
・生活習慣の乱れ

養育環境要因
・マルトリートメント
・親子関係の問題
・家庭の社会的，経済的要因
・両親の疾患

これらが相互に関連し，進行する

学校環境の要因
・困り感への気づきと支援開始の遅れ
・いじめ

　子どもが相談しやすい診療場面を構築し，保護者の前では言いにくいこともあるため親子分離の診察も考慮する．検査の結果は子どもにも具体的にわかりやすく説明し，「精神的なもの」と片付けずに，生活指導（生活リズムが乱れないようにすること，塾などでもよいので外出する機会をつくること）を提案し，可能なことから取り組むようアドバイスする．保護者に対しては神経発達症を念頭においた発達歴の聴取や，いわゆる「良い子」といわれる過剰適応の有無，本人が言語化できない内容について確認するとともに，家庭や学校の要因の有無についての状況確認を行う．

▶d.　治療・予後

　早期の気づきと原因に対する適切な対応が望まれる．診療の際には，①身体的不定愁訴を訴える子どもを「不登校」の視点で理解する，②不登校症状の背景にある問題を見落とさない，③学校・教育機関と連携し支援を考える（別室登校，放課後登校など本人が可能な登校体制の確保や学校の環境調整），④子どもと家族に正確な情報を提供し，長期的に相談を継続する体制を作る，あるいは相談機関へ紹介する，といった視点が必要である．

〈全　有耳〉

和文索引

あ

アイゼンメンゲル症候群	469
アウエルバッハ神経叢	419
アカラシア	419
悪性高熱症	161
悪性腫瘍	198
悪性リンパ腫	507
悪夢（悪夢障害）	578
アシデミア	335
アシドーシス	335
アジュバント	105
アスペルギルス症	412
汗	447
アセチルコリンエステラーゼ活性	
	433
アセトアミノフェン	161
アセトン血性嘔吐症	327
頭シラミ	414
アデノウイルス感染症	399
アトピー素因	381
アナフィラキシー	101, 375, 378
アナフィラキシー（様）	
反応	137, 383
アナフィラキシーショック	
	153, 378
アニサキス症	414
アフタ性口内炎	415
アブリスボ®	454
アミノ酸代謝異常症	306
アラジール症候群	438
アリピプラゾール	570
アルカレミア	335
アルカローシス	335
アルドラーゼ	358
アルポート症候群	529
アレルギー	119
アレルギー検査	137
アレルゲン特異的 IgE 抗体	367
アレルゲン特異的免疫療法	374
安全係数	379

い

胃炎	422
易感染性	359, 385
育成医療	95
医原性低 Na 血症	141
いじめの重大事態	116
いじめ防止対策推進法	115
維持輸液	140
異常薬物反応	383
異食症	574
移植前処置	502
胃食道逆流	30
移植片対宿主病	502
胃洗浄	154
異染性白質ジストロフィー	550
イソ吉草酸血症	311
Ⅰ型アレルギー	367
1 型糖尿病	318
一酸化窒素	297
一次性頭痛	208
位置的頭蓋変形症	32
一過性（機能性）蛋白尿	236
一酸化炭素中毒	153
遺伝カウンセリング	121
遺伝学的検査	264
遺伝子	265
遺伝性運動感覚ニューロパチー	
	559
遺伝性球状赤血球症	193
遺伝性腎炎	529
遺尿症	241, 575
胃粘膜の迷入	434
イブプロフェン	296
遺糞症	576
医薬品・医薬部外品の誤飲	152
医療的ケア	120
医療法	87
胃瘻	145
インスリン強化療法	323
インスリンポンプ療法	323

インドメタシン	296
院内虐待対応チーム	124
陰嚢水腫	535
インフォームドアセント	17
インフォームドコンセント	16
インフリキシマブ	492
インフルエンザ	397
インフルエンザ菌 b 型	410
インフルエンザ脳症	161

う

ウィスコット・オルドリッチ	
症候群	362
ウィリス動脈輪閉塞症	546
ウイルス性髄膜炎	540
ウイルス性肺炎	456
ウイルスベクターワクチン	107
ウィルソン病	316, 441
ウエスト症候群	539, 555
運動失調	211, 212
運動障害	211
運動誘発性気管支喘息	204

え

栄養教諭	82
栄養必要量	142
栄養評価	142
腋窩温	160
液体ミルク	72
壊死性腸炎	298
エタノール中毒	152
エピペン®	153, 380
エプスタイン病	475
エリスロポエチン製剤	300
嚥下困難・障害	218, 220
炎症性サイトカイン	349
炎症性消化器疾患	146
炎症性腸疾患	426

お

黄疸	184, 292

嘔吐	215	滑膜炎	349	吸気性呼吸困難	205
横紋筋肉腫	516	カナキヌマブ	352	吸収	135
親面接式自閉スペクトラム症		カニの爪様像	430	急性胃腸炎	424
評価尺度テキスト改訂版	568	過粘稠度症候群	300	急性壊死性脳症	542
オリーブ状腫瘤	421	化膿性髄膜炎	540	急性気管支炎	453

か

咳嗽	206	化膿性リンパ節炎	198	急性下痢症	226
灰白色便	437	カフェ・オ・レ斑	538	急性喉頭蓋炎	452
潰瘍性大腸炎	426	花粉‐食物アレルギー		急性喉頭気管気管支炎	452
カウプ指数	49	症候群	379	急性骨髄性白血病	499
化学療法	500	ガラクトース血症	314	急性細気管支炎	453
過換気症候群	582	カルシウムの食事摂取基準	80	急性散在性脳脊髄炎	542
過期産児	39	カルシトニン遺伝子関連		急性腎炎	200
下気道	462	ペプチド	209	急性腎傷害	533
可逆性脳梁膨大部病変を有する		カルシニューリン阻害薬	383	急性増悪（発作）	371
軽症脳炎・脳症	543	ガワーズ徴候	356	急性脳症	542
核酸アナログ製剤	446	川崎病	198, 204, 490	急性腹症	213
核酸検査	390	寛解維持療法（後療法）	354	急性扁桃炎	451
核酸代謝異常症	306, 317	寛解導入療法	354	急性リンパ性白血病	499
喀痰	206	肝芽腫	233, 514	胸囲の測定法	46
拡張型心筋症	476	カンガルーマザーケア	72	凝固	194
学童期・思春期死亡	86	緩下剤	154	胸骨圧迫	157
獲得免疫系	63	間欠的腹痛	429	蟯虫症	413
鵞口瘡	415	肝硬変	201, 444	胸膜炎	461
かぜ症候群	450	肝細胞癌	444	巨細胞性星細胞腫	538
家族性血球貪食性リンパ組織球症		カンジダ感染症	411	巨大児	39
	364	間質性肺炎合併例	358	ギラン・バレー症候群	560
家族性高脂血症	316	勧奨接種	98	起立試験	581
家族性大腸ポリポーシス	435	乾性咳嗽	207	起立性調節障害	115, 168, 581
片親性ダイソミー	273	間接カロリメトリー法	142	緊急度評価	255
脚気	329	完全寛解	500	筋強直性ジストロフィー	566
学校安全計画の策定	117	感染症法	90, 91	金属代謝異常症	306
学校環境衛生活動	117	感染性心内膜炎	480	筋短縮（拘縮）	137
学校環境衛生管理	110	完全大血管転位(換)症	471		

く

学校環境衛生基準	117	肝臓の萎縮	440	空気感染予防策	262
学校感染症	112	冠動脈病変	490	クスマウル呼吸	321

き

学校給食	76			くも膜下出血	301
学校給食衛生管理基準	118	キアリ奇形	210	クラミジア（肺炎）	411, 458
学校教育法	109	気管支攣縮	375	クリプトコッカス症	412
学校生活管理指導表	112	危機管理マニュアル	118	クループ症候群	452
学校保健安全法	91, 109	気胸	460	グルクロン酸抱合	184, 279
学校保健委員会	110	危険等発生時対処要領	118	くる病	330
学校保健技師	110	寄生虫	413	グレード	375
学校保健計画	110	気道異物	370, 454	グレン手術	472, 474
活性炭	154	偽膜性大腸炎	407	クローン病	426
活動性診断	353	義務接種	98		

け

滑脳症	537	脚ブロック	485		
		客観的栄養評価	142	経管栄養法	144

和文索引

経口栄養法	144
経口補液（療法）	175, 426
経静脈栄養法	144
経静脈的輸液（療法）	175, 426
痙性麻痺	211, 212
経腸栄養法	144
経鼻胃管	145
けいれん重積型（二相性）	
急性脳症	542
けいれん重積状態	167
劇症肝炎	444
下血	231
血圧	56
血圧低下	375
血液製剤	137, 148
結核	406
結核性髄膜炎	541
結核予防法	90
血管穿刺	130
血管迷走神経反射	131
血球貪食症候群（血球貪食性	
リンパ組織球症）	199, 507
月経	241
月経異常	242
血小板濃厚液	149
結節性硬化症	538
血尿	234
血便	231, 429
血友病	505
ケトン性低血糖	327
解熱薬	161
ゲノムインプリンティング病	274
ゲノム病	272
研究開発及び生産・流通部会	99
健康管理	109
健康状態調査	112
健康診断	111
健康増進法	92
健康被害救済制度	98
言語の発達	61
検査	127
犬吠様咳嗽	207
原発性肥満	178
原発性免疫不全症	359
顕微鏡的血尿	234
現病歴	10

こ	
抗 HB ヒト免疫グロブリン	445
高 IgE 症候群	363
抗 VEGF 抗体薬	305
高圧浣腸	430
高アミラーゼ血症	438
口蓋裂	417
高カリウム血症	335
抗がん剤	137
口腔アレルギー症候群	379
口腔カンジダ症	415
抗原検査	390
甲状腺機能亢進症	342
甲状腺機能低下症	225
厚生労働省	87
拘束型心筋症	476
好中球	495
高ナトリウム血症	333
高乳酸血症	313
厚脳回	537
好発年齢	3
硬膜下出血	301
肛門周囲膿瘍	435
抗利尿ホルモン	240
抗利尿ホルモン不適切	
分泌症候群	239
誤嚥	136
コーン手術	476
呼気性呼吸困難	205
呼吸	56
呼吸器疾患	285, 450
呼吸窮迫症候群	279, 285
呼吸困難	204
呼吸不全	369
黒色表皮症（黒色表皮腫）	321
国勢調査	84
極長鎖アシル CoA 脱水素酵素	
欠損症	312
極低出生体重児	39, 72
個人情報保護	128
戸籍法	90
骨塩量	76
骨髄移植	498
ゴットロン徴候	356
骨軟化症	330
骨肉腫	518
こども家庭庁	88

こども基本法	88, 89
子ども虐待	122
こども大綱	90
個別接種	98

さ	
催奇形性	276
細菌性髄膜炎	540
細菌性肺炎	456
採血	130
細小血管症	320
再生不良性貧血	193
在胎期間	19
在胎期間別出生時体格値	20, 38
催吐	154
サイトメガロウイルス	395, 443
採尿	133
鎖肛	433
刷子縁酵素活性	425
サラセミア	496
サリドマイド奇形	138
Ⅲ型アレルギー	367
三叉神経血管	209
酸素解離曲線	30
酸素消費量	280
酸素飽和度	172
サンディファー症候群	419

し	
死因	85
弛緩性麻痺	211, 212
色覚検査	112
シクロスポリン	492
事故	86
事後措置	112
脂質異常症	327
脂質代謝異常症	306
四肢麻痺	545
思春期早発症	242
歯状核赤核淡蒼球ルイ	
体萎縮症	547
視床下部 - 下垂体 -	
性腺（卵巣）系	241
シスチン尿症	310
自然免疫系	63
持続グルコース測定	322
持続性蛋白尿	236
シックデイ	325

587

湿性咳嗽	207	常食	144	人口ピラミッド	85
至適温度	280	情緒の発達	62	心室期外収縮	481
児童虐待防止法	92	小児 SLE 診断の手引き	353	心室細動	487
児童憲章	88	小児がん	509	心室中隔欠損症	463
児童福祉法	87, 88	小児欠神てんかん	555	心室頻拍	482
シトリン血症 II 型	437	小児交互性片麻痺	548	心身症	581
紫斑病性腎炎	527	小児慢性特定疾患治療研究事業		新生児 TSS 様発疹症	304
ジフテリア	406		95	新生児一過性多呼吸	279, 288
自閉スペクトラム症	568	静脈洞血栓症	211	新生児仮死	284
脂肪酸代謝異常症	306	少量元素	331	新生児遷延性肺高血圧症	297
社会性の発達	62	初期輸液	139	新生児糖尿病	319
若年性特発性関節炎	348	食育	82	新生児バセドウ病	342
若年性皮膚筋炎	355	食育基本法	95	新生児マススクリーニング	
若年性ポリープ	435	食育推進基本計画	82, 96		94, 307
若年発症成人型糖尿病	319	食行動症及び摂食症群	573, 574	新生児メレナ	299, 329
ジャテーン手術	471	食事	221	腎性尿崩症	240
シャルコー・マリー・トゥース病		食事摂取基準	77, 142	新鮮凍結血漿	150
	559	食事バランスガイド	83	身体計測	129
縦隔気腫	460	食思不振	221, 222	身体診察	12
13 回法	33	食事療法	141	身体的虐待	122
13 トリソミー	269	食道・胃内異物	420	診断のための三段階	
重症筋無力症	561	食道 pH モニタリング	419	プロセス	354
重症先天性好中球減少症	364	食道静脈瘤	229	身長測定	129
重症複合免疫不全症	362	食道裂孔ヘルニア	419, 448	身長の異常	44
重症薬疹	384	食物アレルギー	147	心的外傷及びストレス因関連症群	
集団接種	98	食物負荷試験	379		579
十二指腸閉塞	430	初乳	70	心的外傷後ストレス症	580
18 トリソミー	269	自立支援医療	95	浸透圧性脱髄症候群	333
主観的包括的評価	142	心因性胸痛	202, 203	浸透圧利尿	240
主訴	10	心横紋筋腫	480, 539	心内膜床欠損症	466
出血傾向	194, 439	腎芽腫	513	心肺蘇生	154
出血性潰瘍	229	新型コロナウイルス		心拍	56
出生体重	19	感染症	112, 398	心不全	146, 201, 471, 472,
出席停止（期間・基準）	112, 388	腎機能	58		474, 476, 488
授乳・離乳の支援ガイド	69, 74	真菌	411	腎不全	532
ジュベール症候群	536	心筋炎	478	心房心室中隔欠損症	466
障害者総合支援法	93	心筋症	476	心房中隔欠損症	464
消化管出血	228	神経因性膀胱	238	心膜炎	479
消化管ポリープ	435	神経芽細胞腫	233	心理的虐待	122
消化性潰瘍	422	神経芽腫	511	唇裂	417
上気道	462	神経性やせ症	573		
上気道炎	450	神経線維腫	538	**す**	
小球性低色素性貧血	496	神経線維腫症 1 型	538	膵外分泌不全	447
症候性肥満	178	神経発達症群	568	髄腔内投与（髄注）	500
症候性やせ	181	腎血管筋脂肪腫	538	推奨量	78
蒸散	281	人工呼吸	158	水腎症	531
少子化社会対策基本法	87	人口推計	85	推定エネルギー必要量	78
上室頻拍	482	人口動態調査	84	推定平均必要量	78

和文索引

水痘	394
水頭症	538
水分代謝	58
睡眠	58
睡眠時随伴症	577
睡眠時遊行症	
（夢中遊行・夢遊病）	577
水利尿	240
頭蓋骨縫合早期癒合症	32
スキャモンの臓器別成長曲線	54
スタージ・ウェーバー症候群	539
スターンズ手術	476
スティーヴンス・ジョンソン	
症候群	137, 138, 383
ステロイド薬	428
ストリングサイン	421
スフィンゴリピドーシス	315

せ

成育基本法	88, 89
生化学的評価項目	143
生活管理	109
生活管理指導表	380
生活習慣	222
性虐待	123
性差	3
成熟度	22
成熟乳	70
精神疾患の診断・統計マニュアル	
	568
精神の発達	60
精神保健福祉法	92
正中頸嚢胞（瘻）	417
成長	3, 221
成長曲線	47
成長障害	427
成長スパート	43
成長の評価の基準	46
成長ホルモン分泌不全性	
低身長	337
成年年齢	87
生物学的製剤	374
成分栄養療法	428
性分化疾患	345
喘鳴	206
生命表	84
生理的体重減少	41
セカンドオピニオン	18

脊髄脂肪腫	225
脊髄小脳変性症	547
脊髄髄膜瘤	536
脊髄性筋萎縮症	558
赤血球平均恒数	192
接種不適当者	99
接種要注意者	99
舌小帯短縮症	416
接触感染予防策	262
摂食機能療法	219
セニング手術	471
染色体	266
染色体異常症	277
全身倦怠感	176
全身性エリテマトーデス	352
前兆のない片頭痛	209
先天異常症候群	277
先天性高インスリン血症	326
先天性甲状腺機能低下症	340
先天性サイトメガロウイルス	
感染症	395, 541
先天性消化管閉鎖・狭窄	431
先天性食道閉鎖症	418
先天性腎尿路疾患	530
先天性喘鳴	452
先天性代謝異常検査	94
先天性代謝異常症	146
先天性大脳白質形成不全症	549
先天性風疹症候群	392
先天性副腎過形成症	344
先天性補体欠損症	365
先天性ミオトニー	567
先天性ミオパチー	565
線溶	195

そ

造影 MRI	350
造影剤	137
臓器軸性	423
相互作用	136
早産児	39
早産児ビリルビン脳症	29
巣状分節性糸球体硬化症	527
総排泄腔症	433
総ビリルビン値	436
側頸嚢胞（瘻）	417
即時型反応	378
続発性免疫不全症	359

粗大運動	59

た

ターゲットサイン	429
ターナー症候群	242
体位性（起立性）	
蛋白尿	236, 529
体温	57
胎芽病	36
大血管症	320
第Ⅷ脳神経障害	138
胎児循環	24
体質性やせ	181
胎児発育不全	283
胎児病	36
代謝	135
代謝性アルカローシス	421
体重減少	177, 243
体重増加不良	42, 177
体重測定	129
体重の異常	43
帯状疱疹	394
胎生期の区分	36
大泉門	46
大腸菌	408
大腸内視鏡検査	427
大動脈（弁）狭窄	204, 467
大動脈縮窄症	468
胎便吸引症候群	287
胎便性腹膜炎	432
胎便排泄遅延	432
耐容上限量	78
対流	281
ダウン症候群	269
唾液腺粘液嚢胞	416
多血症	172, 300
多小脳回	537
多臓器不全	448
脱水（症）	173, 177
脱抑制型対人交流症	579
多尿	240
タバコ誤飲	151
ダブルバブルサイン	431
多量元素	331
単一遺伝子病	277
胆汁性嘔吐	431
単純ヘルペスウイルス	393
ダンス徴候	429

589

短腸症候群	432
ダンディー・ウォーカー症候群	536
胆道閉鎖	441
たんぱく質の食事摂取基準	79
蛋白尿	234
ダンピング症候群	145
単麻痺	545

ち

チアノーゼ	171, 471, 472, 473, 474, 475, 476
地域保健法	90
チーム医療	510
チェックバルブ	455
チック症	571
知能検査	246
知能指数	67
注意欠如多動症	570
中鎖アシル CoA 脱水素酵素欠損症	312
中心・側頭部に棘波を示す自然終息性てんかん	554
中心・側頭部に棘波をもつ良性小児てんかん	554
虫垂炎	428
中枢性思春期早発症	343
中枢性尿崩症	240, 338
中性温度	280
中腸軸捻転	430
中毒	151
中毒性表皮壊死症	383
腸回転異常症	430
腸管出血性大腸菌	425
腸肝循環	185
腸管壁内ガス像	298
腸間膜軸性	423
長期管理	371
長期フォローアップ	510
腸重積（症）	233, 429
超低出生体重児	39
腸内細菌	408
重複片麻痺	545
直腸温	160
直腸肛門形成異常	433
直腸肛門形成術	434
直腸指診	429
治療反応性	501

治療前の確認事項	16

つ

対麻痺	545
通級	118
ツツガムシ病	412
ツベルクリン反応	137

て

手足口病	400
低カリウム血症	334
低カルシウム血症	304
定期接種	102
低血糖	303, 325
低出生体重児	39, 94, 278
ディジョージ症候群	362
低ナトリウム血症	332
停留精巣	535
鉄欠乏性貧血	147, 192
鉄の食事摂取基準	80
デュシェンヌ型筋ジストロフィー	562
電気的除細動	158, 487
伝染性紅斑	396
伝染性単核球症	198, 395
伝導	281

と

トアリアージ	5
頭囲の異常	45
頭囲の測定法	45
糖原病	312
同時接種	107
糖質代謝異常症	306
糖尿病	120
糖尿病ジストレス	321
糖尿病性ケトアシドーシス	321, 325
動脈管	24
動脈管開存症	279, 465
動脈血酸素飽和度	370
トゥレット症	571
ドーナツサイン	421
特殊治療ミルク	145
特定行為	120
特発性胸痛	202, 203
特別支援学級	118
特別支援学校	118

特別支援教育	118
特別食	144
トシリズマブ	352
突発性発疹	396
ドナーミルク	73
ドラベ症候群	556
トリアージ	251
努力義務	98

な

内分泌系の発達	64
生ワクチン	102
難治性下痢症	227
難治性てんかん	147
何となく元気がない	176
難病法	95
軟部組織肉腫	516

に

II型アレルギー	367
2型炎症	367
2型糖尿病	319
肉眼的血尿	234
二次性頭痛	208
二次性徴遅延	427
二次性徴発来	76
21トリソミー	269
二相性反応	375
ニッシェ像	423
日本紅斑熱	413
乳児健診	96
乳児死亡	85
乳児重症ミオクロニーてんかん	556
乳児てんかん性スパズム症候群	555
乳児の身長測定法	43
乳児肥厚性幽門狭窄症	421
乳児ボツリヌス症	136
乳糖不耐症	425
ニューモシスチス肺炎	412, 458
乳幼児健康診査	96
乳幼児突然死症候群	32
乳幼児突発性危急事態	419
尿素サイクル異常症	310
尿閉	238
尿路感染症	531
ニルセビマブ	454

和文索引

妊娠糖尿病	319	発達の遅れ	246	貧血	190
妊娠の届出	93	発達の評価法	65		
認知の発達	60	ハッチンソン手技	430	**ふ**	
認定遺伝カウンセラー	121	発熱	159, 177	ファーター乳頭	431
認定特定行為業務従事者	120	発熱性好中球減少症	499	ファロー四徴症	470
		抜毛症	572	風疹	392
ね		場面緘黙	579	フェニルケトン尿症	306, 309
ネグレクト	123	パリビズマブ	454	フェノタイプ	369
熱性けいれん	164, 557	パレコウイルス	401	フェリチン	194
熱中症	160, 161, 177	晩期合併症	502, 510	フォローアップミルク	74
熱放散	160	汎血球減少	497	フォン・ヴィレブランド病	503
ネフローゼ症候群	201, 523	反応性アタッチメント症	579	フォンタン手術	474
年齢	222			不活化ワクチン	102
		ひ		不感蒸泄	279
の		鼻咽頭ぬぐい液採取	134	不機嫌	176
濃黄色尿	437	ピエール・ロバン症候群	417	副作用	137
膿胸	461	皮下石灰化	355	副腎白質ジストロフィー	550
濃厚赤血球製剤	149	皮下組織	137	副腎皮質機能不全	147
脳梗塞	546	光療法	33	腹痛	213
脳室周囲白質軟化症	302	肥厚性幽門狭窄症	233	副反応	98
脳室上衣下胚層	301	微細運動	59	副反応検討部会	99
脳室内出血	301	脾腫	439	腹部腫瘤	232
脳腫瘍	211, 519	微小残存病変	501	腹部膨満	232
脳性麻痺	303, 545	微小変化型ネフローゼ症候群	526	腹膜刺激症状	428
能動免疫	98	非ステロイド性抗炎症薬	161	福山型先天性筋	
嚢胞性 PVL	302	非即時型反応	378	ジストロフィー	564
脳瘤	536	肥大型心筋症	204, 476	浮腫	200
ノロウイルス	401, 424	ビタミン D	81	不随意運動	211, 212
		ビタミン D 欠乏	71	不整脈	168, 476, 481
は		ビタミン D の食事摂取基準	79	ブドウ球菌感染症	405
肺うっ血	472	ビタミン K	81, 503	不登校	115, 583
肺炎球菌感染症	404	ビタミン K 欠乏	71	ブドウ糖負荷試験	321
肺結核	459	ビタミン K の食事摂取基準	79	部分交換輸血	300
肺サーファクタント欠乏	279	ヒトゲノム	264	不明熱	350
胚細胞腫瘍	519	ヒトミルクオリゴ糖	71	不溶性食物繊維	224
排泄	135	ヒトメタニューモウイルス	398	ブラロック手術	472
排泄症群	575	ヒプスアリスミア	556	ブルズアイサイン	430
肺動脈(弁)狭窄	466	飛沫感染予防策	262	ブルンベルグ徴候	428
肺動脈絞扼術	472, 474	肥満	178	プレドニゾロン	492
排尿異常	241	肥満度	49	プロアクティブ療法	382
白質変性症	549	百日咳	409	プロスタグランジン E_1 製剤	474
橋本病（慢性甲状腺炎）	341	標準予防策	262	フロッピーインファント	249
破傷風	407	病名診断	353	プロトロンビン時間	440
パターン痕	124	病歴聴取	8	プロピオン酸血症	311
ハチ毒	153	微量元素欠乏	143	糞口感染	442
発達	54	ビリルビン脳症	282, 293	噴水状嘔吐	421
発達検査	65, 246	ヒルシュスプルング病	225, 432	糞石	428
発達指数	65	頻回注射法	323	憤怒けいれん	557

591

分布	135	
分娩外傷	294	
噴門狭窄症	419	
噴門弛緩症	419	
分類不能型免疫不全症	364	

へ

ペアレント・トレーニング	570
ベッカー型筋ジストロフィー	563
ペットボトル症候群	321
ヘモグロビン	172, 190, 494
ペラグラ	329
ヘリオトロープ疹	356
ペリツェウス・メルツバッハ病	
	549
ペルオキシソーム病	316
ヘルシンキ宣言	17
ヘルパンギーナ	400, 416
ヘルペス歯肉口内炎	415
扁桃肥大	451
便秘	224
片麻痺	545

ほ

ポイツ・ジェガース症候群	435
膀胱尿管逆流症	530
膀胱容量	241
房室ブロック	485
放射	281
乏尿	238
ポートワイン母斑	539
保健管理	109
保健教育	110
保健室の役割	109
保健指導	109
保健主事	110
保健組織活動	110
母子感染（症）	28, 385, 442
母子健康手帳	93
母子保健統計	19
母子保健法	87, 88
母体保護法	90
ボタン型電池	420
発作性運動誘発性ジスキネジア	
	548
発疹	186
ボツリヌス感染症	408
哺乳	221

母乳育児の利点	71
母乳強化物	72
母乳性黄疸	71
母乳バンク	73
ホモシスチン尿症	310
ホリディ・セガールの式	141
ホルツクネヒト徴候	455
ポンペ病	565

ま

マイコプラズマ（肺炎）	410, 457
膜性腎症	526
膜性増殖性糸球体腎炎	525
マクバーニー点	428
麻疹	392
マッカードル病	565
マナー	8
マルファン症候群	204
慢性炎症性脱髄性	
多発ニューロパチー	560
慢性下痢症	226
慢性呼吸器疾患	447
慢性腎臓病	534
慢性肉芽腫症	364
慢性肺疾患	279, 290

み

ミオクローヌス	544
未熟児動脈管開存症	296
未熟児貧血	300
未熟児無呼吸発作	279, 295
未熟児網膜症	279, 305
未熟児養育医療	95
ミトコンドリア病	543
ミネラル	81, 331
ミラー・ディーカー症候群	537

む

無機質	331
無菌性髄膜炎	540
無月経	242, 243
無呼吸発作	279
ムコ多糖症	306
無尿	238
無脳回	537

め

メープルシロップ尿症	309

メサラジン	428
メタボリック症候群	179
メチルフェニデート	570
メチルマロン酸血症	311
メッケル憩室	434
メッケルシンチグラフィ	434
メトトレキサート	350
目安量	78
メラトニン製剤	570
免疫学的機序	376
免疫グロブリン療法	490
免疫系の発達	62
免疫性血小板減少症	504
免疫不全	385
免疫抑制療法	498
メンケス病	317
面接	8
メンタルヘルス	116
メンデル遺伝型	
マイコバクテリア易感染症	365

も

毛細血管拡張性運動失調症	362
網状赤血球（数）	192, 193
網膜過誤腫	539
網膜芽細胞腫	515
網膜光凝固療法	305
モダリティ	102
もやもや病	210, 546
門脈圧亢進	439
門脈内ガス像	298

や

夜驚症（睡眠時驚愕症）	577
薬剤性過敏症症候群	383
薬物動態	135
やせ	181
夜尿症	241

ゆ

ユーイング肉腫	517
有害事象	108
有機酸代謝異常症	306
有機溶剤の誤飲	152

よ

溶血性尿毒症症候群	425, 528
溶血性貧血	192

養護教諭　110
幼児健診　97
幼児死亡　86
葉状白斑　539
溶連菌感染後急性糸球体腎炎　524
溶連菌感染症　197, 403
予診　98
予防接種　97, 137
予防接種・ワクチン分科会　99
予防接種基本方針部会　99
予防接種法　98
IV型アレルギー　367

ら

ライ症候群　138, 162
ライソゾーム病　314
ライノウイルス感染症　399
ラクトフェリン　71
落陽現象　538
ラステリ手術　471
ラテックス・フルーツ症候群　379

ラムステッド手術　421
卵円孔　24
卵黄腸管　434
ランゲルハンス細胞組織球症　507
ランツ点　428

り

リアルタイムCGM　325
リー症候群　544
理学的評価項目　143
リケッチア　412
リスペリドン　570
リゾチーム　71
離乳食　74
リピドーシス　306
流行性耳下腺炎　393
良性家族性血尿　529
両片麻痺　545
両麻痺　545
臨時接種　102
臨床遺伝専門医　121

輪状膵　431
リンパ球　495
リンパ節腫脹　196
リンパ節生検　200
リンパ濾胞の結節状過形成　423

る

ループス腎炎　528

れ

レックリングハウゼン病　538
レット症候群　548

ろ

ローレル指数　49
ロタウイルス　401, 424

わ

ワクチン　97

欧文索引

A

ABCDE アプローチ	256, 257
ADH	240
AED	158, 487
AIUEO TIPS	259
Apgar スコア	25
appropriate-for-gestational age 児	41
Apt 試験	299

B

B 型肝炎	402
B 型肝炎母子感染防止事業	94
B 型肝炎ワクチン	445
BAS	474
BCG	459
bio-psycho-social	2
BLS	155

C

C 型肝炎	402
caliber change	432
CGD	364
CGH マイクロアレイ	268
CHILD ABUSE	260
COCOLO プラン	115
coil up sign	418
COVID-19	398
CPR	155
CVID	364

D

DAA 製剤	446
dehydration	174
DIHS	384
DKA	325
DNA	264
DRPLA	547
DSM	568

E

EB ウイルス	395, 443

F

finger tip unit (FTU)	382, 383
FISH	268

G

GAD 抗体	318
gastroesophageal reflux (GER)	30
Glasgow Coma Scale (GCS)	12, 169, 259
graft-versus-host disease (GVHD)	502

H

HBIG	445
HB ワクチン	445
heavy-for-gestational age 児	41
Helicobacter pylori	422
Holliday & Segar の式	141
hypovolemia	174

I

IA-2 抗体	318
IgA 血管炎	527
IgE 依存性	378

J

Janus kinase 阻害薬	382, 383
Japan Coma Scale (JCS)	169

L

large-for-gestational age 児	41
light-for-gestational age 児	41
LQQTSFA	10

M

MELAS	544

N

MERRF	544
microcolon	432
MODY	319
mRNA ワクチン	106
MTX	350
MTX 少量パルス療法	352

N

narrow segment	432
necrotizing enterocolitis (NEC)	298
neonatal toxic shock syndrome-like exanthematous disease (NTED)	304
nitric oxide (NO)	297

O

One pill can kill a child	152
oral allergy syndrome (OAS)	379

P

PCR	390
Pediatric Assessment Triangle	5, 252
periventricular leukomalacia (PVL)	302
persistent pulmonary hypertension of the newborn (PPHN)	297
PFAPA 症候群	199
pollen-food allergy syndrome (PFAS)	379
primary immunodeficiency (PID)	359
pull through	434

R

red flag	224
Rh 血液型の不適合	497
RS ウイルス	397, 453

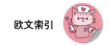

S

SCID	362
SCN	364
secondary immunodeficiency (SID)	359
SIADH	239
SJS	383
small-for-gestational age 児	41
SpO$_2$	370
sudden infant death syndrome (SIDS)	32

T

TALK の原則	116
TEN	383
time in range (TIR)	322
TORCH 症候群	276
TSST-1	304

V

VA(C)TER 症候群	418
Vero 毒素	425
volume depletion	174

W

WAS	362
Well-being	2
whirlpool サイン	431
WPW 症候群	484

X

XLA	364
X 染色体不活化	275
X 連鎖無ガンマグロブリン血症	364

Y

yellow flag	224

ナースの小児科学　　　ⓒ

発　行	1993 年　4 月　1 日　　1 版 1 刷
	1995 年　4 月　1 日　　1 版 2 刷
	1999 年　3 月 20 日　　2 版 1 刷
	2001 年　4 月 10 日　　2 版 2 刷
	2004 年　4 月 15 日　　3 版 1 刷
	2007 年　3 月 15 日　　4 版 1 刷
	2011 年　4 月　1 日　　5 版 1 刷
	2014 年　2 月 20 日　　5 版 2 刷
	2015 年　3 月 20 日　　6 版 1 刷
	2020 年　3 月 10 日　　6 版 2 刷
	2025 年　1 月 10 日　　7 版 1 刷

編著者　　丸　尾　良　浩
　　　　　森　本　昌　史
　　　　　家　原　知　子
　　　　　森　岡　一　朗

発行者　　株式会社　中外医学社
　　　　　代表取締役　青　木　　滋

　　　　　〒162-0805　東京都新宿区矢来町62
　　　　　電　話　　　03-3268-2701 (代)
　　　　　振替口座　　00190-1-98814番

印刷・製本/三和印刷㈱　　　　＜ HU・AN ＞
ISBN978-4-498-17510-5　　Printed in Japan

JCOPY　＜(社)出版者著作権管理機構　委託出版物＞
本書の無断複製は著作権法上での例外を除き禁じられています.
複製される場合は，そのつど事前に，(社)出版者著作権管理機構
(電話 03-5244-5088, FAX 03-5244-5089, e-mail: info@jcopy.
or.jp) の許諾を得てください.